QIGONG

Kenneth S. Cohen

QIGONG
Grundlagen, Methoden, Anwendungen

Aus dem Amerikanischen von
Dagmar Ahrens-Thiele und
Konrad Dietzfelbinger

O. W. Barth

Die Originalausgabe erschien 1997 unter dem Titel
«Qigong. The Art and Science of Chinese Energy Healing»
bei Ballantine Books, New York, USA

www.fischerverlage.de

Erschienen bei O. W. Barth, ein Verlag der
S. Fischer Verlag GmbH, Frankfurt am Main
© 1997 by Kenneth Cohen
Vorwort © by Larry Dossey, M. D.
Für die deutschsprachige Ausgabe:
© S. Fischer Verlag GmbH, Frankfurt am Main, 1998/2008
Gesamtherstellung: CPI – Ebner & Spiegel, Ulm
Printed in Germany

ISBN 978-3-502-61202-5

Inhalt

Danksagung 13
Vorwort von Larry Dossey, M.D. 17
Zur Aussprache chinesischer Wörter 22
Wichtiger Hinweis des Autors 25

Teil I: Was ist Qigong?

Kapitel 1
Was ist Qigong? 29
Kapitel 2
Die Ursprünge: Qigong-Geschichte 45
Kapitel 3
Die Drei Schätze: Das chinesische Körperenergie-Modell.. 73
Kapitel 4
Qigong-Wissenschaft: Heilende Energie und ihre Wechsel-
   beziehungen 92
Kapitel 5
Funktioniert es wirklich? Der empirische Beweis 116

Teil II: Qigong-Grundlagen

Kapitel 6
Wann und wo üben? 149
Kapitel 7
Aus der Haltung kommt die Kraft 159

Kapitel 8
Fangsonggong: Die Kunst der Entspannung 177
Kapitel 9
Gesunde Atmung 199

Teil III: Heilung

Kapitel 10
Stehen wie ein Baum 231
Kapitel 11
Qigong-Meditation 254
Kapitel 12
Aktives Qigong oder Übungen-in-Bewegung 313
Kapitel 13
Anmogong: Selbstheilungs-Massage 363
Kapitel 14
Die Energie der Emotionen 370
Kapitel 15
Äußere Qi-Heilung: Chinesische therapeutische Berührung 401
Kapitel 16
Das Qigong-Übungsprogramm 438
Kapitel 17
Vorteile und Gefahren von Qigong 446

Teil IV: Qigong-Lebensweise

Kapitel 18
Das Dao der Ernährung 463
Kapitel 19
Gönnen Sie sich eine Tasse Tee! 506
Kapitel 20
Die Kunst des Liebens – Wolken und Regen 521

Kapitel 21
Der Kreis schließt sich: Meisterschaft und Dummheit 548

Anhang

A. Zeittafel 559
B. Ein technischer Hinweis zum Konzept »Dantian« 560
C. »Doppelblind« oder »Doppelmoral«? 564
D. Heileffekte des Inneren Qigong:
   Empirisches Beweismaterial 575
E. Glossar gebräuchlicher Qigong-Termini 577

Anmerkungen 590
Qigong-Bibliographie 629
Adressen 640

Für meine Lehrmeister und Kollegen.
Und meine nimmermüden Ausbilder – meine Studenten.

Der Glaube an die Gesetzmäßigkeit der Welt, der die Entwicklung der Naturwissenschaft erst ermöglicht hat, ist ein einzigartiges Exempel eines tiefen inneren Glaubens. Dieser Glaube läßt sich nicht induktiv-verallgemeinernd begreifen. Er erwächst vielmehr aus dem unmittelbaren Erleben des Wirklichen, wie es sich dem einzelnen Menschen durch die real seiende Erfahrung darstellt ... Wollen wir dieses Glaubens teilhaftig werden, müssen wir uns nicht nur unseres Seins bewußt werden, sondern auch des über unser individuelles Sein Hinausgreifenden – erkennen, daß sich in unserer Erfahrung, so verschwommen und fragmentarisch sie sein mag, die Realität in all ihrer Tiefe offenbart ...

Alfred North Whitehead
Wissenschaft und moderne Welt

Danksagung

Tief verneige ich mich vor meinen Lehrern, die mir durch ihre behutsame und geduldige Unterweisung den richtigen Weg gewiesen haben – vor dem Qigong- und daoistischen Meister Dr. Henry K. S. Wong, den Meistern William C. C. Chen und B. P. Chan. Ich bedanke mich bei Dr. Tom Downes dafür, daß er mich Ende der sechziger Jahre in die Anfangsgründe des Taijiquan einführte und mir als Freund und Kollege die Stange gehalten hat. Alan Watts, meinem verehrten Mentor und Freund, bin ich zu Dank verpflichtet für seine zahlreichen Lehrstunden, sein kosmisches Gelächter und das Vertrauen, das er in einen jungen Studenten setzte. Alan war es auch, der mein Interesse an Sinologie wachrief und mich ermunterte, mich schriftstellerisch zu betätigen.

Dankbar bin ich auch für die Gelegenheit, bei folgenden namhaften Qigong-Meistern oder Meistern der Kampfkünste in die Lehre gegangen zu sein: Stephen Chang, Adam Hsu, Share K. Lew, Liang Shouyu und Tang Rukun. Meine Lehrzeit war zwar jeweils nur von kurzer Dauer, doch ihr Einfluß auf mich ist nachhaltig. Ein spezielles *duoxie laoshi*, »vielen, vielen Dank, verehrte Lehrerin«, geht an die Taijiquan-Meisterin der Chen-Tradition und meine verehrte Freundin Gao Fu, die mich so selbstverständlich an ihrer Kunst teilhaben ließ.

Taijiquan-Meister T. T. Liang sagte einmal zu mir: »Das Beste am Taiji sind die Taiji-Freunde.« Und auch ich bin meinen Taiji- und Qigong-Freunden unendlich dankbar. Ich lernte von ihnen, tauschte mich mit ihnen aus und gehe nun als Kollege mit ihnen einen gemeinsamen Weg. Mein Dank geht an die Meister Dan Farber, Ken Fish, Paul Gallagher, Nonoy Gallano, S. H. Guan, Ray Hayward, Patricia Leung, Michael Mayer, Tom McCombs, Harrison Moretz, David Mott, Janet Murphy, L. Shila, Mike Sigman und Jampa Mackenzie Stewart.

Dank auch meinen einstigen Lehrern, die mich lehrten, Bewegung als Meditation zu begreifen, und die die Vollkommenheit des Alltäglichen durch ihre Körperarbeit preisen: Ruthy Alon, Josef Dellagrotte, Richard Freeman, Charlotte Selver und Charles Brooks sowie Frank Wildman. Desgleichen sage ich Dank den leuchtenden Vorbildern für Natürlichkeit und Weisheit: Sunyata, Swami Venkatesananda, Millie Johnstone, Hisashi Yamada und den Lehrern der Urasenke Tea Ceremony Society.

Wissenschaftlich und persönlich bin ich meinen verehrungswürdigen Professoren für chinesische Sprache und Kultur verpflichtet, die mir halfen, zu einer Balance zwischen Wen (Gelehrsamkeit) und Wu (Praxis) zu gelangen: die Professoren Wolfram Eberhard, Huai Ijuang, Nancy Lay, Irene Liu, Edward Schafer, Bernhard Solomon, Michael Strickmann und weitere Fakultätsmitglieder des Queens College (NYC), der New School for Social Research und der University of California in Berkeley. Zu Dank fühle ich mich auch meiner Tutorin für chinesische Sprache, Chu Xingyan, verpflichtet, die mit ihrer Brillanz und ihrem Enthusiasmus selbst einen Anfänger lehren könnte, chinesisch zu denken.

Je mehr der Mensch weiß, desto mehr erkennt er, was er nicht weiß. Ich danke denen, die meine Unzulänglichkeiten auffingen – an erster Stelle meiner Frau Rebecca für ihren kritischen Blick, ihren grammatikalischen Sachverstand und ihre unermüdliche Unterstützung. Sie ist mir in mehr als einer Hinsicht eine Beraterin. Zu Dank verpflichtet bin ich auch den Wissenschaftlern, Forschern und Klinikärzten, die mir mit Wissen, Fakten, Anregungen und/oder kritischen Rezensionen zur Seite standen: Megan Andersen, Dr. med. Daniel Benor, Dr. Bob Flaws, Dr. Elmer

Green, Dr. Steve Fahrion, Dr. Robert Fried, Carla Hickey, M.S., Peter Parks, M.S., Dr. Carol Schneider, Dr. Barry Sears, Dr. Mark Seem, Dr. Dr. med. Norman Shealy, Professor Douglas Wile und meinen Kollegen am ISSSEEM, die ständig bemüht sind, Wissenschaft und Bewußtsein miteinander zu versöhnen. Ich wünsche den Meisterarchitekten Rich Tillotson und Joe Buckmaster viel Freude mit meinem Buch, das nicht zuletzt ihrer aufopferungsvollen Arbeit zu verdanken ist, denn sie waren maßgeblich an der Planung des herrlichen Studios beteiligt, in dem es vollendet wurde.

Wie kann ich all jenen Menschen danken, die mich mit Wärme und Gastfreundschaft in ihren Heimen willkommen hießen, als ich, ein heimatloser Student, 20 lange Lehr-, Trainings- und Unterrichtsjahre absolvierte? Hier sind viele meiner Taiji-Freunde zu nennen, die ich oben bereits gewürdigt habe, aber auch Char Cato, Robert Johns, Philippe Leblond, Michele Rinfret und viele andere. Weiterhin danke ich Dr. Sandy Lillie und ihrer Familie für ihre großzügige Unterstützung während einer kritischen Phase meiner Studien und meines Lebens. Und ein spezielles *wado* und *nyaweh* schicke ich an Rolling Thunder, Keetoowah und Twylah Nitsch, die Ältesten dreier amerikanischer Ureinwohnerstämme und liebe Freunde, die mir halfen, mich verstandes- und gefühlsmäßig den Gemeinsamkeiten zwischen Qigong und den Heilmethoden der Ureinwohner zu öffnen.

Dieses Buch hätte sicher nicht den Weg aus meinem Landhaus in die Öffentlichkeit gefunden, wären mir nicht die Zuversicht, Unterstützung und der gute Wille meines Agenten Ned Leavitt und der verständnisvolle Geschäftssinn von Tami Simon von Sounds True zuteil geworden. Meine Lektorin Virginia Faber von Ballantine Books unterstützte mich dabei, eine klarere und ausdrucksstärkere Sprache zu finden. Wenn der Leser einen Gewinn aus der Lektüre dieses Buches hat, so ist es Ginnys unermüdlichem und einfühlsamem Bemühen zu verdanken, den Kern meiner Arbeit klar herauszuschälen und zu verdeutlichen. Ich kann mich glücklich schätzen, eine Lektorin gefunden zu haben, für die hervorragende Arbeit so viel bedeutet. Weiterhin danke ich Bonnie Curnock für ihre herrlichen Illustrationen, Tu Xinshi für seine kraft- und Qi-vollen Kalligraphien und Larry Dossey für seine freundlichen Worte im Vorwort.

Es ist guter Brauch, das erste Buch den Eltern zu widmen. Doch auch in der Danksagung dieses Buchs haben sie – so meine ich – einen Platz verdient. Ich danke meinen Eltern, Eleanor und Ronald, daß sie so großzügig waren, mir von frühester Jugend eine ungewöhnliche und unkonventionelle Ausbildung zu ermöglichen. Lobend erwähnen muß ich auch meine Tochter, die Daddys häufige »Computer-Anfälle« in den vergangenen Jahren klaglos ertrug.

Nicht in Worte fassen läßt sich mein Dank für die spirituelle Bereicherung, die mir in der Bergwelt Colorados zuteil wurde. Die Berge waren für mich während der Arbeit an diesem Buch eine immerwährende Quelle der Inspiration.

Ken Cohen
Indian Peaks Wilderness, Colorado
April 1997

Vorwort

Manchmal werden wir erst durch Krankheit klug. Diese Erfahrung mußte ich machen, und ich bin sicher, vielen Lesern dieses Buches ist es ebenso ergangen. Lassen Sie mich Ihnen erklären, wie die Erkenntnisse Kenneth Cohens mir vor Jahren hätten helfen können und warum sie möglicherweise auch für Sie von Nutzen sein können.

In meinem ersten Studienjahr trug ich mich mit dem Gedanken, meine Medizinausbildung wegen eines chronischen Migräneleidens abzubrechen. Ich litt an wiederkehrenden Anfällen heftiger Sehstörungen mit Übelkeit, Erbrechen und unerträglichen Kopfschmerzen, gefolgt von Perioden völliger Arbeitsunfähigkeit. Daher hatte ich Sorge, ich könnte jemandem während einer Operation Schaden zufügen, wenn die Ausfälle meiner Sehkraft plötzlich aufträten, wie das immer der Fall war. Mein medizinischer Tutor jedoch riet mir, nichts zu überstürzen und auf der Schule zu bleiben.

Damals war mir nicht bewußt, daß es sich bei mir um ein komplexes gesundheitliches Problem handelte, ausgelöst durch Angst, Streß und Überarbeitung. Ich war ein sehr guter Student – an Intelligenz mangelte es mir nicht –, war jedoch ein Besessener und Gehetzter. Ich hatte nicht die geringste Ahnung von dem Zusammenhang zwischen Geist und Körper, über den heute jeder spricht. Genauer gesagt, es war mir überhaupt nicht bewußt, daß ein Zusammenhang zwischen meinem Körper und Geist bestand. Das wurde mir erst Jahre später klar, als ich Biofeedback und Meditation für mich entdeckte, so daß mein Leiden, das beinahe meine Berufskarriere zerstört und mein Leben zur Qual gemacht hatte, sich erstmals besserte.

Auf meine medizinischen Lehrjahre zurückblickend, bedaure ich, daß es seinerzeit keine Kenneth Cohens gab. Hätte ich einen solchen gekannt, ich hätte mit Sicherheit andere Erfahrungen gemacht. Damals jedoch hatten wir Medizinstudenten noch nie von Qigong gehört. Es freut mich, daß sich die Situation gegenwärtig ändert.

Eines nicht zu fernen Tages werden die Heilmethoden, die Sie in diesem Buch kennenlernen, zum Lehrstoff aller medizinischen Ausbildungsstätten gehören. Der Anfang ist bereits gemacht, da an einer immer größer werdenden Zahl von Institutionen Kurse für alternative oder komplementäre Medizin, darunter Qigong, vorbereitet werden.

Es gibt zwei wichtige Gründe für die zunehmende Akzeptanz dieser Heilmethoden: Sie basieren zum einen auf wissenschaftlicher Erkenntnis und zum anderen auf authentischer Erfahrung: Wissenschaft und die altehrwürdige Tradition des Qigong reichen sich die Hände, wie Sie noch lesen werden. Qigong kann somit nicht mehr als reine Glaubensangelegenheit abgetan werden oder als ein rein praxisbezogener, unwissenschaftlicher Erfahrungsschatz, der über die Jahrhunderte immer größer geworden ist, auch wenn dies an sich schon eindrucksvoll genug wäre. Die von Cohen beschriebenen Techniken können getrost harter empirischer Prüfung unterzogen werden, denn immer wieder haben sie ihren Wert unter Beweis gestellt. Diese Entwicklung kann nicht hoch genug geschätzt werden, denn sie zeugt nicht nur von wachsender Akzeptanz, sondern auch von zunehmender Offenheit in der wissenschaftlichen und medizinischen Fachwelt.

Es ist heute kein Geheimnis mehr, daß die moderne Medizin aufsehenerregende Erfolge verzeichnet – aber eben auch beklagenswerte Mißerfolge. Lob und Verurteilung halten sich die Waage. Beinahe jeder intelligente Mensch erkennt, sei er vom

Fach oder medizinischer Laie, daß ein mechanistischer Therapie-Ansatz nicht ausreicht. Wir dürsten nach einer ausgewogenen Berücksichtigung von Körper, Geist und Seele in der Medizin – ein Ansatz, der in der Heilmethode des Qigong verwirklicht ist.

Zwei Seelen wohnen in Cohens Brust, wenn er sich mit Qigong auseinandersetzt. Auf der einen Seite ist er Wissenschaftler und übersieht nicht, daß Wissenschaft zum dominanten Faktor unserer Kultur geworden ist und wir uns nicht rücksichtslos über ihre Methoden und Aussagen hinwegsetzen können. Im Gegensatz zu vielen alternativen Therapeuten, denen die Wissenschaft offenbar ein Dorn im Auge ist, erkennt Cohen, daß sie durchaus Gutes zu leisten vermag. Unter anderem muß sie nach wie vor als unverzichtbar betrachtet werden, weil sie bestimmten Formen der Verblendung einen Riegel vorschiebt. Auf der anderen Seite ist er Therapeut und Mystiker – einer, der von Ehrfurcht erfüllt ist angesichts des unfaßbaren Mysteriums unserer Existenz. Cohen läßt sich von der Überzeugung leiten, daß wir zu einer Vereinigung mit dem göttlichen Prinzip – Gott, Göttin, Allah, Dao, Universum – kommen können. Ich persönlich würde mich niemals in die Hände eines Therapeuten begeben, der nicht Wissenschaft und Spiritualität gleichermaßen seinen Respekt zollte. Aus diesem Grund habe ich Vertrauen zu ihm, und darum auch lege ich Ihnen sein Buch ans Herz.

Ebenso könnte ich mich keinem Therapeuten ohne Sinn für Humor anvertrauen. Cohens von Herzen kommende Ungezwungenheit äußert sich auf jeder Seite seines Buches. Humor und Leichtigkeit sind notwendiger denn je in einer Zeit, in der die Menschen oft todernst über ihre Gesundheitsprobleme sprechen.

Bei der Lektüre fühlte ich mich, als sei ich nach Hause gekommen: Einer der Mentoren Cohens war der verstorbene Alan Watts, ein anerkannter Wissenschaftler, Lehrer und Autor zahlreicher Bücher über die Weisheit des Ostens, insbesondere den Zen-Buddhismus. Cohen verneigt sich vor Watts in seiner Danksagung, ich tue es an dieser Stelle. In der die Medizin umgebenden spirituellen Öde halfen mir Watts' Bücher und Tonbänder, die Verbindung zu meinen geistigen Wurzeln neu zu knüpfen, wofür ich ihm immer zu Dank verpflichtet sein werde. Seine Werke bleiben für mich ein Tonikum, das mich immer wieder stärkt. Watts' Weisheit teilt sich uns über die Erkenntnisse Cohens mit. Das ist einer der Gründe, warum ich sein Buch für so bewundernswert halte.

In seinem Buch *Qigong. Grundlagen, Methoden, Anwendung* verheimlicht Cohen niemals, daß wir vielfach keine Erklärung für Heilerfolge haben, und gibt unumwunden zu, daß unsere Kenntnisse über die Mechanismen der Qigong-Heilung unzulänglich sind. Immer wieder betont er, es sei keine Schande, etwas nicht zu wissen. Diese Erkenntnis teilt er uns auf vielfältige Weise mit – beispielsweise durch seine Mahnung, behutsam in der Qigong-Übungspraxis vorzugehen, sich mit allmählichen Lernerfolgen zufriedenzugeben, statt auf rasante Fortschritte zu hoffen. Er mahnt, eher weniger als übertrieben vorschriftsmäßig vorzugehen, wenn dies angezeigt scheint, und auf die verborgenen Einsichten unseres Körpers und der Natur zu vertrauen, anstatt ständig Dinge zu erzwingen.

Cohens Rat, sich von den Heilkräften der Natur leiten zu lassen, ist sicher eine große Geduldsprobe für viele, die sich das erste Mal mit Qigong beschäftigen. In unserer gewohnt aggressiven und extrovertierten Manier versuchen wir häufig, die Natur unserem Willen gefügig zu machen. Wir »bekämpfen« unsere Krankheit und versuchen, sie zu »besiegen«. Stellen Sie sich auf eine behutsame Vorgehensweise ein. Qigong ist keine »Hammer«-Methode. Kurz gesagt, das Hauptziel besteht überhaupt nicht darin, Krankheit zu besiegen, »sondern Meisterschaft darin zu erlangen, sein Selbst besser zu leben«.

Und was ist dieses Selbst? Alle bedeutenden Heiltraditionen – auch Qigong – versuchen eine Antwort auf diese wichtige Frage zu finden. Behutsam und sachverständig lädt Cohen uns ein, unser Selbst zu entdecken – jenen Teil von uns, der jenseits von

Krankheit, Leid und Tod angesiedelt ist –, damit wir am Ende feststellen, daß sein Buch eigentlich nicht den Anstoß dazu hätte geben müssen.

Paradox? Genießen Sie dieses Paradoxon, bis Ihnen ein Licht aufgegangen ist – und lesen Sie weiter.

Dr. med. Larry Dossey
Verfasser des Buches *Heilende Worte.*
Die Kraft der Gebete und die Macht der Medizin

Zur Aussprache chinesischer Wörter

Die chinesische Schrift besteht aus graphischen Zeichen, Ideogrammen. In der Vergangenheit verwendete man die verschiedensten von abendländischen Wissenschaftlern ersonnenen Buchstaben-Umschriften zur Wiedergabe der Aussprache dieser Ideogramme. Bis vor kurzem benutzte man in den meisten englischsprachigen Werken über China ein als Wade-Giles-Umschrift bekanntes System. Nach diesem System wird das »tschi« gesprochene Wort für Lebensenergie »ch'i« geschrieben, und die Kultivierung dieser Energie, gesprochen »tschi gung«, als »ch'i-kung« wiedergegeben. Weitere Beispiele: Tao, »dao« gesprochen, der Hauptbegriff der alten chinesischen Philosophie bzw. Glaubensform, und Taoismus, gesprochen »Daoismus«, die sich daraus ableitende Bezeichnung dieser Philosophie.

Das Wade-Giles-System brachte Probleme mit sich, da es keine international gebräuchliche Standardumschrift war. Jedes Land, darunter China selbst, hatte sein eigenes System zur Wiedergabe chinesischer Schriftzeichen. Beispielsweise wird im französischen *Dictionnaire Classique de la Langue Chinoise* die im Begriff Kampfkünste enthaltene und im Wade-Giles-System »wu« geschriebene Silbe mit »ou« wiedergegeben. Das aktive, maskuline Prinzip, im deutschen System »yang« geschrieben, wird zu »iang«. Um die Sache noch komplizierter zu machen, bedienten sich verschiedene Autoren, die von diesen unterschiedlichen Konventionen total verwirrt waren, manchmal eigener Umschriften. So konnte der Leser manchmal kaum noch erkennen, ob unterschiedliche Autoren über ein und dieselbe Sache schrieben. Touristen mußten eine Landkarte konsultieren, um sicher zu sein, daß es sich bei der von unterschiedlichen Reiseführern als Canton, Kuang-chou oder Guangzhou beschriebenen Provinz tatsächlich um ein und dieselbe handelte.

Tabelle 1: Aussprache gebräuchlicher Qigong-Termini

Pinyin	Wade-Giles	Aussprache	Bedeutung
Dantian	Tan-t'ien	Dantien	Elixier-Feld
Dao	Tao	Dau	Weg
Daodejing	Tao-tē ching	Daudödsching	daoistischer Klassiker
Jing	Ching	Dsching	Sexualenergie
Laozi	Lao-tzu	Laudse	daoistischer Philosoph
Qi	Ch'i	Tschi	Lebensenergie
Qigong	Ch'i-kung	Tschigung	Energieübungen
Taijiquan	T'ai-chi ch'uan	Teidschitschuan	Taiji-Kampfkunst
Xian	Hsien	Chien (ch wie in ich)	daoistischer Philosoph
Zhuangzi	Chuang-tzu	Dschuangdse	Name

Um in dieser Situation Abhilfe zu schaffen, kreierten Sprachwissenschaftler aus der Volksrepublik China 1958 ein standardisiertes Umschrift-System mit lateinischen Buchstaben für die chinesische Hochsprache (den Peking-Dialekt, das sogenannte Mandarin). Es wird Hanyu pinyin oder kurz Pinyin genannt. Obwohl das Pinyin nicht in allen Fällen für Sprecher des deutschen Sprachraums einleuchtend ist, gibt es uns doch ein vereinheitlichtes Umschrift-System an die Hand.

In China verwendet man für ausländische Ausdrücke ausschließlich Pinyin, und immer mehr Wissenschaftler im Westen benutzen diese Standard-Umschrift. Auch ich verwende in diesem Buch ausschließlich Pinyin. So tauchen Ch'i und Ch'i-kung als Qi und Qigong auf. Taoismus wird Daoismus geschrieben. Die alte chinesische Bewegungstherapie T'ai-chi ch'uan wird nun Taijiquan geschrieben. In Tabelle 1 werden gebräuchliche Termini nebeneinandergestellt, und der Leser kann sich gleichzeitig mit ihrer Aussprache vertraut machen.

Wichtiger Hinweis des Autors

Dieses Buch versteht sich als Lehrwerk für die bedeutende chinesische Heilkunst, das Qigong. Qigong kann die Diagnose, Therapie oder Behandlung eines Arztes nicht ersetzen, es soll vielmehr eine Hilfe für den Leser sein, damit er sich über die Möglichkeiten, seine Gesundheit zu erhalten oder wiederherzustellen, ein besseres und informierteres Bild machen kann.

TEIL 1

Was ist Qigong?

Kapitel 1
Was ist Qigong?

*Lernen und zu Zeiten das Gelernte
praktizieren, ist das nicht eine Freude?*

Konfuzius

Qi ist der chinesische Begriff für »Lebensenergie«. In der chinesischen Medizin gilt Qi als die belebende Kraft, die alle Lebewesen durchströmt. Ein lebendiges Wesen besitzt Qi im ganzen Körper, ein totes besitzt keines mehr – die Wärme, die Lebensenergie ist aus seinem Körper gewichen. Ein gesunder Mensch hat mehr Qi als ein kranker. Jedoch verbindet sich mit Gesundheit mehr als nur eine Fülle an Qi. Gesundheit impliziert, daß das Qi in unserem Körper rein, nicht verschmutzt und trübe ist, ungehindert fließen kann und nicht blockiert wird oder stagniert.

Qi ist außerdem die Lebensenergie, die sich für uns in der Natur manifestiert. Die Erde selbst bewegt und verändert sich andauernd, sie atmet und lebt durch Qi. Manche Wissenschaftler nennen die Erde heute – wie die Dichter im Altertum – »Gaia«, denn sie ist für sie ein lebendes Wesen. Bewundern wir die Schönheit der Tiere, Fische, Vögel, Blumen, Bäume, Berge, des Meeresgrunds und der vorüberziehenden Wolken, sind wir in Kontakt mit ihrem jeweiligen Qi und spüren intuitiv das Einssein mit ihnen. Wir Menschen sind ein Teil der Natur und teilen uns das Qi mit den anderen Wesen dieser Erde.

Gong bedeutet »Arbeit« oder »Erfolg durch Ausdauer und Übung«. Daher heißt Qigong »Arbeit mit der Lebensenergie«. Wir lernen, den Fluß und die Verteilung des Qi in unserem Körper zu kontrollieren, um unsere Gesundheit zu stärken und zu einer ausgewogeneren Beziehung zwischen unserem Geist und unserem Körper zu gelangen.

Qigong versteht sich als ganzheitliches System mit Selbstheilungstechniken und Meditation, es ist ein althergebrachtes und kontinuierlich fortentwickeltes Verfahren, das gesundheitsfördernde Körperhaltungen, Bewegung, Selbstmassage, Atemtechniken und Meditation umfaßt. Durch diese verschiedenen Übungsmethoden soll Qi im Körper gesammelt und gespeichert werden wie in einem Reservoir. Außerdem kann durch diese Techniken unreines oder verschmutztes Qi – eine Krankheiten auslösende Substanz – gereinigt und in reines, heilendes Qi umgewandelt werden. Ziel einiger Qigong-Übungen ist es daher, das unreine Qi, ähnlich wie beim Atmen, auszuscheiden und so zu eliminieren. Beim Atmen wird Sauerstoff, reine Energie, absorbiert, während gleichzeitig Kohlendioxyd, verbrauchte Energie, ausgestoßen wird. Qigong-Übungen können wie korrekte Atemtechniken helfen, diesen Gasaustausch effizienter zu gestalten.

Qigong wird »Übung« oder »Training« genannt, weil es nicht wie Arzneimittel für eine begrenzte Zeit »verordnet« wird, sondern vielmehr täglich praktiziert werden soll. Dies läßt sich leicht bewerkstelligen, da es ebensoviel Spaß macht wie jede andere Sportart und doch durchschnittlich nur 20 bis 40 Minuten unserer täglichen Zeit erfordert. Man benötigt weder eine spezielle Ausrüstung noch einen großen Übungsraum.

Jeder kann Qigong üben. Es gibt Übungen für jedes Alter und jeden Gesundheitszustand sowie Übungen im Stehen, Sitzen und Liegen. Mit nur geringen Veränderungen können die meisten Übungen, die für das Stehen entwickelt wurden, auch in sitzender oder liegender Position ausgeführt werden. Auf diese Weise wird Qigong zu einer idealen Trainingsmöglichkeit für körperlich Angeschlagene.

Qigong-Arten

Die Qigong-Techniken lassen sich in zwei Hauptkategorien unterteilen: »Übungen-in-Bewegung« oder »Aktives Qigong« (*donggong*) und »Übungen-in-Ruhe« oder »Meditatives Qigong« (*jinggong*). Aktives Qigong besteht aus sichtbaren Bewegungen. Der ganze Körper bewegt sich entweder wie beim Tanzen von einer Position in eine andere, oder er verharrt in einer Position, während die Arme verschiedene Stellungen durchlaufen. In China und im Westen sind die Übungen-in-Bewegung am populärsten. Donggong gilt als aktiv (*yang*), doch das Passive (*yin*) ist darin enthalten. Der Körper bewegt sich zwar, der Geist ist jedoch entspannt und ausgeglichen, er ist zur Ruhe gekommen.

Bei den Übungen-in-Ruhe ist der ganze Körper reglos. Das Qi wird durch geistige Konzentration, Visualisierung und präzise Atemtechniken kontrolliert. Übungen-in-Ruhe gelten äußerlich als yin, passiv, innerlich jedoch als yang, aktiv. Der Körper verharrt regungslos, er atmet lediglich. Der Geist ist wach und konzentriert sich aktiv auf das Qi.

Verkürzt ausgedrückt: Übungen-in-Bewegung sind Körpertraining, während Übungen-in-Ruhe als Meditation betrachtet werden. Doch diese beiden Kategorien lassen sich nicht streng voneinander trennen. Ruhe und Bewegung sind relative, keine absoluten Prinzipien. Es geht darum, die richtige Balance zu finden zwischen Yin und Yang, nicht nur im Qigong, sondern auch im täglichen Leben. Suchen Sie Ruhe und Ausgeglichenheit in der Bewegung; seien Sie bedacht und aufmerksam in der Ruhe.

Anwendungen des Qigong

Es gibt die verschiedensten Gründe, warum sich Qigong-Übungen empfehlen. Der wichtigste Grund: Mit Qigong kann man

Krankheiten vorbeugen und seine Gesundheit verbessern. Dieses Buch befaßt sich in erster Linie mit diesem »Medizinischen Qigong« (*yijiagong*). Es läßt sich als ein in sich geschlossenes und unabhängiges System der Selbstheilung praktizieren, das man sich durch Bücher, Videos, Kassetten und mit Hilfe professioneller Qigong-Lehrer aneignen kann. Viele in chinesischer Medizin geschulte Ärzte verordnen ihren Patienten Qigong. Zu den Methoden chinesischer Medizin zählen Akupunktur, Verabreichung pflanzlicher Arzneien, Massage und Qigong. Chinesische Ärzte empfehlen Qigong entweder als Ergänzung zu anderen notwendigen Therapien oder als eine Trainingsmöglichkeit, um Gesundheit zu erhalten. Patienten, die Qigong praktizieren, erholen sich schneller von Krankheiten und werden in die Lage versetzt, ihre Gesundheit in die eigenen Hände zu nehmen.

Die »Äußere Qi-Heilung« (*wai qizhiliao*) ist eine alte chinesische Methode der »Heilenden Hände« und ein Zweig des Medizinischen Qigong. Hat der Qigong-Schüler gelernt, seinen inneren Qi-Fluß zu kontrollieren, kann er oder sie versuchen, andere zu heilen. Der (die) Heiler(in) legt seine (ihre) Hände auf oder neben den Körper des Kranken, taxiert dessen Qi-Zustand und überträgt dann sein heilendes Qi (siehe Kapitel 15).

Nach einigen Monaten Praxis in Selbstheilungs-Qigong äußern Studenten manchmal: »Ich habe jetzt so viel Energie. Was soll ich denn damit anfangen?« Die Antwort lautet: »Teile sie mit anderen!« Durch Praktizieren der Äußeren Qi-Heilung können Sie heilende Energie mit Freunden, Liebsten oder Patienten teilen. Sie können auch Qi mit der Natur teilen, indem Sie in schöner und kraftspendender Natur spazierengehen. Die Natur besitzt die wundervolle Gabe, uns Entspannung und Ausgeglichenheit zu schenken, indem sie uns lebensnotwendige Energie spendet und etwaige Spannungen in uns abbaut.

Beim »Meditativen oder Spirituellen Qigong« (*jinggong*) soll der Übende vor allem eine klare und ruhige Geisteshaltung und eine tiefere Selbstbewußtheit entwickeln, außerdem soll er zur

Harmonie mit der Natur finden. Einige Autoren unterteilen das Meditative Qigong in zwei Unterkategorien, in die buddhistische (*fojiagong*) und daoistische Qigong-Meditation (*daojiagong*), je nachdem ob die buddhistische oder daoistische Philosophie einen stärkeren Einfluß ausübt. Der Übergang zwischen diesen beiden Qigong-Schulen ist jedoch häufig fließend. Die buddhistische und daoistische Philosophie haben sich im Verlaufe der chinesischen Geschichte stets gegenseitig beeinflußt, und dies gilt auch für die beiden Qigong-Zweige. Anhänger des Meditativen und Medizinischen Qigong eint das gemeinsame Ziel, Geist und Körper zu kultivieren (*xingming shuang xiu*) – die chinesische Entsprechung für »ein gesunder Geist in einem gesunden Körper«. Da sich Geist und Körper gegenseitig beeinflussen, ist es unmöglich, einen rundum gesunden Körper ohne gesunden Geist zu besitzen und umgekehrt. Daher wird Meditatives Qigong auch stets als Ergänzung zum Medizinischen Qigong praktiziert.

Mit »Konfuzianischem Qigong« (*rujiagong*) wird die Festigung des Charakters angestrebt. In den Lehren des chinesischen Weisheitslehrers Konfuzius (551-479 v. Chr.) wird die Bedeutung ethischen Verhaltens und harmonischer zwischenmenschlicher Beziehungen unterstrichen. Obwohl nicht überliefert ist, daß Konfuzius selbst Qigong praktizierte, beschäftigten sich doch viele seiner philosophischen Anhänger ebenfalls mit Qigong. Das Konfuzianische Qigong stellt den traditionellen chinesischen Gedanken in den Mittelpunkt, daß ein gesunder Mensch ein größeres Potential besitzt, sich integer zu verhalten. Wer behutsam mit der eigenen Person umgeht, verhält sich höchstwahrscheinlich auch rücksichtsvoll anderen Menschen gegenüber. Entsprechend führt Unachtsamkeit gegenüber der eigenen Person auch zu Achtlosigkeit anderen Menschen gegenüber und zu unmoralischem Verhalten. Das Konfuzianische Qigong gilt weniger als eine Schule denn als eine Geisteshaltung. Seine Anhänger bedienen sich der gleichen Qigong-Techniken wie die Anhänger anderer Schulen. Sie unterscheiden sich lediglich in ihrem Ziel und verwenden Qigong, um Güte, Aufrichtigkeit, Respekt und andere Tugenden zu kultivieren.

»Kampf-Qigong« (*wugong*) leitet sich aus den chinesischen Kampfkünsten (*wushu*) ab, den populärsten sportlichen Aktivitäten in China. Obwohl zum Kampf-Qigong Übungen gehören, die Angriffs- und Verteidigungstechniken trainieren sollen, können durch sie auch die Leistungen in anderen Sportarten verbessert werden. Ein Wugong-Student fühlt sich wahrscheinlich zu dynamischen Körperübungen mehr hingezogen als zur Meditation. Das Training stärkt, stählt und baut den Körper auf und beschleunigt die Heilung nach Sportunfällen.

Gegenwärtig entwickelt sich ein neues Qigong-Gebiet, das »Busineß-Qigong«. Qigong kann Firmenangestellten helfen, sich weniger gestreßt zu fühlen, eine stabilere Gesundheit zu entwickeln und ihre Leistungsfähigkeit zu verbessern. Ein Schüler von mir, einer der größten Gebrauchtwagen-Händler der USA, stellte fest, daß seine Angestellten entspannter und kundenfreundlicher waren, nachdem er ihnen zur Auflage gemacht hatte, die ersten zwanzig Minuten des Arbeitstages Qigong zu üben. Der Umsatz stieg beträchtlich. Ein anderer meiner Studenten, ein Berater der Weltbank, der EU-Kommission, des japanischen Präsidialamtes und Hunderter Firmen, ist überzeugt, daß Qigong den Unterhändlern bei ihrem diffizilen Geschäft, besonders wenn viel auf dem Spiel steht, zu besserer Konzentration und klügeren Entscheidungen verhilft. Gesser schreibt in seinem scharfsinnigen und zum Nachdenken anregenden Buch *Piloting Through Chaos*, kluges Management und Verhandlungsgeschick seien erlern- und trainierbar, sie könnten verbessert werden, wenn Integrität zur persönlichen Leitlinie geworden sei. »Integrität« heißt für ihn »das Bewußtsein der Verflochtenheit und Zusammengehörigkeit, das Gefühl von Ganzheit und Lebenskraft. Mit Integrität ist die Fähigkeit jedes Lebewesens gemeint, trotz Ungewißheit, Planlosigkeit und Zwiespältigkeit seinen Halt nicht zu verlieren, seine Bande zum Mikrokosmos aufrechtzuerhalten,

Anwendungen des Qigong 35

die Fähigkeit, das Leben zu meistern – und sei es noch so beschwerlich.«[1] So ließe sich auch das Ziel des Qigong-Trainings beschreiben. Vielleicht unterscheidet sich Qi-Kultivierung nicht wesentlich von Geldmanagement. Wer Erfolg haben will, benötigt Kompetenz bei Schaffung, Erhalt und Mehrung seines jeweiligen »Kapitals« und Fingerspitzengefühl, wo und wie er dieses im Sinne des eigenen Wohls und der eigenen Lebenskraft am vernünftigsten ausgibt, aber auch zum Wohl der Gemeinschaft und der ganzen Welt.

Qigong hat in japanischen Geschäftskreisen Hochkonjunktur, wie Andrew Pollack in der *New York Times* vom 28. November 1995 mit dem Artikel »A Business Tool Way beyond the Balance Sheet« (»Ein Management-Instrument – jenseits der Bilanzen«) zeigte. Kozo Nishino, ein 69jähriger Ki-Meister (*qi* wird japanisch *ki* gesprochen), unterrichtet Qigong-Atemübungen, seine Schüler sind so prominente Manager wie Shoichiro Irimajiri, Sega Enterprises und ehemaliger Honda-Direktor in den USA, Yuichi Haneta, dienstältester Vize-Präsident der NEC Corporation, und Kazuo Wakasugi, Präsident der Japan Petroleum Exploration Corporation. Bedeutende Institutionen, darunter die Sony Corporation und das japanische Ministerium für internationalen Handel und Industrie (MITI), sponsern Forschungsprojekte über Fragen im Zusammenhang mit Qi.

Es gibt enge Verflechtungen zwischen allen Qigong-Arten. Nehmen Sie den Grundgedanken: Ein gesunder Körper bringt einen gesunden Geist hervor und umgekehrt. Gute Gesundheit ist für Ausdauer und Kraft bei Kampfkünsten oder anderen Sportarten notwendig und kann unter Umständen schwere Schäden verhindern oder vermindern. In den Kampfkünsten wird Körperhaltung, korrektes Atmen und Feingefühl gelehrt, und diese haben wiederum einen positiven Effekt auf die Gesundheit. Ein klarer, ausgeglichener Geist und ein starker Körper wiederum führen zu Selbstvertrauen, Selbstdisziplin und moralischerem Verhalten. Letztlich hilft Ihnen eine verbesserte

Geist-Körper-Gesundheit unter Umständen, Ihre finanziellen Ziele zu verwirklichen.

Jede Qigong-Technik ist vielseitig einsetzbar, entscheidend ist, was der einzelne erreichen will. Der eine wird vielleicht eine Atemübung machen, um seine Bronchitis zu kurieren, für eine andere Anhängerin dient die gleiche Übung möglicherweise dazu, zu einem druckvolleren Aufschlag im Tennis zu gelangen. Ein Musiker trainiert Qigong, um seine Haltung, Atemkontrolle und Leistung zu verbessern. Qigong ist die Kunst und Wissenschaft, die die innere Energie stärkt und kultiviert. Qigong entwickelt Fähigkeiten in uns, die vielseitig einsetzbar sind.

Ich folge der chinesischen Tradition und verwende den nicht differenzierten Begriff Qigong, wenn ich mich auf die heilenden und meditativen Bereiche des Qigong-Trainings beziehe. Es ist nicht notwendig, »Medizinisches Qigong« zu schreiben, es sei denn, es geht nicht eindeutig aus dem Kontext hervor. Qigong ist ein Juwel, das viele Facetten besitzt. Auch wenn ich mich auf seinen heilenden Aspekt beziehe, sollte man immer daran denken, daß seine Wirkkraft nicht allein auf Heilen beschränkt ist. Qigong-Training kann Einfluß auf jeden Lebensbereich haben.

Tabelle 2: Anwendungen des Qigong

- Medizinisches Qigong (*yigong, yijiagong*)
  - Selbstheilendes Qigong
  - Äußere Qi-Heilung
- Meditatives oder Spirituelles Qigong (*jinggong*)
  - Buddhistisches Qigong (*fojiagong*)
  - Daoistisches Qigong (*daojiagong*)
- Konfuzianisches Qigong (*rujiagong*)
- Kampf-Qigong (*wugong*)
  - Sport
- Busineß-Qigong

Qigong-Übungen gibt es auch für individuelle und zwischenmenschliche sexuelle Gesundheit (siehe Kapitel 20), für die schönen Künste und die Dichtkunst. Die chinesischen Schönen Künste erfordern die Beherrschung des Pinsels und des Atems. Der Künstler bannt das Qi mit seinem Pinsel auf das Papier. Der chinesische Dichter verinnerlicht die Schönheit und das Qi der Natur und malt die Landschaft mit seinen Worten.

Ein Strom – mehrere Nebenflüsse

Es gibt nicht nur einen Stil oder eine Qigong-Schule, sondern viele tausend Stile. Doch sie alle fußen auf den grundlegenden Prinzipien von Ausgeglichenheit, Entspannung, gesunder Atmung und richtiger Körperhaltung. Einige Qigong-Stile sind nach den Tieren benannt, deren Bewegungen sie nachahmen: »Kranich-«, »Schlangen-«, »Drachen-« und »Spiel-der-Fünf-Tiere-Qigong«. Andere Stile wiederum tragen die Namen ihrer tatsächlichen oder legendären Begründer: »Li-«, »18-Mönche-«, »Daoisten-Mönch-Chen-Xiyi-Qigong«. Wieder andere Bezeichnungen klingen, als ob es sich um Philosophenschulen handele: »Undifferenziertes Qigong« (*wuji qigong*), »Fundamentales Qigong« (*yuanji qigong*), »Einsichts-Qigong« (*zhineng qigong*). Andere Bezeichnungen für Qigong-Stile beschreiben lediglich, was die Qigong-Übungen bewirken: »Eisenhemd-Qigong«, »Achillessehnen-Stärkungs-Qigong«, »Entzündungshemmendes Qigong« und dergleichen mehr.

Wie soll man den geeigneten Übungsstil oder die geeigneten Übungsstile für sich selbst finden? Beginnen Sie immer mit Basis- und Grundlagenübungen. Das heißt nicht primitives oder Anfänger-Niveau. Die Qigong-Basisübungen sind die Grundlage für die eigene Arbeit, unabhängig davon, ob Sie Anfänger sind oder schon seit 50 Jahren üben – gemeint sind die Techniken, die die richtige Körperhaltung, Bewegung, Atmung und entspannte Aufmerksamkeit schulen. In diesem Buch werden wir uns mit Qigong-Techniken beschäftigen, die die Zeiten überdauert und seit langem ihre Wirksamkeit bewiesen haben, so schaffen wir uns eine gute Ausgangsbasis für das Qigong-Training. Ich lege viel Wert auf ein festgefügtes Fundament und gute Grundlagenkenntnisse, um den Studierenden in die Lage zu versetzen, die Qigong-Gipfel ohne Angst vorm Straucheln zu erklimmen.

Meine Studenten fragen mich manchmal: »Ich habe schon etwas Qigong gelernt. Muß ich noch mehr lernen?« Ich bin immer sehr belustigt darüber, denn heute, nach mehr als 25 Jahren Erfahrung und Forschung, liegen für mich die Gipfel menschlichen Potentials in weiterer Ferne als in meiner Anfängerzeit! Die Chinesen sagen: »Es gibt immer einen noch höheren Berg zu erklimmen.« Ist es etwa einem Pianisten schon jemals gelungen, das beste Mozart-Konzert aller Zeiten zu geben? Auf Qigong übertragen: Wem gelingt die perfekte Beherrschung von Entspannung, Atmung, Bewegung und Stehen in Anmut, Gleichgewicht und Stärke?

Mit dem Strom schwimmen

In der chinesischen Medizin bedeutet ein reich fließender Qi-Strom Gesundheit. Gebrauchen wir ein modernes Bild: Wir können uns den Körper als Batterie vorstellen, die ihre Ladung verlieren, halten oder verstärken kann. Durch Streß, Sorgen und gesundheitliche Sorglosigkeit verschwenden wir Qi. Bedachter Umgang mit uns selbst hingegen hilft uns, unser Qi zu bewahren oder zu stärken. Ausgewogene und korrekte Qigong-Übungspraxis kann unseren Körper voll »aufladen« und unser Reservoir an heilender Energie auffüllen. Das bedeutet größere Vitalität und verbesserte Krankheits- und Infektionsabwehr.

Heilende Energie ist nur dann von Nutzen, wenn sie da hingelangt, wo sie benötigt wird. Es ist deshalb wichtig, daß Qi in alle Körperzellen fließen kann. Man hat Qi daher mit Blut verglichen, das in ähnlicher Weise in alle Teile des Körpers fließen muß, um sie mit Sauerstoff und Nahrung zu versorgen und Abfallstoffe abzutransportieren. Die Chinesen beschreiben diese Analogie in ihrem Ausspruch: »Wo Qi hingelangt, kann Blut hinfließen.«

Qi unterscheidet sich jedoch vom Blut, es ist eine unsichtbare, schwer faßbare Kraft. Wir wissen, daß es eine ähnliche Existenzform besitzt wie Sonnenlicht und Wind. Wir können diese Kräfte nicht anfassen oder festhalten, sie jedoch erfahren. Es ist nicht erforderlich, daß ihre Existenz erst wissenschaftlich nachgewiesen wird, damit wir an sie glauben. Trotzdem ist es gut, zu wissen, daß sie wissenschaftlich meßbar *wären*. Auch Qi ist quantifizierbar, das hat die Forschung immer wieder deutlich bewiesen, und doch ist es mehr als eine bloße Quantität! Sonnenlicht ist mehr als die Bündelung von Lichtteilchen und Wind mehr als der Wechsel von Luftdruckverhältnissen, das weiß jeder, der einen Spaziergang in freier Natur unternimmt. Und so verhält es sich auch mit Qi.

In der Akupunktur werden dünne Nadeln in die Körperteile eingeführt, in denen der Qi-Fluß blockiert ist. Man vermutet, daß stagnierendes Qi, ähnlich wie stehendes Wasser, Krankheiten auslöst. Wenn Qi nicht fließt, haben bestimmte Körperbereiche zuviel Energie (Yang-Zustand), andere Bereiche sind dann entleert und haben zuwenig Energie (Yin-Zustand). Akupunkturnadeln öffnen die Schleusen, lösen den Energiestau, füllen die Energielöcher und stellen auf diese Weise die Gesundheit und das Gleichgewicht wieder her. Qigong-Übungen wirken wie Akupunktur ohne Nadeln. Der Patient lernt, durch Körperbewegungen, Atemtechniken und Vorstellungskraft das Qi zum Fließen zu bringen. Er oder sie lernt, den Qi-Fluß selbst zu regulieren, ihn in angegriffene Bereiche zu transportieren, damit der Körper sich schneller und leichter selbst helfen kann.

Qigong ist zwar leicht zu erlernen, doch wenn man es zur Meisterschaft bringen will, benötigt man Hingabe und Ausdauer. Es ist auch nicht kostspielig, da man weder Sportgeräte benötigt, noch invasive oder teure medizinische Behandlungen; man benötigt lediglich die uns von Gott gegebenen Teile unseres Körpers und Geistes. Besonders wichtig scheint mir, daß richtig praktiziertes Qigong keine Nebenwirkungen hat. Diese Tatsachen und die bei Qigong im Vordergrund stehende Prävention von Krankheiten unterstreichen, daß sich durch Qigong die eigenen und die staatlichen Gesundheitskosten reduzieren lassen. Bei einer Qigong-»Verordnung« müssen sich die Ärzte auch nicht um den Gehorsam ihrer Patienten Gedanken machen, denn Qigong macht Spaß. Es befähigt den Patienten, sich auf sich selbst zu verlassen und nicht alle Entscheidungen in die Hände des Arztes zu legen.[2] Dr. Wayne Jonas vom National Institute of Health ist der Meinung, daß bei jedem US-Bürger fast 9000 US-Dollar pro Jahr eingespart werden könnten, wenn die amerikanische Gesundheitspolitik bei der Behandlung der meisten chronischen Leiden mehr Wert auf Wellness und Selbststärkung legen würde und nicht nur einzelne Krankheitssymptome kuriert würden.[3]

Komplementäre Medizin

Da Ost und West sich gegenseitig beeinflussen, kommt es nicht selten zu einem Durcheinander bei den Bezeichnungen der unterschiedlichen medizinischen Methoden. In China nennt man Akupunktur, Kräutermedizin und Qigong »traditionelle Medizin«, im Westen bezeichnet man die gleichen Methoden als »alternativ«. Ich halte nichts von diesem Terminus. Obwohl in »alternativ« auch der Gedanke der Wahlfreiheit mitschwingt, verbindet sich mit diesem Ausdruck zu häufig auch die Vorstellung, der Patient hätte sich zwischen mehreren Alternativen zu entscheiden. Das scheint mir der Sache nicht gerecht zu werden. Warum sollte sich der Patient für nur eine von mehreren hilfreichen Therapien entscheiden, wenn durch verschiedene Therapien jeweils ein anderer Aspekt seiner Krankheit behandelt werden könnte?

Ich bevorzuge den Terminus »komplementäre Medizin«.[4] Qigong läßt sich gut mit anderen Heilmethoden kombinieren, denn es ergänzt sie. Diese Tatsache wird auch im heutigen Gesundheitssystem Chinas anerkannt, in dem man sich regelmäßig auch der Methoden westlicher Medizin bedient. Ein in westlicher Medizin geschulter chinesischer Arzt plädiert bei einer Krebs-Diagnose unter Umständen für Operation, Medikamente *und* Qigong. Einige chinesische Krankenhäuser sind auf traditionelle chinesische Medizin zugeschnitten, in ihnen gibt es mit Sicherheit Qigong-Ambulanzen. Doch auch in den Krankenhäusern Chinas, die nach westlichen Methoden arbeiten, findet man häufig Qigong-Stationen und Qigong-Ambulanzen zur Behandlung stationärer und ambulanter Patienten. Qigong kann und sollte zusätzlich und nicht anstelle von notwendigen allopathischen Behandlungsmethoden angewendet werden.

Einige Fachleute äußerten in einem im *New York Times Magazine* (»Die Hauptzweige alternativer Medizin«, 4. Oktober 1992) veröffentlichten Beitrag die Auffassung, daß komplementäre Medizintechniken in 25 Jahren mit Sicherheit zum Allgemeingut in der medizinischen Grundversorgung und in medizinischen Spezialgebieten gehören. Leider ist die westliche Medizin hier noch nicht sehr weit. Heute müssen Qigong-Anhänger ihren Arzt möglicherweise noch über Qigong aufklären oder ihn zumindest auf einschlägige Qigong-Literatur hinweisen. Wenn Sie ernsthaft krank sind, sollten Sie Ihren Arzt unbedingt von Ihrem Qigong-Training unterrichten, denn dies könnte möglicherweise von Bedeutung für die angezeigte Medikamentendosis sein, etwa bei Insulin, Chemotherapie und hohem Blutdruck. Bestimmte Qigong-Arten sind bei bestimmten Krankheitszuständen unter Umständen auch kontraindiziert.

Was ist Qigong?

Auch die in der Medizinforschung Tätigen sollten unbedingt mehr über Qigong und andere komplementäre Heilmethoden lernen. Wenn den Forschern nicht bekannt ist, daß die von ihnen untersuchten Patienten mit komplementären Heilmethoden behandelt werden, könnten die aus wissenschaftlichen Experimenten mit diesen Probanden gewonnenen Ergebnisse verfälscht sein. Als eine Krankenschwester an einem bedeutenden Krankenhaus dieses Problem einmal einem Onkologen zu bedenken gab, der ein neues Mittel für Gehirntumore testete, entgegnete dieser: »Diese Möglichkeit habe ich niemals bedacht. Ich habe keine Ahnung, ob die Probanden mit irgendeiner alternativen Medizin in Berührung gekommen sind.« Ignoranz oder Versehen? Oder vielleicht ist dies sogar symptomatisch für die verbreitete Einstellung, komplementäre Medizin sei unwissenschaftlich und besitze sicherlich keinen Einfluß auf Therapieerfolge. Komplementäre Methoden wie Qigong können sogar große und meßbare Einflüsse auf den Zustand eines Patienten haben. Wie wir in späteren Kapiteln noch zeigen werden, kann Qigong bereits mit eindrucksvollem empirischen Beweismaterial aus klinischer und experimenteller Forschung aufwarten.

Inneren Frieden finden

Ständig sind wir den verschiedensten Streßsituationen ausgesetzt, Abnutzungserscheinungen unseres Körpers sind die Folge. Schon die Naturvölker hatten sich mit Krankheit, Wetterumschwüngen, Umweltgefahren, Dorf- und Familienquerelen, Nahrungsmittelknappheit, Angst vor Invalidität und Tod auseinanderzusetzen. Streß gehört zum Leben. »Doch«, so Dr. Kenneth R. Pelletier, »für uns Menschen in den entwickelten postindustriellen westlichen Zivilisationen hat der Streß überhandgenommen und wirkt sich schädlich aus.«[5] Wir müssen uns mit zahllosen neuen Streßsituationen auseinandersetzen, seien es Hypothekenschulden, schulische Leistungsanforderungen, Beziehungen zwischen Arbeitgebern, Angestellten und Kunden, wirtschaftliche Sorgen, politische Entwicklungen im eigenen Land und in der Welt, neue tödliche Krankheiten, Zeit- und Termindruck oder die Belastungen durch Umweltverschmutzung und Übervölkerung.

Die Tatsache, daß wir uns an diese Streßfaktoren gewöhnt haben, ändert nichts an ihrem schädlichen Einfluß auf unsere körperliche und geistige Gesundheit. Streß verursacht physische und geistige Anspannung im gesamten Körper, ein Zustand, den die Chinesen *wai qiang nei gan*, »außen stark und innen verfault«, nennen. Wenn es uns nicht ohne Probleme gelingt, unsere Lebensumstände zu ändern, verinnerlichen wir unsere Frustrationen meist in Form von Muskelverspannungen. Unter der entstehenden harten Körperschale wird das Qi träge, es kann nicht mehr frei und ungehindert im Körper fließen, ebenso nicht zwischen Körper und Umwelt. Dieser Zustand kann Krankheiten und Schmerzen verursachen. In wissenschaftlichen Forschungen hat man nachweisen können, daß dauerhafter Streß mitverantwortlich für die meisten »Zivilisationskrankheiten« ist: Zu nennen sind Bluthochdruck, Kopfschmerzen, Verdauungsbeschwerden, Arthritis, Krebs, Herzkrankheiten und Atembeschwerden.

Unter Dauerstreß stumpfen unsere Nerven immer mehr ab, damit sie mit den Belastungen fertig werden. Wir blenden das Surren der Klimaanlage, das Brausen des Verkehrs und das Rattern der U-Bahn einfach aus. Wir ignorieren die schädlichen Auto- und Industrieabgase. In einer dichtbesiedelten Stadt verlieren wir häufig auch die Sensibilität für die Gefühle anderer Menschen – wir fliehen, um unsere eigene Privatsphäre zu schützen. Je weniger Lebensraum wir für uns haben, desto mehr tendieren wir dazu, uns geistigen Raum zu schaffen, indem wir uns von anderen Menschen distanzieren. Nicht wenige versuchen, ihre Sorgen nicht zu sehen und ihnen zu entkommen, sie betäuben sich mit Drogen, Alkohol und exzessivem Fernsehkonsum.

Viele von außen kommende Streßfaktoren können wir natürlich nicht beeinflussen. Je weniger wir unsere äußere Umwelt kontrollieren können, desto lebensnotwendiger wird es, die Gesundheit unserer inneren Umwelt zu kontrollieren und zu erhalten. Auch wenn wir eine Streßsituation nicht ändern oder beseitigen können, sollten wir zumindest unsere Reaktionen auf sie kritisch unter die Lupe nehmen. Qigong ist, wie das im Westen bekannte Biofeedback, ein systematisches Training der psychophysiologischen Selbststeuerung. Es lehrt uns, intelligent mit unserem Streß umzugehen, unseren Körper entspannt und geschmeidig und unsere innere Energie stark und gesund zu erhalten. Darüber hinaus lehrt es uns, die Fähigkeit zu entwickeln, Gesundheit, Ausgeglichenheit und den heilenden Energiefluß in Geist (dem »psychologischen« Teil) und Körper (dem »physiologischen« Teil) zu steuern. Unsere Welt mag nicht friedlich sein, doch wir können viel für den Frieden in uns selbst tun.

Kapitel 2
Die Ursprünge: Qigong-Geschichte

*Eine Reise von tausend Meilen
beginnt mit einem Schritt.*

Chinesisches Sprichwort

Bodenständigkeit und Naturverbundenheit

Als Agrarvolk lernten die alten Chinesen die Qigong-Prinzipien auf natürliche Weise, sie hielten sich einfach an die naturgegebenen Zyklen von Pflanzen und Ernten, Leben und Tod. Der Bauer verwendet viel Arbeit auf den Anbau seiner Feldfrüchte, indem er ausreichend Bodennahrung bereitstellt und sein Feld jätet, um schädliche und krankhafte Einflüsse abzuhalten und dafür zu sorgen, daß die ganze Pflanze ausreichend Sonnenlicht bekommt. Auch für Qigong muß man – wie auf dem Feld – täglich arbeiten, insbesondere in den frühen Morgenstunden. Die frühen Qigong-Trainingszeiten sind die wichtigsten, damit die »Saat« des Qi aufgeht und starke, gesunde Wurzeln bildet. Eine gesunde Pflanze ist angefüllt mit lebendigem, fließendem Mark (*qi*). Sie ist geschmeidig und stark, sie biegt sich im Wind, und doch bricht sie nicht ab. Eine kranke, verwelkte oder tote Pflanze jedoch biegt sich nicht und bricht leicht ab. Auf einem gesunden Boden werden mehrere Feldfruchtarten gleichzeitig angebaut, oder man bedient sich des Fruchtwechsels. Dies sorgt für einen mineralreichen Nährboden, in welchem keine Art das ausgewogene Nährstoffangebot zu stark beansprucht oder den Boden auslaugt. Ebenso ist das große Repertoire der Qigong-Selbstheilungstechniken dazu angetan, gezielt auf unterschiedliche Gesundheits- und Krankheitszustände einzuwirken.

Daoyin: Das ursprüngliche Qigong

Im Laufe der chinesischen Geschichte gab es für Qigong die verschiedensten Bezeichnungen. In alter Zeit nannte man es *tugu naxin*, »Altes ausstoßen, Neues aufnehmen«, das heißt: die verbrauchte Energie ausstoßen, die neue aufnehmen; *xingqi*, »das Qi strömen lassen«; *yangsheng*, »Leben nähren«; *neigong*, »Innere Übung«; oder meist *daoyin*, »Leiten und Führen des Qi«. Daoyin kann auch übersetzt werden mit »Führen des Qi und Dehnen der Glieder«, dieser Terminus bezieht sich also auf die beiden wichtigsten Komponenten der Selbstheilung: Atmung und Körperübungen.

Die Bezeichnung »Qigong« hingegen ist noch relativ jung. Sie wurde zum ersten Mal in einem Text[1] erwähnt, der zwar dem Daoisten Xu Sun (gest. 374 n. Chr.) zugeschrieben wird, aber wahrscheinlich erst in der Ming-Dynastie (1368-1644) entstand. Bis ins 20. Jahrhundert verwendete man die Bezeichnung Qigong nicht in seiner heutigen Spezifizierung – »die Kunst der Qi-Kultivierung«. Die Daoismus-Forscherin und Autorin Catherine Despeux hat festgestellt, daß das Wort Qigong im Titel zweier 1915 und 1929 erschienener Werke auftaucht, wo es »als Kraft bezeichnet wird, die durch Arbeiten mit Qi freigesetzt wird und die den kämpferischen Einsatz [dieser Kraft] bezeichnet. Die therapeutische [medizinische] Verwendung dieses Terminus datiert erst aus dem Jahr 1936: Ein gewisser Dong Hao publizierte seinerzeit in Hangzhou ein *Spezialtherapie für Tuberkulose: Qigong* betiteltes Werk.«[2] Seit dieser Zeit wird »Qigong« überall in diesem medizinischen Sinn verwendet und bezeichnet alle chinesischen Selbstheilungsübungen und meditativen Disziplinen vom Altertum bis in die Gegenwart.

Möglicherweise waren die Tiertänze der alten chinesischen Schamanen die frühesten Qigong ähnelnden Übungen. Während der Zhou-Dynastie (1122-256 v. Chr.) kannte man das populäre Neujahrs-Ritual »Großer Exorzismus« (*dano*). Dabei trug ein Schamane ein Bärenfell mit vier goldenen Augen über dem Kopf, so als wollte er in die vier Himmelsrichtungen schauen. Tanzend zog er durch das Dorf, gefolgt von einer Prozession der Dorfbewohner mit Tiermasken aus dem chinesischen Tierkreis (Drache, Pferd, Tiger etc.), um Pest und Dämonen auszutreiben. Derartige Tiertänze sieht man in ganz China künstlerisch auf Felsplatten festgehalten. Auf einigen sind Tanzfiguren abgebildet, die bestimmte Bewegungen erfordern und von vielen Menschen synchron ausgeführt werden. Auf anderen sind sowohl Tiere in bestimmter Körperhaltung als auch militärische Exerzitien dargestellt, woraus man möglicherweise auf eine frühe Verbindung zwischen Tierbewegungen, Qigong und Kampfkünsten schließen kann. Wir wissen auch, daß es im 3. Jahrhundert v. Chr. einen beliebten Sport gab, der *jiaodi*, »Hörnerstoßen«, genannt wurde. Zwei unbewaffnete Männer, bekleidet mit einem Stierfell und Stierhörnern am Kopf, versuchten dabei, den anderen auf den Boden zu werfen. Tiermotiven begegnen wir immer wieder in der Qigong-Geschichte und -Übungspraxis. Einzelne Qigong-Körperhaltungen und ganze Qigong-Stilrichtungen haben Tiere zum Vorbild. Folgende Bezeichnungen für charakteristische Qigong-Körperhaltungen zitiert der daoistische Philosoph Huainanzi (gest. 122 v. Chr.): »badende Ente«, »springender Affe«, »schreiende Eule« und »sich drehender Tiger«. Aus den in den letzten Jahrhunderten entstandenen Qigong-Systemen leiten sich folgende Bezeichnungen ab: »Löwengebrüll«, »vom Baum hängender Affe«, »zusammengerollte Schlange«, »alter Bär im Wald«, »fliegender Kranich«. Der Qigong-Schüler entwickelt hierbei Fertigkeiten der Tiere: Balance, Geschmeidigkeit, Grazie und Stärke. Insbesondere versucht der Übende mit diesen Qigong-Übungen, die den Tieren eigene Gesundheit, Ausdauer und Vitalität auf sich zu übertragen.

Viele unserer heutigen Qigong-Übungen bestehen aus Sequenzen miteinander verknüpfter Positionen, eine jede geht fließend in die andere über wie bei einem schönen, langsamen Tanz. Diese Übungen – inspiriert durch alte Ritualtänze zur Bewußtseinsveränderung – vermitteln dem Ausübenden und Betrachter das Gefühl, mit dem allgegenwärtigen Qi vereint zu sein. Einige dieser alten Ritualtänze hielt man für geeignet, Gesundheit und langes Leben zu spenden. Als die Tochter von König Wu (regierte 514-495 v. Chr.) starb, befahl dieser die öffentliche Vorführung des Kranich-Tanzes als Symbol des Triumphes und der Macht über den Tod. Etwa zur gleichen Zeit vollführte Wang Ziqiao (ca. 550 v. Chr.), ein Prinz und daoistischer Heiliger aus Qin, den Kranich-Tanz, um die Unsterblichkeit zu erlangen. Eine daoistische Legende besagt, daß Prinz Wang nach seinem Tod auf dem Rücken eines Kranichs in den Himmel schwebte. In den *Frühlings- und Herbstannalen*, einer historischen Chronik aus dem 3. Jahrhundert v. Chr., findet sich ein bedeutender Hinweis auf das hohe Alter von Heil-Tänzen. Wir lesen dort, daß es unter der Regierung des mythischen Herrschers Yao (ca. 2000 v. Chr.) zu Überschwemmungen kam, die Flüsse waren verstopft, das Wasser staute sich auf den Feldern, und auch die Gesundheit der Menschen war angegriffen. Catherine Despeux übersetzt einen Teil dieser Annalen in ihrem Essay »Gymnastics [*daoyin*]: The Ancient Tradition«:

»Die Flüsse traten über die Ufer, und die Fluten stauten sich, so daß das Wasser bereits von der Quelle an Schaden anrichtete. Aus dem gleichen Grund kontrahieren sich die Muskeln und die Knochen und verlieren ihre Flexibilität, wenn Atem oder Energiefluß des Menschen blockiert sind und stagnieren. Es werden daher bestimmte Tänze verordnet, die den Atem regulieren und dafür sorgen, daß dieser gleichmäßig durch den Körper strömt.«[3]

Die gleiche Erkenntnis spricht aus der Mahnung des bedeutenden Arztes Hua Tuo im 2. Jahrhundert n. Chr., wenn er sagt: »Die Türangel wird rostig, wenn sie nicht benutzt wird.« Oder nehmen Sie den Spruch meines Lehrers: »Die Zähne fallen aus, die Zunge hingegen fällt nicht aus, weil wir sie ständig bewegen!«

Die früheste uns bekannte Erwähnung des Qigong (in dieser Zeit hieß es Daoyin) als Heilmethode und nicht als Tanztherapie findet sich in einer Inschrift auf zwölf Jadeplättchen aus dem 6. Jahrhundert v. Chr. Es handelt sich um die Mahnung, Atemluft einzusaugen und dafür zu sorgen, daß sie nach Zirkulation durch den Körper hinabsteigt, wahrscheinlich in den Unterbauch. Der Sinologe Joseph Needham hat die komplette Übersetzung dieser Inschrift in sein Monumentalwerk *Science and Civilization in China* aufgenommen:

»Wenn es [das Qi] nach unten strömt, wird es ruhig.
Wenn es ruhig geworden ist, verdichtet es sich.
Wenn es sich verdichtet hat, beginnt es zu keimen.
Wenn es gekeimt hat, wird es wachsen.
Während des Wachstums wird es wieder nach oben
(in die oberen Körperbereiche) befördert.
Wenn es nach oben befördert worden ist,
erreicht es den Scheitel.
Steht es über dem Scheitel, drückt es gegen ihn.
Steht es unter dem Scheitel, drückt es nach unten.
Wer dieses Prinzip beherzigt, wird leben;
wer ihm zuwider handelt, ist des Todes.«[4]

In diesem alten Text kann man unschwer die Beschreibung unserer heutigen Qigong-Techniken wiedererkennen. Durch ruhiges und entspanntes Atmen sammelt sich Qi und »verdichtet sich«, es entsteht ein stabiles Körpergleichgewicht. Dann »keimt« das Qi, will heißen, es strömt durch den gesamten Körper vom Scheitel bis zur Sohle und sorgt für Vitalität und ein langes Leben.

Die Bibel der chinesischen Medizin, der *Innere Klassiker des Gelben Kaisers*, der im 1. und 2. Jahrhundert v. Chr. entstand, empfiehlt Daoyin zur Heilung von Erkältung und Fieber und stellt fest, das Ziel von Daoyin sei, wie die alten daoistischen Heiligen zu werden, die

»wunschlos glücklich im Nichts waren, und doch war das wahre Qi [zhenqi] stets mit ihnen; der vitale (ursprüngliche) Geist war in ihnen gespeichert; wie also hätten sie da krank werden können?«[5]

Dieser Medizin-Klassiker ist auch die Quelle für einen oft zitierten Grundsatz der chinesischen Medizin: Der erfahrene Arzt heilt Krankheiten, bevor sie zum Ausbruch kommen, und nicht erst, wenn sie ausgebrochen sind. Dieses Prinzip ist für die allopathische Medizin schwer nachvollziehbar, denn die westliche Biotechnologie ist häufig nicht in der Lage, Krankheiten im Frühstadium zu diagnostizieren. Einige Krebszellen beispielsweise müssen erst Jahre wachsen und Metastasen bilden, bevor sie durch Röntgen oder Bluttests faßbar werden. Sensibilisiert man sich und lernt, gesunde von kranken inneren Qi-Zuständen zu unterscheiden, ist man in der idealen Situation, mit der Behandlung schon dann beginnen zu können, wenn die Krankheit sich noch im subklinischen Stadium befindet und noch keine feststellbaren oder meßbaren Symptome aufweist. Im alten China galt Qigong als eine von möglichen Behandlungsmethoden. Wenn die Vorbeugung oder Behandlung im Frühstadium erfolglos war, verordnete der Arzt eine Kräutermedizin und/oder eine Akupunkturbehandlung.

Andere Beschreibungen des Qigong finden sich in daoistischen philosophischen Texten des 3. und 4. Jahrhunderts v. Chr. Im *Daodejing* (Klassiker von Weg und Wirkkraft), das Laozi, dem Patriarchen des Daoismus, zugeschrieben wird, heißt es:

»Kannst du deine Seele bilden, daß sie das Eine umfängt, ohne sich zu zerstreuen?
Kannst du deine Kraft einheitlich machen
und die Weichheit erreichen,
daß du wie ein Kindlein wirst?«
(Kap. 10)

und weiter:

»[...] Alle Dinge haben im Rücken das Dunkle
und streben nach dem Licht,
und die strömende Kraft gibt ihnen Harmonie.«
(Kap. 42)

Laozis Schüler Zhuangzi spricht Daoyin unmittelbar an:

»[...] Schnauben und den Mund aufsperren, ausatmen und einatmen, die alte Luft ausstoßen und die neue einziehen, sich recken wie ein Bär und strecken wie ein Vogel: Das ist die Kunst, das Leben zu verlängern. So lieben es die Weisen, die Atemübungen treiben [...]«
(Buch 15)

Zhuangzi war sich auch der geistigen Dimensionen des Qigong bewußt. Er ging davon aus, daß der Geist durch Kultivieren des Qi offen und aufnahmebereit werde. Die Daoisten bevorzugen, statt Nahrungsfasten sich der Worte und Konzepte zu enthalten.

»[Yän Hui sprach:] »Darf ich fragen, was das Fasten des Herzens ist?« [Kung Dsi sprach:] »Dein Ziel sei Einheit! Du hörst nicht mit den Ohren, sondern hörst mit dem Verstand; du hörst nicht mit dem Verstand, sondern hörst mit der Seele [qi ...], so wird die Seele leer und vermag die Welt in sich aufzunehmen. Und der Sinn [dao] ist's, der diese Leere füllt. Dieses Leersein ist das Fasten des Herzens.«
(Buch IV, I)

Der Daoismus, die ursprüngliche geistige Tradition Chinas, ist pragmatisch und diesseitig; zu seinen Prinzipien gehören Einfachheit (*su*) und Natürlichkeit (*ziran*). Die Daoisten, besonders die in den Bergen lebenden Eremiten, praktizierten und entwickelten viele Qigong-Stile für ihre geistige und körperliche Gesundheit. Needham glaubt, daß sich im Daoismus Heilwissen und mystische Traditionen der Philosophen-Einsiedler, die sich aus der Gesellschaft zurückgezogen hatten, um den tieferen Sinn des Lebens in der Natur zu finden, und Elemente des chinesischen Schamanismus vermischten.[6] Zu den von Daoisten praktizierten Qigong-Übungen zählten wahrscheinlich schamanistische Tiertänze und -darstellungen. In alter Zeit war der daoistische Begriff *xian*, Heiliger (oftmals als »Unsterblicher« übersetzt, wegen des Engagements der Daoisten für ein langes Leben), ein Piktogramm, das einen Schamanen im Federkleid darstellte, als ob dieser einen Vogel imitieren wolle.

Im *Daoistischen Kanon*, einer Sammlung von 1120 Werken, finden sich praktisch alle frühen Texte, die einen Bezug zu Qigong haben, darunter einer, der sich speziell mit dem Thema Qigong beschäftigt, der *Daoyin-Klassiker*. Der Text wurde wahrscheinlich um 1145 n. Chr. zusammengestellt, denn zu dieser Zeit taucht er erstmals in einer bibliographischen Notiz auf. Die in ihm beschriebenen Körperübungen jedoch entstanden bereits Ende des 6. Jahrhunderts. Die Übungstechniken weisen eine erstaunliche Ähnlichkeit mit den heute noch in China gelehrten

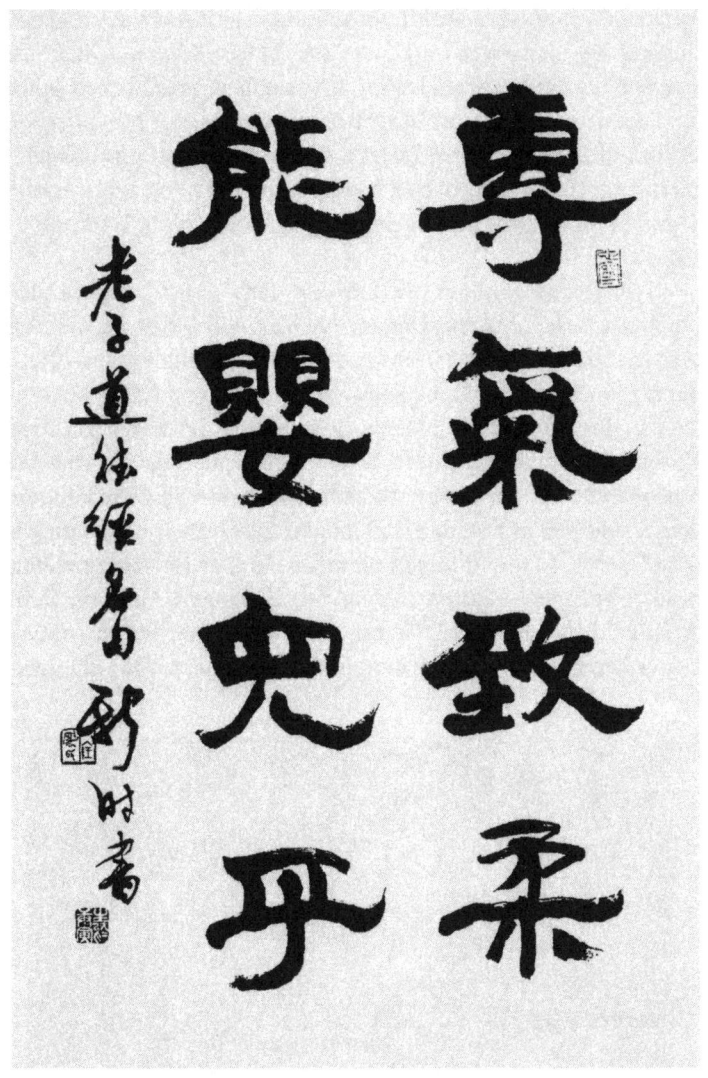

»Kannst du deine Kraft einheitlich machen und die Weichheit erreichen, daß du wie ein Kindlein wirst?« Tu Xinshi. Aus dem 10. Kapitel des *Daodejing* Laozis.

54 Die Ursprünge: Qigong-Geschichte

Qigong-Körper- und Meditationsübungen auf. Auch das Ziel des Qigong hat sich nicht verändert. Im *Daoyin-Klassiker* heißt es, der Schüler lerne »Krankheiten auszutreiben, seine Lebensjahre und damit sein gesamtes Dasein zu verlängern«. Im *Daoistischen Kanon* gibt es auch unzählige heilende und mystische Visualisierungstechniken. Heilende Imagination, die neue, kontroverse Medizin im Westen, besitzt eine lange und geachtete Tradition in China.

Archäologen fanden 1973 in der Nähe von Changsha, der Hauptstadt der Provinz Hunan, ein Textrelikt, das inzwischen zur wichtigsten Informationsquelle über das Qigong des Altertums geworden ist. Als die Forscher das Grab von König Ma (um 168 v. Chr.) freilegten, fanden sie in einem der Särge ein halb durchnäßtes und gefaltetes Seidentuch von ungefähr 50 cm Breite und 100 cm Länge. Nachdem man die Seide restauriert hatte, stellte man fest, daß sich hierauf die ältesten Zeichnungen von Daoyin-Körperübungen befinden. In vier Horizontalreihen sind jeweils elf Figuren abgebildet, insgesamt also 44. Dem Schaubild gab man den Namen *Daoyintu* (»Daoyin-Illustrationen«). Die Figuren des Schaubilds stellen beinahe alle wichtigen

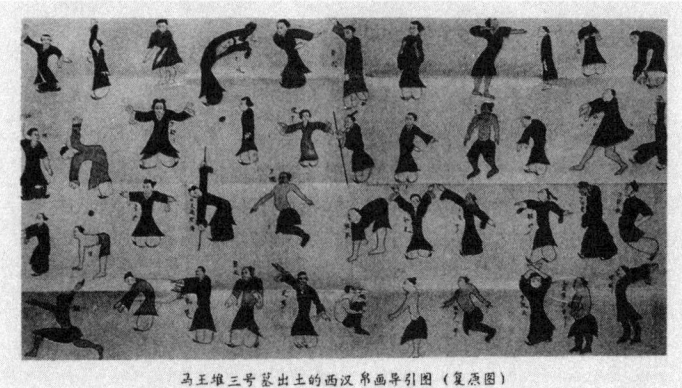

Das *Daoyintu*. Die Daoyin-Illustrationen.

Kategorien des modernen Qigong dar: Atemübungen, Körperhaltungen, Bewegungen und Selbstmassage im Stehen, Sitzen und Liegen, einige der Gestalten beugen, strecken oder drehen sich. Seit dieser Entdeckung können wir nicht nur über das alte Daoyin lesen, sondern wir haben auch Anschauungsmaterial darüber, wie es praktiziert wurde.

Es gibt zu fast allen Figuren auf dem Schaubild Beschreibungen. Einige Erläuterungen bestehen aus Tiernamen: Falke, Wolf, Kranich, Drache, Katze, Bär etwa. Es könnte sich dabei um die Bezeichnungen der jeweiligen Übungen handeln. In anderen Beschreibungen wird erklärt, wie man den Körper zu bewegen hat: »Hüfte biegen, Arme heben« usw. Von großem Interesse sind die Beschreibungen, die bestimmte Gesundheitsprobleme ansprechen, Nierenkrankheit, Blähungen, Knieschmerzen, Ischiasschmerzen, Rheuma, Gastritis und Angstzustände. Dies deutet darauf hin, daß bereits um 168 v. Chr. bestimmte Übungen für spezielle Krankheiten verwendet wurden. Vielleicht kannte seinerzeit jedermann diese Übungen, sie waren sogenannte »Hausmittel«, oder aber sie wurden von Heilkundigen verordnet.

Bei den Gestalten auf dem *Daoyintu* handelt es sich um Junge und Alte, Frauen und Männer, Bauern und Beamte. Die Daoismus-Forscherin und Qigong-Meisterin Patricia N. H. Leong meint, daß die Gestalten »... unterschiedlich gekleidet sind, scheint darauf hinzudeuten, daß therapeutische Übungen und das Streben nach einem langen Leben nicht nur eine Klasse interessierte, sondern alle Gesellschaftsschichten«.[7]

Das *Daoyintu* ist ein beredtes Beispiel dafür, wie beständig und dauerhaft die Qigong-Heilmethoden sind. Da die Mehrzahl der Positionen so große Ähnlichkeit mit denen im heutigen Qigong aufweist, kann man Rückschlüsse darauf ziehen, wie die Übungen damals ausgeführt wurden. Die Vielschichtigkeit der auf dem *Daoyintu* abgebildeten Techniken ist kennzeichnend für die gesamte Qigong-Geschichte und -Entwicklung.

Nach dem *Daoyintu* erlebte die Qigong-Literatur eine Blütezeit. 142 n. Chr. schrieb der Daoist Wei Boyang das *Cantong Qi* (Verwandtschaft der Drei), das erste Buch der Welt über Alchimie.[8] Darin beschreibt Wei, wie die Theorie des Yin und Yang und der Fünf Elemente[9] sowie die Symbolik des *Yijing* (Buch der Wandlungen) für die Alchimie nutzbar gemacht werden könnten. Für die frühen Daoisten hieß Alchimie Herstellung eines Elixiers der Unsterblichkeit[10], entweder mit Hilfe des eigenen Körpers (*neidan*, »Innere Alchimie«) oder durch Schlucken von Kräutern und Chemikalien (*waidan*, »Äußere Alchimie«). Wahrscheinlich bediente man sich beider Methoden gleichzeitig. Die Alchimisten praktizierten Atemübungen, um Qi zu reinigen, und versuchten gleichzeitig, mit Kräutern und Elixieren auf ihren Körper einzuwirken. Ihr Einfluß auf die chinesische Kräuterkunde, Diätetik und Küche ist nicht zu unterschätzen.

Bei Wei findet sich eine alchimistische Theorie, die das Fundament der Qigong-Philosophie bildet: »Einander entsprechende Dinge (*tong lei*) beeinflussen sich gegenseitig. Liegt jedoch keine Entsprechung vor, geschieht dies nicht.« Leider ist der größte Teil von Weis Text stilistisch unverständlich, er wimmelt von Metaphern und Geheimsymbolik. Vielleicht beabsichtigte Wei, seine Informationen Nichteingeweihten vorzuenthalten und zudem die bereits mit seinen Methoden vertrauten Schüler in die Irre zu führen. Weis Theorie der sich gegenseitig beeinflussenden Entsprechungen, oder wie ich es auszudrücken pflege, die Theorie von Entsprechung und Affinität, hatte trotzdem einen großen Einfluß auf die Entwicklung der Qigong-Techniken, die wir heute kennen. Wei assoziierte beispielsweise den Osten und die Dämmerung mit dem Element Holz. Qigong-Schüler stehen früh auf und schauen Richtung Osten, um die Leber zu heilen, das Element Holz im Innern des Körpers. Wei war überzeugt, daß ein ruhiger Geist, Ausgeglichenheit und eine kontinuierliche Übungspraxis das Qi in die Lage versetzten, den gesamten Körper zu durchströmen, und daß es auf diese Weise das unersetzliche Elixier der Gesundheit und Langlebigkeit bilde.

Nach Wei Boyangs Werk wurden zahlreiche Enzyklopädien über Qigong und daoistische Lebensweise publiziert, besonders hervorzuheben ist das Werk *Baopuzi* (Der das Schlichte umfassende Meister), verfaßt ca. 320 n. Chr. von Ge Hong. In diesem Werk finden sich überwiegend aus Südchina stammende Texte über Alchimie und Praktiken zur Lebensverlängerung. Weiterhin: Das *Yangxing yenminglu* (Aufzeichnungen über das Nähren der Natur und die Verlängerung des Lebens) von Tao Hongjing, welches Kapitel über Daoyin, Diätetik und Qigong-Sexualtechniken enthält; das *Qianjin yaofang* (Unschätzbare Rezepturen) von Sun Simo (581-682 n. Chr.), ein Klassiker der chinesischen Medizin; das im 11. Jahrhundert entstandene *Yunji qiqian* (Sieben Zettel aus dem Wolken-Büchersack), in das auch der *Daoyin-Klassiker* und wichtige Kommentare zu bedeutenden Werken daoistischer Meditation aufgenommen wurden; schließlich das von Wang Zuyuan 1881 verfaßte, also relativ junge, *Neigong tushuo* (Illustrierte Erläuterungen des Neigong [d.h. Qigong]), in dem sich die ersten Diagramme und Einzelheiten über die heute populärsten Qigong-Stile finden.

Äußere Einflüsse

Für die Entwicklung der Qigong-Techniken und -Schulen waren auch Einflüsse des indischen Yoga und des tibetischen Buddhismus verantwortlich. Der tibetische Buddhismus, chinesisch *mizong*, »Esoterische Schule«, kam im 8. Jahrhundert n. Chr. nach China und hatte sein Zentrum hauptsächlich um die damalige Hauptstadt Changan. Folgt man den Erkenntnissen des Buddhismus-Forschers Kenneth Chen, so verfiel die Schule nach 774 schnell.[11] Die Qigong-Techniken dieses tibetischen Buddhismus (*mizong qigong*) lebten jedoch weiter. Holmes Welch, ein ehemaliger wissenschaftlicher Mitarbeiter am East Asian Research

Center der Harvard University, schreibt: »In der Zeit der Republik China [1911-48] besaßen tibetische Lamas fast ebenso großes Prestige in China wie in Europa ... Betuchte Laien schlossen sich ihnen als Schüler an, um von ihnen den Umgang mit übernatürlichen Kräften zu lernen.«[12] Welch besuchte einmal eine tibetische Qigong-Demonstration in Hongkong, während der ein achtzigjähriger Meister – erfolglos – versuchte, allein durch sein Qi und ohne Körperberührung Menschen anzuschieben. Ein Bekannter Welchs, ein ehemaliger Mitarbeiter des Shanghai-Büros der *New York Times*, berichtete, sein Lehrer, Ye Wanzhi, Schüler eines tibetischen Lamas, habe allein durch Handauflegen heilen können und eine robuste »diamantartige Haut« (*zhingang pi*) besessen.[13] Beide Techniken sind im traditionellen Qigong wohlbekannt.

In der Zeit der Republik galt Kong Kha in China als einflußreicher Lama, er war auch Lehrer des Buddhismus-Forschers Garma C. C. Chang.[14] In der von Chang vorgelegten Übersetzung tibetischer Texte, die sein religiöser Lehrer hinterließ, gibt es Hinweise auf Techniken, die Ähnlichkeit mit Qigong haben: Eliminieren von Giftstoffen und spirituellen Blockaden, Techniken der Atemzirkulation, »Prānas [*qi*] der Fünf Elemente, in fünf verschiedenen Farben absorbieren ...«[15], Nachahmen verschiedener Tierbewegungen, Bewegungen von Tiger, Schildkröte oder Löwe etwa, um innere Energie zu sammeln oder auszusenden. Diese Techniken waren höchstwahrscheinlich am populärsten in den Grenzregionen zwischen Tibet und China. In der chinesischen Provinz Yunnan kam es zur Verschmelzung von Qigong-Techniken Tibets und Chinas, die Brüllender-Löwe-Kampfkunst (*Senge Ngawa*) entstand und das Weißer-Kranich-Boxen, spezielle sinotibetische Techniken der Kampfkunst und Qi-Kultivierung.[16] Angesichts der feindseligen Beziehungen zwischen dem kommunistischen China und Tibet nach 1949 wird ein derartiger freundschaftlicher Austausch wohl kaum fortgeführt worden sein. Trotzdem sehen sich viele Qigong-Meister heute in der Tradition des Mizong-Qigong[17] und rezitieren tibetische oder Sanskrit-Mantras in ihrer Qigong-Praxis, am verbreitetsten ist OM AH HUM oder OM MANI PEME HUNG zur Anrufung des Avalokitesvara, der buddhistischen Personifikation der Barmherzigkeit.

Es würde den Rahmen dieses Buches sprengen, alle bedeutenden Ereignisse in der Qigong-Geschichte aufzuzeichnen, denn es gibt zahllose klösterliche oder individuelle Stilrichtungen, die nur in speziellen religiösen Sekten und Kreisen sowie unter Eingeweihten weitergegeben werden. Diese Stilrichtungen »unter Ausschluß der Öffentlichkeit« wurden nicht aufgezeichnet. Die irrationale Angst, die Kampfkunst-Techniken könnten in feindliche oder das unschätzbare Wissen eines Meisters könnte in unwerte Hände geraten, führte dazu, daß viele Methoden unwiderbringlich verlorengingen.[18] Außerdem starben viele Qigong-Anhänger während des chinesischen Boxeraufstands (1898-1900),[19] denn die Boxer waren der irrigen Meinung, Qigong und schamanistische Rituale mache sie für Gewehrkugeln ausländischer Mächte unverwundbar.[20]

Jüngste Geschichte

Bis vor kurzem hatte die Volksrepublik China ein gespaltenes Verhältnis zu ihrem eigenen Kulturerbe. Qigong galt als Hinterlassenschaft des alten Frühfeudalismus, und der Daoismus wurde als individualistisch, exzentrisch und »konterrevolutionär« gebrandmarkt. Qigong wurde auch mit Parapsychologie in Verbindung gebracht, einer im Westen intensiv erforschten Disziplin, und die Chinesen sahen darin einen Beweis für den »Niedergang der kapitalistischen Gesellschaftsordnung«. Zu allen Zeiten gab es in China Qigong-Adepten, die sich ihrer übernatürlichen Fähigkeiten rühmten. Sie versuchten mit Magie und Zaubertricks Gegenstände zu bewegen, ohne sie dabei zu berühren, sie durchstachen ihre Körper, ohne daß eine Wunde zurückblieb, oder sie fingen Gewehrkugeln mit dem Mund auf. Diese Scharlatane trugen nicht gerade zur Vertrauenswürdigkeit des Qigong bei, denn sie erweckten den Eindruck, man könne durch Qigong übernatürliche Kräfte erlangen und es handele sich bei Qigong nicht um einen althergebrachten Zweig der chinesischen Medizin.

Erst rund zwanzig Jahre nach Gründung der Volksrepublik China durfte Qigong wieder aktiv praktiziert und erforscht werden. Man experimentierte mit neuen Techniken, systematisierte und standardisierte alte, traditionelle Methoden, so daß sich ein größeres Anwendungsspektrum ergab. 1955 entstand ein Qigong-Sanatorium in Tangshan in der Provinz Hebei, ein weiteres wurde 1957 in Shanghai eröffnet. Im Oktober 1959 sponserte das chinesische Gesundheitsministerium offiziell eine nationale Qigong-Konferenz in Beidaihe in der Provinz Hebei, an der Abgesandte aus 17 Provinzen teilnehmen konnten.

1966 jedoch war es plötzlich mit dieser Aufgeschlossenheit vorbei. Während der Kulturrevolution (1966-1976) war Qigong offiziell verboten, und wer sich weiterhin dafür interessierte, riskierte viel. Doch nach 1976 wurde Qigong wieder als ernstzunehmender Forschungsgegenstand akzeptiert, das war vor allem das Verdienst einer der großen Persönlichkeiten der chinesischen Wissenschaft – gleichzeitig »Vater der chinesischen Raumfahrt« –, Dr. Qian Xuesen. Qian hatte in den 30er Jahren am Massachusetts Institute of Technology studiert, seinen Doktortitel am California Institute of Technology erworben, wo er später Goddard Professor of Jet Propulsion war. Nach dem Korea-Krieg ließ sich Dr. Qian auf eigenen Wunsch gegen amerikanische Kriegsgefangene austauschen und kehrte nach China zurück. Die amerikanische Regierung bereute später wahrscheinlich ihre Entscheidung, denn sie gelangte – so die Autoren Tron McConell und Zha Leping – zu der Auffassung, »daß China ohne Qian niemals so schnell in der Lage gewesen wäre, dem Klub der Nuklear- und Weltraummächte beizutreten«.[21]

Jüngste Geschichte 61

1980 befürwortete Qian erstmals die wissenschaftlich-technische Erforschung des Qigong, der chinesischen Medizin und des menschlichen Potentials. Im Dezember 1985 kam die regierungsamtliche Genehmigung zur Gründung der Chinesischen Qigong-Forschungsgesellschaft. Auf einem von der Gesellschaft veranstalteten Symposium erklärte Qian im Februar 1986: »Viele Fakten deuten darauf hin, daß die intensive wissenschaftliche Erforschung des Qigong es dem Menschen ermöglicht, seine geistigen und physischen Kräfte in seiner ganzen Bandbreite zu entwickeln.«[22]

In seinem Vortrag betonte Qian, er gehe davon aus, daß Qigong sich sogar positiv auf die Intelligenz auswirke. Er hatte seinerzeit den Brief eines Lehrers erhalten, in dem dieser berichtete, seine Schüler hätten aufgrund ihrer Qigong-Übungspraxis ihre Leistungen verbessert. In der nun wieder offeneren politischen Atmosphäre begann man an größeren Universitäten und Krankenhäusern in ganz China mit wissenschaftlichen Qigong-Forschungen. Immer mehr empirische Beweise wurden vorgelegt, die zeigten, daß Qigong in der Krankentherapie sehr effektiv eingesetzt worden war.

1987 wurde Dr. Qian Präsident der renommierten Chinesischen Gesellschaft für Forschung und Technik, die Chinas Forschungstätigkeiten leitet und koordiniert. Im ersten Jahr seiner Präsidentschaft gab er in der chinesischen Wochenzeitschrift *Liao wang* (Perspektiven) eine in der Öffentlichkeit viel beachtete Einschätzung zu Qigong ab: »Das chinesische Qigong gehört zur modernen Wissenschaft und Technik – zur Hochtechnologie – zur absoluten Toptechnologie.«[23] Im gleichen Jahr wies Chinas Erziehungsministerium die Universitäten an, Qigong-Ausbildungskurse einzurichten.

Glücklicherweise haben, trotz der Wechselfälle chinesischer Geschichte, die bedeutenden klassischen Stile des Qigong bis heute überlebt. Es hat immer zu viele Menschen gegeben, die – ob mit oder ohne amtliche Genehmigung – Qigong praktizierten, so konnte es einfach nicht in Vergessenheit geraten. 1987 sollen mindestens 20 Millionen Chinesen Qigong praktiziert haben.[24] 1992 schätzte Yu Gongbao von der chinesischen Wushu-Akademie die Qigong-Anhängerschaft in China auf 70 bis 80 Millionen.[25]

Qigong hat auch weite internationale Anerkennung erfahren. In den späten achtziger und frühen neunziger Jahren war China Gastgeber mehrerer internationaler Konferenzen, auf denen wissenschaftliche Informationen über Qigong ausgetauscht wurden. Zwei Wissenschaftskonferenzen fanden in Nordamerika statt, die eine 1990 an der University of California in Berkeley, die andere 1995 im kanadischen Vancouver in British Columbia. 1996 waren mehr als tausend englischsprachige Abhandlungen über Qigong-Forschungen publiziert. In den Vereinigten Staaten kamen mehrere populärwissenschaftliche Zeitschriften über Qigong und chinesische Heilmethoden auf den Markt.[26] Außerhalb Chinas gibt es heute möglicherweise wenigstens 100 000 Qigong-Anhänger. Ich bekomme Post von Qigong-Vereinigungen in Rußland, Australien, Südafrika, Israel und den meisten Ländern Europas. Qigong und Yoga gehören heutzutage zweifellos zu den populärsten gesundheitsfördernden Übungen in der ganzen Welt.

Lebensenergie – Die Vorstellungen anderer Völker der Welt

Bei fast allen Völkern gibt es die Vorstellung von einer unsichtbaren Lebensenergie, am häufigsten wird sie mit Atem, Hitze, Luft und/oder Sonnenlicht assoziiert. In allen alten Kulturen läßt sich die Existenz einer anerkannten und jahrhundertealten Gesundheitsphilosophie nachweisen.

Gott haucht der Erde den »Lebensatem« (*ruach*) ein, um den ersten Menschen zu erschaffen. Der hebräische Name »Adam«

hat die gleiche Wurzel wie *adama,* Erde. Der Atem Gottes (hebräisch: *ruach ha kodesh,* lateinisch: *spiritus sanctus*) ist ein Synonym für die Kraft des Geistes. Eine ähnliche Idee gibt es in der heiligen Schrift der Moslems, im *Koran.* Die Wörter *nafas,* Allahs Atem, und *ruh,* Allahs Seele, »werden verwendet für menschlichen Atem und menschliche Seele – sie unterstreichen dadurch die Tatsache, daß wir ursprüglich von Allah abstammen, aus Allah sind, für Allah geschaffen sind und letztendlich zu Allah zurückkehren«.[27] Scheich Hakim Moinuddin Chishti erläutert, daß »Atem« nicht das gleiche wie Luft oder Sauerstoff ist. Er ist vielmehr eine göttliche Energie, die die menschlichen Emotionen steuert und das Körpergleichgewicht reguliert. »Quantität und Qualität des Atems besitzen einen entscheidenden und direkten Einfluß auf die menschliche Gesundheit.«[28]

Im Griechischen heißt der belebende Atem *pneuma,* ein erstmals vom Philosophen Anaximenes (ca. 500 v. Chr.) verwendeter Begriff. Anaximenes meint, Leben beginne mit dem Atem. Alle Dinge entstehen aus ihm und verlöschen beim Tod in ihn. Die Seele *ist* Atem, sie kontrolliert und sorgt für den »Zusammenhalt« (verhindert das Auseinanderfallen oder die Zersetzung) eines menschlichen Wesens. Der Luft und dem Wind vergleichbar, umfängt und erhält er die Welt. Die beiden Cambridge-Professoren G. S. Kirk und J. E. Raven betiteln in ihrem Werk *Die vorsokratischen Philosophen* den Abschnitt über die Schriften Anaximenes' »Vergleich zwischen kosmischer Luft und Atemseele«[29]. Hier geht es um Vorstellungen, die eine bemerkenswerte Parallele aufweisen zu den chinesischen Begriffen *yuanqi,* »Kosmisches oder Primär-Qi«, und *hun,* »Geistseele«. Der belebende Atem sorgt für die Einheit von Mikrokosmos und Makrokosmos. In der Übersetzung Kirks und Ravens heißt es: »Das Lebensprinzip und die motivierende Kraft des Menschen ist traditionell *pneuma* oder Atemseele (pneuma manifestiert sich in der sichtbaren Welt, wie der Wind); deswegen ist das Lebensprinzip der sichtbaren Welt pneuma (daher sind Wind, Atem oder Luft die Lebenssubstanz aller Dinge).«[30]

Hippokrates (460-390 v. Chr.) – er gilt allgemein als Gründer der Medizinwissenschaft – glaubte, Lebenskräfte wie das Qi müßten fließen. Wenn die Körperflüssigkeiten, *chymos* – hauptsächlich Blut, Galle und Schleim –, sich im Gleichgewicht befänden, sei der Mensch gesund. In seinem Werk *Über die Natur des Menschen* schreibt er: »Ein Mensch erfreut sich allerbester Gesundheit, wenn diese Elemente hinsichtlich Stärke, Quantität und Zusammensetzung ausgewogen sind, so daß sie so gut wie möglich zusammenwirken können. Schmerzen stellen sich ein, wenn eines dieser Elemente entweder zu wenig oder im Übermaß vorhanden ist ...«[31] Wenn eine für die Gesundheit wichtige Komponente nicht mit den anderen zusammenwirkt und nicht im richtigen Mischungsverhältnis zu den anderen steht, an bestimmten Punkten im Übermaß vorhanden ist, an anderen dagegen fehlt, verursacht dies Schmerzen und Krankheit. Nach Hippokrates ist Ausgewogenheit der natürliche Zustand. Die Aufgabe des Arztes besteht »nicht darin, den Patienten so zu behandeln, als ob er ein seelenloses Wesen sei, sondern jene Blockaden im Körper und außerhalb des Körpers zu beseitigen, die der Wiederherstellung der Gesundheit im Wege stehen«.[32]

Bei den Kung San[33], den Eingeborenen der afrikanischen Kalahari-Wüste, heißt die Lebensenergie *num*. Num wird im Unterbauch und am unteren Ende der Wirbelsäule gespeichert, sie kann durch ekstatischen Tanz zum »Sieden« gebracht werden. In Richard Katz' *Boiling Energy* erklärt ein betagter Heilkundiger: »Num dringt in jeden Teil Ihres Körpers ein, bis in die Fuß- und sogar Haarspitzen.«[34] Num läßt die Wirbelsäule erzittern und das Gehirn leer, gedankenlos werden. Der Heilkundige oder die Heilkundigen »sehen die Menschen so, wie sie sind«.[35] Wenn der Höhepunkt des Tanzes erreicht ist, können die Heilkundigen das heilende Num übertragen oder die Krankheit aus dem Körper eines Kranken herausziehen. Schamanen, *num kausi*, »Meister oder Besitzer des Num«, können einem Schüler helfen, in den richtigen transzendenten Bewußtseinszustand (*kia*) einzutreten, indem sie Num-Pfeile in den Körper des Schülers »schießen«, häufig geschieht dies durch Fingerschnipsen. (Einige indianische Heilkundige übertragen in ähnlicher Weise Energie, indem sie ihre Handflächen gegeneinander schlagen.) Die Kung glauben – wie unsere modernen Ärzte –, die Menschen trügen Krankheitskeime im Körper. Wenn eine Krankheit ausbricht, kann sie manchmal durch Num-Konzentration geheilt werden, indem die Reserven der inneren Heilkraft im menschlichen Körper mobilisiert werden. Die Kung lehnen auch moderne Antibiotika nicht ab. Keine Behandlung ist hundertprozentig wirksam. Der Heilkundige Gau meint: »Vielleicht gleichen sich unser Num und die europäische Medizin, manchmal sterben Menschen, und manchmal können sie gerettet werden, wenn sie mit europäischer Medizin behandelt werden. Auch bei unserer Medizin ist das so.«[36]

Vor fünfzig- oder sechzigtausend Jahren, lange bevor die Chinesen vom Qi sprachen, kultivierten australische Ureinwohner die Lebensenergie als Schlüssel für heilende und spirituelle Kraft. Mein Freund Gaboo, ein Stammesältester und Medizinmann der Yuin, erklärte mir: »Menschen, die diese Energie besaßen, konnten telepathisch über große Entfernungen miteinander kommunizieren. Sie fungierten als Telefonverbindung der Ureinwohner.« Robert Lawlor schreibt in seinem Klassiker über die Spiritualität der Ureinwohner, *Am Anfang war der Traum*, daß diese, wie die Chinesen, das Energiezentrum ungefähr zehn Zentimeter unter dem Nabel lokalisieren, »wo nach ihrer Vorstellung die große Regenbogenschlange (*kundalinī*) zusammengeringelt lag. Von den ebenfalls hier angesiedelten ›Regenbogenfeuern‹ bezogen die Eingeborenen ihre Körperwärme, die ihnen half, Kälte zu ertragen.«[37] Die Aborigines glauben, wie auch andere Eingeborene, daß die Menschen heute weniger Lebensenergie besitzen als zu früheren Zeiten. Da die Lebensenergie der allen gemeinsame Ursprung ist und diese Mensch und Natur verbindet, bedeutet der Verlust an Lebensenergie gleichzeitig einen Verlust an Harmonie in der Beziehung zwischen Mensch und Umwelt, zu der Pflanzen, Tiere, Steine, Wasser, Himmel und die Erde mit allen ihren Lebewesen gehören. Die Wiederherstellung der ursprünglichen kraftvollen Lebensenergie könnte vielleicht ein Weg sein, unsere verlorengegangenen Potentiale wiederaufzufüllen, und dies könnte uns möglicherweise auch zur Erkenntnis führen, daß »das himmlische Königreich mitten unter uns zu finden ist«.

Auch die amerikanischen Indianerstämme gehen von der Existenz einer verborgenen Heilenergie aus. Die Navajo sagen, daß die Winde (*nilch'i*) den Menschen und allen Lebewesen der Natur das Leben geschenkt haben. So spricht Dr. James Kale McNeley, ein Lehrer am Navajo Community College, in seinem Buch *Holy Wind in Navajo Philosophy*[38] vom »Heiligen Wind«. Als die Winde durch den Menschen wirbelten, hinterließen sie ihre Spuren in Form von Linien auf Fingern und Zehen. In den Winden wohnen auch heilige Kräfte, Ratgeber für Fragen der Krankenheilung. Sie werden als Abgesandte der Gottheit oder des Großen Geistes betrachtet. Wenn amerikanische Indianer zu den »Winden der vier Himmelsrichtungen« beten, werden sie sich intuitiv bewußt, wie die Lösung ihrer Lebensprobleme aussehen könnte. Wenn die Ratschläge des Windes nicht befolgt werden – so ein Stammesältester der Navajo –, wenn man sich weigert, den göttlichen Instruktionen zu folgen, »... nimmt der große Heilige den Wind aus unserem Innern. Er bringt unser Herz zum Stillstand.«[39] *SiSiWiss* (»Heiliger Atem«) nennen die Ureinwohner der Region Puget Sound im Staat Washington, ihre Heiltradition; in ihr übertragen die Heilkundigen Kraft auf ihre Patienten durch Tanz, Gesang und Handauflegen. In einigen *SiSiWiss*-Gesängen werden spezielle Atemmethoden besungen, mit denen die Krankheit entweder ausgetrieben werden soll oder bestimmte helfende Heilgeister angerufen werden.

Das Wort für Seele, *woniya*, leitet sich in der Lakota-(Sioux-)

Sprache vom Wort für Atem, *ni*, ab. 1896 erklärte der Lakota-Medizinmann Langes Messer (George Sword) dem Arzt James R. Walker: »Das Ni des Menschen bedeutet Leben. Es ist identisch mit seinem Atem. Es verleiht ihm seine Kraft. Es hält alles rein, was sich in seinem Körper befindet. Wenn es schwach ist, kann es das Innere des Körpers nicht reinigen. Wenn es aus dem Menschen weicht, ist er tot ...«[40] Der Schwitzhütten-Ritus bei den Lakota zum Zwecke der Krankenheilung wird *inipi* genannt, weil er das Ni reinigt. »Inipi bewirkt, daß Ni alles aus dem Körper des Menschen entfernt, was diesen ermüdet, Krankheiten verursacht oder ihn zu schlechtem Denken veranlaßt ...«[41]

In Hawai heißen die einflußreichsten Heilkundigen *kahuna ha*, »Meister des Atmens«. Der heilige Heilatem, Ha, kann durch Tanz (*Hula* etwa) und tiefe Atemübungen an speziellen Kraftzentren in der Natur (*heiau*) aufgenommen werden. Einige Kahunas lernen, heilende Energie im Herzen zu speichern. Wenn die Heilenergie Ha durch Handauflegen übertragen wird, ist sie durch die Liebe und positiven Gedanken des Heilkundigen gefärbt. Bei der traditionellen haiwaiianischen Streitschlichtung sorgen die Konfliktparteien zunächst einmal für die Beruhigung der Gemüter, indem sie tief atmen. Das hilft ihnen, weniger aufbrausend zu sein und eine bessere Lösung zu finden. Ha kann auch direkt durch Beblasen des Körpers vom Heilkundigen auf den Patienten übertragen werden. Wenn ein(e) Kahuna Ha vom Tod gezeichnet ist, kann sie/er ihr Amt und ihre Kraft durch Behauchen mit Ha an einen Zögling oder ein Familienmitglied weitergeben. Das hawaiianische Wort *aloha*, oftmals als respektvoller, herzlicher Gruß gebraucht, bedeutet auch »Liebe«. Liebe ist die »persönliche Begegnung« (*alo*) mit dem Atem des Lebens (*ha*).

Natürlich finden sich die auffallendsten Parallelen zur Konzeption des Qi in asiatischen Ländern, insbesondere in Indien. Hier ist die Vorstellung verbreitet, daß die Lebensenergie, *prāna*, durch Tausende feiner Energiebahnen, *nādīs*, fließt. Eines der Ziele des Yoga besteht darin, mehr Prāna durch Atemkontrollübungen (*prāṇāyāma*) und bestimmte Körperübungen (*āsana*) anzuhäufen. Der Schüler lernt auch, Prana zu erhalten, d.h., weder den angeborenen, genetischen Vorrat noch das durch Meditation erworbene Prana zu verschwenden. Einige Yogis glauben, daß wir bei unserer Geburt mit einem bestimmten Atemvorrat ausgestattet sind. Wenn wir lernen, langsamer zu atmen, verbrauchen wir diesen Vorrat langsamer und leben daher länger.

Auch gibt es erstaunliche Parallelen zwischen Yoga und der chinesischen Yin-Yang-Theorie, die besagt, daß Gesundheit nur in der Balance einander ergänzender Gegenpole besteht: Feuer und Wasser, Geist und Körper, das Selbst und die Natur. Im Hatha-Yoga geht es um die Ausgewogenheit von Sonnen- (*ha*) und Mondstrom (*tha*) der Lebensenergie. Eine Umlenkung der Ströme beider Atemenergien, die eine feuerartig, die andere wasserartig, garantiert ein langes Leben. Feuer wird zum Sinken, Wasser zum Steigen veranlaßt, auf diese Weise vereinigen sich Geist (Feuer) und Körper (Wasser) und verhindern die Vergeudung der Lebensenergie.

Die Verwandtschaft zwischen indischem Yoga und chinesischem Qigong ist nicht purer Zufall. Yoga ist wahrscheinlich älter als Qigong und hat dies vielleicht sogar beeinflußt. Bereits in der Mohenjo-Daro-Kultur im 25.-20. Jahrhundert v. Chr. gab es Yogi-Statuen im Lotossitz. Einige Yoga-Techniken wurden zweifellos von frühen Pilgern und buddhistischen Mönchen während der ersten Jahrhunderte unserer Zeitrechnung in China bekannt gemacht. Um das 6. Jahrhundert wurden Texte der Sāṅkhya-Philosophie, die aus dem Hinduismus schöpfende geistige Grundlage des Yoga, in China übersetzt. Viele Chinesen betrachteten Indien damals als ein kulturelles Zentrum.

Der geistige Austausch verlief in beide Richtungen. Joseph Needham hat die Geschichte dieses Austauschs in Band 5 seines Werkes *Science and Civilization in China* untersucht: »Gesandtschaften aus fünf indischen Ländern ... begegneten sich in einem

Lebensenergie – Die Vorstellungen anderer Völker der Welt   69

einzigen Jahr, 692 n. Chr., in der chinesischen Hauptstadt und brachten Tributgeschenke."[42] Dreißig Jahre später ließ der König des indischen Staates Kanchi »einen China geweihten Tempel errichten und bat den chinesischen Kaiser, ihm mit einer Widmung einen Namen zu geben«.[43] 644 n. Chr., als die Chinesen Yoga-Texte ins Chinesische übersetzen ließen, befahl der König von Kamarupa die Übersetzung des daoistischen Klassikers *Daodejing* (Klassiker von Weg und Wirkkraft) ins Sanskrit. Die sich daraus entwickelnde Kontroverse, welche Sanskrit-Entsprechungen für die einzelnen chinesischen Termini angebracht seien, unterstreicht das große Interesse Indiens an der chinesischen Kultur.[44]

Frühe Erzählungen über daoistische Einsiedler und indische Yogis weisen bemerkenswerte Ähnlichkeiten auf. Anhänger beider spiritueller Traditionen meditierten mit Vorliebe in Berghöhlen und Fluß-Einsiedeleien. In der südindischen Tamilen-Literatur vom 9. bis zum 13. Jahrhundert lesen wir von 18 Alchimisten und Magiern (*sittars*), von denen zwei aus China stammten. In dieser Zeit kam es auch zu einer bedeutenden Phase der Entwicklung und Verbreitung des Hatha-Yoga. Sicher ist, daß Yoga zu einer Zeit nach China gelangte, als gleichzeitig indische Yogis daoistische Meditationstechniken und Qigong in Indien bekannt machten.

Die gegenseitige Befruchtung von indischem Yoga und chinesischem Qigong setzt sich bis heute fort. Zhang He, ein bekannter chinesischer Qigong-Autor, verfaßte auch ein Traktat über Yoga.[45] Zhangs Lehrer, der Daoismus-Meister und Akupunkteur Dr. Henry K. S. Wong, war Sponsor von Maharishi Mahesh Yogi und Swami Satchidananda, bevor diese in den Westen kamen. Dr. Wong unterrichtete in Hongkong beinahe 20 Jahre lang Yoga und entwickelte eine einzigartige Synthese von indischen Prāṇāyāma-Atemtechniken und Qigong-Atemübungen.

Gesundheitsfördernde Gymnastik in Europa

Vorbilder der europäischen Tradition der Körpererziehung waren unter anderem griechische Körperübungen des 6. Jahrhunderts v. Chr.[46] Der klassische Fünfkampf mit den Disziplinen Laufen, Springen, Diskuswerfen, Speerwerfen und Ringen wurde unbekleidet ausgeführt (daher Gymnastik vom Griechischen *gymnos*, »nackt«). Auf Hippokrates soll die Theorie der medizinischen Gymnastik zurückgehen, in der die Gymnastikübungen nicht nur als Sport angesehen wurden, sondern – zusammen mit Diät und Massage – auch als wesentliche Bestandteile der Präventivmedizin. Die Europäer interessierten sich auch im Mittelalter, in der Renaissance und im Barock für Heilgymnastik. Doch die Grundauffassung unterschied sich zu allen Zeiten nicht wesentlich von der modernen abendländischen Auffassung: Gymnastik ist eine Domäne der Gesunden, während man zur Behandlung von Kranken spezielle Arzneimittel und Verfahren benötigt.

Ende des 18. und Anfang des 19. Jahrhunderts knüpfte man an die Tradition der Heilwirkung von Körperübungen an, und dies ist dem Interesse an Qigong zu verdanken. 1779 machte der Jesuit P. M. Cibot nach seiner illustrierten Übersetzung daoistischer Qigong-Texte von sich reden: *Notice du Cong-fou [Kung-fu] des Bonzes Tao-see [Dao-shi, daoistische Priester]*. Kung-fu war damals ein anderer Name für Qigong, obwohl diese Bezeichnung sich heute eher auf die Praxis chinesischer Kampfkünste bezieht. Cibot schreibt:

> »Daraus folgt, daß die verschiedenen Körperübungen im Kung-fu, wenn sie nach Vorschrift ausgeführt werden, eine heilsame Reinigung von all den Krankheiten bewirken, die durch blockierte, verzögerte oder sogar unterbrochene Zirkulation verursacht werden.«[47]

Europa war aufnahmebereit für Cibots Botschaft. Nur fünf Jahre zuvor hatte der Wiener Arzt Franz Anton Mesmer (1734-1815) entdeckt, daß er durch Magneten auf dem Körper des Patienten oder durch einfaches Händeausbreiten über ihm, durch »Heilmagnetisieren«, einen hypnotischen Zustand erzeugen und viele Symptome effektiv behandeln konnte. Bei Mesmers »Magnettherapie« verspürten die Patienten häufig etwas Flüssiges ihren Körper durchströmen. Das hört sich sehr nach Qi an und den Empfindungen, die mit dem Qi-Fluß assoziiert werden. Mesmer war seinerzeit ein einflußreicher Arzt, jedermann in den europäischen Gesellschaften kannte seinen Namen.[48]

Cibots Beschreibungen daoistischer Übungen und Atemtechniken hatten höchstwahrscheinlich einen großen Einfluß auf den Schweden Per Henrik Ling (1776-1839), den Begründer der modernen Gymnastik. Während seines fünfunddreißigjährigen Wirkens unterrichtete Ling vier unterschiedliche Sparten an seinem Stockholmer Bernadotte-Institut: Körpererziehung, militärische Übungen, medizinische und ästhetische Gymnastik. Lings medizinische Gymnastik zur Gesundheitsstärkung und Krankentherapie basierte auf der Theorie einer lebensspendenden Energie, die viele Parallelen mit Qigong aufweist. 1857 schrieb N. Dally, daß »Lings gesamtes theoretisches und praktisches System nichts weiter ist als eine Art Abbild des daoistischen Kung-fu«.[49] Er beschrieb Lings Körperübungen als »eine schöne chinesische Vase mit europäischer Bemalung«.

Lings Körper- und Gymnastikübungen sowie sein bahnbrechender Einsatz von Geräten bilden die Grundlage für unser heutiges System der Körpererziehung. Seine Drehübungen, Hocken und Rückwärtsüberschläge gehören zum Repertoire von Schulen und Fitneß-Clubs auf der ganzen Welt. Verloren ging nach und nach die Theorie Lings von der lebensspendenden Energie. Als im Abendland die Philosophie des Vitalismus vom wissenschaftlichen Materialismus abgelöst wurde, legte man bei Körperübungen und Körpertherapien den Schwerpunkt fast ausschließlich auf Kraft, Ausdauer, Beweglichkeit und Koordination. Diese Dinge sind zweifelsohne wichtig. Sie spiegeln jedoch deutlich die westliche Betonung des äußeren Erscheinungsbildes der Gesundheit: schöne Figur und ausgeprägte Muskulatur. Die westlichen Übungssysteme darf man getrost als symptomatisch für die eingetretene Entmündigung sehen: Man hielt innere Gesundheit für unbeeinflußbar, war diese gestört, verlangte man nach einem von außen kommenden Eingriff durch einen Facharzt. Man betrachtete den Körper lediglich als Maschine, bar jeder Eigenintelligenz und wie ein Auto unfähig, ernsthafte Schäden selbst zu beheben. Diese Einschätzung ist jedoch falsch.

Heute besinnt sich die westliche Wissenschaft wieder auf die lebensspendende Kraft, auf die »Bioelektrizität«, als Quelle der Heilung. Wissenschaftler bewiesen, daß wir diese Energie in hohem Maße selbst beeinflussen und damit Körperfunktionen kontrollieren können, die einst als unbeeinflußbar galten. Es ist höchste Zeit, daß wir viele Erkenntnisse des Vitalismus und alter Heilsysteme, die auf der Kraft des Qi basieren, wieder in unser Denken aufnehmen.

Kapitel 3
Die Drei Schätze:
Das chinesische Körperenergie-Modell

> *Die Weisen schauten gen Himmel,*
> *um sich vom himmlischen Vorbild leiten zu lassen,*
> *sie richteten ihren Blick auf die Erde,*
> *um sich von ihrem natürlichen Wirken leiten zu lassen.*
> *Sie verinnerlichten das Wesen der Dinge,*
> *die Bedingungen für Leben und Tod.*
>
> Buch der Wandlungen (*Yijing*)

Bei Bibel-Exegesen werden zunächst die klassischen hebräischen oder griechischen Wortbedeutungen untersucht, um die ihnen zur Text-Entstehungszeit anhaftenden gedanklichen Zusammenhänge zu verstehen. Als Jesus das Wort Pneuma verwendete, bedeutete es für ihn möglicherweise etwas anderes als für uns heute. Wenn wir uns ein wenig mit sprachlicher Archäologie beschäftigen, um Struktur und Bedeutung alter chinesischer Wörter zu verstehen, ist das ähnlich. Wir erfahren auf diese Weise etwas über das Körper-Geist-Verständnis in alter Zeit und sind einer universalen Wahrheit auf der Spur, die für uns auch heute noch relevant ist.

Zur Etymologie von Qi

Das Chinesische bediente sich ursprünglich eines rein piktographischen Schriftsystems. Um die ursprüngliche Wortbedeutung von »Qi« zu verstehen, müssen wir nur die einzelnen

Komponenten des graphischen Zeichens analysieren. Vielleicht ist es zusätzlich erforderlich, eine ältere Form des Schriftzeichens heranzuziehen, in der die Bildelemente noch deutlicher sind.[1]

Eines der ältesten Zeichen für Qi besteht aus den Zeichen für »Sonne« und »Feuer«. Dies legt nahe, daß Qi, wie Sonnenlicht, als Wärmequelle verstanden und als lebensnotwendig angesehen wurde. Ein lebendiger Körper ist warm; Kälte verlangsamt den Qi-Fluß und führt schließlich zum Tod. Diese Vorstellung von einer vitalen Wärme hat sich in einem Spezialzeichen für Qi erhalten, das ausschließlich in daoistischer Literatur auftaucht. Der obere Teil des Zeichens, das Bild eines Mannes, der ein baumbestandenes Stück Land rodet, bedeutet »Vernichtung«. Die Bäume sind abgeholzt, daher »Vernichtung, Mangel, fehlend, ohne«. Der untere Teil des Zeichens besteht aus vier Funken einer Flamme. Im ganzen bedeutet das Zeichen wohl »kein Feuer« (Wärme). Extreme Kälte verlangsamt den Qi-Fluß und bewirkt zuviel Yin, übermäßiges Feuer (Wärme) stimuliert zu stark und bedeutet zuviel Yang. Qi verlangt nach einer gemäßigten, ausgewogenen Polarität: passiv und aktiv, kalt und warm. Wenn Qi in gesundem Maß vorhanden ist, sind keine extremen Energieausschläge zu verzeichnen.

Einige Autoren verstehen »Feuer« als Symbol der Begierde oder Leidenschaft. »Kein Feuer« würde demnach »keine Begierde« bedeuten. Der asketische Verzicht auf menschliche Gefühle paßt jedoch nicht zur Qigong-Philosophie der Natürlichkeit. Gefühlsmäßige Ausgewogenheit wird als wichtig angesehen, man soll sich nicht zu stark von Ärger oder Freude hinreißen lassen und auch nicht vergessen, über sich selbst zu lachen. Alan Watts pflegte zu sagen, Engel verstünden – wie daoistische Heilige – zu fliegen, weil sie sich selbst leichtnähmen! »Kein Feuer« bedeutet nicht fehlende Emotionen, sondern vielmehr kein gieriges Greifen und Festklammern. Emotionen müssen, wie Qi, fließen und sich verändern können, sie dürfen nicht in extremen Positionen verharren.

Zur Etymologie von Qi 75

Die mir liebste Interpretation des Ideogramms »kein Feuer« hörte ich von einem daoistischen Priester in Hongkong. Er sagte: »In diesem Zeichen bedeutet ›Mangel‹ Verzicht auf Form und festgefügte, unwandelbare Vorstellungen jeglicher Art. Qi bedeutet das naturbelassene ›Feuer des Lebens‹. Qi schafft Leben; es ist Leben, es besitzt jedoch keine Substanz, alles Meßbare ist nicht Qi. Es verweilt niemals so lange, daß es meßbar wäre.« Hier wird der Unterschied zwischen dem östlichen und westlichen Körperverständnis sehr deutlich. Die traditionelle chinesische Medizin befaßt sich nicht mit Messungen und Quantifizierungen. Sie erkennt, daß Leben ein fließender Prozeß ist; Qi wird mehr als Funktion denn als Substanz betrachtet. Am besten können wir es begreifen, wenn wir seine Funktionen im Körper und in der Umwelt betrachten.

Im oben beschriebenen Zeichen Qi, das hauptsächlich in daoistischen Texten verwendet wird, schwingen metaphysische, spirituelle und psychologische Assoziationen mit. Das üblicherweise für Qi gebrauchte Zeichen, das überall im Zusammenhang mit Qigong auftaucht und sowohl in medizinischer als auch populärer Literatur zu finden ist, wird 氣 geschrieben. Es ist Bestandteil so gängiger Wörter wie »Wetter« (Himmels-Qi), »Kugel« (sphärisches Qi), »Sitten« (Gewohnheits-Qi), »arrogant« (Qi erhöht), »Sauerstoff« (nährendes Qi) und »heilende Übungen« des Qigong.

Folgt man dem alten *Shuowen jiezi* (Wörterbuch der chinesischen Etymologie), bedeuten die drei Linien im oberen Teil des Zeichens Dampf oder Dunst; das Zeichen für Reis 米 befindet sich unten. So bedeutet Qi also »Dunst oder Dampf, der beim Reiskochen entsteht«. In einigen Texten steht anstelle von Reis das Zeichen Feuer 火. Immer liegt die Vorstellung zugrunde, daß man zum Wasserkochen und damit zur Dampferzeugung Feuer benötigt. Qi kann also definiert werden als die bei der Vereinigung komplementärer, polarer Gegensätze entstehende Energie. Lebensenergie, Qi, entsteht, wenn Gegensätze sich vereinigen: Feuer und Wasser, das Himmlische (Dampf) und das Irdische (Reis). Als andere Yin-Yang-Gegensätze sind zu nennen: Geist und Körper, das Bewußte und Unbewußte, Individuum und Umwelt. So wie ein elektrischer Stromkreis einen positiven (*yang*) und negativen (*yin*) Pol benötigt, verlangt ein starker Qi-Kreislauf ebenfalls nach einer Ausgewogenheit der Pole.

Wir können das Schriftzeichen Qi auch symbolisch interpretieren. Aufsteigender Dunst ist ein verbreitetes Bild für Luft oder Atem. In der Qigong-Meditation wird der Atem manchmal als Nebelschwaden visualisiert, der sich durch verschiedene Organe oder entlang bestimmter Energiebahnen bewegt. Reis, das Grundnahrungsmittel der Chinesen, ist ein Symbol für Nahrung. So deutet das Zeichen Qi auf die beiden Hauptquellen des Qi: Luft und Nahrung und auf die beiden Bestandteile des Qigong-Trainings: Atemtechniken und Ernährung.

Wir verstehen Qigong als Erweiterung und Verfeinerung der beiden mit der Zeichenstruktur des Wortes Qi gegebenen Elemente. Da verschiedene Zeichen zur Wiedergabe des Begriffs Qi verwendet werden, drängen sich folgende Fragen auf: Wie ist die Lebensenergie beschaffen? Wie können die physischen, mentalen, emotionalen und spirituellen Aspekte der Lebensenergie im Gleichgewicht gehalten werden? Welche Rolle spielen Atmung und Ernährung für die Entwicklung des Qi? Wie können Feuer und Wasser – die beiden so ganz und gar gegensätzlichen Teile des Individuums – zusammenwirken, um Ausgeglichenheit und Gesundheit zu erzeugen?

Quellen des Qi

Der chinesische Terminus »Qi« ist der Oberbegriff für Lebensenergie. Für den Medizinwissenschaftler ist Heilung ein vielschichtiger Prozeß mit chemischen, psychologischen, elektromagnetischen und umweltbedingten Komponenten. Auch für Qigong-Adepten gibt es verschiedene »Qi«-Kategorien.

Es gibt drei Hauptquellen für Qi: Atem, Nahrung und Konstitution. Luft oder Atem (*zongqi*) und Nahrung (*guqi*, wörtlich: Getreide-Qi) vereinen sich zur »Bauenergie« (*yingqi*), die durch die Akupunktur-Leitbahnen in alle Gewebe des Körpers transportiert wird.

Während Atem und Nahrung erworbenes Qi sind, ist die dritte Qi-Quelle angeboren. Im Chinesischen ist der Terminus für diese ererbte – wir können sogar sagen: »genetische« – Lebensenergie Yuanqi, Primär-Energie, wörtlich: »ursprüngliches Qi«. Das Primär-Qi ist für unsere Konstitution und ererbte Disposition für Gesundheit oder Krankheit verantwortlich. Ein Kind mit einem schwachen Primär-Qi kann Geburtsfehler haben, oft unter Erkältungen und anderen Infektionen leiden oder im Extremfall sogar sterben.

Für das Primär-Qi ist im wesentlichen die Gesundheit der Eltern und die Versorgung verantwortlich, die das Kind im Mutterleib bekommt. Wenn die Mutter sich gesund ernährt, in ihrer persönlichen Hygiene sorgfältig ist, in einer möglichst giftfreien Umgebung lebt – oder sich wenigstens häufiger in die freie Natur begibt – und geistig ausgeglichen ist, hat das Kind die besten Aussichten auf ein gesundes Leben. Nach chinesischem Medizinverständnis ist auch die sexuelle Kompatibilität, die »Chemie« zwischen den Eltern, an der Gestaltung des Primär-Qi des Kindes beteiligt. Wenn Mutter und Vater harmonische, lustvolle, aktive und befriedigende sexuelle Beziehungen miteinander haben, wird das Kind höchstwahrscheinlich gesund sein.

Gesunde Empfängnis und Entwicklung des Kindes sind auch vom Alter der Eltern abhängig. Für die Frau ist es am besten, wenn sie während der Jahre ihrer größten Empfängnisbereitschaft schwanger wird. Die chinesische Medizin geht davon aus, daß Kinder von Eltern, die bereits über vierzig oder fünfzig sind, allgemein von schwächerer Konstitution und anfälliger für

Krankheiten sind. Mann und Frau sind in gleichem Maße für die Übertragung des Primär-Qi auf das Kind verantwortlich. Zahlloses anekdotisches Quellenmaterial belegt, daß der Eintritt der Menopause durch Qigong unter Umständen verzögert wird und sich die fruchtbaren Jahre einer Frau verlängern können. Man hat von Qigong-Meisterinnen gehört, die noch im Alter von über sechzig schwanger wurden.

Der Terminus Primär-Qi kann je nach Zusammenhang Unterschiedliches bedeuten. In medizinischen Texten heißt Primär-Qi ererbtes, genetisches Qi. Ich nenne es »individuelles Primär-Qi«. In metaphysischen Texten ist mit dem Terminus Primär-Qi (*yuanqi*) die ursprüngliche Lebensenergie, die kreative, allgegenwärtige Kraft des Dao gemeint. Wir werden zudem mit einem Vorrat an Yuanqi geboren, einem Geschenk des Universums, das wir von unseren kosmischen Eltern, Yin und Yang, erwerben. Ich nenne dies »transpersonales Primär-Qi«. Das ererbte Primär-Qi müssen wir als gegeben hinnehmen; wir können uns nicht in die Zeit vor unserer Empfängnis zurückversetzen lassen, um unseren vorhandenen Vorrat zu ergänzen. Wir können unseren Vorrat jedoch durch Meditation und geistige Entwicklung auffüllen. Wir können lernen, uns in Einklang zu bringen mit dem transpersonalen Primär-Qi, »dem ursprünglichen Qi des Himmels und der Erde«, und dieses in uns aufnehmen. In der chinesischen Medizin wird ein Kind mit anfälliger oder schwacher Gesundheit mit Diät, Kräutern, Massage, Äußerer Qi-Heilung und vielleicht Akupunktur behandelt, je nach Alter des Kindes. Bei Erwachsenen gibt es mehr Therapiemöglichkeiten.

Es gibt verschiedene Wege, die man beschreiten kann, um ein schwaches Primär-Qi zu ergänzen. Ruhige Meditation hilft dem Menschen, sich auf eine außerhalb des Selbst befindliche Kraftquelle einzustellen, einige Praktizierende nennen diese Gott oder Dao. Auch die Natur ist eine Quelle für Primär-Qi. Wir können lernen, uns in Einklang mit den großen Qi-Strömen in der Natur zu bringen, indem wir die Heilkraft der reinen Bergluft, der Bäume und des fruchtbaren Bodens sinnlich in uns aufnehmen.

Die andere Methode besteht darin, Qigong-Übungen zu praktizieren und gesundes Qi durch unsere Nahrung aufzunehmen. Das nennt man Anhäufen des »Nachgeburtlichen Qi« (*houtianqi*), ein etwas seltsamer Terminus für das nach der Geburt erworbene Qi. Da das Nachgeburtliche Qi jedoch nicht konstitutionell bedingt ist, kann es leichter verschleudert und verlorengehen als das Primär-Qi. Wir müssen es pflegen und regelmäßig Qigong üben, um es zu erhalten. Eine Crash-Diät oder ein zweiwöchiger Intensiv-Kurs einmal pro Jahr wird nicht zu einer besseren und lang anhaltenden Gesundheit führen.

Ein starkes Primär-Qi und eine gestärkte Konstitution sind noch keine Garantie für Gesundheit. Ressourcen, die man nicht durch persönlichen Einsatz und Training erworben hat, nimmt man leicht als selbstverständlich hin und verschwendet sie daher leichtfertig. Mir sind schon viele Menschen begegnet, die behaupten: »Ich werde sowieso nicht krank, warum sollte ich also Körperübungen machen oder Diät halten?« Manchmal kommen wir mit dieser Einstellung in unserer Jugend noch durch. Jedoch kumulieren sich die negativen Auswirkungen dieser Sorglosigkeit und rächen sich meist in späteren Jahren.

Aber was ist mit dem, der sich nicht um eine gesunde Lebensweise schert und trotzdem nie krank wird? Wir alle haben schon Menschen wie Jim getroffen, einen fünfzigjährigen fetten Klops, der körperliche Betätigung haßt, raucht und ziemlich viel trinkt. Er war noch nie im Krankenhaus und hat außer mit einer läppischen Erkältung noch nie Bekanntschaft mit Krankheit gemacht. Jim ist die Ausnahme und nicht die Regel, eine Mischung aus starker Konstitution und dem gewissen Quentchen Glück. Wenn Sie das neidisch macht oder verbittert, daß Sie trotz gewissenhaftem Umgang mit sich selbst krank werden, ballen Sie die Fäuste drohend gen Himmel und rufen: »Das ist ungerecht!« Vergessen wir auch nicht die Lehre aus dem alttestamentarischen Buch Hiob: Hiob machte alles richtig, und trotzdem lief alles falsch. Es gibt Dinge im Leben, die wir nicht kontrollieren können.

Qi-Aspekte

Man könnte ein ganzes Buch über die verschiedenen Qi-Aspekte schreiben. Qi hat eine so zentrale Bedeutung in der chinesischen Medizin, daß beinahe alle Gesundheits- oder Krankheitszustände durch Qi charakterisiert werden können. Einige Autoren füllten Bücher über das Qi, das man in den chinesischen Kampfkünsten für das Faustschlagen, Stoßen, Stoppen, Parieren, Drücken und Ziehen benötigt. Trotz ihrer analytischen Kenntnisse können diese Autoren jedoch noch lange nicht selbst kämpfen! Ein Mehr an theoretischen Kenntnissen bedeutet nicht automatisch tiefere Einsicht in die Praxis. Wir machen uns häufig vor, wir verstünden etwas von dem, was wir beim Namen zu nennen vermögen, oder dieses Etwas könnte gar unser Leben bereichern. Begreifen lernt man erst durch Erfahrung. Wer Qi nicht wirklich erspürt hat, für den ist das Etikett »Qi« wertlos.

Um Qi theoretisch zu erfassen, müssen wir sieben seiner Hauptaspekte kennen:

- Atem-Qi – das aus der Luft kommende Qi
- Nahrungs-(Getreide-)Qi – das aus der Nahrung kommende Qi
- Primär-Qi – das von den Eltern oder vom Universum ererbte Qi
- Inneres Qi – alles Qi im Innern des Körpers
- Äußeres Qi – das vom Körper ausgesandte Qi
- Physiologisches (energetisches) Qi – das in den Leitbahnen fließende Qi

- Abwehr-(Wehr-)Qi – die energetische Barriere gegen schädliche Einflüsse von außen

Wir haben bereits über das Atem-Qi, das Nahrungs-Qi und das Primär-Qi gesprochen. Zu den anderen Grundaspekten zählen das Innere Qi (*neiqi*) und das Äußere Qi (*waiqi*). Das Innere Qi fließt im Körper; Qigong wird praktiziert, um dieses zu mehren und seinen Fluß zu regulieren. Das Äußere Qi hat zwei Bedeutungen. Es ist zum einen das Qi, das vom Körper ausgesandt wird und den Körper umgibt, das Energie-Feld oder die Aura. Störungen dieses Feldes deuten auf Krankheiten. Beispielsweise kann Wärme über der Leber darauf hindeuten, daß diese zuviel fette Nahrung erhalten hat. Und da der Terminus Waiqi im Chinesischen substantivisch oder als Verb gebraucht werden kann, bedeutet Waiqi auch »das Qi veräußerlichen«, das heißt, Qi in den Körper eines Patienten projizieren, entweder mit oder ohne Berührung. Diese traditionelle chinesische Methode der therapeutischen Berührung wird Äußere Qi-Heilung genannt.

Das »Physiologische (energetische) Qi« (*yingqi*), manchmal auch »Wahres Qi« (*zhenqi*) genannt, ist ein Spezialterminus für das in Körpergewebe und -zellen unseres Körpers transportierte Innere Qi. Dieses Qi fließt durch die Akupunktur-Leitbahnen, so wie Blut durch die Adern fließt (siehe Kap. 15).

Das Abwehr-Qi (*weiqi*) schützt den Körper gegen widrige Einflüsse: extreme Wetterverhältnisse, Keime, schlechte geistige oder seelische Einflüsse. Es ist eine Komponente des in den Leitbahnen strömenden Qi, es fließt auch unter der Haut und bildet dort eine Art durchlässige Energie-Rüstung. Wenn es auf gesunde Weise seinen Dienst versieht, kann heilende Energie zwar in den Körper eindringen, doch schädliche Energie wird abgewehrt. Ein Teil der Schutzfunktion des Abwehr-Qi besteht darin, daß es für die Erhaltung der Hautwärme verantwortlich ist, für das Schwitzen und für das Öffnen und Schließen der Hautporen. Das Abwehr-Qi wird auf natürliche Weise während der Qigong-

Übungen produziert und steht sehr eng mit der gesunden Atmung in Verbindung. Tiefe, ruhige Atmung sorgt für den bestmöglichen Fluß des Abwehr-Qi im ganzen Körper.

Qi-Reservoirs: Dantian und die inneren Organe

Das Dantian ist das wichtigste Energiezentrum im Körper und gehört zu den am häufigsten in der Qigong-Literatur verwendeten Termini. Es liegt im Unterbauch, in der Mitte zwischen Nabel und Schambein, und gilt als das Gravitations- und Energiezentrum des Körpers. Es speichert Qi wie ein Energiereservoir, und es schickt Qi durch den Körper, funktioniert also als Pumpe. Wörtlich bedeutet Dantian Elixier(*dan*)-Feld (*tian*), das Elixierfeld des langen Lebens und der Weisheit. Der Qigong-Schüler lernt, Qi zu kultivieren, zu pflegen und zu speichern, indem er sich auf dieses Energiezentrum konzentriert.

Eigentlich gibt es drei Energiezentren im Körper. Das »untere Dantian« im Unterbauch ist mit unserer Sexualität verbunden. Es speichert Qi und sexuelle Energie, Jing. Das »mittlere Dantian« in der Brust, auf Höhe des Herzens, speichert Qi und wird mit der Atmung und der Gesundheit der inneren Organe in Verbindung gebracht. Das »obere Dantian«, das dritte Auge zwischen den Brauen, bündelt Shen, die spirituelle Energie, und gehört zum Gehirn. Wenn Dantian ohne Zusatz genannt wird, bezieht es sich immer auf das wichtigste Dantian, das untere. Die drei Dantian sind Batterien vergleichbar und können durch körperliche und spirituelle Heilpraktiken aufgeladen werden.

Im Qigong wird allgemein viel Wert auf das untere Dantian gelegt. Es läßt sich mit der Wurzel des Lebensbaums vergleichen. Wenn die Wurzeln eines Baumes in nährreichem Boden liegen, wächst der Baum. Wenn wir jedoch seine Wurzeln vernachlässigen und nur seine Zweige beschneiden, stirbt er. Bauen wir einen

Tempel zu schnell oder zu hoch – schenken dem oberen Dantian mehr Aufmerksamkeit als dem unteren –, stürzt der Tempel in sich zusammen. Im Qigong werden daher Verwurzelung im Boden, Atmung und Körpergefühl unterstrichen. Körperarbeit ist die Wurzel für geistige Arbeit. Schenken wir der Atmung Aufmerksamkeit, können wir die Quelle der Atmung aufspüren. Wenn wir unseren Körper beruhigen, kann sich unser Geist ungehindert entfalten.

Auch die inneren Organe sind wichtige Qi-Reservoirs. Obwohl alle inneren Organe Qi speichern, sind die relativ festen Yin-Organe, Leber, Herz, Milz, Lungen und Nieren, besser in der Lage, ihre »Ladung« zu halten. Diese Organe werden unter dem Sammelbegriff *zang* geführt, was mit »speichern oder zusammenhalten« zu übersetzen ist. Zu den sich von ihnen unterscheidenden Hohl- oder Yang-Organen, *fu*, zählen Gallenblase, Dünndarm, Magen, Dickdarm und Blase. Die Fu-Organe sind an der Verdauung beteiligt und müssen hohl sein, damit sie Substanzen transportieren können.

Unter den fünf Zang-Organen besitzt die Milz eine besonders enge Beziehung zum Qi. Sie gewinnt das Qi aus Nahrung und Flüssigkeiten. Das gereinigte Qi wird dann in die Lungen transportiert, wo es sich mit dem Atem-Qi vermischt und das Qi produziert, das durch die Leitbahnen strömt. (Die trüben, unsauberen Teile des Nahrungs-Qi fließen in den Darm und werden ausgeschieden.) In der Fünf-Elemente-Theorie entspricht die Milz dem Element Erde, dem fruchtbaren Boden, der dem Körper Nahrung spendet. Aus diesem Grund schwächen Störungen in der Milz Blut und Qi und machen uns anfälliger für Krankheiten. (Die Verbindung zwischen Milz und Immunsystem macht auch aus westlicher Sicht Sinn. Die Milz speichert Blut und agiert als Pumpe für die Sauerstoff transportierenden roten Zellen und die Krankheiten bekämpfende weißen Zellen.)

Die Drei Schätze

Fragt man jemanden im Westen, welchen Sinn Qigong für ihn hat, antwortet er wahrscheinlich: »Verbesserung der Gesundheit«. Stellt man einem chinesischen Qigong-Meister die gleiche Frage, bekommt man sicher zur Antwort: »*Jing qi shen heyi*«: Vereinigung von sexueller Energie, Qi und Geist. Diese drei Energiearten werden die Drei Schätze genannt. Sexuelle und spirituelle Energie sind ein Yin- bzw. Yang-Aspekt von Qi. *Jing* ist erdgebunden und wird mit der intimsten Form des körperlichen Kontakts assoziiert. *Shen*, Geist, ist Yang und himmelsgebunden, er verbindet die Menschen mit dem Göttlichen. Wenn der Terminus Qi in Kontrast zu den beiden anderen Begriffen verwendet wird, gilt er als neutral, steht in der Mitte zwischen positivem und negativem Pol. Qi ist in sich weder Yin noch Yang, und doch kann es beide Eigenschaften verkörpern.

Jing

Ursprünglich war Jing die piktographische Darstellung eines Kornsamens, möglicherweise eines Weizen- oder Reissamen. Das gleiche Zeichen bekam später ein breiteres Bedeutungsspektrum: Lebenskeim, Lebensessenz, sexuelle Energie, höchste Verfeinerung – Quintessenz – von allen Dingen. Jing aus Kräutern ist ein konzentrierter Extrakt. Gold-Jing ist gereinigtes, pures Gold. Im Qigong ist Essenz (*jing*) der ausgeprägteste Yin-Aspekt des Qi. Jing fließt normalerweise wie Wasser abwärts, bewegt sich Richtung Genitalbereich und manifestiert sich in Flüssigkeiten, die mit der Fortpflanzung in Zusammenhang stehen: Samen, Sperma, Vaginalflüssigkeit, Eizellen, Menstruationsblut – sie alle sind eine Jing-Erscheinungsform. Jedoch ist Jing, wie die anderen Schätze, im wesentlichen eine schwer faßbare Energie. Qi ist Luft und gleichzeitig mehr als Luft. Ähnlich ist Jing Sperma und mehr als Sperma. Jing – so heißt es – soll manchmal fließen oder sich sammeln, selbst wenn keine Veränderung der mit ihm assoziierten physischen Substanzen manifest ist.

Jing ist, verglichen mit anderen Körperenergie-Arten, hauptsächlich Yin. Dennoch manifestiert es sich als Yin und Yang: Als Yin, das heißt als erdgebundener Jing-Aspekt, manifestiert es sich in Fortpflanzungs- und Sexualflüssigkeiten, als Yang im Speichel. Obwohl der Speichel physisch aus Verdauungsenzymen und schützenden Antikörpern besteht, ist er energetisch gesehen mit der Sexualität verbunden. Im sexuellen Qigong sollen die Partner den Speichel des jeweils anderen schlucken, das gehört zum Vorspiel und gilt als eine Art von sexuellem Qi-Austausch während des Beischlafs (siehe Kapitel 20).

In der chinesischen Medizin ist Jing die Energie des Wachstums und der Entwicklung, es nimmt in der Kindheit langsam zu, erreicht seinen Kulminationspunkt im Alter von 21 Jahren und nimmt dann ab, es sei denn, man kontrolliert oder ergänzt den Vorrat durch Qigong-Training. Aus diesem Grund wird abnehmendes Jing mit vielen Alterserscheinungen assoziiert, vor allem mit Osteoporose, schlechter arbeitenden Immunzellen, Verlust der Libido, ergrauendem Haar, verlangsamten Reflexen und abnehmendem Gedächtnis. Jing ist die Energie, die unser Knochenmark produziert und für die grauen Zellen unseres Gehirns verantwortlich ist. (Ein traditioneller chinesischer Terminus für Gehirn lautet *suihai*, »Meer des Marks«.) Zu den bekanntesten Qigong-Übungen gehört *huanjing bunao*, »Jing umlenken, das Gehirn auffrischen«, eine möglicherweise wichtige Übung für uns alle, wenn man bedenkt, daß beim Erwachsenen jede Stunde durchschnittlich tausend Zellen absterben. Es heißt Jing »umlenken«, weil es durch Meditationsübungen nach oben gelenkt werden kann und es dann nicht nach unten über den Genitalbereich abfließt. Zerstörte Gehirnzellen können zwar nicht »wiederhergestellt« werden, doch es liegt viel empirisches Beweismaterial dafür vor, daß der einzelne die Geschwindigkeit des Gehirnzellenabbaus verlangsamen kann und in der Lage ist, neue Bereiche des Gehirns zu erschließen. In der daoistischen Literatur heißt dieser Umlenkungsprozeß »der Gelbe Fluß verändert seinen Lauf«. Ein daoistischer Priester scherzte mir gegenüber einmal: »Es ist ganz einfach, Jing umzulenken, machen Sie Kopfstand!« Als ich diese Weisheit später einem Freund mitteilte, lautete sein Kommentar: »Mein Großvater pflegte zu sagen: ›Wenn ein Mann auf dem Kopf steht, denkt er mit seinen Hoden.‹« Das ist möglicherweise gar nicht so schlecht, denn in westlichen Gesellschaften werden Kopf, Herz und Genitalien viel zu isoliert voneinander betrachtet. Qigong hingegen betont das Denken und Fühlen unter Beteiligung des gesamten Körpers, so daß man bessere Lebensentscheidungen treffen kann, die vom ganzen Menschen getragen

Tabelle 3: Die Drei Schätze

	Jing	Qi	Shen
Energie	Sexualität	Leben	Geist
Organ	Nieren, Lungen	Milz	Leber, Herz
Element	Wasser	Luft	Feuer
Gestalt	Sexualflüssigkeiten, Speichel	Atem	flüchtig, spirituell
Charakter	Yin	Yin, Yang, neutral	Yang
Bewegungsrichtung	abwärts	abwärts, aufwärts	aufwärts
Reservoir	unteres Dantian	mittleres Dantian	oberes Dantian
Kreislaufsystem (TCM)*	Knochen	Leitbahnen	außerordentliche Leitbahnen
Verbund-System (WM)**	Fortpflanzungss., endokrines S.	Atmungssystem	Nervensystem
Tor	Genitalien	Mund, Nase	Augen
Kultivierung	sexuell	Qigong	Meditation

* in der traditionellen chinesischen Medizin (TCM)
** aus der Perspektive abendländischer (westlicher) Medizin (WM)

Erklärungen zu Tabelle 3: Die Drei Schätze

Diese Tabelle stellt keineswegs die Ultima ratio dar, was die Drei Schätze angeht. Jede Qigong-Schule bzw. jedes Qigong-System hat seine eigene Interpretation. Die einzelnen Kategorien sind nicht starr oder schließen sich gegenseitig aus. Zum Beispiel sind Jing und Shen Qi-Aspekte (Yin bzw. Yang). Die damit verbundenen Übungen, sexuellen Heilpraktiken und Meditationen können als Qigong-Unterkategorien betrachtet werden. Obwohl üblicherweise Shen mit unserem Kopf und Geist verbunden ist, beeinflußt auch das das Gehirn nährende Jing unseren Geist, schließlich beeinflußt Qi als Atemtechnik ebenfalls unseren Gemütszustand. Die Tabelle über die Drei Schätze kann uns trotzdem helfen, Qigong als körperliche und geistige Kultivierungslehre zu begreifen und als einen Prozeß, der zur Vereinigung polarer Energien führt.

Spalte 1 zeigt, daß Jing mit sexueller Energie korrespondiert, die sich in den sexuellen Flüssigkeiten des Körpers manifestiert, als Yin gilt, sich im Körper, dem Wasser vergleichbar, abwärts bewegt und das untere Dantian und die Nieren füllt. Die Jing-Energie tendiert dazu, den Körper durch das energetische »Tor« der Genitalien zu verlassen, ob mit sexueller Erregung oder ohne. Jing geht jedoch schneller verloren, wenn die sexuellen Beziehungen unharmonisch sind. Jing zirkuliert durch die Knochen und ist in der chinesischen Medizin für die Gesundheit der Knochen, des Gehirns und des Gedächtnisses verantwortlich. In allen Qigong-Techniken wird Jing Aufmerksamkeit geschenkt, doch besonders ist dies der Fall im sexuellen Qigong. Es ist die Pflege der Kunst, wie man die Sexualenergie im Körper stärkt und zu größerer Harmonie mit dem Partner gelangt. Die Pflege des Jing hat möglicherweise eine heilsame Wirkung auf das Endokrinalsystem, so daß es zu einer größeren hormonellen Ausgewogenheit kommt.

Spalte 3 gibt einen Überblick über die schwer faßbare spirituelle Energie. Diese ist Yang und bewegt sich im Körper aufwärts, dem Feuer vergleichbar. Shen wird im oberen Dantian zwischen den Augenbrauen gespeichert und entweicht durch die Augen, wenn es nicht durch Innenschau und Meditation daran gehindert wird. Shen fließt durch die Acht Außerordentlichen Leitbahnen, und wenn es sich im Gleichgewicht befindet, führt dies zu einem gesunden Nervensystem.

Qi (Spalte 2), die allgegenwärtige Lebensenergie, manifestiert sich im Atem und kann leicht durch Nase und Mund entweichen, wenn sie nicht durch ruhiges, meditatives Atmen daran gehindert wird. Qigong wird manchmal als Methode der »Inneren Alchimie« (*neidan*) bezeichnet, in der das Feuer (Yang) abwärts und das Wasser (Yin) aufwärts fließt, wobei sie einander begegnen und Dunst, Qi, erzeugen. Shen steigt während der Meditation ab, die Augen sind nach innen gerichtet und erleuchten den Mikrokosmos. Die Bauchatmung stimuliert den aufwärts gerichteten »Jing«-Wasserfluß, wodurch das untere Dantian wieder aufgefüllt wird. Alle Drei Schätze werden durch einen ausgeglichenen Gemütszustand kultiviert: Daoisten nennen diesen Zustand Leere.

werden und nicht nur von einem isolierten Teil des Körpers. Eine Aufstockung der Jing-Reserven bewirkt Haarwachstum; das Haar tendiert auch dazu, wieder seine ursprüngliche Farbe anzunehmen. Qigong-Meister Yu Anren war während der Kulturrevolution mehrere Jahre im Gefängnis. Während seiner Haft entstand mitten auf dem Kopf ein grauer Punkt, der sich schnell vergrößerte, bis sein ganzes Haar silbergrau war. Gleichzeitig kam es zu einer Wirbelsäulenkrümmung. Sein Herzschlag in Ruhe betrug 90-100/Minute, schnellte auf 120 in die Höhe, wenn er eine Treppe hinaufstieg. Nach seiner Entlassung begann Yu intensiv mit Qigong-Training, um seine Gesundheit wiederherzustellen. Heute, im Alter von 57 Jahren, besitzt er volles schwarzes Haar, ein gerades, bewegliches Rückgrat und einen Herzschlag von 70 in Ruhestellung.

Jing kann man aus drei externen Quellen beziehen. Man kann es von seinen Eltern erben, aus gereinigten Nahrungsbestandteilen gewinnen und in der sexuellen Yoga-Praxis der Daoisten mit dem Sexualpartner austauschen.

Es gibt außerdem die verschiedensten inneren Quellen für Jing. Das untere Dantian gilt als Jing-Reservoir. In den inneren Organen findet sich Jing in erster Linie im Bereich von Shen, gewöhnlich mit »Nieren« übersetzt. Zu diesem Bereich gehören die Nieren selbst, die Nebennieren sowie der Harn- und Geschlechtsapparat. Dieses Shen darf nicht mit dem anderen Shen verwechselt werden, das »Geist« bedeutet, einem der Drei Schätze. Die beiden Zeichen werden gleich ausgesprochen und unterscheiden sich daher nicht in der Pinyin-Umschrift, die chinesischen Zeichen sind jedoch vollkommen verschieden.

In alten alchimistischen Daoismus-Texten (über die Kunst der Verfeinerung der Körperenergie, um strahlende Gesundheit und Erleuchtung zu erlangen) heißt es, im Körper werde Jing durch das Zusammenwirken der Energien aus Nieren und Lungen produziert. Was die Gesundheit dieser beiden Organe stärkt, führt also gleichzeitig zu einer Aufstockung des Jing-Reservoirs.

Shen

Shen, »Geist«, gehört als drittes Element zu den Drei Schätzen. Das Wort Shen hat zwei Bedeutungen im Chinesischen – Geist und »dehnen, strecken«. Im alten China nannte man Geistmedien Shen, »Strecker«. Durch yogaähnliche Körperübungen pflegten sie die Ahnengeister einzuladen, zu den Nachfahren herabzusteigen. Später nahm Shen die Bedeutung eines mehr oder weniger permanent im Körper wohnenden Geistes an und hatte die Bedeutung Bewußtsein und Denkfähigkeit des Gehirns. »Bewußtsein« umfaßt sensitives und spirituelles Bewußtsein, gemeint ist intuitives Erfassen der Vorgänge im Universum. Eine kanonische Schrift der chinesischen Philosophie, die *Ausführungen zum Yijing* (»Buch der Wandlungen«, ca. 2. Jahrhundert), definiert Shen folgendermaßen: »Das Unergründliche von Yin und Yang wird Shen genannt« und »Wer um den Wandel in der Natur weiß, versteht das Wirken von Shen«.

Wie Jing und Qi kann Shen im Körper kultiviert oder aus dem Universum gewonnen werden. Shen ist seit frühester Zeit mit Tanz und Körperübungen assoziiert worden. Im *Yijing* heißt es, Konfuzius habe gesagt: »Im Altertum spornten Heilige die Menschen mit Trommeln und Tänzen an, um ihnen das Verständnis für Shen näherzubringen.« Alle Arten von Qigong in Ruhe bemühen sich um die Entwicklung von Shen. Es wird mit Herz und Leber assoziiert. Sind diese Organe gesund, vereint sich beider Qi, und daraus entsteht Shen. Sind diese Organe krank, ist die Seele unruhig, und der Geist tendiert zu Rastlosigkeit.

Die französische Sinologin Catherine Despeux definiert Shen in ihrem *Traité d'Alchimie et de Physiologie Taoïste* (Abhandlung über daoistische Alchimie und Physiologie) folgendermaßen: »Shen ist die spirituelle und psychische Energie, der göttliche Teil des Selbst, und ist im wesentlichen von lichtvoller Gestalt.«[2] Shen ist der Glanz in den Augen. Es wird konserviert und vermehrt, wenn wir unsere Augen nach innen richten, Innenschau üben und Meditation betreiben. Shen-Energie geht verloren, wenn wir zuviel Zeit damit verschwenden, unser Augenmerk nach außen zu richten, uns von äußeren Ereignissen gefangennehmen lassen oder zu viel über sie nachdenken. Gestörte, verwirrte oder verrückte Geisteszustände werden durch krankes Shen ausgelöst. In die abendländische Begriffswelt übertragen, könnte Shen als Energie des Nervensystems betrachtet werden. Shen ist daher die am stärksten aufgeladene und elektrisierte Energie der Drei Schätze.

So wie Jing durch die Knochen fließt und Qi durch die Leitbahnen, strömt Shen durch eine Reihe spezieller Kanäle, die »Acht Außerordentlichen Leitbahnen«. Diese sind die Energieleitbahnen, auf die man sich während der klassischen Qigong-Meditationen konzentriert, beim Kleinen Himmlischen Kreislauf etwa (auch »Mikrokosmischer Orbit« genannt). Drei der Außerordentlichen Leitbahnen sind den meisten Qigong-Anhängern bekannt: Die Yangqi-Superautobahn, *dumai,* die am Rückgrat entlangläuft; die Yin-Autobahn, *renmai,* an der Mittellinie des Körpers nach unten; und die »Breite Troßstraße«, *chongmai,* die durch das Körperzentrum verläuft und die Verbindungslinie zwischen Damm und Scheitel darstellt. Die Energiekreisläufe im indischen Yoga, die Chakren, liegen auf der Troßstraße.

Wir können die Drei Schätze – Jing, Qi, Shen – als Essenz, Lebensenergie und Geist bezeichnen, auf westliche Vorstellungen übertragen: Körper, Geist und Seele. In einigen Religionen wird das Körperliche oder »Fleischliche«, in der Terminologie des Apostels Paulus, auf der Suche nach dem Spirituellen in den Hintergrund gedrängt. Die Philosophie des Qigong betont das genaue Gegenteil: Es ist danach nicht möglich, zum Spirituellen zu finden, wenn die Körpererfahrung nicht einbezogen wird. Diese Vorstellung drückt sich in der vielleicht bekanntesten Qigong-Maxime aus: »Reinige Jing, um Qi zu schaffen; reinige Qi, um Shen zu schaffen; reinige Shen und kehre zurück zur Leere.« Unsichtbare Energien basieren auf dichteren Energien, so steigt

Dampf auf, wenn Wasser kocht. Wenn Sie Ihr Bewußtsein entwickeln wollen, müssen Sie zunächst Ihrem Körper Aufmerksamkeit schenken. Wenn Sie Ihre spirituellen Fähigkeiten entwickeln wollen, müssen Sie zunächst Ihr Bewußtsein schärfen.

Die Leere, ein Zustand, der sich durch Aufnahmebereitschaft und Klarheit des Geistes auszeichnet, ist zugleich Ziel und Ausgangspunkt der Übungspraxis. Wir erreichen nicht den Zustand der Leere, wir »kehren zurück« zur Leere. Mit Leere ist der ursprüngliche Geisteszustand des Menschen gemeint, die innere Reinheit, die noch nicht von Theorien und Vorstellungen vernebelt ist. Ein weiser Rat des daoistischen Meisters K. S. Wong lautet: »Den Prozeß der Reinigung von Jing zu Qi und Shen nicht zu kompliziert machen! Die Rückkehr zur Leere ist das Ziel, warum also nicht dieses Ziel zur Basis unserer Übungspraxis machen? Wenn unser Geist leer und aufmerksam ist, bedeutet dies gleichzeitig Fülle und Gesundheit für Jing, Qi und Shen.«

Kapitel 4
Qigong-Wissenschaft:
Heilende Energie und ihre Wechselbeziehungen

Gott heilt, und der Arzt schreibt die Rechnung.

Mark Twain

Kann man von einer Wissenschaft sprechen?

Bevor wir uns der Qigong-Wissenschaft zuwenden, haben wir zu fragen: »Ist Qigong eine Wissenschaft oder eine Kunst?« Chinesen pflegen unisono zu antworten: »Beides.« Qigong ist eine Kunst, weil es sich immer um eine bewußte Regulierung von Körperhaltung, Bewegung und Atem handelt, alle drei sorgen für Schönheit des menschlichen Geistes und Körpers. Es kann fernerhin als Kunst in dem Sinn betrachtet werden, als es sich um eine Fähigkeit handelt, die man sich in mühevoller Praxis aneignen muß.

Qigong ist eine Wissenschaft, da es sich hier um Erprobung und Erforschung von Heiltechniken handelt, die durch Versuch und Irrtum jahrhundertelang sorgfältig erforscht worden sind. Die chinesische Philosophie der Energiespeicherung und des Energieflusses liefert die theoretische Erklärung für die Wirksamkeit des Qigong. Qigong ist auch nach westlichen wissenschaftlichen Kriterien getestet worden, und dies hat zu meßbaren, statistisch relevanten und reproduzierbaren Ergebnissen geführt. Die/der westlich geschulte Wissenschaftler/in fragt wie ihre/ seine chinesischen Kollegen: »Wie funktioniert Qigong?«

Stets werden die Testergebnisse nach Maßstäben westlicher Wissenschaft analysiert und bewertet. Anstatt über Lebensenergie und Akupunktur-Leitbahnen zu theoretisieren, wird über elektromagnetische Energie und Nervenzellen diskutiert, oder man sucht nach modernen Entsprechungen für alte Konzepte. Unsere modernen Erklärungen entwerten jedoch nicht die traditionellen chinesischen. Beide sind vielmehr sich ergänzende Erklärungen desselben Phänomens: Qigong-Praxis führt zu speziellen Heilerfolgen, und dies mit einem hohen Zuverlässigkeitsgrad.

Jedes theoretische Modell hat natürlich seine Stärken und Schwächen. Ein westlicher Wissenschaftler sieht, wie eine Billardkugel die nächste anstößt, und stellt dann Theorien über Ursache und Wirkung an. Ball A hat die Bewegung von Ball B verursacht. Diese Theorie kann helfen, das Ergebnis analoger Vorgänge vorauszuberechnen. Wenn ich zuviel esse (Ursache), werde ich höchstwahrscheinlich zunehmen (Wirkung). Ein chinesischer Qigong-Meister würde diesen Vorgang jedoch anders betrachten: Ein Ball berührt den anderen, es handelt sich um einen zusammenhängenden *Prozeß*. Für ihn gibt es keine zwei unabhängig voneinander verlaufenden Vorgänge: Ball A berührt Ball B, dann setzt sich Ball B in Bewegung. Es handelt sich für ihn um einen kontinuierlichen Prozeß von Berührung und Bewegung. Für den Chinesen ist die Betrachtungsweise, Ursache und Wirkung seien zwei getrennt voneinander ablaufende Vorgänge, eine vom sezierenden Intellekt geschaffene Illusion. Der Qigong-Meister ist sich bewußt, daß Leben sich durch Wandel und Zusammenwirken vollzieht und nicht durch einfache Erklärungen begreifbar gemacht werden kann. Jedenfalls würde der Chinese seinen Spielkollegen auffordern: »Egal, wie die acht Bälle sich bewegen, es geht darum, den Ball Nr. 8 in einem der Seitenlöcher zu versenken!«

Die Chinesen haben schon immer eine pragmatische Einstellung zum Qigong gehabt: Es ist wichtig, daß man das anwendet, was nützt und auf der Hand liegt, zuviel Theorie ist nur hinderlich. Es gibt eine aufschlußreiche buddhistische Parabel über einen Mann, der von einem Pfeil getroffen wurde. Der Arzt kommt, doch bevor er den Pfeil entfernt, möchte der Mann genau wissen: »Wer hat den Pfeil abgeschossen? Aus welchem Material besteht der Pfeil? Aus welcher Richtung kam der Pfeil?« Insgesamt bekommt der Arzt mehr als hundert Fragen gestellt. Buddha mahnt: »Dieser Mann stirbt, bevor der Pfeil entfernt ist.« Das vernünftigste und intelligenteste wäre, erst einmal den Pfeil zu entfernen. Für die Theorie ist dann immer noch Zeit. Für den Qigong-Schüler ist Praxis das wichtigste. Wie soll man denn Qi begreifen, wenn man Qigong nicht praktiziert hat? Das vielleicht lehrreichste Buch über Qigong wäre ein Tagebuch, in das Sie Ihre eigenen Erfahrungen notieren.

Die klassische Qigong-Theorie hat die Zeiten überdauert. Qigong kann durch die Medizinwissenschaft weder ersetzt noch widerlegt werden. Die moderne Wissenschaft untermauert Qigong vielmehr durch eine kongruente und komplementäre Theorie, sie stellt zudem schlagkräftige empirische Beweise zur Verfügung, die die Wirksamkeit des Qigong bezeugen. Wir wissen zwar, daß die Sonne scheint, und trotzdem befriedigt es unsere menschliche Neugier zutiefst, wenn wir wissen, wie und warum sie scheint.

Der Tausendfüßler und die Schlange: Versuch, das Unsagbare zu beschreiben

In einer klassischen chinesischen Erzählung fragt eine Schlange einen Tausendfüßler: »Wie machst du es nur, all diese Beine zu bewegen?« Als der Tausendfüßler antworten will, ist er plötzlich ganz verwirrt und wie gelähmt. Wir befinden uns möglicherweise in einer vergleichbar mißlichen Lage. Es gelingt uns, mit unserem Gefühl und unserer Körpererfahrung unsere Beine zu bewegen und mit den Fingern zu wackeln. Doch der eigentliche

Ablauf der Bewegung ist so komplex, daß es eine Ursache hinter der Ursache und noch eine Ursache zu geben scheint, eine beinahe endlose Kette von immer winzigeren miteinander verzahnten Ereignissen. Hätten wir verstandesmäßig zu lernen, mit dem Finger zu wackeln, es gelänge uns wohl nie!

Aufgrund unserer Körpererfahrung kennen wir auch den Unterschied zwischen einem gesunden und einem kranken Qi und können durch Qigong-Training lernen, diesen Unterschied noch deutlicher zu spüren. Der Intellekt hingegen seziert und etikettiert Erfahrungswerte, da er nur begrenzte und manifeste Qi-Aspekte begreift.

Interessanterweise bedeutet das Sanskrit-Wort für Intellekt, *vikalpa*, trennen und zerteilen. Das englische Wort »matter«, von einem anderen Sanskrit-Wort abgeleitet, hat die Wurzel *ma* und bedeutet vom Intellekt geschaffene Illusionen (*maya*). Der Intellekt verwechselt einzelne Bruchstücke und spezielle Beschreibungen von Dingen mit dem Beschriebenen selbst – das heißt mit der Erfahrung. Das Wort »Baum« oder das Bild desselben unterscheidet sich deutlich vom wirklichen Baum. Wenn wir einen Baum »erfahren«, sehen wir die Erde, in der er wächst, sehen, wie das Sonnenlicht und der Wind in seinen Blättern spielen, die Ameisen den Stamm hinaufkrabbeln, und dies alles wird von unseren Gefühlen, Erinnerungen und Assoziationen gefärbt. Der wirkliche Baum ist kein statisches, unwandelbares Konzept, sondern eine fließende, stets sich wandelnde Erfahrung. Per definitionem vermag der Intellekt niemals das Ganze zu erfassen.

Wenn die Aussage in der traditionellen chinesischen Kosmologie richtig ist und das Selbst Qi gleichzusetzen ist, wie könnten wir dann Qi jemals vollständig begreifen? Und wer wäre für dieses Begreifen verantwortlich? Kann das Subjekt gleichzeitig Objekt des eigenen Wissens sein? Wie sagte doch mein alter Freund Alan Watts so gern: »Kann ein Schwert sich selbst schneiden, kann ein Auge sich selbst sehen?« So ist es bei der Diskussion über die mit unserem Verstand erfaßbare Qi- und Qigong-Wissenschaft unabdingbar, daß wir uns unseren gesunden Respekt vor dem Unbegreiflichen, vor dem Mysterium bewahren.

Der einzig gangbare Weg der Qi-Analyse scheint eine Betrachtung unter dem Blickwinkel der Qi-Wechselbeziehungen (Korrelate) zu sein.[1] Der Donner etwa ist ein Korrelat des Blitzes, jedoch nicht dasselbe wie der Blitz. Desgleichen können wir elektrische, biochemische, willensgesteuerte und möglicherweise einige noch nicht bekannte Phänomene als Korrelate von Qi betrachten. Das »Korrelat«-Konzept erlaubt es dem Wissenschaftler, über Heilvorgänge zu diskutieren, ohne die Grenzen zu überschreiten, die in das Reich des Mysteriums führen.

Im Westen geht es in vielen heilkundlichen und medizinischen Untersuchungen, die sich nicht direkt mit Qigong befassen, um Energiefragen und biochemische Substanzen, die den Heilprozeß begleiten oder beschleunigen. Wir können daher vernünftigerweise davon ausgehen, daß die Wissenschaftler bei der Bewertung der Korrelate heilender Energien auch Korrelate des Qi bewerten. Diese Sicht wird von der Mehrheit der unten genannten Wissenschaftler geteilt und von vielen anderen, die sich mit dem noch jungen Zweig der energetischen Medizin befassen, mit der Frage, wie Energien mit der menschlichen Psyche und Physiologie zusammenwirken.[2]

Das elektrische Korrelat

Bioelektrizität: Der heilende Strom

Das beste empirische Material zum Thema meßbare Qi-Korrelate liegt für das Phänomen der Bioelektrizität vor. Obwohl Qigong auch augenfällige physische Veränderungen bewirkt – entspannte Muskeln, verbesserte Atmung und bessere Haltung –, sind die stärksten Heileffekte doch darauf zurückzuführen, daß Qi auf die elektromagnetische Körperenergie wirkt. Ein gesunder Körper erzeugt gesunde Energie, umgekehrt sorgt eine gesunde Bioelektrizität – Qi – für einen gesunden Körper. Physische Veränderungen werden mittels elektrischer Botschaften programmiert, die durch das Nervensystem weitertransportiert werden.

So wie Computer durch einen »Optimierung« genannten Prozeß effizienter gemacht werden, optimiert Qigong den menschlichen »Computer«, indem es Daten weitergibt, die unseren Körper besser funktionieren lassen, und alte, nicht mehr benötigte Informationen löscht, die das System belasten. Qigong stellt das ursprüngliche Gesundheits-»Programm« wieder her, indem es den Übertragungsmodus elektrischer Signale im Körper verändert.

Dr. med. Robert Becker, ein orthopädischer Chirurg und Wissenschaftler, konnte einen *Elektrizitätsfluß in den perineuralen Zellen*, den Nervenhüllen, nachweisen, der bewirkt, daß der Körper wächst, gesundet, sich regeneriert und selbst heilt.[3] Daher geht mit jeder gesundheitlichen auch eine elektrische Veränderung einher, sowohl im erkrankten und wiederhergestellten Körperteil als auch im elektromagnetischen Feld um den Körper.[4] Die Stärke, Polarität und die Fähigkeit des Feldes, Elektrizität auszusenden, ist entscheidend dafür verantwortlich, wie unser Heilprozeß verläuft und ob unser Körper gesundet.[5]

Becker ist in der Fachwelt durch die Entwicklung seiner weitverbreiteten Methode der elektrischen Osteogenese bekannt geworden, der elektrischen Stimulierung des Knochenwachstums. Wenn eine Fraktur nicht richtig heilt, werden zu beiden Seiten des Bruchs Elektroden angebracht. Der einminütige Stromstoß durch den Knochen regt das Zellwachstum an. Der Arzt erzeugt einen künstlichen »Heilstrom«, indem er den normalen körpereigenen Heilungsmechanismus nachahmt. Bei einem aufsehenerregenden Versuch zur Dokumentation des Zusammenhangs zwischen Heilung und Elektrizität amputierte Becker das Bein eines Salamanders und setzte diesen dann in ein elektromagnetisches Feld, in dem Positiv- und Negativpol umgekehrt verliefen als für eine Heilung erforderlich. Der Salamander bildete statt des Beins einen zusätzlichen Arm aus.

Wenn Elektrizität für die Heilung notwendig ist, muß sie ein bedeutsames Qi-Korrelat sein. Experimente in China und den Vereinigten Staaten bestätigen diese Hypothese.

Es gibt Beweise, daß sich während der Qigong-Praxis die Leitfähigkeit der Akupunkturpunkte dramatisch verändert, das heißt die Fähigkeit der Punkte, elektrische Ladung zu transportieren. Wenn sich ein Qigong-Schüler auf einen bestimmten Akupunkturpunkt konzentriert, reduziert sich der Hautwiderstand im Vergleich zu anderen Akupunkturpunkten des Körpers an dieser Stelle. Diese Hypothese testeten Forscher am Pekinger Institut für Raumfahrt-Medizintechnik und stellten ihre Ergebnisse 1993 auf der Zweiten Weltkonferenz für den wissenschaftlichen Austausch über Medizinisches Qigong vor.[6] Die Qigong-Testgruppe bestand aus 96 Teilnehmern, die Qigong zwei bis drei Jahre praktiziert hatten. Sie testeten sowohl Hautwiderstand als auch Haut-Mikroschwingungen (Niedrigfrequenz-Muskelschwingungen) an den Akupunkturpunkten, die mit den drei Dantians in Verbindung stehen: *yintang* am dritten Auge, *shanzhong* im Brustbein und *qihai* im Unterbauch. Ein anderer Punkt, *laogong*, in der Mitte des Handtellers, wurde ebenfalls untersucht. Qigong-Schüler haben oft das Gefühl, diese verschiedenen Punkte seien während und nach Qigong-Übungen warm, prickelten und seien stark geladen.

Beide Gruppen mußten zunächst zehn Minuten mit geschlossenen Augen sitzen und dann mehrere Minuten bestimmte Punkte fokussieren. Während dieser Meditation gelang es beiden Gruppen, die vier oben genannten »Hauptpunkte« stärker als andere Akupunkturpunkte des Körpers zu aktivieren. Diese Aktivierung wurde in Prozent/pro Minute des veränderten Hautwiderstandes gemessen. Die Analyse des Farbdiagramms der Schwingungen ergab bei der Qigong-Gruppe eine Mikroschwin-

Das elektrische Korrelat 99

gungsquote von 49 ± 6,1 Prozent und bei der Kontrollgruppe 16,7 ± 8,3 Prozent. Die Amplitude der Mikroschwingungen war am weitesten an den Hauptpunkten, nahm an den anderen Punkten entweder ab oder veränderte sich nur geringfügig, ein erneuter Beweis für die elektrische Aktivierung der fokussierten Punkte. Die Mitglieder der Qigong-Gruppe und die der untrainierten Gruppe waren in der Lage, an den Hauptpunkten die Hautleitfähigkeit zu verändern; die Qigong-Gruppe konnte dies jedoch in sehr viel stärkerem Maße und demonstrierte dadurch den Wert des Qigong-Trainings.

Einer der Pioniere in der chinesischen Medizinforschung, der Direktor des Tokioter Instituts für Religionspsychologie, Dr. Hiroshi Motoyama, konnte eine spezifische Beziehung zwischen abnormer Hautleitfähigkeit (zu niedriger oder zu hoher) der Akupunkturpunkte an Finger- und Zehenspitzen und Schädigungen der mit ihnen assoziierten inneren Organe nachweisen. Er konstruierte ein Gerät, das einen Akupunkturpunkt mit einer Drei-Volt-Gleichstrom-Ladung stimuliert, und maß den Haut-Energiefluß am entsprechenden Akupunkturpunkt vor, während und nach der Stimulierung. »Durch 2000 und mehr Meßversuche mit diesem Gerät und Vergleich der Daten mit den Ergebnissen anderer medizinischer Versuche und der subjektiv zu Protokoll gegebenen Symptome war es möglich, Kriterien für Normalität und Anormalität der Werte vor, während und nach der Polarisation aufzustellen.«[7] Weist beispielsweise der Punkt auf der Spitze der großen Zehe, der mit der Leber assoziiert wird, zu hohe Werte auf, kann man auf eine überstandene oder noch vorhandene Lebererkrankung schließen. Niedrige Werte des mit dem Herzen verbundenen Akupunkturpunktes am kleinen Finger kann auf einen Herzschaden deuten.

Auch Dr. Kenneth Sancier vom Qigong-Institut in San Francisco hat erste Versuche mit der elektrischen Leitfähigkeit der Akupunkturpunkte an Finger- und Zehenspitzen durchgeführt. Er nahm eine Skala von 0 bis 100 zur Grundlage und stellte fest:

»Ein Wert von 50 bedeutet, daß das mit dem Akupunkturpunkt verbundene Organ nicht als pathologisch anzusehen ist. Höhere Werte (höhere Leitfähigkeit) deuten auf eine Entzündung, und niedrigere Werte (niedrigere Leitfähigkeit) deuten auf eine Organschädigung.«[8] Derartige Daten können unter Umständen die Disposition für eine Krankheit aufdecken, bevor diese ausbricht, und haben daher eine enorme Bedeutung für die Präventivmedizin.

Andere experimentelle Daten, die klar darauf hinweisen, daß Qi eine elektrische Komponente besitzt, wurden aus veränderten Hirnströmen von Qigong-Anhängern (Ausführungen im nächsten Kapitel) und veränderten Aktionsströmen des Herzens (weniger abnormes EKG) gewonnen. Ein besonders aufschlußreiches Betätigungsfeld für zukünftige Forschungen ist möglicherweise die Untersuchung, welche Beziehung zwischen Qigong und EKG-Messungen besteht. Es ist wahrscheinlich, daß das Herz als bedeutendstes elektrisches Organ des Körpers entscheidenden Einfluß auf den energetischen und funktionellen Zustand der anderen Organe hat, auch auf das Gehirn.[9] So seltsam es klingen mag, die Wissenschaft könnte demnächst beweisen, daß ein liebendes Herz einen gesunden Geist erzeugt und daß die »Schwingungen liebender Energie« mehr sind als nur ein New-Age-Klischee.

Das Kupferwand-Projekt

Die eindrucksvollsten Forschungen im Westen zum Nachweis elektrischer Korrelate der Heilenergie wurden im Rahmen des ursprünglich »Physical Fields and States of Conciousness« (Physikalische Kraftfelder und Bewußtseinszustände) genannten Projekts durchgeführt, das später als Copper Wall Project (Kupferwand-Projekt) bekannt wurde. Es stand unter Leitung von Dr. Elmer Green und Kollegen und wurde an der Menninger Clinic in

Topeka im US-Staat Kansas durchgeführt. Das Projekt durchlief zwischen 1983 und 1995 mehrere Stufen, die Ergebnisse wurden in technischen Beiträgen in der Zeitschrift *Subtle Energies* veröffentlicht.[10] Das Projekt entstand, nachdem Dr. Green auf den Brief eines tibetischen Meditationslehrers vom 13. August 1882 gestoßen war, der an A. P. Sinnett, den Herausgeber der bekanntesten englischsprachigen Zeitung Indiens, *The Pioneer*, gerichtet war.[11] In diesem Brief wurde eine Methode beschrieben, wie man »unsere *chelas* [Novizen] zur geistigen Klarheit führen kann«.[12] Ein Mönch saß auf einem Holzstuhl, der auf einer Glasplatte stand, und schaute auf eine Wand aus blanken Metall, die hauptsächlich aus Kupfer hergestellt war. Ein stabförmiger Magnet mit nach oben weisendem Nordpol hing über seinem Scheitel. Der Mönch meditierte allein, und sein Blick war dabei auf die Wand gerichtet.

Diese Beschreibung eröffnete interessante Forschungsmöglichkeiten. Ist es möglich, daß ein Meditierender, durch die Glasplatte elektrisch vom Boden getrennt, eine elektrostatische Ladung aufbaut? Steht diese Ladung oder das »Körperpotential« mit geistiger Klarheit, »Luzidität«, in Zusammenhang? Auf welche Weise beeinflußt das Vorhandensein oder die Polarität eines baumelnden Magneten die ›Erfahrung‹ eines Meditierenden? Außerdem erkannte Dr. Green, daß die Kupferwand als ausgezeichneter Elektrizitätsleiter die Wissenschaftler vielleicht in die Lage versetzen könnte, Veränderungen der elektrischen Kraftfelder um die Körper der Meditierenden oder Heiler zu messen. Wenn die Heiler außergewöhnliche Körperpotentiale oder elektrische Kraftfelder produzierten, könnte dies ein Beweis dafür sein, daß Elektrizität ein Korrelat heilender Energie ist.

So wurde ein mit Kupferwänden versehener Raum geschaffen, der aus einem Kupferboden, einer Kupferdecke und je einer Kupferwand vorne und hinten bestand. Die Kupferplatten waren nicht miteinander verbunden und daher elektrisch gesehen unabhängig voneinander. An jede Kupferplatte wurde ein separater Elektrometer (empfindliches Instrument, das den Potentialunterschied zwischen zwei Punkten mißt) angebracht. Zu den Probanden gehörten »Feinfühlige«, die bekannt für ihre energetische oder parapsychologische Empfindsamkeit waren, und aus »normalen« Testpersonen bestehende Kontrollgruppen[13], die keine Erfahrung mit energetischer Empfindsamkeit hatten. Jede Testperson saß auf einem Stuhl, der auf einem Glasuntergrund stand, und schaute auf die Kupferwand, während die Wissenschaftler die Veränderungen der Körperpotentiale und elektrischen Kraftfelder maßen.

Wie zu erwarten, gab es in 600 Versuchen mit den normalen Probanden (20 Personen, 30 Versuche pro Person) keine außergewöhnlichen oder großen elektrischen Ausschläge. Jedoch waren die Testergebnisse der »Feinfühligen« überraschend.

In einer zweijährigen experimentellen Serie zwischen 1988 und 1990 wurden sieben männliche und sieben weibliche Feinfühlige jeweils einzeln während sechs 45-Minuten-Meditationen im Kupferwand-Raum beobachtet. Die Probanden sollten ihre Augen offen halten, aufmerksam sein, sich jedoch nicht auf ein spezielles Objekt oder Ziel konzentrieren. Für jede Person wurde eine eigene Woche im Institut anberaumt, und so hatte keiner Kontakt zu den anderen. In einigen Sitzungen wurde, um die magnetischen Gegebenheiten des Raums zu verändern, ein Stabmagnet über dem Scheitel des Meditierenden entweder mit dem Nord- oder dem Südpol nach oben aufgehängt. Weder Testperson noch Wissenschaftler wußten, ob ein Magnet während der Sitzung da war oder nicht.

Die Sitzungen wurden von zwei Kameras auf Video aufgezeichnet, um die Analyse zweifelhafter elektrischer Ausschläge zu verhindern, die durch Körperbewegungen statt durch Meditation entstanden waren. Eine einpolige Elektrode am Ohr der Testperson maß mit Hilfe eines empfindlichen Voltameters jede Veränderung des Körperpotentials (in bezug auf den Boden), die während der Meditation auftrat. EKG, EEG, Fingertemperatur, Hautleitfähigkeit und Atmung wurden ebenfalls gemessen. Die Veränderungen des Magnetfeldes um die Probanden wurden mittels Elektrometer gemessen, die mit den vier Kupferplatten verbunden waren. In jeder Meditationssitzung führte man all diese Messungen gleichzeitig durch und zeichnete sie in einem danebenliegenden Labor auf.

Am Ende jeder Versuchsreihe füllten die Testpersonen einen Fragebogen aus, in dem nach physischen, mentalen, emotionalen und psychischen oder spirituellen Erfahrungen während der Meditation gefragt wurde. Diese Informationen wurden dann mit den physiologischen Daten verglichen, die die Wissenschaftler gesammelt hatten.

Neun der vierzehn Feinfühligen waren landesweit bekannte Heiler,[14] die Kenntnisse in Heilverfahren wie Visualisierung oder Gebetheilung besaßen, für die keine Patientenberührung notwendig ist. Während der beiden letzten zweieinhalb Tage an der Menninger-Klinik erprobten sie diese Heilmethoden an Freiwilligen aus den Reihen des Klinikpersonals. Während einiger Sitzungen saßen die »Patienten« mit dem Heilkundigen im Kupferwand-Raum, bei anderen Sitzungen wiederum hielten sie sich in anderen Klinikräumen auf. In dieser Projektphase benutzte man keine Magneten.[15]

Während der Meditationssitzungen variierten die Körperpotentialwellen zwischen 4 und 221 Volt, und diese Ausschläge dauerten etwa zwischen 0,5 und 12,5 Sekunden. Diese elektrostatischen Ladungen waren unabhängig von einem Magneten feststellbar. Während der Heilarbeitssitzungen waren die Ausschläge ebenso außergewöhnlich, sie variierten zwischen 4 und 190 Volt, und die Feinfühligen produzierten sogar noch mehr elektrische Ausschläge pro Sitzung als bei der Meditation. Es scheint, daß die Gegenwart eines Patienten und die Heilabsicht in kürzeren Intervallen Heilkraft produziert und freisetzt.

Die Kapazität dieser elektrischen Ausschläge ist enorm, sie sind 10000mal stärker als die EKG-Spannung, die das stärkste elektrische Organ unseres Körpers, das Herz erzeugt, und 100000mal stärker als EEG-Spannung. Diese Ergebnisse erweitern unsere Kenntnisse über das Körperpotential und das menschliche Potential.

Die logische Konsequenz war, daß man in der nächsten Runde der Kupferwand-Experimente der energetischen Interaktion zwischen Heilern und Patienten größere Aufmerksamkeit schenkte. Magneten wurden auch diesmal nicht eingesetzt. Dieselben Heiler, sechs Männer und drei Frauen, und eine neue Gruppe freiwilliger Patienten wurden verdrahtet. Würden sich elektrische Schwingungen zwischen Heilkundigen und Patient nachweisen lassen? Wenn es beim Heiler zu einem elektrischen Ausschlag käme, wie sähe es beim Patienten aus?

Wieder konnten große elektrische Ausschläge auf dem Körper der Heiler festgestellt werden und in geringerem Maße auch an den Kupferwänden. Die Patienten schienen – ebenso wie das Kupfer – als Antennen zu fungieren und produzierten synchron zu den Heilern Körperpotential-Schwankungen, doch in engerer Amplitude als die der Heiler. Derartige Synchron-Elektrizität konnte nur dann festgestellt werden, wenn der Patient sich im selben Raum wie der Heiler befand, nicht jedoch, wenn die Heiler eine Heilung auf Distanz anstrebten. Trotzdem berichteten die Patienten im anderen Raum hin und wieder, daß sie »heilende Energie« gespürt oder Bilder gesehen hätten, die den Bildern entsprachen, auf die die Heiler sich konzentriert hatten. Das legt die Vermutung nahe, daß Heilung nicht nur mit elektrischer Energie zu tun hat. Andere nicht gemessene oder meßbare Faktoren sind möglicherweise mit im Spiel. Der Entschluß zu heilen, die Absicht zu heilen, kann vielleicht schon Heilung bewirken, selbst wenn keine außergewöhnliche elektrische Aktivität feststellbar ist. Dies ist eine interessante Bekräftigung eines Paradox, das aus der traditionellen Qigong-Philosophie

Das Kupferwand-Projekt 105

überliefert ist: *Yi ling qi* – »Die Vorstellungskraft lenkt das Qi, um Heilung zu bewirken.« In einigen Qigong-Texten heißt es jedoch, die Vorstellungskraft selbst könne Heilung bewirken – das heißt, Vorstellungskraft *ist* Heil-Kraft und daher gleichbedeutend mit Qi.

Einige Heiler schienen ihre Kraft steuern und ein elektromagnetisches Feld in alle Richtungen aufbauen zu können, so wie eine Glühbirne. Die Ladung ließ sich meist am stärksten entweder an der einen oder anderen Kupferwand feststellen. Diese Variabilität könnte auf die Trainingsart des Heilers zurückzuführen sein, auf seinen Geisteszustand oder auf ein körpereigenes Phänomen, das entweder durch eine besondere physiologische Veranlagung oder eine angeborene Fähigkeit bedingt ist.[16]

Wir wissen nicht, was diese elektrischen Ausschläge bedeuten. Sie sind einfach da! Als der bekannte Physiker Dr. William Tiller von der Stanford University die Kupferwand-Daten eines Heilers analysierte, stellte er fest, daß die Ladung zwischen den Füßen und dem Scheitel schwankte und ihren Ursprung im unteren Bauch zu haben schien.[17] Qigong-Anhänger behaupten seit langem, die heilende Kraft entstehe im unteren Bauch. Doch sollten wir nicht vorschnelle Schlüsse ziehen, denn was auf eine bestimmte Testperson zutrifft, muß nicht auf alle Heiler und alle Heiltraditionen zutreffen. Elmer Green urteilte über die Analyse Dr. Tillers: »Möglicherweise kann ein Meisterheiler elektrische Ladung in jedem Körperteil erzeugen.«

Bevor ich die Diskussion über Elektrizität als ein Korrelat von Qi abschließe, möchte ich noch auf die Gefahren des Elektromagnetismus hinweisen. Die elektrischen Ströme, die Heilung und Wiederherstellung der Gesundheit bewirken, sind extrem beeinflußbar von externen elektromagnetischen Feldern (EMF). Wir begegnen überall elektromagnetischer Verschmutzung, sie geht von Haushaltsgeräten aus, von Computern, Radios, vom Radar und von einem Gewirr an Drähten und Kabeln. Die von diesen Geräten produzierten künstlichen elektromagnetischen

Felder können vom menschlichen Nervensystem als Informationen gewertet werden. Sie blockieren auf diese Weise die Kräfte des Körpers, die dieser benötigt, um Krebszellen zu zerstören, gebrochene Knochen zu heilen oder den Hormonspiegel in Balance zu halten. Die normalen biologischen Prozesse in unserem Körper können beeinträchtigt werden oder übersteigert ablaufen.

Betrachten wir das Ganze positiv: Die natürlichen EMFs der Erde beeinflussen unseren Körper, indem sie für dessen Balance und Ausgeglichenheit sorgen. Vielleicht sollten wir mehr Zeit in der Natur verbringen, dann könnten wir vielleicht viele unserer Zivilisationskrankheiten heilen.

Das biochemische Korrelat

Jede Veränderung unseres Gesundheitszustands spiegelt sich in zahlreichen elektrischen und biochemischen Fluktuationen im gesamten Körper. Zwar kann man nicht sagen, eine bestimmte Verbindung *sei* Qi, doch Wissenschaftler in China und im Westen haben festgestellt, daß sich einige biochemische Verbindungen wie Qi verhalten, und wir können sie daher zur Erklärung der Funktionsweise des Qigong heranziehen.

Endorphine: Qigong – so gut wie Schokolade

Gefühle sind eine Angelegenheit von Geist und Körper. Emotionale Zustände gehen mit der Synthese von Neuropeptiden einher, jenen bei Emotionen frei werdenden chemischen Stoffen, die in die verschiedensten Körperteile geschickt werden. Das erklärt unsere Entspanntheit, wenn wir zufrieden sind, unseren Reizmagen, wenn wir Angst haben, und unser rasendes Herz, wenn wir verliebt sind. Zwei Faktoren weisen auf eine enge Verbindung zwischen Neuropeptiden und Qi hin. Erstens werden Neuropeptide, wie auch Qi, in Reaktion auf unseren jeweiligen Gemütszustand produziert und beeinflussen die Gesundheit unserer inneren Organe. Zweitens befinden sich Neuropeptid-Rezeptoren an den Immunzellen. Das heißt, Neuropeptide fungieren – wie das Qi – als Verbindung zwischen Bewußtsein und Immunsystem, Geist und Körper.

Die bekanntesten Neuropeptide sind die Endorphine, morphinartige Substanzen, die im Körper vorkommen. Sie sind für gute Laune und Hochstimmung verantwortlich, etwa nach einem beflügelnden Aerobic-Training (»High-Macher«), nach dem Genuß von Schokolade – wissenschaftlich konnte die Ausschüttung von Endorphinen nach Schokoladengenuß nachgewiesen werden – oder nach aktivem Qigong-Training. Auch das Training der Inneren Kampfkünste, die aktivste Qigong-Form, vermittelt das Gefühl eines Wohlbefindens, sei es durch Solo-Übungen oder Trainingsübungen mit einem Partner. Nicht selten sieht man Taijiquan-Praktizierende glücklich lächeln, während sie gerade von den Boxhandschuhen ihres Gegenübers traktiert werden! Sich gut zu fühlen ist gesund. Von den Endorphinen weiß man, daß sie das Immunsystem stimulieren und Schmerzen reduzieren.

Die Qi-Empfindung der Fülle, entweder durch eigene Übungspraxis oder Übertragung von Äußerem Qi durch einen Heiler erlebt, geht mit einer Zunahme der Körperendorphine einher. Die Zuführung des Endorphin-Blockers Naloxon müßte folglich bewirken, daß Qi seine normalen Wirkungen nicht entfaltet, wenn die Endorphin-Zunahme allein dafür verantwortlich wäre, daß man sich mit Qigong wohl fühlt oder Schmerzen abnehmen. Um dieser Frage auf den Grund zu gehen, wurden in China wissenschaftliche Tests durchgeführt: Als man Ratten mit schmerzhaften Elektroschocks behandelte und gleichzeitig die Äußere Qi-Therapie anwandte, konnten die Schmerzen der

Tiere erheblich reduziert werden. Naloxon konnte diesen positiven Effekt nur teilweise blockieren. Das heißt, Endorphine sind ein Qi-Korrelat, doch Qi hat ein breiteres Wirkspektrum als Endorphine.[18]

DHEA: Das Gesundheitshormon

Der Wissenschaftler und Gründer der American Holistic Medicine Association, Dr. Dr. med. Norman Shealy, hat eine Verbindung zwischen Qi und einem DHEA (Dehydroepiandrosteron) genannten Hormon postuliert.[19] DHEA ist das quantitativ am stärksten im menschlichen Körper vertretene Steroid. Es ist für die Synthese des Sexualhormons notwendig und findet sich in ebensolchen Konzentrationen im Gehirn und in der Nebennierenrinde. Der körpereigene DHEA-Spiegel variiert von Mensch zu Mensch und nimmt normalerweise mit zunehmendem Alter ab. Zwischen einem hohen DHEA-Spiegel und Jugend, weniger Krankheiten und einem starken Immunsystem besteht ein Zusammenhang.[20] Der Mensch hat normalerweise in seinen Zwanzigern den höchsten DHEA-Wert, und dieser nimmt dann mit den Jahren sukzessive ab, noch schneller reduziert sich DHEA bei Streß oder Krankheit. Ein niedriger DHEA-Spiegel wird für Krebs, Diabetes, Fettsucht, Hypertonie, Allergien, Herzkrankheiten und Autoimmunerkrankungen verantwortlich gemacht. Aus seinen Beobachtungen und Tests mit Hunderten von Patienten folgt Dr. Shealy, wenn der DHEA-Spiegel zu niedrig ist,[21] »befindet sich der Patient in einem Zustand der adrenalen Erschöpfung und hat bereits eine ernsthafte Krankheit oder wird diese bald bekommen«.[22]

Es gibt hier eine interessante Parallele zwischen modernen wissenschaftlichen Erkenntnissen und dem traditionellen Verständnis der Chinesen von Jing – Essenz oder sexuelle Energie. DHEA tritt im Gehirn und in den Nebennieren auf und ist ein Indikator für sexuelle Vitalität und Widerstandsfähigkeit gegen

Das biochemische Korrelat 109

Krankheiten. Jing wird durch Ruhe und Ausgeglichenheit gepflegt, Hast und Streß bauen es dagegen ab.

Wie können wir unseren DHEA-Spiegel erhöhen? Durch Reduzierung von Streß und durch das Praktizieren von Heiltechniken wie Qigong und Meditation.[23] Es gibt auch Hinweise darauf, daß sich moderates Sonnenbaden günstig auf den DHEA-Spiegel auswirkt.[24] Ukrainische Mediziner stellten fest, daß die Schwingungen der menschlichen DNA zwischen 52 und 78 Milliarden pro Sekunde betragen. Die gleiche Frequenz hat auch die Sonnenenergie. Möglicherweise besteht also eine Resonanz zwischen dem Sonnenlicht und der DNA, so wie eine Stimmgabel eine zweite in Schwingung versetzen kann. Das Sonnenlicht regt die DHEA-Produktion an und ist, so Dr. Shealy, »ein wichtiger Faktor für den Erhalt der Lebensenergie oder des Qi«.[25]

Wenn DHEA ein Qi-Korrelat ist, bedeutet das nun, daß wir es einnehmen sollten? Nicht notwendigerweise. Elektrizität ist auch ein Qi-Korrelat, und doch wäre es nicht sehr klug, einen geladenen elektrischen Draht anzufassen! Die streßrelativierenden und immunstärkenden Effekte einer DHEA-Zuführung müssen noch genauer untersucht und klinisch getestet werden. Unter ärztlicher Aufsicht angewandt, kann DHEA möglicherweise hilfreich bei der Behandlung von Krebs, Diabetes, Bluthochdruck, AIDS, Herpes und chronischem Erschöpfungssyndrom sein; zudem kann es als Auffrischungstherapie im Alter angewendet werden. Vorsicht ist jedoch angebracht, da es Hinweise gibt, daß DHEA den Körper gegen Insulin immun macht und bei Frauen zu einer erhöhten Anfälligkeit der Koronargefäße führt.[26] Die sicherste Methode, die DHEA-Versorgung Ihres Körpers zu verbessern, ist eine gesunde Lebensweise und das Praktizieren von Qigong.

Biolumineszenz: Licht und Leben

In der ganzen Welt ist Licht ein Synonym für Heilung und Energie. In vielen religiösen Traditionen wird die göttliche Macht mit dem Ursprung des Lichts identifiziert. Die Gottheit erschuf das Licht vor Sonne, Mond und der übrigen Welt. Wissenschaftlich gesehen, scheint das Licht nicht logisch faßbar. Die konstante Lichtgeschwindigkeit beträgt 299 792,458 km/sek. Das kleinste Lichtteilchen, das Photon, besitzt keine feste Masse, so daß es – wie das Qi – mehr eine Funktion denn eine Substanz ist. Doch als Funktion hat es dramatische, meßbare Auswirkungen und ist lebenswichtig. Die Lichtenergie (Photonen) wird in Quanten ausgesendet, deren Energiemenge mit der zurückgelegten Entfernung nicht abnimmt. Der große Physiker Max Planck sagte, daß Licht sich intelligent verhalte und sein Ziel immer auf kürzestem Weg erreicht. Dies wird in der Wissenschaft als Aktionsprinzip bezeichnet, ein Konzept, das interessante Parallelen zur chinesischen Vorstellung von *wwuwei* besitzt, Effizienz ohne Mühe.

Licht ist offenbar so klarsichtig und liegt so weit jenseits der uns faßbaren Gesetze von Raum, Zeit und Materie, daß der Naturwissenschaftler und Philosoph Arthur Young glaubt: »Es ist die Grundlage des freien Willens und die dem Universum zugrunde liegende Dynamik.«[27] Da man Materie als die Gesamtheit der Photonen betrachten kann und Veränderungen der Materie als Ergebnis der Interaktion von Licht mit Atomen und Molekülen, setzt Young das Licht mit der kreativen Kraft des Göttlichen gleich, die Philosophen nennen es »Urprinzip«.

Lebewesen strahlen im wahrsten Sinn des Wortes. Alle lebenden Zellen senden Lichtquanten aus, Biophotonen. Wissenschaftler haben sich mit diesem Phänomen der Biolumineszenz (oder »dunkler Lumineszenz«, da das ausgesandte Licht sehr schwach ist) befaßt, seit zum ersten Mal Alexander Gurvich 1959 darauf aufmerksam machte.[28] Mae-Wan Ho vom Bioelectro-

Bioluminseszenz: Licht und Leben 111

dynamics Laboratory an der Open University in England erklärt die Biophotonen-Emission kurz und bündig so:

»Licht wird in der Regel von einem aufgeladenen Atom oder Molekül ausgesandt, wenn ein Elektron in der äußersten Hülle in einen niedrigeren Energiezustand zurückfällt, nachdem es vorher beispielsweise durch Kollision mit einem anderen Molekül oder durch anderweitige Energieabsorbtion in einen höheren Energiezustand versetzt worden war. Lichtemission erfolgt jedoch nicht immer. Das aufgeladene Elektron beginnt sich oftmals zu bewegen und wird zu einem elektrischen Strom, oder es wird in eine chemische Reaktion verwickelt.«[29]

Das Elektron kann auch einen Ton oder Wärme beim Zurückfallen in seinen Ausgangszustand aussenden. Derartige kaum wahrnehmbare Erregungen und Energieemissionen treten immer im Zusammenhang mit metabolischen Prozessen auf. Es ist auch wahrscheinlich, daß Biophotonen von organisierten, »kohärenten« elektromagnetischen Feldern ausgesandt werden, Feldern, die lebendem Gewebe zu eigen sind. Für Dr. Fritz-Albert Popp sind diese Felder »morphogenetische Felder«, gestaltbildende Felder, die durch die Gestalt anderer Angehöriger einer Spezies entstehen.[30]

Das Verhalten des Lichts scheint die mystische Wahrheit zu bekräftigen, daß Licht ein Merkmal des Lebens ist. Und es kommt mir unwillkürlich der Zusammenhang zwischen Biophotonen und dem weitverbreiteten Glauben an eine den menschlichen Körper umgebende Aura in den Sinn. Ist es möglich, daß einige Menschen eine besondere Empfänglichkeit für dunkle Lumineszenz besitzen? Oder nehmen sie Informationen kinästhetisch auf und interpretieren diese nur in Form von unterschiedlichen Lichtstärken?

Die Biophotonenemission kann eine aussagekräftige Zustandsbeschreibung des Organismus abgeben. Wenn Muskeln und Nerven aktiviert werden, erhöht sich die Intensität der Biophotonenemission. Man hat auch von den inneren Organen ausgehende Emissionen registriert. Die Art und Weise der Photonenemission läßt auf den Gesundheitszustand der Zellen schließen und ob diese sich vermehren oder absterben. Wissenschaftler am Physikalischen Institut der Universität Catania in Italien stellten fest: »Es ist durch Messungen der natürlichen niedrigfrequenten Lumineszenz möglich, zwischen Tumor- und normalem Gewebe zu unterscheiden.«[31] In Zukunft wird die Biophotonenemission möglicherweise ein aussagekräftiges Instrument für die Krebsdiagnose sein und die Beurteilung der Effektivität einer Therapie oder des körpereigenen Immunsystems während des Krankheitsverlaufs. B.W. Chwirot von der Abteilung Pflanzliche Zytologie und Embryologie an der polnischen Nikolaus-Kopernikus-Universität in Torun schreibt: »... die Korrelation zwischen Lichtemission und Phagozytose [Immunzellen, die Bakterien oder Pathogene aufnehmen und unschädlich machen] ist so umfassend, daß sie als Phagozytose-Meßwert benutzt und als Indikator für den Einfluß unterschiedlicher chemischer Komponenten in diesem Prozeß gewertet werden könnten.«[32] Die Biophotonen-Beurteilung hat gegenüber vielen gebräuchlichen diagnostischen Verfahren Vorteile, da es nicht notwendig ist, Patienten mit Injektion von Farbstoffen oder Isotopen zu behelligen. Statt dessen kann man auf nicht invasivem Wege Informationen sammeln, indem Lichtemission gemessen wird, ein ganz natürlicher Vorgang.

Popp faßt die verschiedenen Vorgänge zusammen, für die sich Biophotonenuntersuchungen anbieten würden: »... molekulare Wechselwirkungen, Immunologie und Wiederherstellung im Alter, Wachstum und Differenzierung, Koordinationsentwicklung im Wachstum, Biokommunikation und Bewußtseinszustand.«[33] Ich würde hinzufügen »menschliches Potential und Qigong«. Licht gilt als Qi-Korrelat seit Entstehung des Qigong. Eines der frühen Piktogramme für Qi stellt Licht dar, das von der Sonne

Bewußtsein: Das Chit in Chee (Qi) übertragen 113

ausgesandt wird. In alten Qigong-Texten ist von der Absorbierung der Lichtenergie aus Sonne, Mond und Sternen die Rede und vom Körper, der die verschiedensten Lichtmengen und -arten aussendet, je nach Gesundheits- und Geisteszustand des jeweiligen Menschen.[34]

Bewußtsein: Das *Chit* in *Chee* (Qi) übertragen

In einem scharfsinnigen Beitrag in *Subtle Energies*[35] regt Dr. Larry Dossey an, das Konzept der »Heilenergie« neu zu definieren. Die meisten Wissenschaftler, die sich mit komplementären Heilmethoden wie Qigong befassen, sind der Ansicht, Heilung erfolge, weil Energie von Punkt A nach Punkt B im Körper fließe, wie das bei der Qigong-Selbstheilung der Fall ist, oder Energie vom Heiler auf den Patienten übertragen werde. Nach den Gesetzmäßigkeiten der Physik dauert es eine gewisse Zeit, bis die Entfernung zwischen zwei Punkten zurückgelegt ist, wobei die Energie-Intensität während dieser Zeit abnimmt. Elektrizität, biochemische Veränderungen und Licht sind meßbare Energien und Qi-Korrelate. Dossey regt an, ein anderes, nicht meßbares Qi-Korrelat, das sich nicht wie »Energie« verhält, in Betracht zu ziehen: das Bewußtsein selbst, von den indischen Yogis *chit* genannt. Im Terminus »Bewußtsein« schwingen die Begriffe Aufmerksamkeit, Achtsamkeit und Absicht oder Wille mit.

Qigong-Meister sprechen von *yinian zhiliao*, »Geist-Willenskraft-Heilung«, die Fähigkeit des Bewußtseins, die eigene Gesundheit oder die eines Patienten unmittelbar zu beeinflussen. Ein Qigong-Heiler denkt an die Heilung eines Patienten, und dessen Gesundheit verbessert sich auf diese Weise auch ohne eine meßbare Energieemission. Die Geist-Willenskraft-Heilung wirkt unmittelbar und hängt nicht von der räumlichen Nähe zwischen Patient und Heiler ab. Das bedeutet, Bewußtsein kann

Veränderungen bewirken, die unabhängig von einem Energietransfer sind.

Vielleicht stimmt, was Elmer Green einst so formulierte: Der Geist ist nicht im Gehirn, doch das Gehirn befindet sich im Geist. Das Gehirn übersetzt lediglich – wie ein Radioempfänger – ein Signal, das im allumfassenden, vereinten Bewußtsein entsteht. Wenn also letztlich zwischen dem Du und Ich kein Abstand besteht, wenn wir spirituell tatsächlich zu einer Einheit geworden sind, wie kann dann Energie zwischen uns fließen?

Wissenschaftler im Westen versuchen inzwischen, die Macht des Bewußtseins mit harten wissenschaftlichen Fakten zu untermauern. Seit 1979 untersucht Robert G. Jahn im Rahmen des Princeton Engineering Anomalies Research Program die Fähigkeit des Bewußtseins, Random-Events-Generatoren zu beeinflussen, das heißt elektrische, mechanische, optische und akustische Geräte, die Einsen und Nullen in zufälligen Folgen erzeugen. Die vor verschiedenen Geräten sitzenden Testpersonen konnten, ohne diese zu berühren, entsprechend ihrer vorgefaßten Absicht, die Geräte tatsächlich beeinflussen, ihren Output zu erhöhen, zu vermindern oder beizubehalten. Zwischen 1979 und 1995 wurden rund 50 Millionen Tests durchgeführt. Eins zu einer Milliarde ist die Wahrscheinlichkeit, daß die festgestellten Wechselbeziehungen zwischen Mensch und Gerät nur auf purem Zufall beruhen.

In seinem Artikel »Bewußtsein, Information und menschliche Gesundheit« stellt Jahn die entscheidende Frage:

»Wenn also das Bewußtsein mit dem eigenen vorgefaßten Willen eine gewisse Ordnung in eine einfache zufällige Zahlenkette mit Einsen und Nullen aus einem simplen Gerät zu bringen vermag, ist es dann nicht naheliegend, daß es ähnliche und diffizilere Prozesse auslösen kann, um kompliziertere, relevantere und wertvollere Informationssysteme zu beeinflussen, die für die eigene Gesundheit verantwortlich sind?«[36]

Die Chinesen behaupten seit Jahrhunderten, daß das Bewußtsein ein Qi-Korrelat sei.

Qi-Korrelate:

- Elektrizität
- Biochemie
- Biolumineszenz
- Bewußtsein

Besitzt Qi ein elektromagnetisches, biochemisches, lichtemittierendes oder bislang noch nicht meßbares Potential? Die oben genannten Korrelate sind möglicherweise erst die halbe Wahrheit. Wichtiger als die Frage, wie Qigong funktioniert, ist die Frage, was es bewirkt. Mehr als zweitausend Jahre lang erforschten Qigong-Anhänger nur für sich selbst durch ihre Übungspraxis die Wirksamkeit von Qigong. Heute verfügen wir außerdem über die Ergebnisse Tausender Experimente und klinischer Tests mit Patienten, die Qigong praktizieren.

Kapitel 5
Funktioniert es wirklich?
Der empirische Beweis

Nimm Tatsachen zur Kenntnis wie ein kleines Kind, befreie dich von jedem Vorurteil, folge demütig der Natur, an welchen Abgrund auch immer du gelangst, sonst wirst du nichts lernen.

Thomas Huxley

Zum Aktiven Qigong, auch Übungen-in-Bewegung genannt, gehören Stretching, tiefes Atmen, sanfte Konditionierung und Isometrik. Es erhöht die Beweglichkeit, stärkt die Kraft, erhöht die Widerstandskräfte, verbessert das Gleichgewicht und die Koordination. Qigong-Bewegungen führen im Innern des Körpers zur Entspannung der Faszien, der Bindegewebshülle, die die inneren Organe stützt und dafür sorgt, daß sie effizienter arbeiten. Die Daoisten praktizierten sogar eine Art Qigong-Jogging, indem sie über Berge spurteten, von Felsblock zu Felsblock hüpften wie Bergziegen oder Gemsen. Die in der westlichen Medizin[1] anerkannten gesundheitsförderlichen Effekte körperlicher Ertüchtigung decken sich mit den Erkenntnissen von Qigong-Wissenschaftlern. Doch Qigong ist mehr als Körperertüchtigung oder Sport. Die einzigartige Kombination von Bewegung, Atmung und Meditation verbessert die Funktion beinahe aller Körpersysteme und hat sowohl vorbeugende als auch heilende Wirkung.

Nachfolgend gebe ich eine Zusammenfassung wichtiger Experimente und klinischer Beobachtungen, die die positiven Effekte der selbstheilenden Qigong-Übungspraxis verdeutlichen.

Einen umfassenderen Überblick über die Qigong-Forschung und die wissenschaftlichen Veröffentlichungen erhalten Sie über die Qigong Database™, siehe Qigong-Quellen am Schluß des Buches.[2] Ein Teil der nachfolgend beschriebenen Untersuchungen beruht auf dem statistischen Konzept des Wahrscheinlichkeitsgrads. Also: $p<$ bedeutet »Wahrscheinlichkeit weniger als«, $p=$ bedeutet »Wahrscheinlichkeit 100 Prozent« und $p>$ bedeutet »Wahrscheinlichkeit größer als«. $P< 0{,}01$ bedeutet demnach, weniger als 1 Prozent Wahrscheinlichkeit, daß die Ergebnisse nur Zufall sind, während $p> 0{,}01$ bedeutet, es besteht mehr als 1 Prozent Wahrscheinlichkeit, daß die Ergebnisse zufällig sind. Jeder Wert von $p< 0{,}05$ (Wahrscheinlichkeit weniger als 5 Prozent) oder darunter wird als statistisch relevant betrachtet.

Gesundes Herz und gesunder Blutdruck

Qigong stärkt den Herzmuskel und erhöht die Herzschlagfrequenz, also die Menge des gepumpten Blutes in der Minute, so daß mehr Sauerstoff in das Gewebe gelangt und mehr Abfallprodukte abtransportiert werden. Es bewirkt auch ein Absinken der Herzfrequenz in Ruhe. Bei dynamischeren oder aktiveren Qigong-Arten erhöht sich die Herzfrequenz und fällt anschließend ab. Beim Meditativen Qigong fällt die Herzfrequenz generell unter Normalwert und erhöht sich dann mit wieder einsetzender Aktivität langsam bis auf die normale Frequenz. Außerdem sorgt Qigong für ein Absinken zu hohen Blutdrucks.[3] Wahrscheinlich bewirken Entspannung und tiefe Bauchatmung, daß sich die Blutgefäße entspannen und leicht weiten, so daß sie den Blutdurchfluß weniger behindern und dadurch zu einem verminderten Blutdruck führen. Die richtig angewendeten Qigong-Techniken zur Entspannung – in Kapitel 8 beschrieben – haben sich für die Senkung des systolischen und diastolischen

Blutdrucks als effektiver erwiesen als normale Ruhe oder natürlicher Schlaf.[4]

Eine sehr aufschlußreiche Untersuchung über die Wirkung des Qigong bei Hypertonie (Bluthochdruck) und damit zusammenhängenden Zuständen hat das Shanghaier Institut für Hypertonie, eine Abteilung der Zweiten Medizinischen Universität Shanghais, vorgelegt. Die Testpersonen wurden aufs Geratewohl in eine Qigong-Gruppe mit 122 Patienten und eine Kontrollgruppe mit 120 anderen, nicht Qigong praktizierenden Personen unterteilt. Beide Personengruppen nahmen Standardmittel gegen Bluthochdruck ein. Das Schicksal der Testpersonen wurde über 30 Jahre verfolgt. Am Ende dieser Zeit waren 47,76 Prozent der Mitglieder der Kontrollgruppe gestorben, doch nur 25,41 Prozent aus der Qigong-Gruppe. Dies sind sehr aussagekräftige Ergebnisse, die mit einem Wahrscheinlichkeitsgrad von weniger als 1 pro 1000 ($p < 0{,}001$) auf Zufall beruhen. 40,83 Prozent der Kontrollgruppe erlitten einen Schlaganfall, in der Qigong-Gruppe waren es nur 20,49 Prozent. Die Todesrate nach einem Schlaganfall lag in der Kontrollgruppe bei 32,50 Prozent, in der Qigong-Gruppe bei 15,57 Prozent. Auch diese Ergebnisse sind statistisch aufschlußreich: weniger als 1 Prozent ($p < 0{,}01$) Zufallswahrscheinlichkeit. Bei der Ultraschalluntersuchung von 40 Patienten stellte man fest, daß die Qigong-Patienten stärkere Herzmuskeln hatten und eine bessere Funktion der linken Herzkammer. In ihrem Bericht »Effects of Qigong on Preventing Stroke and Alleviating the Multiple Cerebro-Cardiovascular Risk Factors – A Follow-Up Report on 242 Hypertensive Cases for 30 Years« (Wie kann Qigong für die Schlaganfall-Prävention sowie die Verminderung der multiplen Gehirn- und Herzgefäß-Risikofaktoren nutzbar gemacht werden? Ein Folgebericht über die Untersuchung von 242 Bluthochdruckpatienten im Verlauf von 30 Jahren) stellten die Wissenschaftler fest: »Aufgrund unserer abgeschlossenen und der noch laufenden Untersuchungen sind wir der Meinung, daß Qigong eine wichtige Rolle für die Selbstregulierung des Körpers und für die Verminderung der multiplen Gehirn- und Herzgefäß-Risikofaktoren spielt.«[5] Die Forschungsergebnisse sind wegen der großen Teilnehmerzahl und der langen Testzeit überzeugend.

Die Ergebnisse des Shanghaier Experiments wurden in einer sechsjährigen wissenschaftlichen Testserie mit 204 Hochdruckpatienten an der Xiamen-Universität in der chinesischen Provinz Fujian erneut bestätigt, wobei die Versuchsanordnung im wesentlichen unverändert war.[6] In dieser sechsjährigen Testphase stellte man fest, daß die Kombination von Qigong und Medikamenteneinnahme gegen Bluthochdruck um 19 Prozent wirkungsvoller war als die Einnahme der Medikamente allein. Die Qigong-Gruppe lernte in dieser Zeit auch, weniger stark auf Streß zu reagieren, und alle hatten einen stabileren Blutdruck. Die Sterblichkeit aus den verschiedensten Gründen betrug 17,31 Prozent in der Qigong-Gruppe und beinahe das Doppelte, 32 Prozent, in der Kontrollgruppe. Nach sechsmonatiger Übungszeit wies das Blut der Qigong-Gruppe weniger Neigung zu krankhaften Blutgerinseln auf und besaß einen höheren Spiegel an »gutem« HDL(hochgesättigtes Lipoprotein)-Cholesterin. Aufgrund westlicher Studien weiß man, daß sich HDL-Spiegel im Blut und Häufigkeit von Herzproblemen wie Arteriosklerose umgekehrt proportional zueinander verhalten. Sobald der HDL-Spiegel steigt, sinkt der »schlechte« Cholesterin(LDL)-Spiegel. Da HDL den Abtransport von LDL aus Geweben und Blut fördert, vermindert ein hoher HDL-Spiegel allgemein das Risiko von Herzerkrankungen.[7]

Vergleichbar eindrucksvolle Ergebnisse sind bei der Kombination von Qigong mit einer westlichen körperorientierten Technik, dem Biofeedback, erzielt worden. 1988 legten Wissenschaftler am Forschungsinstitut für Traditionelle Chinesische Medizin in Tianjin eine Studie über 639 Patienten mit primärer Hypertonie vor, die mit einer Kombination aus Qigong und Biofeedback-Methoden behandelt worden waren. Diese Kombinationstherapie erwies sich in 85,13 Prozent der Fälle als effektiv. Nach acht Wochen hatten die meisten Patienten bereits einen erheblich niedrigeren Blutdruck. In einigen Fällen war der Blutdruck sogar schon nach einer Sitzung erheblich gesunken. Parallel zum Absinken des Blutdrucks konnte bei den Patienten eine Verbesserung des körperlichen und geistigen Allgemeinzustands festgestellt werden, Appetit und Schlaf hatten sich verbessert. In Nachfolge-Testphasen während der nächsten drei Jahre hatten die meisten Patienten keine weitere Berührung mit Biofeedback. Doch man ermittelte bei 97,7 Prozent der Patienten, die ihre Qigong-Übungspraxis weitergeführt hatten, eine Blutdruckstabilität auf niedrigerem Niveau.[8]

Ähnlich positive Einflüsse auf die Herzgefäße hat man für die Taijiquan-Übungspraxis festgestellt, eine sehr populäre Qigong-Technik. Qu Mianyu, Dekan des Pekinger Medizinischen Instituts, berichtete, daß Taijiquan-Übende einen niedrigeren Blutdruck und eine größere Herzleistung – gemessen am Ergometer – aufwiesen und ein weniger auffälliges EKG als Kontrollpatienten haben.[9] Bereits 1963 hatten amerikanische Mediziner, unter anderem der Kardiologe Dr. Louis Brinberg vom Mount Sinai Hospital, Taijiquan als eine tägliche, sanfte Übungspraxis für Herzpatienten empfohlen.[10] Bedauernswerterweise folgen amerikanische und europäische Kliniken nur sehr zögerlich seinem und dem Rat anderer Wissenschaftler.

Kreislauf

Qigong erhöht die Blutmenge, die ins Gehirn, in Hände und Füße sowie in die kleinen Kapillaren des gesamten Körpers strömt. Die tiefe Entspannung des Qigong-Übenden bewirkt eine sanfte Erweiterung der Blutgefäße, wodurch sie mehr Blut transportieren können.

Ein guter Kreislauf ist extrem wichtig für die gesunde Hirnfunktion. Obwohl das Gehirn nur rund zwei Prozent des gesamten Körpergewichts beträgt, verbraucht es doch 20 Prozent des zur Verfügung stehenden Sauerstoffs. Ein Mangel an sauerstoffreichem Blut prädisponiert den Menschen für anfallartige Leiden, Migräne etwa, und psychische Instabilität. Ein größerer zerebraler Blutstrom war möglicherweise auch der Grund für das im Vergleich zu den Kontrollpersonen bessere Abschneiden Qigong trainierender Studenten bei Intelligenz-Tests.[11] Die Art der Versorgung des Gehirns mit Blut kann auch die Erklärung dafür bieten, auf welche Weise Qigong zur Stärkung des Gedächtnisses und zu einer verzögerten Vergreisung alter Menschen beiträgt. Die Gehirnzellen sterben wahrscheinlich langsamer ab, wenn sie besser mit Sauerstoff versorgt werden. Zudem sei darauf hingewiesen, daß die Heilwirkungen des Qigong bei der Gedächtnisleistung möglicherweise auf die Verminderung der Nebennieren-Streßhormone im Blut zurückzuführen sind. Einige dieser Hormone docken in Gehirnbereichen an, die für das Gedächtnis zuständig sind, und führen dort zu Verschleißerscheinungen.

Eines der Zeichen für das Fließen von Qi ist vermehrte Wärme in Händen und Füßen, ein Zeichen für verbesserte Blutzirkulation in den am weitesten vom Herzen entfernten Extremitäten. Qigong-Schüler können lernen, die Weite der Blutgefäße in Händen und Füßen selbst zu regulieren, indem sie auf ihr subjektives Wärmeempfinden achten und Wärme »einladen«. Es gibt Hinweise darauf, daß diese Fähigkeit zu besserer Selbstkontrolle der Blutgefäße auch in anderen Körperregionen führt, wodurch einige Formen von Migräne oder Angina pectoris geheilt oder gelindert werden können.[12]

Eine exakte Methode zur Feststellung, welchen Einfluß Qigong auf die periphere Blutzirkulation hat, ist die Messung des Blutvolumens mit dem photoelektrischen Ohrläppchen-Sphygmographen (Pulsschreiber), der einen Lichtstrahl durch das Ohrläppchen schickt. Die Lichtintensität ändert sich entsprechend unterschiedlicher Blutvolumina. Die Licht-Dämpfung, ein Zeichen erhöhten Blutvolumens, taucht als weitere Amplitude auf dem Pulsschreiber-Bildschirm auf.

Der Ohrläppchen-Pulsschreiber wurde von Wissenschaftlern in drei wichtigen Laboratorien in China experimentell eingesetzt: an der Pekinger Universität für Luft- und Raumfahrt, am Krankenhaus für Gynäkologie und Geburtshilfe in Nantong und am Umweltwissenschaftlichen Forschungsinstitut in Nantong.[13] Das Gerät maß den peripheren Blutstrom während des normalen Sitzens und während der Qigong-Meditation bei 48 ruhig sitzenden Qigong-Probanden. Die Amplitude der Sphygmographen-Welle vergrößerte sich durchschnittlich um 30 Prozent während der Qigong-Meditation, verglichen mit der Amplitude beim normalen Ruhigsitzen ($p< 0,01$). Bei acht Testpersonen vergrößerte sich die Amplitude um über 100 Prozent, und dies schien in enger Verbindung damit zu stehen, ob es der jeweiligen Testperson gelang, in einen tiefen Qigong-Meditationszustand einzutreten.

Mit ähnlichen Experimenten hat man den Blutstrom in Fingerspitzen gemessen. Dazu arbeitete man mit insgesamt 27 ruhig sitzenden Testpersonen, 22 Qigong-Praktizierenden und 5 Kontrollpersonen. Dabei setzte man einen lasergesteuerten Mikrozirkulations-Blutdruckmesser ein, ein ähnliches Gerät wie der Pulsschreiber, und die Wissenschaftler konnten während der Meditation der Qigong-Gruppe eine sehr deutliche Zunahme des Blutstroms – bei einem Wahrscheinlichkeitsgrad p von weniger als 0,001 – feststellen. Die Veränderung bei den Mitgliedern der Kontrollgruppe hingegen war nicht signifikant, $p> 0,1$. Zehn Testpersonen trainierten daraufhin in fünf Sitzungen intensiver Qigong. Als man sie danach wieder untersuchte, war ihre Blutzirkulationsrate enorm angestiegen. Es bestand also ein direkter Zusammenhang zwischen Blutzirkulation und Dauer und Niveau des Qigong-Trainings.[14]

Verdauungsapparat

Es gibt in China manch scherzhafte Geschichte über »rülpsende Anfänger« und die angeblich verdauungsfördernden Kräfte von Qigong-Meistern. Eine meiner Lieblingsgeschichten habe ich vom 90 Jahre »jungen« Taijiquan-Meister T. T. Liang. Taijiquan ist eine wunderbar fließende Qigong-Übungspraxis, die aussieht wie Schwimmen in der Luft.

Eines Tages schauten zwei Frauen bei einer Übungsstunde zu und sahen die Schüler die langsamen, fast unwirklich wirkenden Übungen ausführen. Nach dem Unterricht setzte sich Meister Liang auf einen Stuhl, um eine chinesische Zeitung zu lesen. Die beiden jungen Frauen traten an Meister Liang heran und fragten ihn vorsichtig: »Könnten Sie uns erklären, welchen Sinn dieser Tanz hat?« Liang sah kurz auf und sagte nur ein Wort: »Furz!« Eine der Frauen fragte: »Entschuldigung, aber was heißt das?« Liang wiederholte mit entschlossener Stimme: »Furz. Mehr Furze, mehr Rülpser, Verunreinigungen werden rausgelassen. Sinn des Taijiquan.« Tatsächlich spüren Qigong-Anfänger während der ersten Übungsmonate meist ein Rumpeln im Bauch und produzieren Darmgeräusche. Das wird als Ausstoßen von schädlichem Qi gesehen und als Gewöhnung des Körpers an ein besseres und effizienteres Funktionieren des Verdauungsapparates. Man weiß von erfahrenen Qigong-Meistern, daß sie sich rühmen, fast alles und in beliebiger Menge verdauen oder alles runterschlingen zu können, dann wieder nehmen sie längere Perioden überhaupt nichts zu sich, und sie demonstrieren dies auch. Das heißt nicht, daß Qigong-Meister für gewöhnlich unmäßig essen, sondern bedeutet, daß sie in der Lage sind, für kurze Zeit unmäßig zu essen – ohne ernsthaftere gesundheitliche Folgen. Der Grund? Sie haben eine größere Selbstkontrolle über viele Stoffwechselvorgänge, und ihre Verdauung kommt schneller wieder ins Gleichgewicht. Meine Lehrer verdauten gegrillte Hühnchen stets besser als ich und vertrugen auch scharfe Soßen besser.

Es gibt viele Gründe für die verdauungsfördernde Wirkung des Qigong. Die Bauchatmung wirkt wie eine Massage auf die Verdauungsorgane. Während sich das Zwerchfell auf und ab bewegt, werden die an der Peristaltik (die Bewegung der Speisen durch die Speiseröhre Richtung Magen) beteiligten Muskeln stimuliert. Qigong-Meister und Wissenschaftler Dr. Jiao Guorui glaubt, daß sich eine schwache Peristaltik verbessert und zu starke Kontraktionen abgeschwächt werden können.[15]

Es gibt nicht wenige Anhaltspunkte, daß Qigong den Appetit fördert. Dies könnte sich durch eine Beeinflussung der Speichel- und Verdauungsenzyme erklären, obwohl es noch zuwenig empirische Beweise hierfür gibt. Fast jeder Qigong-Übende bemerkt bei sich eine vermehrte Speichelproduktion, während und unmittelbar nach den Übungen. Es ist möglich, daß die Qigong-Übungspraxis auch die Säure-Produktion im Magen sanft anregt, so daß auch in fortschreitendem Alter der optimale Spiegel aufrechterhalten werden kann. (Ein reduzierter HCl-Spiegel und schlechtere Verdauung sind normale Zeichen des Alterns.)

Wenn sich die Blutzirkulation verbessert und die Qigong-Schüler gleichzeitig eine notwendige Umstellung ihrer Eß- und Lebensgewohnheiten vornehmen, kommt es nicht selten zur Verkleinerung von Hämorrhoiden, oder diese verschwinden ganz. Allgemeine körperliche Entspannung, so wichtig im Qigong, könnte auch auf psychosomatisch bedingte Verdauungsstörungen und einige Geschwürarten heilsame Effekte ausüben. Zu vielen Qigong-Techniken gehören auch Übungen, bei denen der anale Schließmuskel kontrahiert wird. Dies könnte den Tonus der geschmeidigen, an der Ausscheidung beteiligten Muskeln stärken und auf diese Weise auch zur Heilung von Hämorrhoiden und Verstopfung beitragen.

Diese Wirkungen hat man in zahlreichen klinischen Studien nachgewiesen. Dr. Wang Shubin vom Tangshaner Qigong-Genesungsheim behandelte 126 Patienten, die unter schwerster Verstopfung litten, mit einer Kombinations-Therapie aus *nei-*

yanggong (»Innere Nährende Übungen«, siehe Kapitel 11), Bauchatmung und Fokussieren der Gedanken auf das untere Dantian. Nach zehn Tagen kamen noch Taijiquan-Übungen hinzu. In den meisten Fällen verschwand die Verstopfung nach einer Woche. Nach einiger Zeit hatten alle wieder eine geregelte Verdauung.[16]

Es gibt besonders viele Informationen, wie Geschwüre, ein in China häufiges Gesundheitsproblem, mit Qigong behandelt wurden. Wir haben Berichte aus der Qigong-Abteilung des Arbeiterkrankenhauses Nr. 1 in Tianjin über die Behandlung von 515 Patienten mit Magen- und Zwölffingerdarmgeschwüren, darunter 230 Fälle einer fünf- bis zehnjährigen Behandlungsdauer. Die Qigong-Therapie der stationären Patienten dauerte im Schnitt 72,7 Tage. Ein derart langer Krankenhausaufenthalt bei einem Geschwür ist z. B. in den USA nicht üblich. Der chinesische Patient erhält die Möglichkeit, in einer von sozialem, umwelt- und jobbedingtem Streß abgeschirmten Umgebung die Vorteile der Qigong-Behandlung voll für sich zu nutzen. Die Patienten nahmen im Durchschnitt 9,7 Pfund zu, 70,8 Prozent der Patienten wurden von ihren Geschwüren geheilt.[17]

Das meiste Material über den Heileffekt einer Qigong-Therapie bei Geschwüren liegt jedoch in Form von klinischen Erfahrungsberichten vor, es handelt sich dabei nicht um exakte wissenschaftliche Daten. Zhao Liming, ein Arzt der traditionellen chinesischen Medizin in Harbin, berichtete folgendes über den Nutzen von Qigong bei der Behandlung von 1278 Geschwür-Patienten:

> Von 190 Magengeschwür-Patienten wurden 154 gesund, bei 34 verbesserte sich der Zustand, bei 2 Patienten griff die Therapie nicht. Von den 955 Zwölffingerdarmgeschwür-Patienten wurden 742 geheilt, 202 machten Fortschritte, 11 Patienten sprachen nicht an. Hochgerechnet auf die ganze Gruppe: Heilung 77,4 Prozent, Zustandsverbesserung 20,9 Prozent, kein

Heilerfolg 1,7 Prozent. Bei 175 unter Langzeit-Beobachtung stehenden Patienten trat die Krankheit in 59 Fällen wieder auf, darunter waren 2 Patienten, die dem Qigong treu geblieben waren, 3 Patienten, die hin und wieder übten und 54 Patienten, die Qigong ganz aufgegeben hatten.[18]

Dies ist ein klarer Hinweis darauf, daß regelmäßige Qigong-Übungen notwendig sind, um das Wiederauftreten bestimmter Krankheiten zu verhindern. Aus einigen chinesischen Krankenhäusern kommen sogar noch eindrucksvollere Berichte über Heilungsraten bei Geschwür-Patienten: Arbeiter-Sanatorium der Provinz Zhejiang (91,1 Prozent), Krankenhaus der Volksbefreiungsarmee Nr. 31 (96,99 Prozent), Erstes Krankenhaus des Pekinger Medizinischen Instituts (86 Prozent).[19]

Qigong verbessert die mechanischen Verdauungsfunktionen, indem es die Muskeln stärkt, die die Speisen durch den Verdauungskanal befördern. Es gibt zwar nur spärliche, doch sehr eindrucksvolle Hinweise darauf, daß Qigong möglicherweise die chemischen Verdauungsvorgänge positiv beeinflußt, indem es bei der Aufschlüsselung der nahrhaften Nahrungsbestandteile und Eliminierung von pathogenen Bakterien hilft. Wissenschaftler der Pharmazeutischen Abteilung des Medizinischen Instituts in Jiamusi untersuchten per Ultraschall die Gallenblasen von zwölf Qigong-Praktizierenden vor, während und nach der Qigong-Meditation. Sie stellten eine Vergrößerung der Gallenblasen und eine erhöhte Absonderung von Gallensekret fest. Als die Wissenschaftler dann den Kot von sieben Qigong-Patienten untersuchten, fanden sie darin weniger pathogene Bakterien als bei den Kontrollpersonen, und auch die Zahl der gesunden Darmbakterien war größer. Daraus schlossen die Wissenschaftler, daß Qigong für eine gesündere Mikroflora im Verdauungssystem sorgt.[20]

Viele Verdauungsprobleme weisen starke psychologische Komponenten auf. Der Mensch kann mit Verstopfung reagieren, wenn er sich in einem gestreßten, nervösen Zustand befindet oder wenn ihn unverarbeitete Gefühle oder Gedanken quälen. Effiziente Nahrungsverwertung wird durch Unbill, Ärger, Frustration und Angst beeinträchtigt. Bei derartigem Streß produziert das Nervensystem bestimmte Stoffe, die sich in den Zellen der Verdauungsorgane festsetzen können und dadurch deren effizientes Funktionieren beeinträchtigen. Sicher erklären sich einige der positiven Effekte von Qigong auf die Verdauung allein dadurch, daß der Praktizierende lernt, sich zu entspannen und selbstbewußter zu werden.

Das Gehirn: Körperzustand und Geisteszustand

Den klarsten Beweis, daß Qi auf das Gehirn wirkt, liefern Experimente mit Äußerer Qi-Heilung. Es ist wahrscheinlich, daß das von den Händen des Heilers ausgesandte Qi in gleicher Weise auf die Nervenzellen wirkt wie das Praktizieren des selbstheilenden Qigong.

Zahlreiche Experimente haben gezeigt, daß die elektrischen Impulse des von einem Heiler auf gezüchtete Ratten-Neuronen ausgesandten Qi schneller durch die Zellmembranen fließen, sie verursachen um 40 Prozent erhöhte Aktionsströme.[21] Man hat außerdem festgestellt, daß Äußeres Qi die Nervenzellen vor Zerstörung durch freie Radikale bewahren kann, jene hyperaktiven Moleküle, die zügellos an Zellen andocken und ihre normale Funktion zerstören.[22] Wissenschaftler am Pekinger Institut für Traditionelle Chinesische Medizin setzten zwei Gruppen kultivierter Ratten-Neuronen zerstörerischen freien Hydroxid-Radikalen aus. Eine Gruppe wurde dann von einem Äußeren Qi-Heiler behandelt, die andere nicht. Die behandelten Zellen waren danach weniger aufgebläht und degeneriert als die anderen. Die Wissenschaftler schlossen daraus, daß das ausgesandte Qi als

Killer freier Radikale (wie Vitamin C) wirken kann und die Nervenzellen vor der Zerstörung bewahrt.[23]

Viele Untersuchungen haben gezeigt, daß Qigong eine Veränderung der Gehirnströme bewirkt, es vermindert ungesunde Strukturen bei kranken Menschen und sorgt bei Gesunden für eine effizientere Gehirnfunktion. Als man 158 Zerebral-Arteriosklerose-Patienten in einem rund dreimonatigem Kurs mit Qigong-Atemtechniken behandelte, maß man bei 16 Prozent der Kranken mit abnormen Hirnströmen anschließend wieder normale Werte.[24] Es ist bekannt, daß länger andauernde Hypertonie-Zustände die Sauerstoffzufuhr ins Gehirn vermindern können und dadurch die Gehirnfunktionen beeinträchtigt werden. Aus einer wissenschaftlichen Studie des Shanghaier Instituts für Hypertonie geht hervor, daß die Hypertonie-Qigong-Therapie zu weniger abnormen Gehirnströmen führt.[25] Wenn schlechte Sauerstoffzufuhr zum Gehirn abnorme Gehirnströme verursacht und den Menschen für psychische Probleme disponiert, gilt umgekehrt, daß bessere Atmung die Gehirnfunktionen verbessert und damit die psychische Gesundheit.

Das Qigong-EEG

In den 80er Jahren wiesen chinesische Wissenschaftler das Vorhandensein eines Qigong-Elektroenzephalogramms (EEG) nach, einer besonderen Struktur der Aktionsströme im Gehirn, die man bei den meisten der untersuchten gesunden Qigong-Übenden antraf, besonders bei Langzeit-Übenden. Das Besondere des Qigong-EEGs liegt in der Art und Amplitude (Stärke) der Aktionsströme, der Lokalisation und im festgestellten Kohärenzgrad (Synchronisation).

Wissenschaftler unterscheiden vier Wellentypen im Gehirn, die nach ihrem spezifischen, in Hertz (Hz) gemessenen Fre-

Das Qigong-EEG 129

quenzradius oder Rhythmus pro Sekunde in verschiedene Kategorien eingeteilt werden. Alle Wellenformen sind normalerweise im Spektrum der elektrischen Gehirntätigkeit eines Menschen im Wach- und Schlafzustand anzutreffen, jedoch überwiegen in bestimmten Lebensaltern oder während besonderer physischer oder mentaler Zustände einige Formen erkennbar. Die langsamste ist die *Delta*-Welle (5-4 Hz), sie überwiegt in der Jugend oder bei Erwachsenen im Tiefschlaf. Heiler können manchmal Delta-Wellen im Wachzustand produzieren, ein graphisch darstellbarer Beweis für die Fähigkeit, sich die Weisheit der Jugend zu eigen zu machen und in die tiefsten Schichten des Bewußtseins vorzudringen. Die nächste Welle heißt *Theta* (4-8 Hz), sie ist im Halbschlaf vorhanden, in nicht mehr bewußten Zuständen, und wird oftmals begleitet von traumähnlichen Bildern. Wer in Meditation geübt ist, kann Theta im völligen Wachzustand durch Loslassen von Gehirn, Emotionen und Körper produzieren. Die dritte Kategorie heißt *Alpha* (8-13 Hz). Alpha-Wellen deuten auf die Fähigkeit, sich in einen Zustand entspannter Aufmerksamkeit zu versetzen, um sich während der Visualisierung auf innere Bilder zu konzentrieren und sich einem Bild oder Ton schweigend hinzugeben oder die Arbeit des eigenen Gehirns zu verfolgen. Die meisten Menschen können ihre Alpha-Wellen vermehren, indem sie einfach die Augen schließen und sich entspannen. Während der Meditation werden hauptsächlich Alpha-Wellen produziert.

Die schnellsten Gehirnwellen sind die *Beta*-Wellen (13-26 Hz oder mehr), sie kennzeichnen den Wachzustand, in dem sich der Erwachsene die meiste Zeit befindet. Elmer und Alyce Green beschreiben in ihrem schon klassischen *Beyond Biofeedback* die Beta-Gehirnwellen als »meist in Verbindung stehend mit aktiver Aufmerksamkeit, oftmals gerichtet auf die Außenwelt, aber verbunden mit konkretem Denken«.[26] Beta überwiegt, wenn jemand ein Buch liest oder ein bestimmtes Problem zu lösen versucht. Dieser Zustand des Überwiegens von Beta wird euphemistisch

»Aufmerksamkeit« genannt. Doch – so stellte der verstorbene Arzt Ed Wilson fest, der sich aus medizinischer Sicht mit Energieströmen befaßte – überwiegt er besonders im Zustand der »freiflottierenden Angst«, das heißt, wenn das Gehirn ruhelos arbeitet.[27] Es besteht die Wahrscheinlichkeit, daß ein großer Teil der Erwachsenen während des Wachseins andauernd in einem Beta-Zustand feststeckt. Der Mensch tendiert zum ständigen »Nachdenken«, statt in aller Stille Dinge zu erfahren. Denken ist nützlich und notwendig für die Verarbeitung von Erfahrung, doch wird es pathologisch, sobald es das Bewußtsein dominiert. Alan Watts pflegte seine Studenten zu ermahnen: »Wenn Sie immer nur denken, dann bleibt Ihnen schließlich nur, Ihre Gedanken zu überdenken!«

Wenn die Gehirntätigkeit sich verlangsamt, verlangsamen sich auch die Gehirnwellen. Qigong unterstützt das Gehirn, von Beta nach Alpha, Theta oder einer Kombination aus beiden »zurückzuschalten«. Qigong bewirkt ganz allgemein ein Überwiegen des Alpha mit großer Amplitude, gemessen in Mikrovolt. Vor dem Qigong-Training sieht Alpha im EEG meist wie leicht gekräuseltes Wasser in einem Teich aus. Während der Qigong-Übungen verwandelt sich Alpha zu hohen Ozeanwellen. Dies bedeutet keine Erhöhung der Gehirnwellenfrequenz, sondern heißt, mehr Hirngewebe tut zur selben Zeit dasselbe, so daß eine größere elektrische Ladung entsteht, daher die größere Amplitude.

Wenn ein Qigong-Übender sich während der Meditation auf ein bestimmtes Objekt konzentriert, einen bestimmten Körperteil etwa, oder wenn er Qi durch einen bestimmten Meridian fließen läßt, entstehen stärkere Alpha-Wellen in seiner linken Gehirnhälfte. Konzentriert sich der Praktizierende hingegen nicht auf ein bestimmtes Objekt, sondern praktiziert er schweigende Aufmerksamkeit, so konzentrieren sich die Alpha-Wellen mit hoher Amplitude in seiner rechten Gehirnhälfte.[28] Diese Erkenntnisse stimmen mit dem überein, was wir über die unterschiedlichen

Funktionen der beiden Gehirnhälften wissen. Die Absicht des Qi-Fokussierens stimuliert die linke Gehirnhälfte, die für die kognitiven Funktionen zuständig ist. Die rechte Hälfte ist die intuitive und unterstützt das Bewußtsein für Zusammenhänge und Verkettungen und wird daher durch Meditation stimuliert, die sich nicht auf ein bestimmtes Objekt richtet, sondern auf die Erfahrung des autonomen Seins.[29]

Während der Qigong-Übungen vermehren sich die Theta-Wellen ebenfalls, doch nicht in so starkem Maß wie die Alpha-Wellen. Möglicherweise treten auch die Delta-Wellen deshalb in den Vordergrund, weil der Übende immer ruhiger wird, obwohl diese Vermutung durch weitere Forschungen erst noch bestätigt werden muß. Durch Qigong angeregte Alpha- und Theta-Wellen konzentrieren sich meist im vorderen Bereich des Gehirns. Für gewöhnlich kann man nach drei bis vier Minuten eine deutliche Verlagerung aus dem Bereich des Hinterhauptbeins in den Stirnbein-Bereich feststellen. Dies korrespondiert mit einer Beruhigung des Sprechflusses und bewertender Gehirnfunktionen und führt zu verstärkter Konzentration auf Ganzheitserfahrungen, in denen Subjekt und Objekt eins zu sein scheinen. Der Qigong-Übende empfindet, erfährt und erfühlt ohne Worte anstatt zu etikettieren, kategorisieren und Erfahrungen zu beurteilen (Beta).

Das Maß an Kohärenz zwischen den einzelnen Gehirnteilen erhöht sich beim Qigong mit zunehmender Übungserfahrung. Kohärenz bedeutet, daß die in verschiedenen Gehirnteilen produzierten speziellen Frequenzen – Delta, Theta, Alpha oder Beta – zusammenspielen, Wellenkämme und -täler zeitlich parallel auftreten. Ein ähnlicher Stimulationszustand kann möglicherweise zwischen der rechten und linken Gehirnhälfte, dem vorderen und hinteren Gehirn oder allen großen Gehirnbereichen untereinander nachgewiesen werden. Daraus läßt sich schließen, daß Qigong-Übungen zu einem harmonischen, in sich ruhenden Selbst verhelfen können.

Gehirnwellen-Kohärenz ist bei vielen Tests mit Qigong festgestellt worden. Ein klassischer Test wurde im Institut für Qigong-Wissenschaft der Pekinger Hochschule für Traditionelle Chinesische Medizin durchgeführt: 32 Studenten praktizierten ein Jahr lang täglich 40 Minuten Meditation-im-Stehen, eine der wichtigsten und populärsten Qigong-Arten (siehe Kapitel 10). Der Ausgangszustand ihrer EEG-Kohärenz wurde vor Beginn der Qigong-Schulung gemessen, zusätzliche Messungen erfolgten nach sechs Monaten und nach einem Jahr. Bei der Messung nach einem Jahr war ein signifikanter Anstieg der Kohärenz zwischen den beiden Hälften im Stirn($p< 0,05$)-, Hinterhauptbein($p< 0,001$)- und Schläfenbein($p< 0,001$)-Bereich festzustellen. Diese Ergebnisse lassen vermuten, daß die Gehirnwellen-Kohärenz ein objektiver Maßstab für eine erfolgreiche Meditation sein könnte.[30]

Da sich der Übende subjektiv ruhig und ausgeglichen fühlt, schreibt das EEG auch ausgeglichenere Gehirnwellen. Die beiden Gehirnhälften und die unterschiedlichen Bewußtseinszustände – insbesondere die kognitiven und kreativ/intuitiven – kommunizieren miteinander. Ganzheit ist nicht nur eine Metapher für Gesundheit, sie ist auch eine wissenschaftliche Tatsache. Derartige Kohärenzeffekte sind bei Tests mit gesunden, aber untrainierten Personen nicht so häufig nachweisbar. Wenn Qigong-Schüler und Nichtpraktizierende ihre Augen schließen und ruhig sitzen, ist der Kohärenzgrad im EEG der Qigong-Schüler statistisch signifikant höher, gemessen an den Ergebnissen der anderen.[31]

Interessant für zukünftige Forschungen wäre, wenn man nicht allein die Kohärenzfähigkeit zwischen einzelnen Gehirnteilen eines Individuums erforschen würde, sondern diejenige zwischen zwei Menschen. Vermögen starke Heiler oder Medien Resonanzeffekte bei einem Klienten hervorzurufen? Sind beider Gehirnwellen und Herzschläge synchron? Könnte ein derartiger Ansatz die physische oder energetische Basis einer gemeinsamen Gedanken- und Gefühlswelt bei Liebenden offenlegen?

Wenn ich Vorträge über das Qigong-EEG vor westlich geschulten Medizinern halte, ist immer ein Neurologe dabei, der mich fragt: »Sind langsame, synchron verlaufende Gehirnwellen nicht ein Zeichen für einen Gehirnschaden?« Das Qigong-EEG entsteht bei Bewußtsein und manifestiert sich ausgeglichen und gut organisiert. Diese Eigenschaften unterscheiden es deutlich von der verlangsamten Gehirnwellen-Struktur bei Patienten mit einer Gehirnverletzung. Autounfallopfer etwa produzieren unruhige Gehirnwellen mit gezackten, unregelmäßigen Ausschlägen und kleinen Amplituden verglichen mit den großen Amplituden der Wellen, die während der Meditation auftreten. Patienten mit Gehirndefekten können oftmals nicht einmal normale Mengen Alpha-Wellen produzieren, weshalb sie Schwierigkeiten haben, sich zu konzentrieren und ihre Gedanken zu ordnen. Kohärente Wellen entstehen nach Hirnschädigungen deshalb, weil die verschiedenen Bewußtseinsebenen nicht in der Lage sind, separat zu funktionieren, als ob das verletzte Gehirn durch einen undifferenzierbaren Wust an Gedanken, Bildern und Gefühlen sich im Zustand der Geistesverwirrung befände.

Das Qigong-EEG liefert einen schlagkräftigen empirischen Beweis für die Qigong-Effizienz im geistig-spirituellen Bereich. Das Vorherrschen von Alpha-Wellen zeigt, daß Qigong einen entspannten und aufmerksamen Bewußtseinszustand herbeiführt. Das gleichzeitige Vorhandensein von Theta-Wellen bedeutet, daß Übende ihrer tieferen Bewußtseinsschichten gewahr werden. Die verbesserte Kohärenz läßt vermuten, daß miteinander rivalisierende Aspekte des Selbst harmonisiert werden. Die Übenden werden zu ganzen, in sich ruhenden menschlichen Wesen. Und nicht zu vergessen, Qigong-Meister verfügen über ein hohes Maß an Selbstkontrolle. Sie oder er kann ganz nach Belieben den jeweiligen Bewußtseinszustand verändern.

Geistige Gesundheit

Leider weisen viele Studien über Qigong und geistige Gesundheit Unzulänglichkeiten auf. Bei vielen Tests wurden keine Kontrollpersonen eingesetzt, oder die Anzahl der Tests reichte für ein aussagekräftiges Ergebnis nicht aus. Nicht immer wurden die allgemein bekannten psychologischen Standards – obwohl sie auch in China bekannt sind – den Qigong-Tests zugrunde gelegt. Und es bleibt ja auch die Frage, ob man diese Maßstäbe auf eine nichtwestliche Kultur so ohne weiteres übertragen kann. Chinesische Wissenschaftler benutzen manchmal vage und schwammige diagnostische Termini wie »Neurose«, »Hysterie« oder »Neurasthenie«. Wesentliche Einflußfaktoren sind manchmal gar nicht berücksichtigt worden, dazu zählen die Unterstützung des Patienten durch Familie, Arbeitseinheit oder Nachbarn sowie die psychische Anamnese – Faktoren, die dem Wissenschaftler wegen der kulturell bedingten Scheu der Chinesen, persönliche Probleme zu offenbaren, verschwiegen werden.

Trotzdem ist wertvolle wissenschaftliche Arbeit geleistet worden. Eine der besten Studien dieser Art führte Wang Jisheng am Institut für Psychologie der Chinesischen Akademie der Wissenschaften durch.[32] Dr. Wang wertete den geistigen Gesundheitszustand von 153 Personen aus, die Qigong weniger als zwei Jahre praktiziert hatten (Gruppe 1), und verglich diese Werte mit denen von 119 Personen, die Qigong seit mehr als zwei Jahren betrieben hatten (Gruppe 2). Gruppe 2 zeigte positive Ergebnisse ($p < 0,05$) in den Bereichen Zwanghaftigkeit, Angst, Phobien und schnitt besser bei der Bewertung des geistigen Allgemeinzustands ab. Eine noch größere statistische Relevanz ($p < 0,01$) ergab sich, als andere Ergebnisse hinzugezogen wurden. Die Mitglieder der Gruppe 2 bewiesen mehr zwischenmenschliches Einfühlungsvermögen, hatten weniger Depressionen und Psychosen und allgemein bessere statistische Werte. Wang schloß daraus, daß eine längere Qigong-Übungs-

Geistige Gesundheit 135

zeit auch positivere Effekte auf die meisten Bereiche der psychischen Gesundheit hat.

Wang untersuchte auch den Einfluß von Qigong auf das psychologische Typ-A-Verhalten – dieser Typ gilt als aggressiv, gestreßt, in Zeit- und Terminnot –, bekannte Risikofaktoren für eine Herzattacke. In einem Test mit 233 Teilnehmern, unter ihnen 89 Qigong-Übende und 144 andere, ließ er einen Typ-A-Fragebogen von allen Teilnehmern ausfüllen. In der Qigong-Gruppe offenbarten 22,43 Prozent ein typisches Typ-A-Verhalten, verglichen mit 51,39 Prozent in der Kontrollgruppe. Der Nachteil dieser Studie besteht darin, daß Wang keine Typ-A-Werte der Mitglieder der Qigong-Gruppe besaß, bevor diese mit ihren Qigong-Übungen begonnen hatten. Fraglich bleibt, ob diese Personen sich für Qigong interessierten, weil es ihrem ohnehin ausgeglichenen Temperament entsprach oder aber weil sie die Qigong-Übungen benötigten, um ihr vorhandenes Typ-A-Verhalten abzubauen. Außerdem wäre es wichtig, herauszufinden, welche positiven Qigong-Effekte auf das Typ-A-Verhalten tatsächlich auf das Konto der einzigartigen Heilwirkungen von Qigong gehen und welche ein Ergebnis der Geduld, die man beim Erlernen jeglicher Heilmethode aufbringen muß, oder der Erfahrung von Freundschaft und Unterstützung durch eine Gruppe beim Lernen sind.

Eine von Shigemi Hayashi am Chinesisch-Japanischen Qigong-Institut durchgeführte Studie ergab, daß Qigong-Übungen zu einem subjektiv empfundenen emotionalen Wohlbefinden aller Teilnehmer führten.[33] Ein 1992 mit 226 japanischen Qigong-Anhängern durchgeführtes Experiment führte bei allen Teilnehmern zu emotionaler Stabilität, erhöhter Lebensfreude, geringerer Selbstherrlichkeit, größerer Offenheit, verstärktem Enthusiasmus und gesteigerter Entschlußkraft sowie größerer Rücksichtnahme auf andere. Hayashi erwähnt, daß man ähnlich positive Auswirkungen bei Studenten der Qigong-Schule in Aosora festgestellt hat, die jeden Tag vor der Arbeit 30 Minuten

Qigong üben. Die Studenten berichteten von größerer Offenheit, Entschlußkraft, Gesundheit und Lebensfreude.

Geistige Gesundheit ist oftmals eine Folge verbesserter Körpergesundheit. Man geht wohl zu Recht davon aus, daß der Mensch nach Linderung oder Heilung körperlicher Beschwerden den Kopf frei hat, so daß es ihm dann besser gelingt, sich mit persönlichen psychischen Problemen auseinanderzusetzen oder diese gar zu lösen.

Atemwege und Asthma

Qigong steigert die Vitalität, da der Körper durch die Absenkung der Stoffwechselrate Energie spart. Der Körper entspannt sich, das Herz schlägt langsamer und regelmäßiger, der Geist wird gelassen. Die Atemfrequenz nimmt von 16 Atemzügen pro Minute auf drei bis fünf pro Minute ab. Das Ein- und Ausatmen wird weicher und flüssiger im Vergleich zu Untrainierten.

In unserer gestreßten Gesellschaft neigen die Menschen dazu, schnell und flach durch Öffnen und Schließen des Brustraums zu atmen. Für die Qigong-Übungen wird eine effizientere Bauch-Atemtechnik empfohlen. Wenn unser Körper erst einmal das angenehme Gefühl des gesunden, entspannten Atmens erfahren hat, wird diese Technik natürlich und selbstverständlich.

Bei der Qigong-Atemtechnik dehnt sich der Unterbauch während des Einatmens und zieht sich beim Ausatmen wieder zusammen. Das heißt, beim Einatmen fällt das Zwerchfell nach unten, drückt den Bauch nach außen, während sich die Lungen mit Luft füllen. Während des Ausatmens entspannt sich das Zwerchfell, wandert in die Ausgangsposition zurück, und dadurch zieht sich der Bauch sanft zusammen und drückt die Luft nach außen. Diese Technik, »Bauch- oder Zwerchfellatmung« genannt, spart Energie, denn es ist weniger anstrengend, den Bauch zu bewegen als den Brustraum. Am wichtigsten ist je-

Atemwege und Asthma   137

doch, daß dadurch die besten Voraussetzungen für die Aufnahme von Sauerstoff und die Abgabe von Kohlendioxyd geschaffen werden. Auf Röntgenaufnahmen hat man gesehen, daß Qigong-Übende ihr Zwerchfell drei- bis viermal so stark bewegen wie die meisten anderen Menschen,[34] das heißt, sie atmen intensiver. Als man geübte Qigong-Anhänger während der Qigong-Meditation unter dem Röntgen-Fluoroskop beobachtete, waren ihre Zwerchfellbewegungen deutlich intensiviert, doch die *Anzahl* der Bewegungen pro Minute (die Atemfrequenz) war niedriger.[35]

Die Zwerchfellatmung stärkt die Bauchmuskeln kontinuierlich. Dies ist nicht nur wichtig für das gute Aussehen, sondern auch für das Aufrechtsitzen. Was nutzt ein morgendliches Bauchatmungs-Training, wenn das Zwerchfell dann den Rest des Tages schläft und nicht richtig arbeitet? Die gesunde Atmung führt zur Stärkung und Elastizität aller an der Atmung beteiligten Muskeln.

Mittlerweile konnte nachgewiesen werden, daß die Lungenkapazität bei Qigong-Anhängern größer ist als die normaler Menschen. Jeder Qigong-Übende kann das subjektive Gefühl der leichteren Atmung und der größeren Lungenkapazität bestätigen. Wissenschaftler des Krankenhauses der Chinesisch-Japanischen Freundschaft in Peking testeten die Atemwegsgesundheit bei einer Gruppe von 14 älteren herz- oder lungenkranken Patienten[36], von denen elf mehr als 20 Jahre lang geraucht hatten. Nach achtzehnmonatiger Praxis mit verschiedensten Qigong-Übungsformen, darunter auch Taijiquan, hatte sich ihre Lungenfunktion enorm verbessert. Die *Vital*kapazität (das von den Lungen nach intensivem Einatmen ausgestoßene Luftvolumen) hatte durchschnittlich um 3,31 Prozent zugenommen. Die *Total*kapazität (das Luftvolumen in der Lunge nach sehr tiefer Einatmung) hatte durchschnittlich um 7,34 Prozent zugenommen, bei vier Patienten sogar um mehr als 15 Prozent. Die stärkste Zunahme war in der effektiven Atmungskraft zu verzeichnen, die als

Atemstoßtest gemessen wird, das ist das ausgestoßene Luftvolumen, wenn der Patient mit größter Anstrengung und Geschwindigkeit ausatmet. Alle Patienten hatten hier um durchschnittlich 16,11 Prozent (p< 0,001) erhöhte Werte. Angemerkt werden muß allerdings, daß dieser Test mit nur wenigen Personen und ohne Kontrollgruppe durchgeführt wurde. Das positive Ergebnis unterstreicht jedoch, wie wichtig weitere Forschungen auf diesem Gebiet sind.

Die Heileffekte des Qigong auf die Atemwege wurden auch in klinischen Beobachtungen durch Li Ziran und Kollegen am Forschungsinstitut für Traditionelle Chinesische Medizin in Tianjin und am Tianjin-Hospital für Thorax-Chirurgie[37] unterstrichen. Die Wissenschaftler untersuchten den Einfluß eines dreimonatigen Qigong-Kurses auf 20 Patienten in Kombination mit einer medikamentösen Standard-Therapie. Die Patienten litten unter chronischen Atemwegserkrankungen – chronischer Bronchitis, Asthma, Lungenemphysem und Corpulmonale (Rechtsherz, Hypertrophie der rechten Herzhälfte, verursacht durch eine Lungenkrankheit oder Lungenhypertonie). Im Vergleich zur Kontrollgruppe, die nur Medikamente bekam, erwies sich die Kombinationstherapie als effektiver. Die Symptome und der Allgemeinzustand – Appetit, Schlaf und Energie – besserten sich. Auch die Atemfrequenz der beiden Gruppen wies große Unterschiede auf. Während der Behandlung nahm die Atemfrequenz der Kontrollpersonen von 20,1 Atemzügen pro Minute auf 18,2 ab, die Gruppe in der Kombinationstherapie konnte die Frequenz von 19,3 auf 6,6 pro Minute senken.

In China ist dem Asthma, weil es so häufig vorkommt, mehr Aufmerksamkeit als den anderen chronischen Atemwegserkrankungen geschenkt worden, und hierfür liegen auch die besten Forschungsergebnisse vor. 1986 veröffentlichte Hua Huang vom Shanghaier Volkskrankenhaus Nr. 6 einen Erfahrungsbericht über Qigong als Primärtherapie bei Bronchialasthma seit 1958.[38] Westliche Medikamente wurden nur bei akuten Anfällen gegeben. 111 an chronischem Bronchialasthma leidende Patienten erlernten die Qigong-Entspannungstechnik (*fangsonggong*, siehe Kapitel 8) und ruhige Atemtechnik, die zwei- bis dreimal täglich 20 bis 30 Minuten zu praktizieren waren, dazu andere Methoden wie die Konzentration auf verschiedene Akupunkturpunkte (*yishougong*), ruhige Meditation und Selbstmassage. Alle Übungen wurden im Sitzen ausgeführt, um die Entspannung zu fördern und die Möglichkeit von Asthmaanfällen auszuschließen. Die Behandlung dauerte ein bis zwei Monate. Vier Jahre später hatten von 99 Patienten 30 über ein Jahr lang keinen Anfall. Bei 39 war eine merkliche Besserung eingetreten, was sich an weniger häufig auftretenden, weniger starken und weniger lang andauernden Anfällen zeigte, an geringerer Medikamenteneinnahme und verbesserter Fähigkeit, körperlich zu arbeiten. Bei 24 Patienten war zumindest eine Besserung bei mehr als zwei der oben genannten Punkte festzustellen. Nur bei sechs Patienten gab es überhaupt keine Änderung oder Verbesserung. Hua Huang und seine Kollegen konnten einen positiven Einfluß von Qigong auch bei chronischen Bronchitis-Patienten nachweisen.

Das Immun-System und das große »K«

Qigong wird seit langem als eine das Immunsystem stärkende, ganzheitliche Heilmethode betrachtet. Obwohl der Begriff »Immunsystem« modern ist, verbinden sich mit dem traditionellen chinesischen Terminus *Buxi buxue*, »Qi und Blut stärken«, ähnliche Vorstellungen. Die chinesische Medizin lehrt, daß wir besser in der Lage sind, Infektionen und Krankheiten zu bekämpfen, wenn Qi und Blut gestärkt sind.

Den überzeugendsten Beweis des immunsystemstärkenden Effekts von Qigong liefert die Krebsforschung. In China wird Qigong allgemein als Begleittherapie zur Chemo- und Bestrahlungstherapie verordnet.[39] Man hat festgestellt, daß es die Nebenwirkungen dieser Therapien lindert. Qigong wird auch häufig als Primärtherapie bei fortgeschrittenem, inoperablem und schulmedizinisch nicht mehr behandelbarem Krebs verordnet. In diesen Fällen kann Qigong den Schmerz und andere Symptome lindern und das Fortschreiten der Krankheit abbremsen. Seltener führt die Qigong-Übungspraxis zu einem länger anhaltenden Rückzug der Krankheit.

Die bekannte Pekinger Schauspielerin Guo Lin führte die Besserung ihres Gebärmutterkrebses in fortgeschrittenem, inoperablem Stadium auf ihre Qigong-Übungen zurück, insbesondere auf die Methode »Spiel der Fünf Tiere« (siehe Kapitel 12). In den 70er Jahren begann Frau Guo ihre eigenen Qigong-Techniken zu unterrichten, zunächst in öffentlichen Parks und später in Krankenhäusern. 1979 glaubten zwanzig Krebspatienten im Finalstadium, ihre Heilung sei auf die Unterweisungen von Frau Guo zurückzuführen. Guo Lins Fall sorgte für eine größere Qigong-Akzeptanz in China. Es ist tragikomisch, daß beispielsweise in den USA Qigong-Anhänger Krebspatienten nur unter strengster Überwachung durch Ärzte behandeln dürfen. Für Patienten ist es oftmals schwer oder sogar unmöglich, aufgeschlossene Ärzte zu finden.[40]

In einer von Sun Qiuzhi und Zhao Li am Kuangan-Men-Krankenhaus in Peking durchgeführten klinischen Untersuchung wurde die Effizienz zweier Krebs-Therapien miteinander verglichen: die medikamentöse Standardtherapie und die Kombinationstherapie mit Medikamenten und Qigong.[41] Man teilte 127 Patienten in zwei Gruppen, 97 waren in der Kombinationstherapie-Gruppe und 30 Patienten in der Kontrollgruppe. Bei allen Probanden waren unterschiedliche Tumore im fortgeschrittenen Stadium diagnostiziert worden. Beide Gruppen erhielten vergleichbare Medikamente. Die Mitglieder der Qigong-Gruppe praktizierten im Durchschnitt drei Monate lang täglich zwei Stunden Qigong.

Das Immun-System und das große »K« 141

Bei der Analyse der veränderten Symptome – Körpergewicht und immunologische Standardwerte – fanden die Wissenschaftler erstaunliche Ergebnisse.

Tabelle 4: Qigong-Therapie bei Krebspatienten im fortgeschrittenen Stadium: Kombination aus Medikamenten und Qigong sowie allein medikamentöse Therapie

Meßwerte	Qigong-Gruppe	Kontroll-Gruppe
Normalisierte Leberfunktion	20,62 %	6,67 %
Normalisierte Erythrozyten-Sedimentation *	23,71 %	10 %
Phagozytose-Wert **	12,31 % Zunahme	7,87 % Abnahme
Wiedergewonnene Kraft	81,7 %	10 %
Größerer Appetit	63 %	10 %
Kein unregelmäßiger Stuhlgang	33,3 %	6 %

* Erythrozyten-Sedimentation: Wichtige Meßgröße für die Immunfunktion, Geschwindigkeit, mit der die rote Blutkörperchen sich in der Blutprobe senken.
** Die Wissenschaftler maßen, mit welcher Geschwindigkeit die Makrophagen, die Immunzellen, eingedrungene Fremdorganismen wie Bakterien und Krebszellen angreifen und unschädlich machen.

Mehrere vergleichbare Untersuchungen wurden mit ähnlich positiven Ergebnissen durchgeführt. Günstige Ergebnisse zeigten sich bei fast allen Arten und in allen Stadien von Krebserkrankungen nach einer Kombinationstherapie von Qigong mit allopathischen Medikamenten, Operationen, Chemotherapie, Bestrahlung, Akupunktur und Heilkräutern. Wenn die Qigong-Therapie nicht praktiziert wird, muß der Patient länger behandelt werden, verfällt schneller, und ein Rückzug der Krankheit ist weniger wahrscheinlich.

Für den Krebspatienten ist der emotionale Effekt des Qigong möglicherweise ebenso wichtig wie der energetische. Der Patient weiß, daß in seinem Körper etwas außer Kontrolle geraten ist, die

Krebszellen sich schnell vermehren und sein eigenes Immunsystem nicht mehr in der Lage ist, Freund und Feind zu unterscheiden. Er fühlt sich hilflos der Krankenhausmaschinerie ausgeliefert, sein Leben liegt in den Händen hochspezialisierter Geräte und Fremder in weißen Kitteln. Wenn der Patient Qigong übt, hat er endlich das Gefühl, selbst etwas für sich tun zu können. Es gibt Bereiche in seinem Körper, auf die er einen Einfluß ausüben *kann*. Viele westliche Untersuchungen haben gezeigt, daß das Gefühl, selbst etwas bewegen zu können, einen gewaltigen heilenden Schub bei fast jeder Krankheit auslöst.

Qigong kann einige Patienten auch näher zu Gott führen, wenn sie sich stärker der geistigen Dimensionen ihres Selbst und des Universums bewußt werden. Schmerz läßt sich durch Transzendieren lindern, oder anders ausgedrückt, durch Erforschung tiefer liegender Schichten auf eine fundamentalere Seinsebene transponieren. Auch wenn Qigong die Krankheit vielleicht nicht zu heilen vermag, ist es dennoch eine gute Medizin für die Seele: Es macht Mut, gibt Hoffnung und Zuversicht.

Qigong oder Wie man 120 Jahre alt wird

Der erste Schritt auf dem Weg zu einem langen Leben beginnt damit, daß Sie alles nur Mögliche unternehmen, die Dinge abzuschaffen, die Ihr Leben verkürzen! Qigong ist sehr viel weniger effektiv, wenn Sie rauchen, Drogen konsumieren, exzessiv trinken, zu viel essen, in einer häßlichen Umwelt leben, in einer zerstörerischen Beziehung ausharren, verseuchte Luft einatmen, sich Sorgen machen, niedergeschlagen, einsam oder haßerfüllt sind und sich keine Zeit für sich selbst gönnen. Qigong vermag Sie nicht gesund zu machen, wenn Ihr Leben Sie krank macht.

Qigong kann keine Wunder bewirken und Ihr biologisches Alter ändern, doch kann es Ihr funktionales Alter verändern, das heißt, ein Fünfzigjähriger gewinnt die Gesundheit und Vitalität eines Dreißigjährigen. Chinesische Forschungen haben ergeben, daß sich regelmäßige Qigong-Übungen über einen langen Zeitraum positiv auf die Biofaktoren des Alterns auswirken, unter anderem auf die Vitalkapazität der Lungen, den Blutdruck, den Cholesterin- und Hormonstatus, die Nierenfunktion, die mentale Stärke (insbesondere das Gedächtnis), auf das Sehen und Hören, die Hautelastizität, die Knochendichte, das Reaktionsvermögen, die Körperkraft und das Immunsystem.

Jiao Guorui, ein bekannter Qigong-Meister und in chinesischer Medizin geschulter Arzt, berichtet in seinem Buch *Qigong Yangsheng – Gesundheitsfördernde Übungen der traditionellen chinesischen Medizin* über Tests mit älteren Qigong-Übenden im Vergleich mit Senioren, die keine Qigong-Praxis hatten.[42] Die Qigong-Gruppe hatte bessere Werte beim Hören, Sehen, Blutdruck, Gedächtnis, und ihre Arbeitsfähigkeit hatte sich gesteigert.

Wichtige Tests sind durchgeführt worden, um die Enzym-Superoxid-Dismutation (SOD) bei Qigong-Praktizierenden zu messen. SOD schützt die Zellen vor Zerstörung durch Superoxide, sehr schädliche freie Radikale. Superoxid ist eine chemische Variante des Sauerstoffs, die für die Alterung des Körpergewebes verantwortlich ist, unter anderem für die Faltenbildung und die Veränderungen in der Hautpigmentierung, die »Altersflecken«, wir kennen das von der Nahrung, die an der Luft fault oder austrocknet. Superoxid kann das Schwinden von Knorpel[43] und Gelenkschmiere[44], der Polsterung zwischen den Knochen, bewirken und zu Arthritis und Gelenkverschleiß führen. Wenn es in die Zellstruktur der DNS eindringt, kann es zu Krebs und anderen Immunschwäche-Krankheiten führen. Chinesische Wissenschaftler stellten die These auf, Qigong verbessere den SOD-Status und bewirke dadurch eine Verminderung des Superoxids.

Hu Hefen und seine Kollegen am Institut für Traditionelle Chinesische Medizin der Provinz Jiangsu berichteten in »Eine klinische Studie über die den Alterungsprozeß aufhaltende Wirkung des Qigong«[45] über den SOD-Einfluß auf den menschlichen Körper. Sie hatten aus 200 pensionierten Arbeitern zwischen 52 und 76 Jahren eine Qigong- und eine Kontrollgruppe zusammengestellt, jede bestand aus jeweils 50 Männern und 50 Frauen. Die Mitglieder der Qigong-Gruppe praktizierten ungefähr ein Jahr lang täglich mindestens eine halbe Stunde lang Qigong-[46], Entspannungs- und Selbstmassage-Übungen. Der aktive SOD-Spiegel erhöhte sich dadurch bei Männern und Frauen der Qigong-Gruppe im Vergleich zu den Kontrollpersonen dramatisch ($p < 0{,}001$).

In einem ähnlichen Test ermittelten Ye Min, Zhang Ruihua und andere Wissenschaftler an der Shanghaier Akademie für Traditionelle Chinesische Medizin und am Shanghaier Qigong-Institut bei 116 Testpersonen nach einem zweimonatigen Qigong-Kurs einen signifikanten Anstieg der SOD-Aktivität.[47] Die Forscher testeten auch die Blut-Östrogenwerte von 77 Qigong-Praktizierenden und verglichen diese mit den Werten von 27 Kontrollpersonen. Während des zweimonatigen Beobachtungszeitraums ergaben sich bei den Kontrollpersonen keine signifikanten Veränderungen im Hormonspiegel. Doch bei den Mitgliedern der Qigong-Gruppe wurde allgemein seine Abnahme bei den Männern und seine Zunahme bei den Frauen, auch bei denen über 45, feststellbar. Dies muß, vor allem bei Frauen in der Menopause, als gesunde Veränderung betrachtet werden. Ein verminderter Östrogenstatus nach Eintritt der Menopause führt zu einem Verlust des Knochenkalziums und zu einem erhöhten Ostereoporose- und Herzerkrankungs-Risiko.

Seit 1958 bilden das Problem des Bluthochdrucks bei älteren Menschen und die Prävention geriatrischer Krankheiten einen Forschungsschwerpunkt am Shanghaier Institut für Hypertonie.[48] Eine über den Zeitraum von 20 Jahren durchgeführte Studie ergab, daß Qigong-Übende einen stabileren und niedrigeren Blutdruck als Kontrollpersonen hatten und auch bedeutend weniger unter anderen altersbedingten Problemen, wie z.B. koronaren Herzerkrankungen und Diabetes, litten. Ein Test mit 31 Diabetikern mittlerer und älterer Jahrgänge am Shandonger Institut für Traditionelle Chinesische Medizin ergab, daß Qigong positive Effekte auf Blutzuckerwerte, Insulinstatus, Mikrozirkulation (gemessen im Nagelbett) und Widerstandsfähigkeit gegen Krankheiten hat.[49]

Intensivere Forschungen zur Klärung häufig beobachteter Phänomene sind unbedingt notwendig: Zum Beispiel stellen ältere Qigong-Übende häufig verbesserten Schlaf und das Verschwinden von Schlaflosigkeit fest. Erste Untersuchungen deuten auch darauf hin, daß Qigong zur Reduzierung von Kurzsichtigkeit und Verbesserung der Hörfähigkeit beiträgt. Qigong scheint auch für stärkere und dichtere Knochen zu sorgen. Es ist bekannt, daß die Knochen älterer Qigong-Praktizierender bei einem Sturz nicht so leicht brechen. In China gibt es ältere Qigong-Kampfkunst-Experten, die mit großem Vergnügen demonstrieren, daß sie direkten Stößen gegen ihren Oberkörper standhalten können; die Knochen eines Jüngeren wären bei vergleichbarer Wucht längst gebrochen.

Fanlao huantong, »das Alter umwandeln und zur Jugend zurückkehren«, dazu vermag Qigong einen Beitrag zu leisten. Neben den körperlichen Übungen sollte man jedoch den spirituellen Aspekt eines langen Lebens nicht vergessen. Wir altern nicht, wenn unser Geist jung bleibt, sich regeneriert und in jedem Augenblick unseres Lebens Frische tankt. Menzius, ein im chinesischen Altertum lebender Philosoph, drückte es einst so aus: »Weise ist, wer sich Herz und Geist eines Kindes zu bewahren vermag.«

Als ein greiser Daoist im Sterben lag und seine Anhänger ihm Elixiere des langen Lebens verabreichen wollten, da ermahnte er sie: »Weicht von mir. Stört nicht meinen Wandlungsprozeß. Himmel und Erde, Yang und Yin sind meine eigentlichen Eltern. Sie werden mich schon dorthin geleiten, wo ich in Harmonie mit dem Dao sein kann! Es wäre pietätlos von mir, mein Leben gegen den Willen der Natur zu verlängern.« Wir können eine derartige spirituelle Langlebigkeit erreichen, wenn wir unsere Perspektive ändern und uns nicht mit unserem Ego, sondern statt dessen mit dem Universum identifizieren. Unser Leben ist genauso lang wie das der Berge. Wir verdanken unser Dasein den Kräften der Natur, unser Tod ist nur eine Rückkehr in den Urzustand. Der Zen-Philosoph Allan Watts liebte es zu sagen: »Du stirbst niemals, da du niemals geboren wurdest; du hast nur vergessen, wer du bist.«

TEIL II

Qigong-Grundlagen

Kapitel 6
Wann und wo üben?

Ein jegliches hat seine Zeit ...
Prediger Salomo 3,1

Qigong ist nicht nur Körpertraining. Es ist eine Heilmethode für Körper, Geist und Seele. Einige der Qigong-Regeln unterscheiden sich erheblich von denen, die für Gymnastik, Aerobic oder Schulsport gelten. Da Qigong unter anderem das Ziel verfolgt, zu größerer Harmonie zwischen Innerem und Äußerem, zwischen dem Selbst und der Natur zu finden, können auch Zeitpunkt und Ort die Effektivität einzelner Qigong-Methoden beeinflussen. Noch so gute Qigong-Übungen – zur falschen Tageszeit oder in einer ungünstigen Umgebung ausgeführt – können dann ihre volle Effektivität nicht entfalten.

Das morgendliche Training

Die meisten Menschen praktizieren Qigong als tägliches »Wellness-Training«, um Krankheiten vorzubeugen, ihre Gesundheit zu verbessern oder zu bewahren. Dieses Training, zwischen zehn Minuten und einer Stunde oder länger, besteht aus dynamischen Übungen, Selbstmassage und vielleicht auch Meditation. Darüber hinaus befindet sich jeder von uns immer wieder einmal in der Situation, daß er bestimmten Körperteilen besondere Aufmerksamkeit schenken muß, entweder, weil man krank ist oder sich einfach unwohl fühlt. Um ein bestimmtes Problem zu kurieren, praktizieren wir therapeutische Qigong-Techniken, entweder anstatt oder zusätzlich zur normalen täglichen Übungspraxis. Das Tagestraining wird immer zu einer bestimmten Tageszeit durchgeführt. Das therapeutische Qigong wird wann immer nötig praktiziert.

Die Zeit zwischen 24 Uhr und 12 Uhr mittags heißt im Chinesischen *shengqi*, »Zeit des lebendigen Atems«. Am besten machen Sie Ihr Wellness-Training in der Mitte dieser Zeitspanne, das heißt um etwa 6 Uhr morgens. Der frühe Morgen ist der »Frühling« des Tages. Die Winterzeit des Tages, von 12 Uhr mittags bis Mitternacht heißt *siqi*, »Zeit des toten Atems«. Was im zeitigen Frühjahr gepflanzt wird, trägt die gesundesten Früchte, was in der Winterzeit gepflanzt wird, ist weniger kräftig. Der lebendige Atem gelangt bei Sonnenaufgang auf seinen Höhepunkt, die ideale Zeit für unser Qigong-Training. Die morgendlichen Übungen wirken dann lang anhaltend und haben den größten kumulativen Effekt. Sie fühlen sich wahrscheinlich auch am Nachmittag noch ziemlich energiegeladen, und mit jedem Tag nimmt Ihr Vorrat an Qi zu.

In der Zeit, da Sie neue Qigong-Techniken lernen, sind zumindest zwei Übungszeiten täglich zu empfehlen: eine nur für Sie selbst, zum Aufbau des Qi und zu Ihrer Erbauung, die andere soll den »Hausaufgaben« gewidmet sein, dem Einprägen und der Wiederholung von Übungstechniken und deren Einzelheiten. Machen Sie Ihre Hausaufgaben nach dem morgendlichen Wellness-Training, wann immer Ihre Zeit es Ihnen erlaubt. Gehen Sie die Anweisungen durch, und machen Sie die Übungen langsam und sorgfältig, immer wieder, bis Ihr Körper sie automatisch beherrscht. Aber vergessen Sie nie, Ihre persönliche Zeit ist der frühe Morgen. Wenn Sie zur Arbeit oder die Kinder zur Schule müssen, versuchen Sie, eine Stunde früher aufzustehen. Sie können sich nicht richtig um andere kümmern, wenn Sie sich nicht zunächst um sich selbst gekümmert haben. Ihre Familie wird es zu schätzen wissen, daß Sie um so heiterer sind, je mehr Qi Sie getankt haben. (Auch das Frühstück mundet besser, wenn der Koch fröhlich ist.) Wenn Ihr Morgenprogramm einfach keine frühmorgendlichen Qigong-Übungen zuläßt, suchen Sie sich eine für Sie passende Übungszeit.

Andererseits ist nichts dagegen einzuwenden, mehr als einmal am Tag ein Wellness-Training zu machen, wenn Sie die Zeit dafür haben. Dieses käme dann zur wichtigen Qigong-Morgenarbeit und zu den »Hausaufgaben« hinzu. Wenn Sie Ihr normales Training bei Sonnenaufgang machen, könnten Sie ein weiteres in der Abenddämmerung einplanen. Qigong eignet sich wunderbar dazu, den Stunden vor Tagesanbruch ein Glanzlicht aufzusetzen. Die energiespendenden und schönen Übungen gehören ganz einfach zu dieser Tageszeit, vielleicht eine Art »Vogelgesang der Menschen«.

Zu welcher Tageszeit auch immer Sie Ihre Übungen machen, Sie sollten wenigstens zwei Stunden Zeit nach dem letzten Essen vergehen lassen. Ein Sprichwort besagt: »Wenn der Bauch voller Essen ist, hat das Qi keinen Platz in ihm.« Ein voller Bauch behindert Atmung und Bewegung. Bei der Verdauung wird Qi verbraucht, so daß weniger für Qigong zur Verfügung steht. Ein voller Bauch lenkt das Qi außerdem in das Verdauungssystem und zieht es aus den Körperteilen ab, die im Mittelpunkt Ihrer Übungen stehen. Essen Sie *nach* den Übungen, sollten Sie mindestens eine halbe Stunde warten, damit die Nachwirkungen des Qigong sich entfalten können. Nach der halbstündigen »Abkühlung« hat sich das Qi gefestigt, und Sie sind wieder aufnahmebereit für normale Tätigkeiten.

Yin und Yang in Einklang bringen

Es gibt eine einfache, natürliche Art, Ihre Übungsroutine –Wellness-Training, »Hausaufgaben« und westliche Körperübungen – mit der jeweiligen Tages- oder Jahreszeit in Einklang zu bringen. Am Morgen sollten Sie aus der Ruhe in die Bewegung übergehen: Beginnen Sie Ihr Training mit Entspannung und ruhiger Meditation, und praktizieren Sie erst anschließend die aktiveren Qigong-Arten. Sparen Sie sich Jogging oder Aerobic für die letzte Phase Ihres Morgentrainings auf. Am Abend heißt die natürliche Reihenfolge: abspannen, verlangsamen und die Schlafphase vorbereiten. Beginnen Sie also mit der lebhaftesten Übungsform, dann kommen die langsameren und sanfteren Techniken, und enden Sie mit schweigender Meditation. Auf diese Weise kommen Sie zur Harmonie mit den Yin- und Yang-Zyklen des Tages.

Ebenso sollten Sie im Frühling die aktiveren Qigong-Übungen in den Vordergrund stellen, um Ihren Körper für die frische Energie in der Natur aufnahmebereit zu machen. Im Winter liegt die Betonung auf Meditation und sanfteren, langsameren Übungen, um Energie zu konservieren und den Wärmehaushalt aufzubauen.

Therapeutisches Qigong

Wissenschaftler im Westen haben festgestellt, daß das Immunsystem des Körpers im Verlauf von 24 Stunden unterschiedlich gut funktioniert.[1] Es arbeitet am besten in der Zeit um 7 Uhr morgens und am schlechtesten um 1 Uhr in der Nacht – eine interessante Parallele zur chinesischen Vorstellung vom lebendigen und vom toten Atem. In der chinesischen Medizin gilt zudem, daß der Tages- und Nachtrhythmus nicht nur das Immunsystem beeinflußt, sondern auch alle inneren Organe. Das zu einer bestimmten Tageszeit durchgeführte Qigong-Training übt demnach eine unterschiedliche Wirkung auf die einzelnen Organe aus.

Während Qi durch den Körper strömt, sind die einzelnen Organe am Punkt ihrer höchsten oder niedrigsten Funktionstüchtigkeit (siehe Tabelle 5, unten). Um 12 Uhr mittags etwa wird das Herz von einem kräftigen Qi-Strom stimuliert. Es gilt daher unter Meistern der Kampfkünste die eiserne Regel, zu dieser Zeit niemals ihr Gegenüber auf die Brust zu schlagen, da dies das Herz schädigen könnte. Diese Stunde ist jedoch eine günstige Zeit für Herz-Qigong. Das Bauch-Qi entfaltet seine höchste Kraft zwischen 7 und 9 Uhr morgens. In dieser Zeit sind Verdauung und Assimilation am effizientesten, und daher ist dies die günstigste Zeit zum Frühstücken. Man sollte diese Zeit auch für Qigong-Übungen nutzen, um Geschwüre und eine schlechte Verdauung zu heilen. Als allgemeine Regel gilt: Nutzen Sie die Zeit der höchsten Wirkkraft, um therapeutischen Einfluß auf die einzelnen Organe auszuüben.

In ihrem Buch *Between Heaven and Earth* unterstreichen Harriet Beinfield und Efrem Korngold die Tatsache, daß Krankheitssymptome normalerweise zu ziemlich festen Tageszeiten auftreten: »Symptome der Überfunktion machen sich zur Zeit der höchsten Wirkkraft, Symptome der Unterfunktion zur Zeit niedrigster Wirkkraft des Qi bemerkbar.«[2] Um die Zeit der »Ebbe« eines Organs zu finden, müssen Sie nur die entsprechende Tageszeit in der jeweils gegenüberliegenden Spalte der Tabelle suchen. Beispielsweise sind Schmerzen im unteren Rückenbereich häufig

Tabelle 5: Höhepunkt des Eingeweide-Qi

23-1 Uhr Gallenblase	11-13 Uhr Herz
1-3 Uhr Leber	13-15 Uhr Dünndarm
3-5 Uhr Lunge	15-17 Uhr Blase
5-7 Uhr Dickdarm	17-19 Uhr Niere
7-9 Uhr Magen	19-21 Uhr Herzbeutel
9-11 Uhr Milz	21-23 Uhr Drei Wärmebereiche[3]

ein Symptom von zuviel Nieren-Qi und stärker zwischen 17 und 19 Uhr, wenn die Nierenenergie ihren Höhepunkt hat. Bei Nierenunterfunktion und -schwäche wird man sich wahrscheinlich zwischen 5 und 7 Uhr morgens kraftlos fühlen. Ein Herzanfall, Symptom von zuviel Qi, tritt häufiger gegen Mittag auf. Dem entspricht, daß Herzversagen und -insuffizienz wie Atemnot um Mitternacht ausgeprägter sind. Schauen wir auf die der Herz-Spalte gegenüberliegende Seite, sehen wir, daß sich Gallenstein-Schmerzen am heftigsten zwischen 23 und 1 Uhr morgens bemerkbar machen können. Wenn die Gallenblase jedoch angeschlagen ist und nicht genug Gallenflüssigkeit produziert, kommt es zu Schwierigkeiten bei der Verdauung von schwerem, fetthaltigem Essen zwischen 11 und 13 Uhr, in der Zeit ihrer Niedrigfunktion. Selbst Gesunde sollten vermeiden, zu dieser Tageszeit schweres Essen zu sich zu nehmen.

Bewältigung von Gesundheitskrisen bei den Daoisten

Die chinesischen Daoisten im Altertum empfahlen bei schweren, lebensbedrohlichen Krankheitszuständen häufige und intensive Qigong-Übungspraxis während der »vier geheiligten Perioden«: Sonnenaufgang, Sonnenuntergang, Mittag und Mitternacht. Diese korrespondieren mit der Frühlings- bzw. Herbst-Tages- und Nachtgleiche, der Sommer- und Wintersonnenwende. In diesen Übergangszeiten, wenn das Yin in Yang bzw. das Yang in Yin übergeht, sei es im Verlaufe des Tages oder des Jahres, ist der Körper besonders krankheitsanfällig. Wir können diese Perioden aber auch nutzen, um durch Qigong die größten Heileffekte zu erzielen.

Für mich ist Herr Xie einer der ungewöhnlichsten daoistischen Gelehrten und Qigong-Anhänger, ein pensionierter Regierungsangestellter in Honkong. Als man bei ihm unheilbaren und in-

Bewältigung von Gesundheitskrisen bei den Daoisten 155

operablen Krebs diagnostizierte, begann er täglich acht Stunden Qigong zu üben, jeweils zwei Stunden zu allen vier geheiligten Perioden. Er nahm auch chinesische Heilkräuter, die ihm von einem Akupunkteur verordnet worden waren. Drei Monate später war keine Spur des Krebses mehr nachweisbar. Heute, 15 Jahre später, erfreut er sich noch immer der allerbesten Gesundheit. Herr Xie rät den Menschen zumeist, Qigong bei Sonnenauf- und -untergang zu praktizieren, und er unterstreicht die Wichtigkeit der Morgenübungen. Nur für ganz besondere Notfälle empfiehlt er zusätzliches Mittags- und Mitternachtstraining.[4]

Herr Xie gehört sicher zu denen, für die im Zusammenhang mit normaler Qigong-Übungspraxis gilt: Mehr ist nicht unbedingt besser. Die goldene Regel lautet: Zurückhaltung. Wässern Sie Ihren Garten täglich ein wenig. Harrison Moretz, Direktor des Taoist Studies Institute of Seattle, bemerkt scharfsinnig: »Selbst wenn Sie wissen, daß Ihr Garten zehntausend Liter Wasser im Verlauf eines Jahres benötigt und soundsoviel Sonnenlicht, heißt das doch nicht, daß Sie die jungen Pflanzen zu Beginn des Frühjahrs mit dieser Wassermenge ertränken und sie dem Licht tausender Ultraviolett-Lampen aussetzen sollten!«[5] Steigern Sie Ihre Qigong-Übungszeit allmählich. Am Ende Ihrer Übungen sollten Sie sich lebendiger und gesättigter fühlen, so wie nach einer guten Mahlzeit. Beginnen Sie mit 10 bis 15 Minuten täglich, und verlängern Sie diese Zeit wöchentlich um einige Minuten. Nach einigen Monaten sind Sie dann mit der Wirkung und dem positiven Effekt von Qigong so vertraut, daß Sie die für Sie optimale Übungsdauer finden, und zwar im Einklang mit Ihrem Tagesablauf, Ihren Bedürfnissen und Möglichkeiten. Dies ist jedoch kein Muß. Die meisten Langzeit-Anhänger haben Spaß an ungefähr 40 Minuten in der Frühe und 20 Minuten am Abend. In Kapitel 16 schlage ich Ihnen einige Trainingsprogramme vor.

Eine Frage der Orientierung

Es ist wichtig, Qigong in einer ruhigen und gut belüfteten Umgebung, mit soviel Licht wie möglich, zu praktizieren. Frische Luft wäre ideal, wenn das Wetter angenehm ist. Extreme Hitze, Kälte, Feuchtigkeit oder Zugluft sollten gemieden werden, da diese »schädlichen Einflüsse«, wie die chinesische Medizin sie nennt, Krankheiten verursachen können. Viele Qigong-Meister empfehlen für das Training einen Kiefern- oder Fichtenwald oder andere immergrüne Wälder. Immergrüne Bäume sind in China ein Symbol der Langlebigkeit, da sie sich während der vier Jahreszeiten nicht verfärben. Die ausgewogenen Licht- und Schattenverhältnisse im Wald helfen, das Gleichgewicht von Yin und Yang im Körper wiederherzustellen. Wasser hat ebenfalls einen positiven Einfluß auf Qigong: Wenn man an einem kleinen Wasserlauf übt, gerät die innere Energie in Schwingungen und bewirkt, daß das Qi geschmeidig in den Leitbahnen fließt. Seen beruhigen und führen zu gelassener Stimmung. Heißt dies, Sie müssen abseits der Zivilisation leben, um Qigong zu praktizieren? Nein, man kann überall ein Stück Natur finden. In Beijing, Shanghai und anderen chinesischen Städten gehen Millionen frühmorgens in die Parks, um Qigong zu üben.

Selbst die Ausrichtung auf eine bestimmte Himmelsrichtung kann die Effektivität der Qigong-Techniken beeinflussen. Nach populärer, traditioneller Vorschrift sollten Männer beim Üben immer Richtung Norden schauen, Frauen Richtung Süden. Der Norden wird mit Kälte, Yin, assoziiert. Wenn Männer nach Norden schauen, absorbieren sie Yin-Qi und schaffen dadurch ein Gegengewicht zu ihrem Yang. Der Süden ist die Richtung der Wärme, des Yang. Wenn Frauen Richtung Süden schauen, nehmen sie Yang-Qi auf und schaffen damit ein Gegengewicht zu ihrem Yin. Doch auch diese Regeln müssen – je nach Lage – manchmal modifiziert werden. Männer, die schwach, entkräftet oder sehr introvertiert sind, benötigen unter Umständen die feuerähnliche Energie des Südens. Frauen, denen der angeborene Pflegetrieb verlorengegangen ist und die Probleme haben, ihren Ärger oder ihre Aggression zu zügeln, benötigen unter Umständen das Yin des Nordens.

Bei einigen Qigong-Übungsarten muß man unbedingt in eine bestimmte Richtung schauen. Taijiquan, die vielleicht bekanntesten Heilübungen der Welt, weisen mit ihrem Namen nach Norden, zum Polarstern *beiji* [in alten Texten auch *taiji* genannt]. Der Polarstern verkörpert Ruhe in der Bewegung, er ist der unbewegliche Dreh- und Angelpunkt, um den die anderen Himmelskörper zu kreisen scheinen. Männliche und weibliche Taijiquan-Praktizierende schauen nach Norden, um den Einfluß dieses Sterns zu absorbieren.

Nach der in Kapitel 2 dieses Buchs erwähnten Philosophie Wei Boyangs ist die Natur ein Netzwerk interagierender Phänomene. Zwischen Dingen ähnlicher Natur, dem Osten und dem Frühling, dem Westen und dem Herbst etwa, besteht eine Beziehung, sie beeinflussen sich gegenseitig. Diese Philosophie wurde zur Grundlage der Qigong-Praxis der Koordination von Himmelsrichtung, Jahreszeit und Organ (Tabelle 6).

Im Frühling etwa soll man nach Osten schauen, um der Leber und der Gallenblase mehr Qi zuzuführen. Im Sommer heißt es nach Süden schauen, in die Richtung des Herzens und des Dünndarms. Im Spätsommer (den wir auch »Altweiber-Sommer« nennen, eine eigene Jahreszeit in China) kann man in jede Richtung schauen, während man sich vorstellt, daß das Qi aus dem Boden aufsteigt. Auf diese Weise kann man der Milz und dem Magen

Tabelle 6: Die fünf Himmelsrichtungen

Osten	Süden	Mitte	Westen	Norden
Frühling	Sommer	Spätsommer	Herbst	Winter
Leber	Herz	Milz	Lunge	Nieren
Gallenblase	Dünndarm	Magen	Dickdarm	Blase

heilendes Qi zuführen. Im Herbst ist die Richtung der Wahl Westen, um sich in Einklang mit dem Jahreszeiten-Qi zu bringen und Lungen und Dickdarm zu heilen. Im Winter schaut man während der Qigong-Übungen nach Norden, damit das Winter-Qi Nieren und Blase heilt.

In der Qigong-Theorie gilt die Natur als wichtiges Element im Heilprozeß. Wir sind Teil unserer natürlichen Umwelt, wir erwachsen aus ihr – wie eine Welle aus dem Ozean aufsteigt und ein Baum im Wald wächst. Beziehen Sie bei Ihren Qigong-Übungen die Natur in Ihre Erfahrungen mit ein. Errichten Sie keine Mauern zwischen sich und der Natur, und lassen Sie sich nicht von inneren Emotionen ablenken. Beim ruhigen, meditativen Qigong können Sie vielleicht den kraftvollen Einfluß der Jahreszeiten oder Himmelsrichtungen spüren, fühlen den Boden unter sich, die Sonne und die sanfte Brise auf Ihrer Haut. Ihre Ohren sind geöffnet und nehmen die Geräusche in der Natur auf. Bei aktiveren Qigong-Techniken hat man die Augen gewöhnlich geöffnet und nimmt die natürliche Umwelt in reiner und geläuterter Wertschätzung in sich auf, es bedarf keines Nachdenkens oder keiner Bewertung.

Praktiziert die Natur nicht immerwährendes Qigong? Die Bäume »stoßen die verbrauchte Luft aus und nehmen frische auf«. Die Wolken schweben fließend dahin, ohne Hast, Erschöpfung oder Unterbrechung. Die Tiere, in Harmonie mit der Natur lebend, bewegen sich rhythmisch, koordiniert und anmutig – sie verkörpern die Eigenschaften, die auch einen Qigong-Meister auszeichnen.

Kapitel 7
Aus der Haltung kommt die Kraft

*In Ruhe sei wie die Kiefer.
In Bewegung sei wie die Wolken
und das Wasser.*

Qigong-Sprichwort

Aus der richtigen Körperhaltung gewinnt man gesundes Qi

Fast allen Qigong-Techniken, ob sie im Stehen, in Bewegung oder in Meditation ausgeführt werden, liegen gemeinsame Prinzipien der Ausrichtung und Körperhaltung zugrunde. Eine korrekte Körperhaltung fördert Entspannung, Gleichgewicht, richtiges Atmen und Energiefluß. Es ist wichtig, daß Sie zunächst die elementaren Regeln für die Körperhaltung beim Qigong verstehen und beherrschen lernen, was die Chinesen *diaoshen*, »den Körper regulieren«, nennen, bevor Sie sich mit subtileren Aspekten beschäftigen, die das Innere Ihres Körpers betreffen, dem koordinierten Atmen etwa oder speziellen Techniken, das Qi zu fokussieren. Wie sollten Sie denn das Qi erspüren oder zum Fließen bringen, wenn Ihr Körper, das Qi-Gefäß, sich krumm und schief hält? Wenn Sie die richtige Körperhaltung beibehalten, können Sie verspannte, schwache oder energetisch blockierte Zonen des Körpers schneller entdecken, so daß es Ihnen leichter gelingt, an den Bereichen Ihres Körpers zu arbeiten, die sich im Ungleichgewicht befinden.

Die Basisregeln der Körperhaltung beim Qigong sind einfach: Im Rückgrat sollten Sie sich lang und offen fühlen, die Schultern sollten entspannt sein, weder schlaff hängen noch nach hinten gezogen sein. Ellbogen, Knie und Finger sind leicht gebogen und werden nicht durchgedrückt. Die Füße stehen im allgemeinen flach auf dem Boden. Sie sollten das Gefühl einer leicht geöffneten Brust haben, weder aufgebläht noch eingezogen. Bauch und Solarplexus sind spannungsfrei, so daß der Atem langsam, ruhig und tief werden kann. Der gesamte Körper ist aufmerksam, entspannt und wird lebendiger.

Die Qigong-Körperhaltung

Verschiedene Haltungselemente vereinen sich zur »Qigong-Körperhaltung«. Obwohl diese im Stehen oder Sitzen eingenommen werden kann, erzielt man den besten Effekt im Stehen. Dann atmet der Körper am leichtesten, weil die Lungen, das Zwerchfell und der Unterbauch den größten Bewegungsspielraum haben.

Alle Qigong-Übungstechniken basieren auf dieser Qigong-Körperhaltung. Wie in der Musik gibt es auch beim Qigong ein Thema, hier: die Körperhaltung. Die anderen Qigong-Bewegungen sind Variationen dieses Themas. Für die nachfolgenden Qigong-Kapitel, die sich mit Qigong-Übungen und -Meditation befassen, gilt generell, falls nicht anders angemerkt, daß Sie mit der Qigong-Körperhaltung beginnen und versuchen, während der gesamten Übungszeit so viele Haltungselemente wie möglich beizubehalten. Bei den einzelnen Übungen verweilt man zunächst auch einen Augenblick in der Grundhaltung, bevor man mit einer neuen Bewegung beginnt. Wenn Sie beispielsweise eine Qigong-Beugung machen, sollten Sie zunächst die Qigong-Basishaltung einnehmen, das heißt, die Füße stehen in schulterbreitem Abstand nebeneinander flach auf dem Boden. Beugen

Die Qigong-Körperhaltung 161

Sie sich dann langsam nach unten, bis Ihr Oberkörper hängt. Verharren Sie in dieser Position mit leicht gebeugten Knien und einer so entspannten Atmung wie möglich für einige Sekunden. Anschließend richten Sie Ihr Rückgrat langsam wieder auf, bis Sie in die Qigong-Basishaltung zurückkommen.

Das Einnehmen der Qigong-Körperhaltung ist eine effektive Methode, um Fluß und Speicherung Ihres Qi zu verbessern, sie gilt als Qigong in seiner reinsten Form. Sie ist auch die unsichtbarste Qigong-Art, denn Sie können sie unbeobachtet überall und jederzeit praktizieren. Nehmen Sie die Qigong-Haltung ein, und vergegenwärtigen Sie sich die Prinzipien einer guten Körperhaltung, wenn Sie in der Schlange nach Kinokarten anstehen oder auf den Bus warten. Einer meiner Studenten praktiziert Qigong, während er in einer großen Computerfirma Post sortiert. Er konzentriert sich auf ein gerades Rückgrat, entspannte Gelenke und tiefe Atmung, während er die Post in Hunderte verschiedener Briefkästen wirft.

Die chinesische Sprache verfügt über ein spezifisches und sehr differenziertes Vokabular, um Haltung und Bewegung zu beschreiben, so daß sie sich sehr gut dazu eignet, die Qigong-Körperhaltung zu beschreiben. Zunächst sollten Sie alle unten beschriebenen Prinzipien Schritt für Schritt nachvollziehen. Mit zunehmender Praxis werden Sie dann in der Lage sein, mehrere Prinzipien gleichzeitig zu beachten, da Sie das vorangegangene Prinzip geistig und körperlich verarbeitet haben, während Sie zum nächsten übergehen. »Meine Gelenke sind locker, und meine Schultern sind entspannt, und mein Rückgrat ist gerade.« Schließlich werden Sie die Prinzipien abrufbereit und parat haben, wann immer sie benötigt werden. Sie werden sehen, daß Sie sich ihrer erinnern, wann immer Sie ein Ungleichgewicht verspüren. »Warum schmerzt meine Schulter? Ah, ich hebe meine Schulter und mein Brustbein.« Die Qigong-Körperhaltung bewirkt ein besonders angenehmes Gefühl des Gleichgewichts, der Leichtigkeit und Verwurzelung mit dem Boden. Wenn Sie erst einmal mit diesem Gefühl vertraut sind, gelingt es Ihnen, sich in diesen Zustand zu versetzen, ohne daß Sie sich erst an die einzelnen Haltungselemente erinnern müssen.

Regeln der chinesischen Qigong-Klassiker

Während Sie die Qigong-Körperhaltung üben oder andere Qigong-Arten, sollten Sie weite, bequeme Kleidung tragen und flache Schuhe oder barfuß sein, wenn der Boden eine angenehme Temperatur hat. Wenn Sie die Brille nicht benötigen, um die Anweisungen zu lesen, nehmen Sie sie ab. Legen Sie auch Ringe oder anderen Schmuck ab, da diese für den Qi-Fluß hinderlich sein können. Im Stehen bekommen Sie am schnellsten das richtige Gefühl für diese Prinzipien. Sollte Ihnen Stehen Probleme bereiten, setzen Sie sich. Die meisten Qigong-Übungen im Sitzen, so etwa Atemübungen und Visualisierungs-Übungen, werden auf einem Stuhl sitzend durchgeführt. Auf Ausnahmen wird in diesem Buch besonders hingewiesen. Setzen Sie sich ganz auf einen Stuhl mit gerader Rückenlehne, aber lehnen Sie sich nicht an. Vermeiden Sie zu weich gepolsterte Stühle, in die Sie einsinken, da Sie dann nur sehr schwer in der gesunden Körperhaltung bleiben können. Ob Sie stehen oder sitzen, Ihre Beine bleiben nebeneinander, Ihre Füße stehen schulterbreit flach auf dem Boden, Ihre Hände liegen bequem an der Seite, beim Sitzen auf dem Schoß.

Nachfolgend die wichtigsten Prinzipien der Qigong-Stellungen und die wichtigsten Elemente der Qigong-Körperhaltung:

Entspannung

Quan shen fangsong

»Gesamter Körper entspannt.« *Fang* bedeutet »loslassen« und impliziert, daß Entspannung nicht nur fehlende Anspannung ist. In diesem Wort schwingt auch Aktivität mit. *Quan shen fangsong* bedeutet lebendige, aufmerksame Entspannung und Eliminierung unnötiger Anspannung, bereitwilliges und aufmerksames In-sich-Aufnehmen der Umwelt. Entspannung ist das erste und oberste Qigong-Gebot. Man betrachtet sie auch oftmals als eine eigene Qigong-Art (siehe Kapitel 8).

Guanjie song kai

»Gelenke entspannt öffnen.« Die Gelenke sind die Angelpunkte zwischen den Knochen – die Scharniere und Verbindungsstücke, die Bewegung ermöglichen. Es versteht sich, daß Bewegung schwierig wird, wenn die Gelenke verspannt sind. Verspannung heißt verkürzte Muskeln und eingeschränkter Bewegungsradius, was zu Knochenreizung und -entzündung (Arthritis) und Schädigung der Knorpelmasse führen kann. Im Qigong werden die Gelenke als die Tore bezeichnet, die das Durchfließen des Qi ermöglichen. Es ist wichtig, diese Tore offenzuhalten, indem man sich bewußt entspannt und alle Gelenke losläßt. Drücken Sie Ellbogen oder Knie nicht durch, seien Sie weich in den Handgelenken. Lösen Sie Ihre Spannung in Schultern, Fingern, Hüften, Knöchel und Zehen. Stellen Sie sich vor, alle Rückenwirbel seien elastisch und könnten sich wie ein Seil ungehindert bewegen.

Lockern Sie alle Gelenke entspannt; stellen Sie sich die Entspannung wie eine sanfte, von der Mitte ausgehende Dehnung nach außen vor. Werden Sie sich der Stellen bewußt, die Sie kontrahieren. Wenn Sie die Spannung in Ihren Gelenken abbauen, können Sie sich die Gesundheit Ihrer Knochen und Knorpel bewahren. Sie schenken Ihrem Leben viele Jahre und diesen Jahren auch noch Leben.

Im Stehen ist es am schwierigsten, die Knie zu entspannen. Entspannte Knie sind leicht gebeugte Knie. Leicht gebeugt bedeutet aber nicht, daß man sich wie Groucho Marx mit zehn Zentimeter kürzeren Gummibeinen bewegt. Stellen Sie lediglich sicher, daß Sie nicht die Gewohnheit haben, mit durchgedrückten Knien zu stehen oder zu gehen. Eine leicht gebeugte Haltung einzunehmen ist deshalb schwierig für uns, weil wir es in unserer zivilisierten Welt gewohnt sind, auf flachem Boden zu gehen, was unsere Gelenke und Kniemuskeln schwächt. Leicht gebeugte Knie führen zu der Elastizität, die es erlaubt, uns an unterschiedliche Bodenverhältnisse anzupassen. Wenn die Knie gebeugt sind, können sich die Rückenwirbel zusammenziehen und entspannen, öffnen und schließen, und das Becken bleibt dabei locker. Ruth Alon schreibt in ihrem wundervollen Buch *Mindful Spontaneity*, daß elastische Knie zu elastischen, geschmeidigen Gelenken im gesamten Körper führen: »... Ihr Rücken ist so beweglich und lebendig, wie Ihre Knie beweglich und lebendig sind.«[1] Es ist leicht zu begreifen, warum leicht gebeugte Knie für alle Sportarten so wichtig sind. Versuchen Sie doch mal mit eingerasteten Knien zu joggen oder zu springen. Haben Sie schon einmal einen Baseball-Aufschläger mit durchgedrückten Knien gesehen? Selbst der Aufschlag beim Tennis verlöre an Druck.

Entspanntes Lockern der Gelenke unterstützt das Fließen des Qi und hilft Ihnen, sich fließend, anmutig und elegant zu bewegen. Vielleicht ist Ihnen diese Fähigkeit schon bei guten Tänzern und Sportlern aufgefallen. Doch um sich anmutig zu bewegen, muß man nicht unbedingt ein Tänzer sein. Das Geheimnis liegt darin, die Qigong-Haltungs- und Bewegungsprinzipien nicht aus den Augen zu verlieren. Die Qigong-Körperhaltung erinnert Sie immer wieder an diese Prinzipien.

Kopf und Nacken

Xuling dingjing

»Den Nacken leeren, die Energie zum Scheitel steigen lassen.« Entspannen Sie Ihre Nackenmuskeln waagerecht zur Außenseite des Körpers hin und senkrecht entlang des Rückgrats nach unten. Stellen Sie sich vor, die Muskeln dehnten und öffneten sich langsam. Ihr Kopf wird leicht und frei, er liegt im Gleichgewicht auf der oberen Wirbelsäule auf.

Unsere Gesellschaft wird zunehmend kopflastig, die Betonung liegt mehr auf dem Kopf als auf dem Herzen oder den Füßen. Ich glaube, diese intellektuelle Besessenheit führt zu Spannungen im Kopf und in den Halswirbeln und zur schlechten Ausrichtung des Oberkörpers. Das Kinn nach vorn, rückwärts oder nach einer Seite gehoben, scheinen wir uns verzweifelt zu bemühen, es über unserem übrigen Körper zu tragen.

Im Daoismus gilt der Kopf als Wohnort der Inneren Gottheiten. Man stellt sich den Kopf als heiligen Berg vor mit Höhlen zum Lernen und zur Wissensaneignung. Wenn unser Nacken verspannt ist, kann die Energie nicht in den Kopf gelangen. Wir verlieren den Kontakt zu unseren »Inneren Gottheiten«, das heißt zu unserer Intuition. Der Geist wird stumpf. Physisch betrachtet, tragen ein verminderter Qi- und Blutfluß zu Kopfschmerzen, Überanstrengung der Augen und Vergeßlichkeit bei.

Ding touxuan

»Den Kopf aufhängen.« Über unsere Fußsohlen haben wir eine Verbindung zur Erde, mit dem Scheitel zum Himmel. Die Chinesen haben dieses sinnreiche Bild geschaffen, das uns hilft, Kopf und Nacken zu entspannen und anmutiger und lotgerecht zu stehen. Stellen Sie sich vor, egal ob Sie stehen oder sitzen, Ihr Kopf hinge von oben herab, so als ob ein Faden an Ihrem Scheitel befestigt wäre, an dem Sie aufgehängt sind. Passen Sie jedoch auf, daß Ihr Kopf in einer Linie mit dem Nacken bleibt. Drehen Sie das

Kinn nicht brustauswärts oder drücken das Kinn nach unten. Wenn der Kopf aufgehängt ist, entspannen sich die Augen auf natürliche Weise und schauen geradeaus, und nicht nach oben, unten oder zur Seite.

Das Bild des aufgehängten Kopfes gibt uns die Möglichkeit, in unserem Körper »Atemraum« zu schaffen, um so den unerfreulichen Einflüssen der Gravitation und des Alterns entgegenzuwirken: der Tendenz, kürzer und breiter zu werden. Dr. Ida Rolf, die die Körpertherapie der Strukturellen Integration, das Rolfing, entwickelte, schreibt in Ihrem Standardwerk *Rolfing*: »Der naturgegebene Gravitationseinfluß überall und immerwährend auf jede weiche, formbare Masse läßt diese unweigerlich zu einer formlosen, chaotischen und kugelförmigen Einheit werden. Bei menschlichen Körpern bewirkt die Gravitation, daß diese kürzer, dicker und komprimierter werden. Nur die Knochen verhindern, daß der Körper ein dicker, amöboider Ball wird.«[2] Interessanterweise bemerkt Dr. Rolf, viele dieser Fehlentwicklungen könnten korrigiert werden, wenn wir unseren Körper an einem »Himmelshaken« aufhängen könnten.

She ding shange

»Die Zunge berührt den Gaumen.« Entspannen Sie Ihren Mund, und lassen Sie die Lippen sich leicht berühren. Wenn nicht anders vorgegeben oder wenn Sie nicht über den Mund ausatmen, legen Sie die Zungenspitze an einen Punkt am Gaumen. Dies ist aus zwei Gründen sinnvoll: Erstens produziert man so Speichel, der bei Bedarf geschluckt werden sollte, damit Mund und Hals nicht austrocknen. Im Daoismus ist der Speichel die »Flüssigkeit des langen Lebens«. Der zweite Grund ist der, daß eine Yang-Hauptleitbahn im Gaumen endet und die komplementäre Yin-Leitbahn an der Zungenspitze beginnt. Wenn sich diese beiden Punkte berühren, wird ein wichtiger Energiekreislauf geschlossen, so daß das Qi mit größerer Kraft fließt, und dies bedeutet mehr Energie und Vitalität.

Schultern und Ellbogen

Chenjian zhuizhou

»Schultern fallen lassen, Ellbogen senken.« Ständig hochgezogene Schultern sind ein Zeichen für Anspannung und Sorgen[3], die meist aus Angst resultieren und aus der Vorstellung, man müßte sich gegen eine angebliche Bedrohung schützen. Wenn wir unsere Schultern hochziehen, heben sich automatisch die Rippen, die Atemzüge werden flach und bleiben auf die Brust beschränkt. Andere Verspannungen folgen in einer Art Kettenreaktion. Der mittlere Rücken wird fest, läßt die Schulterblätter erstarren und hindert sie, sich beim Atmen zu dehnen. Die Spannung im Rücken breitet sich Richtung Nacken und Kopf aus und setzt sich bis in die Arme fort. Bei hochgezogenen Schultern hat man das Gefühl, die Arme gehörten nicht zum Körper.[4]

Schulterverspannung führt oftmals zu Spannungen in den Ellbogen und zur Angewohnheit, diese durchzudrücken. Es gibt auch den umgekehrten Weg: Durchgedrückte Ellbogen bewirken eine Versteifung der Schultern. Durchgedrückte Ellbogen vermindern die Blutzirkulation in den Händen, die Finger werden kalt, starr und gefühllos. Es kommt auch schneller zu einer Ellbogenverletzung, wenn man etwas Schweres hebt.

Senkt man die Schultern und entspannt die Ellbogen, kann sich die gesamte Kraft des Körpers über die Arme entfalten, wichtig für Baseball, Tennis, Golf und viele andere Sportarten. Für die Qigong-Körperhaltung ist es unbedingt notwendig, die Schultern zu senken. Aber vermeiden Sie, die Schultern plötzlich nach vorn zu reißen oder nach hinten zu ziehen. Lassen Sie sie gerade nach unten fallen. Lockern Sie gleichzeitig die Ellbogen, öffnen Sie sie entspannt. Die Ellbogen werden wie die Kniegelenke im Qigong niemals eingerastet. Die Ellbogen werden »gesenkt«, das heißt leicht gebeugt. Wenn man Schultern und Ellbogen gesenkt hat, kann auch das Qi leichter sinken und das Dantian füllen, unser Vitalreservoir im Unterbauch.

Rücken und Brust

Zhong zheng

»Zentriert und aufrecht.« Dies Prinzip bezieht sich auf den geraden Rücken und die Bewahrung der eigenen Mitte während der Qigong-Körperhaltung, der meisten Qigong-Übungen und während der Meditation. Die Wirbelsäule ist die Autobahn für elektrische Botschaften zum und vom Gehirn, sie ist auch die Qi-Autobahn. Wenn die Wirbelsäule gebogen, krumm oder schief ist, kann das Qi nicht gleichmäßig fließen. Bei einer gerade gerichteten und festen Wirbelsäule kann man die einzeln übereinanderliegenden Wirbel besser spüren. Diese Knochenstruktur gewährleistet unsere aufrechte Haltung ohne unnötige Muskelanspannung. Das Gewicht sinkt gleichmäßig durch die Füße in den Boden und verstärkt den Kontakt zwischen Füßen und Yin zum Erd-Qi des Bodens.

Stellen Sie sich die Wirbelsäule als ein flexibles Seil vor und nicht als eine feste Stange. Sie sollte gerade, doch nicht steif sein. Das Seil wird leicht an beiden Enden auseinandergezogen: Der Kopf hebt und das Steißbein senkt sich. Oder stellen Sie sich vor, die Wirbelsäule sei eine Kette und jeder Wirbel eine Perle auf dieser Kette. Lassen Sie zwischen jeder »Perle« einen bequemen Zwischenraum, so daß diese nicht zu eng aufeinanderliegen. Geben Sie Ihren Wirbelkörpern Raum zum Atmen.

»Gerade« bedeutet relativ gerade, das heißt kein Hohlkreuz, kein Buckel, keine Krümmung. Gerade bedeutet nicht vollkommen gerade, als ob die Wirbelsäule ein Holzbrett wäre. Die gesunde Wirbelsäule besitzt vier fließende und leichte Bögen – im Nacken, auf Brusthöhe, in der Lendengegend und am Kreuzbein. Diese Wirbelsäulenachse mit abwechselnd konkaven und konvexen Bögen ermöglicht es dem Körper, wechselnde Positionen einzunehmen und das Körpergewicht aufrecht zu tragen. Ein Kind kann erst laufen, wenn diese Bögen und die sie unterstützenden Muskeln und Bänder ausreichend entwickelt sind. Im Leitfaden

The Columbia University College of Physicians and Surgeons Complete Home Medical Guide heißt es: »Wenn sich diese natürlichen Bögen zu sehr verschoben haben, werden die Rückenwirbel zu stark belastet, und dies kann zu Schmerzen führen.«[5]
Viele Qigong-Lehrer empfehlen, die Bögen in der Lenden- und Kreuzbeingegend zu begradigen, lassen uns jedoch im unklaren, ob diese Haltung auch normalerweise zu empfehlen ist.[6] Obwohl die Qigong-Körperhaltung bekanntermaßen förderlich für die Begradigung extremer Bogenlinien ist, empfiehlt es sich nicht, den Versuch zu unternehmen, alle Bögen zu begradigen. Wie gerade ist nun aber »gerade«? Lassen Sie sich von Ihrem Gefühl und dem Bild einer verlängerten Wirbelsäule leiten, und rollen Sie die Hüften leicht einwärts. Wenn Sie eine Handfläche auf das Kreuzbein legen und mit den Fingerspitzen das Steißbein berühren, spüren Sie ein leichtes Schlagen des Beckens. Die Wirbelsäule fühlt sich gerade an, obwohl immer noch eine natürliche Krümmung da ist. In dieser Stellung können Sie dem Unterbauch bessere Aufmerksamkeit schenken und den Mingmen-Akupunkturpunkt unter dem zweiten Lendenwirbel, welcher die Nierenfunktion harmonisiert, besser stimulieren. Nach Beendigung der Qigong-Übungen kehrt der Rücken wieder in seine normale Stellung mit den natürlichen Bögen zurück.

Die Worte »zentriert« und »aufrecht« implizieren auch, daß die Wirbelsäule vollkommen aufrecht und lotrecht zum Boden steht und sich nicht in Neigung befindet wie ein startendes Flugzeug. Beugen Sie sich weder nach vorn noch nach hinten, weder nach rechts noch nach links, dann befinden Sie sich in der besten Ausgangsposition, aus der Sie sich gleichmäßig gut in alle Richtungen bewegen können. Das nennt man auch *zhong ding*, »zentriert und fest«, Sie sind ausbalanciert und im Boden verwurzelt, befinden sich deshalb in einem stabilen Gleichgewicht. Kehren wir zum Bild des Baumes zurück: Ein zentriert und fest stehender Körper gleicht einem Baum mit tiefen Wurzeln und beweglichen Zweigen.

Hanxiong babei

»Brust senken, Rücken anheben.« Diese Anweisung hat zu Mißverständnissen unter Chinesen und westlichen Ausländern geführt, und dies unterstreicht, wie wichtig es ist, daß man für die Übersetzung von Qigong-Literatur spezielle Kenntnisse mitbringt. *Han* bedeutet nicht, die Brust einzudrücken oder nach innen zu ziehen. Eine derartig konkave Position würde einen zu großen Druck auf das Herz ausüben. Das Brustbein soll aber entspannt nach unten gesenkt sein. Wichtig ist, daß die Brust weder angehoben noch nach außen gedrückt wird. Wenn man das Brustbein hebt, kommt es zur Anspannung des Zwerchfells, und die Bauchatmung wird schwieriger. In den Kampfkünsten gilt: Eine gehobene Brust macht das Brustbein verwundbar.

Rücken anheben bedeutet nicht »Kleiderbügel-Position« oder ähnliches, als ob der siebte Halswirbel an einem Fleischhaken hinge! Das chinesische Wort *ba* bezeichnet eine bestimmte Art des Hebens. Es bedeutet nicht, einen Gegenstand von oben zu ergreifen oder ihn von unten anzuheben. Ba bedeutet ein Schwert aus der Scheide ziehen. »Rücken anzuheben« bedeutet demnach die Wirbelsäule dehnen und verlängern. Die beiden Sätze »Brust senken« und »Rücken anheben« gehen Hand in Hand. Wenn der Rücken auf natürliche Weise gedehnt ist, kann die Brust weder konkav noch konvex sein. Vom Standpunkt der Qi-Zirkulation aus betrachtet, bewirkt das Anheben des Rückens, daß Yang, das Himmels-Qi, über den Rücken nach oben steigen kann. Das Senken der Brust ist hilfreich für das Fließen des Yin, des Erd-Qis, das an der Körpervorderseite Richtung Boden fließt. Himmlisches Yang und irdisches Yin können so ihrem natürlichen Fluß folgen und zu größerer innerer Harmonie beitragen.

Hüften

Song kua[7]

»Kua entspannen.« *Kua* bezieht sich auf die Leistengegend, die Falte an der Nahtstelle von Oberschenkel und Rumpf. Hier liegt ein Dreh- und Angelpunkt des Körpers. Wenn Kua entspannt ist, erleichtert dies die Entspannung der Hüften und tiefen Muskeln, auch der Lendenmuskeln, die an den Hüften festgemacht sind. Dies wiederum wirkt förderlich auf Sexualität und Libido und positiv auf das Fortpflanzungssystem. Die Hüftknochen bilden eine Schutzhülle um das Energiezentrum im Unterbauch, das Dantian. Wenn Muskeln und Sehnen um die Hüften entspannt sind, kann das Dantian-Qi sich leichter im gesamten Körper ausbreiten. Dies fördert auch das Gefühl, daß die Qigong-Bewegungen von innen gesteuert werden, beflügelt vom Qi-Fluß im Unterbauch.

Geist und Qi

Yong yi bu yong li

»Die Vorstellungskraft benutzen, nicht die Kraft.« Es ist schwierig, ein einzelnes Wort zu finden, das die Bedeutung des chinesischen *yi* korrekt wiedergibt. Yi kann als »Vorstellungs-, Willenskraft, Konzentration oder Achtsamkeit« übersetzt werden. Da die Qigong-Körperhaltung entspannt und ausbalanciert ist, benötigt man ein Minimum an Kraft (*li*). Tun Sie sich keine Gewalt an. Wenn Sie dieses Prinzip auf Ihre Qigong-Übungspraxis übertragen, heißt dies, wenn eine Bewegung schwierig für Sie ist, machen Sie weniger oder stellen sich die Übung einfach nur vor. Es ist wissenschaftlich erwiesen, daß eine nur vorgestellte Übung dieselben Neuronen in Bewegung setzt wie eine tatsächlich durchgeführte Übung. So kann ein Golfer, der häufig einen Schlag im Geist ausführt, seine Schlagtechnik auf dem Platz verbessern. Die Vorstellungskraft scheint die Nervenbahnen zu reinigen, so daß es anschließend leichter ist, die eigentlichen Bewegungen auszuüben.

Es gibt im Qigong ein Sprichwort: »Wenn die Vorstellungskraft (*yi*) vorhanden ist, kommt das Qi.« Das bedeutet, je mehr Sie sich auf das konzentrieren, was Sie tun, desto mehr Qi können Sie entwickeln und kontrollieren. Qigong nützt Ihnen überhaupt nichts, wenn Sie während der Übungen fernsehen, Musik hören oder Ihre Einkaufsliste vorbereiten.[8] *Qigong ist ohne Aufmerksamkeit und Konzentration nutzlos.* Alle Qigong-Übungsmethoden sollen die Vorstellungskraft stärken und vertiefen, so daß man am Ende auf diese Übungen verzichten und die Heil-Energie allein durch die Vorstellungskraft lenken kann.

Qi chen dantian

»Qi ins Dantian sinken lassen.« Als ich Taijiquan bei Meister William C. C. Chen lernte, korrigierte dieser mich oftmals mit nur einem einzigen Wort: Chen, »sinken lassen«. Im Taijiquan und anderen Qigong-Methoden wie Atemtechnik, Körperübungen, Meditation und Qigong-Körperhaltung tendiert jeder Körperteil zu seiner niedrigsten Ebene im Gravitationsfeld, bewegt sich und fließt abwärts wie Wasser. Die Schultern sinken, der Bauch sinkt und darf nach außen und unten hängen (keine eingezogenen Bäuche im Qigong und in der Qigong-Selbstheilung!). Im Stehen sind die Knie leicht gebeugt, das Körpergewicht sinkt durch die Füße in den Boden. Im Sitzen ruht der Körper anmutig im Stuhl, und die Füße sind im Boden verwurzelt. Auch der Atem sinkt, fällt im Körper tief nach unten. Bei jedem Einatmen weitet sich das Dantian (weitet den Unterbauch und in geringerem Maße den unteren Rücken); bei jedem Ausatmen zieht es sich zusammen. Diese Atemmethode massiert und stimuliert das Dantian. Mit der Zeit, wenn das Dantian eine größere Menge Qi gespeichert hat, wird der Übende ein Gefühl der Wärme, der Fülle und der inneren Stärke empfinden, zunächst nur während der Übungen, später jedoch während des ganzen Tages.

Wenn man mit der Vorstellungskraft die Energie nach unten sinken läßt, das sogenannte Sinkenlassen von Qi praktiziert, erhöht dies die Balance und Stabilität und erleichtert das richtige Atmen. Dies ist nicht nur für die Qigong-Übungspraxis wichtig, sondern für die Verbesserung der Leistungen in jeder Sportart. Der bekannte Lehrer der chinesischen Kampfkünste und Gelehrte Adam Hsu macht diesen Sachverhalt deutlich: »Beim Kungfu auf höchstem Niveau ist das Dantian niemals ganz leer, selbst wenn der Praktizierende das Qi in andere Körperteile schickt. Für alle traditionellen Körperdisziplinen Chinas – Gesundheitsübungen, Neigong [Qigong], Pekingoper, Volkstanz, Akrobatik, Kungfu – ist es notwendig, das Qi nach unten sinken zu lassen.«[9] Hsu schreibt, daß der Atem kurz und flach wird und die Gesundheit angreift, wenn man das Qi fälschlicherweise in der Brust konzentriert. Wie wir in Kapitel 9 »Gesunde Atmung« sehen werden, wird diese Ansicht durch die Medizinforschung gestützt.

Nehmen Sie einige Minuten lang die Qigong-Körperhaltung ein, wann immer Ihnen danach ist, sich die Regeln der Ausgangsposition des Qigong zu vergegenwärtigen. Wenn Sie die verschiedenen in diesem Buch beschriebenen Qigong-Methoden üben, sollten Sie immer wieder einmal zu diesem Kapitel zurückgehen und sich diese Regeln nacheinander vergegenwärtigen. Sobald eine andere Körperhaltung erforderlich ist, weise ich in meinen Anleitungen darauf hin. Wenn eine Qigong-Meditationsübung beispielsweise mit gekreuzten Beinen ausgeführt werden darf, können die Füße selbstverständlich nicht flach auf dem Boden stehen. Oder wenn man in einer Übung den Körper nach unten beugen soll und anschließend nach hinten oder wenn man den Körper nach vorn beugen soll, dann ist der Rücken nur während der Übergangsphase von einer Position in die andere Zhong zheng, »zentriert und aufrecht«.

Bei den Übungen-in-Bewegung – sie stehen im Gegensatz zu

den nur in einer Position ausgeführten Übungen-in-Ruhe – sollten Sie stets die Prinzipien der Körperhaltung beherzigen, während Sie sich bewegen. Dies bewirkt ein Gefühl der inneren Ruhe, der Meditation in der Bewegung. Die Qigong-Körperhaltung ist eine Übung mit dynamischem Potential. Sie fühlen sich im Gleichgewicht und glauben sich in der Lage, jederzeit Bewegungen in alle Richtungen ausführen zu können. In japanischen Samurai-Filmen, etwa in Kurosawas *Die Sieben Samurai*, schleicht sich der Samurai an seinen Feind an, seine Wirbelsäule ist gerade und ausbalanciert, seine Knie hat er leicht gebeugt, seine Bewegungen scheinen zu fließen und zu gleiten. Sobald sein Gegner sich zu einer Seite neigt, seine Schultern hebt oder sonst in irgendeiner Weise aus der Qigong-Körperhaltung herausfällt, büßt er die Fähigkeit ein, sich schnell und frei zu bewegen. Ein Samurai, der aus der Qigong-Körperhaltung herausfällt, verliert den Kampf. Auch im täglichen Leben ermöglicht die Qigong-Körperhaltung es dem Menschen, sich anmutig, leicht, lotgerecht und würdevoll zu bewegen. Wie der Samurai müssen auch wir nicht so schnell eine Niederlage in unserem Lebenskampf einstecken, und es gelingt uns, gesünder mit unserem Streß umzugehen.

In einem daoistischen Sprichwort heißt es: »Fällt ein Kind oder ein Betrunkener von einem Wagen, bleiben ihre Knochen heil.« Der Grund ist, daß beide das Qigong-Prinzip der Song-Entspannung verkörpern und sich beim Fallen auf den Boden einstellen. (Ganz dumm wäre es, zu verlangen, der Boden solle sich Ihrem Körper anpassen, statt umgekehrt!) Durch Qigong kann der Übende zu einer kraftvollen, einzigartigen Form des Entspanntseins finden. Der mit Qi angefüllte Körper gleicht einem mit Saft angefüllten Zweig, er kann sich im Wind biegen und wiegen, doch er bricht nicht ab oder verliert seine Verbindung zur Wurzel. Ein unbeweglicher, toter Zweig hingegen bricht schnell ab. So ist auch der Aphorismus bei Laozi zu verstehen: »Wer Qi sammelt, wird höchste Geschmeidigkeit erlangen ... Geschmeidigkeit ist die Essenz des Lebens.«

Regeln der chinesischen Qigong-Klassiker 175

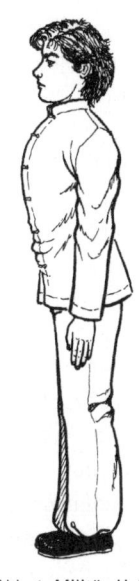

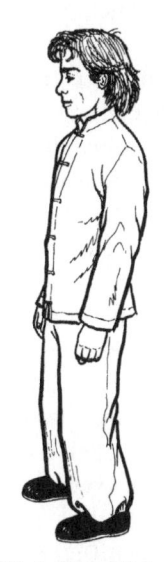

Abb. 1 Militär-Haltung   Abb. 2 Qigong-Haltung

Die Qigong-Körperhaltung unterscheidet sich fundamental von der Militär-Haltung (siehe Abb. 1 und 2). In der Militär-Haltung wird die Brust nach außen gedrückt, der Bauch eingezogen, die Knie sind durchgedrückt! In der Qigong-Haltung ist die Brust gesenkt, der Bauch nach außen gewölbt, die Knie sind leicht gebeugt! Durch das Strammstehen beim Militär soll die Eigenständigkeit und Unabhängigkeit des Soldaten gebrochen werden, er soll Befehlen gefügig gemacht werden.[10] Wenn man seinen Bauch einzieht, kann man wirklich nicht erleben, wie das Gewicht durch die Füße an den Boden abgegeben wird. Der Soldat verliert den Kontakt zu seinem Unbewußten – seinem geistigen »Boden« oder Fundament – und seiner tiefen Gefühlswelt. Theoretisch wird er nicht zögern, jeden Befehl auszuführen. Die verlorengegangene Verbindung zur tiefen Gefühlswelt mag für den Soldatenberuf hilfreich sein, was die Qi-Entwicklung angeht, ist sie jedoch schädlich. Die Qigong-Körperhaltung soll zur *Selbststärkung* beitragen, sie soll dem Übenden helfen, sich innerlich stark zu fühlen und eigene Entscheidungen zu treffen.

Es gibt eine einfache Übung, die Ihnen hilft, den Unterschied zwischen der Qigong-Haltung und der Militär-Haltung zu erkennen. Stellen Sie sich in Qigong-Haltung einem Partner gegenüber auf. Bitten Sie diesen, sanft so lange gegen Ihre Brust zu drücken, bis Sie das Gleichgewicht zu verlieren beginnen. Sie beide sollten sich merken, wieviel Kraftaufwand dafür notwendig war. Nehmen Sie dann die Militär-Haltung ein und bitten Ihren Partner, nochmals zu drücken. Merken Sie, wieviel Kraft erforderlich ist, bis Sie zu schwanken beginnen? Wahrscheinlich war nur ein Zehntel des Kraftaufwands nötig im Vergleich zur Qigong-Haltung. Bei der Militär-Haltung verliert man sehr schnell das Gleichgewicht, wenn Druck von außen kommt, das heißt, man gerät sehr leicht unter den Einfluß eines anderen.

Beim Üben von Qigong sollten Sie Folgendes beachten: Entspannen Sie Ihren gesamten Körper, insbesondere Ihre Gelenke; entspannen Sie Ihren Nacken, Ihr Kopf soll locker über dem Rückgrat aufgehängt sein; der Kiefer ist ebenfalls entspannt, die Zunge berührt im allgemeinen den Gaumen; lassen Sie Ellbogen und Schultern sinken; die Wirbelsäule befindet sich in einer entspannten Aufrichtung, zentriert und fest; suchen Sie die größtmögliche Verbindung zwischen Füßen und Boden, wobei Sie spüren, wie Ihr Körpergewicht durch die Füße nach unten fällt; lassen Sie das Brustbein los; die Wirbelsäule ist lang und gedehnt; die Hüften sind entspannt. Machen Sie nichts mit Gewalt! Machen Sie alles bewußt! Der Bauch ist entspannt, und es fühlt sich an, als ob der Atem in ihn hineinsinken würde.

Wenn Sie diese Haltungsprinzipien befolgen, kann sich Ihr Körper mit Lebensenergie, mit Qi, anfüllen.

Kapitel 8
Fangsonggong:
Die Kunst der Entspannung

> *Die Hauptaufgabe bei koordinierter Bewegung besteht darin, daß wir lernen, unerwünschte Spannungen der Muskeln abzubauen, die unabhängig von unserem Willen oder gegen unseren Willen ablaufen.*
>
> Moshe Feldenkrais
> *Das starke Selbst*

Das chinesische Wort *song* (Aussprache: Sung) impliziert etwas ganz anderes als unser Wort »Entspannung«. Wenn wir »entspannen« sagen, meinen wir meist alle Spannungen abbauen und beinahe schlaff werden. Song jedoch bedeutet größere Lebendigkeit. Meine Lehrerin Charlotte Selver pflegte zu sagen: »Eine Blume ist entspannt.« Song heißt nicht nur Eliminierung von Spannung, sondern vielmehr Eliminierung unnötiger Spannung. Song ist die Kunst, sich der gewohnheitsmäßigen Muskelverspannungen aufgrund emotionalen Stresses, schlechter Haltungs-, Atmungs- und Bewegungsgewohnheiten bewußt zu werden und diese abzubauen.

Der komplette chinesische Terminus für diese Qigong-Art lautet: *Fang* (machen oder zulassen) *song* (Entspannung) *gong* (Arbeit). Wir können diesen Satz übersetzen mit »Aktive Entspannung«. Aktive Entspannung ist eine eigenständige Qigong-Methode. Zu dieser gehören: *Aufmerksamkeit und Ruhe, Mühelosigkeit, Sensibilität, Wärme und Verwurzelung.*

Aufmerksamkeit und Ruhe

Aktive Entspannung beinhaltet, daß man aufmerksam und offen der eigenen Person und der äußeren Umwelt gegenüber ist. Man verschwendet keine Vitalität durch unnötige Anspannung. Das Vorbild für einen solchen Entspannungszustand ist der Kranich. Im Chinesischen wird das Wort *guan*, ruhige Beobachtung und Aufmerksamkeit, mit dem Piktogramm Kranich dargestellt. Der Kranich steht vollkommen ruhig am Seeufer, so als schliefe er, und doch ist er ganz aufmerksam, sobald ein Fisch vorüberschwimmt, schnappt er zu.

Es ist nicht möglich, sich diese Lebendigkeit anzueignen, ohne zuvor Körperwahrnehmung zu trainieren. Die goldene Qigong-Regel lautet: »Sei aufmerksam.« Wir können Spannungen nicht abbauen, wenn wir uns nicht bewußt werden, *was* angespannt ist, und nicht in uns hineinhorchen, *wie* wir diese Spannung aufbauen. In der physikalischen Unschärferelation Heisenbergs heißt es, daß das Beobachtete sich durch die Beobachtung ändert. Dieses Prinzip gilt besonders für den menschlichen Körper. Wenn wir unsere Spannungsregionen »wahrnehmen«, kann sich unser Spannungszustand lösen.

Es besteht ein Junktim zwischen chronischer funktioneller Spannung (im Gegensatz zu Spannung, die durch Unfall oder Krankheit verursacht wurde)[1] und habituellem Mangel an Körperbewußtheit. Ein verspannter Körperteil taucht ins Unterbewußtsein ab, wird zu einem diffusen Störfaktor, wie das konstante Summen eines Ventilators oder das Dröhnen vorbeifahrender Autos.

Wenn ich einer Körperregion keine Aufmerksamkeit schenke, kann sich die Spannung dort leichter einnisten. Bin ich mir jedoch meiner verspannten Schulter bewußt, entspannt sich diese allmählich. Wenn ich bewußt atme, verlangsamt sich meine Atmung. Wahrnehmung hilft, ein unbewegliches Zwerchfell und ein festes Brustbein wieder zu lockern. Wahrnehmung ist die

Chance, Veränderung herbeizuführen. Sie ist sicher anfangs nicht gerade erfreulich, sie ist jedoch der erste Schritt auf dem Weg zu Ruhe und tiefer Entspannung.

Mühelosigkeit

Aktive Entspannung trainiert den Körper, so daß dieser für jede Aufgabe nur ein Minimum an Anstrengung benötigt. Warum eine Kraftanstrengung von fünf Kilo, wenn nur vier benötigt werden? Das zusätzliche Kilo ist Energieverschwendung, und tägliche Energieverschwendung bedeutet einen kontinuierlichen Verlust von Lebensenergie. Im Taijiquan, einer sanften Kampfkunst-Technik, die viel Qigong-Elemente beinhaltet, gibt es einen Spruch: »Keine Feder zusätzlich, kein Platz für eine Fliege.« Das heißt, man bleibt in einer so präzisen und lotrechten Haltung, daß die Knie sich zum Ausgleich des zusätzlichen Gewichts beugen müßten, wenn auf der Schulter eine Feder dazukäme. Wenn sich eine Fliege auf dem ausgestreckten Arm niederließe, würde dieser sich senken. Offenbar benötigt man etwas Kraft, um den Arm ausgestreckt zu halten. Gemeint ist also nicht: keine Anstrengung, vielmehr ein Minimum an Anstrengung, so daß man das subjektive Gefühl der Mühelosigkeit und Leichtigkeit hat, unabhängig davon, wieviel Energie tatsächlich aufgewendet wird. Diese Leichtigkeit teilt sich auch dem Zuschauer mit. Eine große Ballerina scheint nur so über die Bühne zu schweben. Ein genialer Bildhauer scheint virtuos und mühelos die Figur aus dem Stein herauszumeißeln.

Führt man hingegen eine Bewegung schlecht und ineffizient aus, hat man stets das subjektive Gefühl von Streß, Anspannung oder Widerstand. Bei Dr. Moshe Feldenkrais, dem Gründer der Funktionalen Integration, der Therapie des neuromotorischen Lernens und der neuromotorischen Reorganisation, heißt es: »... Kraftanstrengung ist das subjektive Gefühl unnötiger Bewegung.«[2] Zur Verdeutlichung: Zähnezusammenbeißen und Gesichtsmuskelanspannung beim Heben eines schweren Gegenstands oder Anspannen (das heißt verkürzen) der hinteren Kniestrecker beim Gehen. (Letzteres behindert die Rotation des Oberschenkelknochens im Becken.) Auch das Anspannen und Runzeln der Brauen bei der Konzentration auf eine Schulaufgabe sieht man häufig. Ist das Gehirn etwa ein Muskel, der besser funktioniert, wenn der Schädel unter Spannung steht?

In unserer Kultur, in der harte Arbeit so viel gilt, müssen wir uns wohl erst unvoreingenommen und ganz bewußt darüber klarwerden, wie fruchtlos Kraftanstrengung im üblichen Sinn zumeist ist. Gemeinhin gilt: Je weniger man tut, desto effizienter ist dies, wir müssen tatsächlich erst lernen, etwas ohne Mühe zu erledigen. Im daoistischen Klassiker *Zhuangzi* (3. Jh. v. Chr.) wird dieses Prinzip durch zwei Episoden verdeutlicht: Ein Mann wird beim Schwimmen in eine gefährliche Stromschnelle hineingetrieben. Konfuzius läuft aufgeregt am Ufer entlang, da er fürchtet, der Mann könnte ertrinken. Als dieser später unversehrt wieder ans Ufer gelangt, fragt Konfuzius ihn, wie er es geschafft habe, nicht unterzugehen. Der Mann antwortet: »Ich passe mich dem Hoch und Tief der Wellen an. Ich folge dem Dao des Wassers, ohne nachzudenken.«

Eine andere Episode handelt vom daoistischen Metzger Ding, der das Messer »ritsch, ratsch bewegte, in perfektem Takt, als ob er tanze«. König Hui fragte ihn, wie er es zu solcher Geschicklichkeit gebracht habe. Der Metzger antwortet: »Euer Diener richtet sich nur nach dem Dao [Weg], das ist mehr als Geschicklichkeit.« Er erklärt, daß er immer genau durch die Vertiefungen und Zwischenräume schneidet, niemals eine Sehne oder einen Knochen trifft. So ist es ihm gelungen, die Klinge wie frisch geschliffen seit 19 Jahren zu benutzen. Wenn er das Messer im Fleischstück bewegt, fällt dies wie von selbst auseinander, »fällt wie ein Klumpen Erde zu Boden«. »Vortrefflich!« ruft König Hui aus. »Ich habe die Worte meines Metzgers Ding gehört und die

Pflege des Lebens [*yangsheng*, ein Synonym für *yangqi*, Pflege oder Nähren des Qi] gelernt« (*Zhuangzi* III,2).

Genauso verhält es sich mit den chinesischen Kampfkünsten: Es ist erforderlich, Mühe und Mühelosigkeit miteinander in Einklang zu bringen. Entspannung ist dabei das A und O, sie verhilft zu Schnelligkeit und kürzerer Reaktionszeit. Ein geübter Kämpfer bewegt sich so fließend, leichtfüßig und schnell, daß es aussieht, als habe er überhaupt keine Knochen. Yang Zhengfu, einer der Großen in der Taijiquan-Geschichte, ermahnte seine Schüler mindestens zehnmal pro Tag: »Entspannen, entspannen, ruhig sein.« Der Taijiquan-Meister T. T. Liang korrigierte einmal einen angespannten Schüler und tadelte ihn: »Üben Sie hartes Karate oder Taijiquan? Wen wollen Sie treffen, einen Gegner oder sich selbst?«

Eine meiner Lieblingsgeschichten über Mühelosigkeit erzählte mir mein Taijiquan-Lehrer Paul Gallagher, einer der älteren Schüler Meister Liangs. Meister Liang machte einst seine Übungen in einem öffentlichen Park in Taiwan. Da trat ein alter daoistischer Priester hinzu und fragte Meister Liang: »Warum versuchen Sie nicht, Ihre Körperhaltung beizubehalten?« Meister Liang hatte gerade die anmutige Position »Der Goldfasan steht auf einem Bein« eingenommen, bei der das Körpergewicht auf einem Bein balanciert und das andere Knie hoch in die Luft gehoben wird. So behielt Liang die Position als Meditation-im-Stehen bei, während der Priester ihn beobachtete. Ungefähr fünf Minuten später – Meister Liang stand immer noch in der Goldfasan-Position – trat der Priester an ihn heran und befühlte leicht seine Wade. Dabei schüttelte er mißbilligend den Kopf und sagte: »Warum ist Ihre Wade angespannt? Sie machen Taijiquan, als ob Sie ein steifes Brett wären.« Zur Untermauerung hob der Daoist ein Knie in die Höhe und machte die gleiche Goldfasan-Übung. Meister Liang trat entspannt zur Seite. Nach fünf Minuten forderte der Daoist Meister Liang auf, seine Wade zu befühlen. Sie war vollkommen entspannt und weich wie Baumwolle.

Ein Minimum an Kraftanstrengung führt zu optimaler Gesundheit. Doch gibt es Augenblicke, in denen mit minimaler Kraftanstrengung mehr Anspannung verbunden ist, statt weniger. Die Fähigkeit, Spannung zu erhöhen, kann eine wichtige Therapie bei Paralyse, Inkontinenz oder Muskelatrophie sein. In einigen meditativen Qigong-Techniken muß man lernen, die Muskeln des Steißbeins (die kokzygealen Muskeln) sanft anzuspannen, um die Qi-Zirkulation durch die Wirbelsäule anzuregen. Man erinnere sich immer daran, daß Qi nicht durch einen angespannten, verknoteten Muskel oder ein durchgedrücktes Gelenk fließen kann. Es kann auch nicht durch ein schlaffes Handgelenk oder einen schlabbrigen Bauch fließen. Echte Entspannung wird häufig mit Wasser verglichen: geschmeidig, weich, lebendig und kraftvoll!

Nur soviel Kraft wie nötig zu verwenden ist eine effiziente Methode zur Verbesserung der Gesundheit und Vitalität, und dies ist auch wichtig, wenn streßbedingte Müdigkeit abgebaut werden soll, auch Müdigkeit aufgrund geistiger Überbeanspruchung. Sobald sich der Körper entspannt, wird der Geist ruhig, bewußt und aufmerksam.

Sensibilität

Meister T. T. Liang gibt eine exzellente Definition für Song in seinem Buch *T'ai Chi Ch'uan for Health and Self-Defense*. Er schreibt, das Prinzip Song »impliziert, daß man seine Muskeln lockert und seine Spannungen auflöst, äußerlich seine Energie fahren läßt, sie innerlich jedoch behält, so daß der Körper sensibel und aufmerksam genug bleibt, sich den jeweiligen Verhältnissen anzupassen«.[3] Er erklärt, ein in sich schlaffer Körper, das Gegenteil von Song, sei nicht in der Lage, angemessen auf eine plötzlich eintretende Situation zu reagieren. Aktive Entspannung ist somit ein Prozeß, der den Menschen sensibler werden

Sensibilität 183

läßt für Dinge, die in seinem Körper und außerhalb seines Körpers geschehen.

Sensibilität stellt sich ein, weil Entspannung hilft, festgefahrene Verhaltensweisen des Körpers und des Geistes aufzulösen. *Physiologisch* befindet sich der Körper im Zustand der Ausgeglichenheit, Homeostase. Das heißt nicht, daß er vollkommen gesund ist, sondern nur, daß er nach einer Störung leichter und schneller wieder zum Gleichgewicht zurückfindet. Ich erinnere mich gern an die dicke Joe-Palooka-Punchingpuppe, mit der ich als Kind spielte. Wenn ich auf sie einschlug, fiel sie um, richtete sich aber sofort wieder auf. Qigong-Praktizierende kultivieren ihre Mitte (*shou dantian*) in ähnlicher Weise. Die Unwägbarkeiten des Lebens können sie zwar aus dem Gleichgewicht bringen, aber sie richten sich auch schnell wieder auf.

Psychologisch gesehen, befindet sich der entspannte Geist im Zustand von *kong*, er ist »leer« und nicht belastet durch festgefahrene Vorstellungen, was die eigene Person oder andere betrifft. Man reagiert zwar auf emotionale Störungen, doch diese sind normalerweise nicht sehr lang anhaltend oder gar unkontrollierbar. Grollen ist schlechtes Qigong. Wir können sagen, »Leere« bewirkt das Entstehen einer Zentripetalkraft, die uns wieder zu Ruhe und Ausgeglichenheit zurückführt. Man kann Ausgeglichenheit von Unausgeglichenheit unterscheiden und ist daher in der Lage, sich spontan (natürlich) zu bewegen und angemessen auf die Ereignisse im Leben zu reagieren.

Im entspannten Körper-Geist-Zustand kann man etwas erspüren, im angespannten Körper-Geist-Zustand jedoch nicht. Einfache Tests können diese Tatsache untermauern. Stellen Sie sich barfuß hin – idealerweise – auf eine Wiese. Erspüren Sie Struktur und Temperatur des Bodens. Nehmen Sie sich nun Zeit zu erfassen, wo und wie diese Gefühle registriert werden. Fühlen Sie den Boden mit Ihren Füßen? Steigt dieses Gefühl über Ihre Beine bis in den Bauch? Können Sie den Boden mit Ihrem gesamten Körper spüren? Während Sie diese Selbstbefragung fortsetzen, spannen Sie Ihre Oberschenkel und/oder Ihr Gesäß an. Welchen Einfluß hat das auf Ihr Gefühl und Ihre Empfindungen?

Als nächstes füllen Sie eine kleine Schüssel mit heißem Wasser und eine andere mit kaltem Wasser. Halten Sie Ihre Hand in das heiße Wasser und anschließend in das kalte. Sie sollten ein leichtes Unbehagen dabei haben. Nun machen Sie eine Faust und spannen die Muskeln, Bizeps und Trizeps, in Ihrem Oberarm an und gehen dann abermals erst ins heiße und dann ins kalte Wasser. Können Sie jetzt den Temperaturunterschied genauso deutlich spüren? Reagieren Sie genauso stark auf Ihr Unbehagen? Selbst sogenannte spontane und natürliche Reaktionen auf Heiß-kalt-Unterschiede werden durch Spannungen gemindert. Jetzt wird Meister Liangs obige Erklärung verständlich, eine unter Spannung stehende Person könne nicht schnell genug auf eine gefährliche Situation reagieren.

Spannungszustände vermindern auch die Sensibilität anderen Menschen gegenüber. Versuchen Sie einmal, mit angespannter Schulter eine Hand zu schütteln. Oder streichen Sie über das Haar eines Ihnen lieben Menschen und ziehen dabei eine Grimasse. In den Kampfkünsten ist Entspannung notwendig, um auch auf die kleinsten Hinweise, wie der Gegner angreift, reagieren zu können. Der Taijiquan-Klassiker *Explanation of the Thirteen Movements* (Erklärung der dreizehn Bewegungen) beschreibt die oberste Taijiquan-Stufe so: »Wenn der Gegner sich nicht bewegt, bewege ich mich auch nicht. Wenn er auch nur zur kleinsten Bewegung ansetzt, *bewege ich mich zuerst.*«

Nachfolgend eine schöne Übung, mit der Sie Ihren Zustand der Entspannung und Sensibilität testen können. Bitten Sie einen Partner, mit Ihnen den »Qigong-Tanz« auszuprobieren. Stellen Sie sich mit dem Gesicht zueinander auf, jeder streckt den jeweils rechten oder linken Arm aus. Berühren Sie mit Ihrer Hand oder Ihrem Handgelenk leicht die Hand oder das Handgelenk Ihres Gegenübers. Der Berührungspunkt kann sich während des

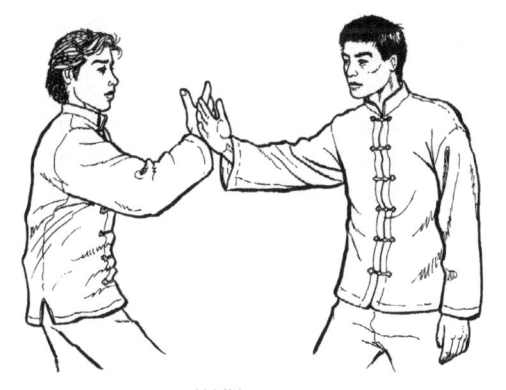

Abbildung 3

»Tanzes« verschieben. Stellen Sie sich vor, Ihre Handgelenke klebten aneinander wie zwei zusammengeleimte Papierbögen. Bewegen Sie Ihren Arm in unterschiedliche Richtungen (und ändern Sie dabei weder Geschwindigkeit noch Takt). Ihr Partner folgt Ihren Bewegungen, bleibt an Ihrem Gelenk kleben und verliert niemals den Kontakt (Abb. 3). Machen Sie dies ein paar Minuten lang, und tauschen Sie dann die Rollen, so daß Ihr Partner die Führung übernimmt. Wenn es Ihnen oder Ihrem Partner sehr leicht gelingt, den Bewegungen zu folgen, beginnen Sie, den Arm in unterschiedlichem Takt und unterschiedlicher Geschwindigkeit zu bewegen. Diese Übung soll sie fordern, aber nicht überfordern. Sie werden merken, daß Ihre Fähigkeit, einfühlsam zu »lauschen« und am Arm des Partners zu kleben, sich direkt proportional zum Grad Ihrer Entspannung verhält. Wenn Ihr Arm angespannt ist, werden Sie Ihrem Partner kaum folgen können. Mit ein wenig Übung wird es Ihnen jedoch gelingen, sanft den Bewegungen Ihres Partners zu folgen, ohne dabei den Kontaktdruck zu verstärken. Sie werden sich wie zwei Federn fühlen, die sich in der Luft begegnet sind und nun in einer leichten Brise miteinander tanzen. Der »Tanz« wird wie ein berauschendes Energiespiel sein, mit dem Sie und Ihr Partner sich gegenseitig trainieren können, um so ein höheres Maß an Aufmerksamkeit, Entspannung und Sensibilität zu erlangen.

Es gibt eine berühmte Anekdote über einen Qigong-Meister, dessen »Kontaktfähigkeit« von einem Boxer auf die Probe gestellt wurde. Der Boxer bat den Qigong-Meister, die Hand auf seine Schulter zu legen, und forderte ihn auf, unbedingt mit ihm in Berührung zu bleiben. Der Boxer begann herumzurennen, seinen Körper zu winden und zu drehen und änderte dabei häufig Richtung und Geschwindigkeit. Nach einigen Minuten kam er an eine niedrige Ziegelmauer, übersprang diese, machte einen Purzelbaum in der Luft und landete auf seinen Füßen. Zum Erstaunen des Boxers berührte ihn der Qigong-Meister immer noch an der Schulter, der Druck seiner Hand auf des Boxers Schulter war unverändert!

Während des Zweiten Weltkriegs streifte Taijiquan-Meister Zheng Manqing mit einem seiner Studenten durch ein graspbewachsenes Feld, sie unterhielten sich angeregt. Plötzlich zog der Meister seinen Fuß zurück, als hätte er eine glühende Kohle berührt. Er wich ein paar Schritte zurück und riß seinen Schüler dabei um, so daß dieser strauchelte und fiel. Der Meister hatte gerade mit seinem Zeh einen verdeckten Draht berührt, der mit einer Landmine verbunden war. Die Explosion der Mine wurde nur dadurch verhindert, daß der Meister blitzschnell reagierte, seinen Fuß zurückzog und kein Gramm Gewicht die Zündung auslöste.

Wärme und Verwurzelung

Entspannung führt zu tiefer und effizienter Bauchatmung, was wiederum eine bessere Sauerstoffversorgung des Bluts zur Folge hat. Entspannung fördert auch die Weitung der Blutgefäße und niedrigeren Blutdruck. Sie hat außerdem einen Einfluß auf die

Wärme und Verwurzelung 187

chemischen Vorgänge im Blut, unter anderem normalisiert sie das Säure-Basen-Verhältnis (Ph-Wert) und reduziert den Kalzium-Spiegel in Blut und Geweben, welches wiederum Tremor, Spasmen und Muskelspannungen verhindert oder reduziert. Alles in allem bewirkt sie einen besseren Kreislauf und eine vermehrte Sauerstoffzufuhr in alle Körperteile. Dies macht sich besonders an Händen und Füßen bemerkbar, die sich oft während und nach Qigong-Übungen angenehm warm anfühlen.

In der chinesischen Medizin gilt entspannte Bauchatmung als *Energiepumpe*, die das Qi durch die Leitbahnen schickt. Im Leitfaden *Explanation of the Thirteen Movements* lesen wir: »Das Qi ist tief in die Füße eingepflanzt, wird von *Yao* [Taille und Bauch] kontrolliert und manifestiert sich in den Händen.« So wie sich ein Speicher mit Wasser füllt, bewirkt die Bauchatmung, daß sich das Dantian-Energiezentrum mit Qi füllt. Ist das Dantian einmal gefüllt, beginnt das überschüssige Qi in die Leitbahnen, Knochen und schließlich in die Körpergewebe einzufließen, so daß man insgesamt ein Gefühl von Wärme verspürt.

Im Gegensatz dazu führt Brustatmung allzu häufig zu Spannung, Verstopfung der Blutgefäße, schlechter Sauerstoffzufuhr, kalten Händen und Füßen. Das Dantian ist leer, der Körper schwach und müde.

Qigong-Meister sind bekannt für ihre warmen Hände. Äußere Qi-Heiler berühren leicht den Körper ihres Patienten, um Wärme und heilendes Qi zu übertragen. Dr. K. S. Wong erklärte mir einmal: »Wenn ein Patient krank ist, beginne ich manchmal die Behandlung nur mit einem Händeschütteln!« Ein anderer bekannter Qigong-Meister, der verstorbene Wang Shujin, pflegte Qigong in Tokio während der Wintermonate im Freien zu unterrichten. Wenn ein Schüler die Kälte nicht aushielt, konnte er sich an der Hand seines Meisters kurz aufwärmen.

Handerwärmung ist auch eines der Lernziele bei Biofeedback-Übungen. Tiefe Atmung führt zu wärmeren Händen. Umgekehrt gilt, wenn jemand durch Selbstkontrolle gelernt hat, seine Hände aufzuwärmen, hat er auch gelernt, wie man sich entspannt. Klinikärzte haben festgestellt, daß mit Handerwärmung im allgemeinen eine kontrolliertere Gefäßerweiterung und -verengung im gesamten Körper einhergeht. Die Fähigkeit der Handerwärmung kann manchmal eine Heilung von Migräne und anderen Gefäßerkrankungen bewirken.

Ein weiterer häufig auftretender Nebeneffekt der Aktiven Entspannung ist, daß man sein Gewicht, seine Verwurzelung und das »Sinken« spürt, es geht einher mit Spannungsabbau und Reduzierung von Sorgen und Abwurf geistigen Ballasts. Entspannung und Sinkenlassen (*chen*) sind austauschbare Synonyme in der Qigong-Literatur. Das Gefühl des Sinkenlassens wird möglicherweise in unserer modernen Gesellschaft besonders stark empfunden, da die Kopflastigkeit, die von der linken Gehirnhälfte ausgehende intellektuelle Dominanz, so ausgeprägt ist. Wenn wir von jemanden sagen, er sei »aufgeblasen«, »unstet« oder »vom Kopf bestimmt«, ist das eine akkurate Beschreibung seiner Qi-Schieflage.

Die achzigjährige Taijiquan-Meisterin Gao Fu ermahnt ihre Schüler unablässig: »Entspannen Sie sich *durch* die Füße in den Boden hinein.« Wir sollen nicht »auf unseren eigenen zwei Füßen stehen«, sondern auf dem Boden! Dies schafft ein Gefühl der Balance, des Halts und des Wohlgefühls. Jemand, der sich entspannt hat sinken lassen, fühlt sich »standhaft wie der Taishan« (einer der heiligen Berge der Daoisten in Ostchina) und festgewurzelt wie ein großer Baum. Wenn die Wurzeln tief in den Boden reichen, kann der Baum sich wiegen, ohne dabei umzufallen.

Wenn ich meine Qigong-Schüler unterrichte, bin ich immer wieder überrascht über die sichtbaren Zeichen des Sinkenlassens. Die Sorgenfalten glätten sich, Augen und Kieferknochen lockern und entspannen sich, hochgezogene Schultern sinken und sitzen locker am Rumpf. Und auch die Atmung sinkt nach und nach und bewegt sich freier im Unterbauch.

Wärme und Verwurzelung 189

Nach den Qigong-Übungen bitte ich meine Schüler manchmal, umherzuschlendern und dabei auf ihr verändertes Gleichgewicht und ihre andersartigen Bewegungen zu achten. Schon vor den üblichen Ausrufen »Ich fühle mich schwerer. Ich fühle mich geerdet«, können wir alle beobachten, wie der Fußboden bebt, als hätten sie sich in eine Elefantenherde verwandelt! Und dabei stampft niemand. Jeder fühlt sich in einem besseren Gleichgewicht und bewegt sich koordinierter und selbstbewußter.

Der Zusammenhang zwischen Wärme, Gewicht und tiefer Entspannung ist seit der Jahrhundertwende im Westen bekannt. 1932 entwickelte der deutsche Psychiater Johannes H. Schultz das Autogene Training (AT), eine Art westliches Qigong, bei dem der Patient sich auf die verschiedensten Körperteile konzentrieren muß und sich dabei vorstellt, daß sie schwer, warm und entspannt sind. Schultz beschrieb AT als »eine Methode rational gesteuerter physiologischer Übungen, die dazu dienen, eine allgemeine psycho-biologische Neuorientierung im Praktizierenden zu bewirken, die ihn befähigt, alle die Dinge zu offenbaren, die sonst nur mittels Hypnose offengelegt werden können«.[4] Der Übende lernt, positive psychologische und physische Veränderungen herbeizuführen, die ihn befähigen, seine eigene Gesundheit in die Hand zu nehmen und zu verbessern. AT ist in Europa ziemlich populär und wird eingesetzt in der Therapie von Angstzuständen, Bluthochdruck, Geschwüren, chronischen Schmerzzuständen, Kopfschmerzen und zahlreichen anderen Störungen bzw. zur Beschleunigung der Behandlung. Die durch die AT-Therapie induzierten psychologischen Veränderungen – ein Zustand entspannter Besonnenheit stellt sich ein – sind inzwischen auch genutzt worden für die Informationsbeschaffung aus dem Unterbewußtsein des Patienten oder für die Programmierung des Unterbewußtseins auf ein gesundheitsbewußteres Verhalten.

Für das AT sollte sich der Übende mit geschlossenen Augen hinlegen oder -setzen, sich passiv auf verschiedene Körperteile konzentrieren, während er dabei schweigend drei Sekunden lang bis maximal zwei bis drei Minuten verschiedene Sätze spricht, die sogenannte Autogene Formel. Zum Beispiel: »Mein rechter Arm ist schwer«, man beginnt immer mit der dominierenden Seite (bei Linkshändern ist das der linke Arm). Dann öffnet der Übende die Augen, atmet tief und beugt dabei sanft seinen Körper, wobei er darauf achtet, ob das Gefühl der Schwere noch vorhanden ist oder ob es sich vielleicht in einen anderen Arm oder in andere Körperteile verlagert hat. Dies wiederholt er mehrere Male. Sodann konzentriert sich der Übende auf seinen anderen Arm mit den Worten: »Mein linker Arm ist schwer.« Wieder folgt das Öffnen der Augen, das Beugen und die Prüfung der erreichten Wirkung. Hier die weiteren Sätze, die genauso langsam und methodisch gesprochen werden:

Meine beiden Arme sind schwer.
Mein rechtes Bein ist schwer.
Mein linkes Bein ist schwer.
Meine beiden Beine sind schwer.
Mein rechter Arm ist warm.
Mein linker Arm ist warm.
Meine beiden Arme sind warm.
Mein Herzschlag ist ruhig und gleichmäßig.
Es atmet mich.
Mein Solarplexus ist warm.
Meine Stirn ist kühl.

Schultz' Methode weist bemerkenswerte Ähnlichkeiten mit Fangsonggong auf. Man spürt Wärme und Schwere in den Händen, ruhige Emotionen, natürlichen und mühelosen Atem. Wie im Qigong ist die Bauchregion (»Solarplexus«) warm und der Oberkörper (»Stirn«) relativ kühl. Die Autogenen Formeln sind eine exzellente Beschreibung des Entspannungsprozesses beim Qigong. Wie für Fangsonggong benötigt man auch für das Autogene Training Geduld und Hingabe. Unter Umständen dauert es ein Jahr, bis man gelernt hat, sich zu entspannen und die Hände nach Belieben warm werden zu lassen.

Es ist interessant, AT mit einer speziellen meditativen Qigong-Methode zu vergleichen, dem sogenannten *neiyanggong*, den »Inneren Nährenden Übungen« (Kapitel 11), bei dem auch bestimmte Sätze wiederholt werden, um sich zu entspannen.

Die Methoden

Nun kommen wir zum wesentlichen Punkt. Sie sagen: »Ich verstehe, daß Entspannung wichtig ist. Aber wie soll ich mich entspannen? Wie kann ich mich entspannen, wenn jeder Versuch, mich zu entspannen, mich noch mehr anspannt?« Kurz gesagt, *Entspannung hat etwas mit bewußter Mühelosigkeit zu tun*. Es stimmt, der Versuch, sich zu entspannen, endet meist kontraproduktiv und ähnelt sehr dem ersten Versuch zu schwimmen: man sinkt dabei schneller. Es ist leichter, Kindern Schwimmen oder Radfahren beizubringen als Erwachsenen, da Kinder noch nicht gelernt haben, so systematisch ihre natürlichen Fähigkeiten zu konterkarieren! Sie wissen, daß man drei Dinge benötigt, um zu schwimmen, radzufahren oder sich zu entspannen: Aufmerksamkeit, Zulassen und Übung.

Wollen wir uns entspannen, müssen wir uns dessen bewußt sein, was wir tun, und dabei unsere Sorgen und Gedanken hinter uns lassen. Die Chinesen betonen immer wieder: »Wenn man sich entspannen will, muß man ruhig sein.« Wir müssen die Entspannung als einen Vorgang betrachten, bei dem wir uns von tieferer Einsicht leiten lassen und bei dem es nicht darum geht, uns mühevoll eine neue Fähigkeit anzueignen. Die Entwicklung starker Muskeln bedarf der Kraftanstrengung; wollen wir die Entspannung beherrschen lernen, müssen wir sie zulassen. Diese

Einstellung wird uns eine Hilfe sein, so daß wir aufhören, den angestrengten Versuch zu unternehmen, uns zu entspannen. Übung ist wichtig. Wenn Sie regelmäßig üben, bekommen Sie ein Gefühl dafür, was es heißt, entspannt zu sein. Sie werden bald feststellen, daß sich der Erfolg in immer kürzerer Zeit einstellt. Sie werden sich wie eine Pianistin fühlen, der eine wundervolle Mozart-Sonate leicht von der Hand geht, sobald ihre Finger die Tastatur berühren.

Die drei Hauptmethoden des Fangsonggong sind: 1. *Fortlaufende Entspannung und fortlaufendes Sinkenlassen*; 2. *Über dem Boden Schweben* (Anspannung und Entspannung), 3. *Entspannen der drei Körperlinien*. Experimentieren Sie mit allen drei Methoden. Praktizieren Sie jede einzeln, oder wählen Sie die Kombination von Techniken, die Ihnen am besten hilft, sich zu entspannen, üben Sie täglich jeden Morgen und Abend. Ihre Übungszeit kann eine Dauer von 5 bis 20 Minuten haben.

Bevor Sie mit einer dieser Übungen beginnen, ist es hilfreich, eine *Körper-Prüfung* durchzuführen. Machen Sie einige Minuten lang eine empirische Selbstbefragung: »Wie fühle ich mich heute? Wie atme ich? Wo fühle ich mich wohl? Wo bin ich angespannt?« Dabei sollten Sie nicht werten, zurückweisen oder über die Bedeutung von Spannung, Unbehagen oder andere Empfindungen nachdenken. Beobachten Sie nur, akzeptieren und billigen Sie ohne Widerspruch das, was Ihr Körper Ihnen mitteilt.

1. Fortlaufende Entspannung und fortlaufendes Sinkenlassen
Versuchen Sie nicht, den gesamten Körper auf einmal zu entspannen, das ist im allgemeinen fruchtlos; manchmal führt dies nur zu mehr Anspannung oder verlagert diese in andere Körperbereiche. Sie sind verspannt, weil Sie die Fähigkeit verloren oder nie voll entwickelt haben, einzelne verspannte Körperteile zu orten. Es ist am sinnvollsten, Ihren Körper systematisch zu durchforsten und dabei zu entdecken, wo Sie mit Ihrem Körper auf

Kriegsfuß stehen, wo Sie unnötigerweise Muskeln anspannen oder wo Sie sich unnötig anstrengen. Feldenkrais bemerkt in seinem lehrreichen Buch *Das starke Selbst*: »Der richtige Weg besteht darin, zumindest einen Faden aus dem Knäuel der Spannungszustände zu entfernen, und dann entdeckt man plötzlich mehr verborgene ungeahnte Fähigkeiten und eine Vitalität in sich, die niemand für möglich gehalten hätte.«[5]

Stehen Sie im schulterbreiten Stand mit parallel stehenden Füßen, oder sitzen Sie in einer bequemen, aufrechten Haltung. Schließen Sie die Augen, oder lassen Sie sie halb geöffnet, ohne sie auf einen bestimmten Punkt zu richten. Beginnen Sie am Scheitel und arbeiten sich bis zu den Füßen vor, seien Sie aufmerksam, und bitten Sie jeden Körperteil, sich zu entspannen und in den Boden zu sinken.

Richten Sie Ihre Aufmerksamkeit zunächst auf den Kopf. Entspannen Sie die Muskeln des Scheitels, der Stirn, Augenbrauen, Augen, Backen, des Kiefers, des Zahnfleischs, der Ohren, also alle Muskeln am Kopf. Spüren Sie, wie diese Muskeln locker werden, nach unten losgelassen werden.

Wenden Sie nun Ihre Aufmerksamkeit der Nacken- und Halspartie zu. Lassen Sie die Muskeln vorn, an den Seiten und hinten los. Entspannen Sie sich und öffnen mental die Nackenwirbel, so daß Ihre obere Wirbelsäule weich und offen werden kann. Lassen Sie Ihren Kopf leicht auf der oberen Wirbelsäule schweben, wie ein Korken auf dem Wasser.

Ihre entspannten Schultern ruhen auf dem Rumpf und sinken in gerader Linie Richtung Boden, sie werden weder zurückgezogen noch nach vorn eingeknickt. Lassen Sie die Entspannung auch durch Ihre Arme und Hände gehen, so daß Sie sich des Gewichts Ihrer Arme bewußt werden. Wenn Sie sitzen, geben Sie das Gewicht Ihrer Arme an Ihren Schoß oder Ihre Oberschenkel ab. Entspannen Sie Ellbogen, Handgelenke und Finger. Die Finger sind weder geöffnet noch zur Faust geformt. Spüren Sie die natürliche Länge und das Gewicht Ihrer Finger.

Lassen Sie Halsknochen, Schulterblätter, Rippen und das Brustbein los. Lassen Sie die Rippen hängen und nach unten fallen. Entspannen Sie die Brustmuskeln, einschließlich der Pektoralien und der Zwischenrippenmuskeln. Entspannen Sie die Muskeln im oberen Rücken und entlang der Wirbelsäule. Dann entspannen Sie die gesamte Wirbelsäule – oben, Mitte, unten – und fühlen die Wirbelsäule weit werden und sich sanft auf ihre natürliche Länge dehnen. Beachten Sie, daß eine entspannte Wirbelsäule geöffnet ist und nicht zusammengedrückt. Sie sollten einen bequemen Zwischenraum zwischen jedem Wirbel spüren. Nun lassen Sie Ihre geweitete, entspannte Wirbelsäule ihr Gleichgewicht finden und mit dem Boden in Kontakt kommen, wie einen großen Baum. Lassen Sie die Muskeln im unteren Rücken (Kreuzbein) und Steißbein los, so daß die Wirbelsäule sich mit minimaler Spannung im Gleichgewicht befindet, ohne zusätzliche Muskelunterstützung.

Jetzt entspannen Sie den gesamten Rumpf, insbesondere die inneren Organe, entledigen sich der Spannung auf dem Körper und im Körper. Lassen Sie Solarplexus, Zwerchfell und Bauch los. Lassen Sie den Bauch sich nach außen wölben und nach unten sinken. Kümmern Sie sich zur Abwechslung einmal nicht darum, wie Sie aussehen, kümmern Sie sich lieber darum, wie Sie sich fühlen! Lassen Sie Ihren Körper ununterbrochen atmen. Lassen Sie Ihren Atem los, so daß dieser tief in Ihren Körper einsinken kann.

Nun lassen Sie die Hüften los, die Leistengegend und die Leisten, sodann das Gesäß und den analen Schließmuskel. Werden Sie sich der Verbindung zwischen Oberschenkelhalsknochen (Femur) und Hüfte bewußt. Lassen Sie einen bequemen Spielraum am Oberschenkelhalsknochen.

Jetzt lockern Sie die Oberschenkelmuskeln auch an der Rückseite des Oberschenkels, die Knieflechse. Entspannen Sie die Knie, und sorgen Sie auch hier wieder für eine komfortable Öffnung, so daß das Gelenk sich leicht und natürlich bewegen kann.

Die Methoden 195

Entspannen Sie die Unterschenkel, Waden, Knöchel, Fußknochen und Zehen.

Jetzt überprüfen Sie noch einmal Ihren Körper, um festzustellen, ob er entspannt gesunken und dabei doch angemessen geöffnet ist und das größtmögliche Bewegungspotential besitzt. Lassen Sie die Gravitation für sich arbeiten und jeden Körperteil auf seinen niedrigsten Punkt sinken, wie Wasser, das einen Abhang hinunterfließt.

In einer interessanten Variation dieser Technik stellen Sie sich vor, daß Sie nacheinander in jeden Körperteil Luft einatmen. Mit jedem Ausatmen geben Sie alle unnötige Anspannung an den Boden ab. Qigong-Therapeuten haben festgestellt, daß Einatmen hilft, sich auf eine bestimmte Sache zu konzentrieren, und daß Ausatmen förderlich für den Abbau von Spannung ist.

Die fortlaufende Entspannung können Sie auch auf dem Rücken liegend praktizieren, die Technik ist im wesentlichen die gleiche. Das Absenken der Spannung Richtung Füße wird in der Vorstellung dadurch ersetzt, daß man jeden Körperteil, beginnend mit der Spitze des Kopfes, in den Boden sinken läßt. Wenn Sie alle Körperteile losgelassen haben, stellen Sie sich vor, der Boden sei weicher Ton. Welchen Abdruck hat Ihr Körper hinterlassen? Haben Sie Ihr Gewicht ganz an den Boden abgegeben? Können Sie unnötige Zwischenräume zwischen Ihrem Körper und dem Boden eliminieren, und vertrauen Sie dem Boden, daß er Sie trägt?

2. Über dem Boden schweben

Diese Methode ist identisch mit der Totenstellung (*shabāsana*) im indischen Yoga. Einer meiner Qigong-Lehrer nannte sie »Die tote Küchenschabe«. Keine sehr einladende Bezeichnung! Ich ziehe es vor, sie mir als »über dem Boden schweben« vorzustellen.

Legen Sie sich in Rückenlage auf eine bequeme, flache Unterlage, einen dicken Teppich, eine Übungsmatte oder eine sehr feste Matratze. Konzentrieren Sie sich nun nacheinander auf Ihre einzelnen Körperteile, indem Sie diese jeweils zunächst anspannen und dann entspannt an den Boden abgeben. Überschreiten Sie dabei nicht die Grenze der bequemen und gesunden Anspannung, es ist nicht nötig, die einzelnen Glieder so stark wie nur möglich anzuspannen. (Diese Methode empfiehlt sich nur, wenn keine ernsthaften Erkrankungen vorliegen. Es ist sicher nicht empfehlenswert, einen gebrochen Wirbel oder ein krankes Herz anzuspannen.) Spannen Sie Scheitel und Gesichtsmuskeln an und lassen dann wieder los. Spannen Sie Ihre Nackenpartie an, lassen los und so weiter. Sie können Ihre beiden Arme und Handgelenke nacheinander oder gleichzeitig anspannen. Dasselbe gilt für Beine und Füße. Arbeiten Sie sich langsam nach unten vor. Zum Schluß spannen Sie die Zehen an, pressen sie zusammen und lassen dann los. Viele Übende glauben, diese Technik helfe ihnen, sich stärker jedes einzelnen Körperteils bewußt zu werden, so daß sie diesen dann besser entspannen können.

Einige Physiotherapeuten wenden eine ähnliche Technik bei ihren Patienten an, damit diese sich besser ihrer chronisch verspannten Bereiche bewußt werden. Wird ein bereits verspannter Muskel noch mehr angespannt, verstärkt sich das Spannungsgefälle zwischen ihm und dem umliegenden Gewebe. Wenn eine unbewußte Spannung bewußt als unangenehm empfunden wird, kann der Patient/die Patientin sein/ihr Gespür für den Unterschied zwischen Spannung und Entspannung schärfen.

Sie können diese Technik auch mit Atemübungen kombinieren. Saugen Sie die Luft in den entsprechenden Körperteil ein, und während Sie den Atem für einen Augenblick anhalten, spannen Sie an und lassen wieder los. Atmen Sie dann aus und lassen die Spannung Richtung Boden abfließen.

Zum Schluß stellen Sie sich vor, der Boden wäre ein wundervoller, tragfähiger See, der Ihren Körper trüge. Genießen Sie das Erlebnis des Schwebens – entspannt und sorgenfrei.

3. Entspannen der drei Körperlinien

Sie stehen, sitzen oder liegen, Ihre Arme hängen oder liegen locker neben Ihrem Körper. Stellen Sie sich nun vor, Ihr Körper hätte drei Linien. Zunächst entspannen Sie die Linie vom Scheitel bis zum Steißbein und schließen die Wirbelsäule mit ein. Als nächstes lassen Sie die Linie Schultern und Arme bis in die Fingerspitzen jeder Hand los. Schließlich lassen Sie die Linie Hüften und Beine bis in die Zehen los. Spüren Sie jede Linie sich entspannen, sinken und öffnen. Gehen Sie dabei langsam, Ihrem eigenen Rhythmus entsprechend, vor, und wiederholen Sie das Loslassen jeder Linie so oft Sie möchten und bis Sie meinen, Sie können mit dem Ergebnis zufrieden sein.

Diese Technik ist eine effiziente Methode, auf den gesamten Körper einzuwirken, da sie für eine bessere Zirkulation des Heil-Qi durch die Hauptmeridiane sorgt. Obwohl die drei Linien selbst keine Akupunktur-Leitbahnen sind, entspannt diese Übung Körperteile, durch die wichtige Leitbahnen verlaufen. Sie ist besonders wertvoll für Qigong-Meditationen wie »Großer Himmelskreislauf« (*dazhoutian*) etwa, manchmal auch »Makrokosmischer Orbit« genannt, bei der das Qi über die Wirbelsäule, die Arme, die Körpervorderseite und die Beine nach oben gelenkt wird (siehe »Reinigung der Meridiane«, Kapitel 11).

Die Drei-Körperlinien-Methode ist jedoch für die gezielte Beeinflussung spezieller Körperregionen nicht so gut geeignet wie die beiden ersten, man erreicht eventuell kein befriedigendes Maß an Entspannung. Anfänger sollten diese Methode entweder *nach* der Technik »Fortlaufende Entspannung« oder »Über dem Boden schweben« anwenden.

Schlußbemerkung

So wie Sie Ihre Entspannungsübungen begonnen haben, mit einer nach innen gerichteten »Körperprüfung«, sollten Sie Ihre

Übungen auch abschließen und Ihre Aufmerksamkeit erneut auf angenehme und unangenehme Zonen des Körpers richten, auf Entspannung und Anspannung. Hat sich etwas verändert? Fühlen Sie sich anders? Wie anders? Beantworten Sie dies nicht verbal, sondern richten Sie Ihre Aufmerksamkeit auf Ihren Körper und darauf, was er Ihnen mitteilt. Der Körper lernt, wie auch das Gehirn, durch Wahrnehmung von Unterschieden. Sie könnten die schwarzen Druckbuchstaben auf dieser Seite nicht erkennen, wäre der Hintergrund nicht weiß. Je besser Sie den Unterschied zwischen Ihrem Zustand vor und nach den Übungen erkennen, desto leichter wird es sein, alte Gewohnheiten zu ändern.

Nach Ihrer zweiten Körperprüfung sollten Sie Ihre Hände sanft auf den Unterbauch legen und sich einige Minuten auf eine ruhige und gleichmäßige Atmung konzentrieren. Dies wird Ihnen helfen, Ihre Mitte zu spüren, sich auf andere Qigong-Methoden und andere Tagesaktivitäten vorzubereiten, oder helfen, tiefer zu schlafen.

Kapitel 9
Gesunde Atmung

*Da machte Gott der Herr den Menschen
aus Erde vom Acker und blies ihm
den Odem des Lebens in seine Nase.
Und so war der Mensch ein lebendiges Wesen.*

Das 1. Buch Mose (Genesis)

Das Wort Qigong hat man oft mit »Atemübungen« übersetzt. Dies ist sehr sinnvoll, denn Qi bedeutet allgemein Luft oder Atem und die unsichtbare, vom Atem getragene Energie. Gemeint ist die Luft, die wir einatmen, der in die Zellen transportierte Sauerstoff und die lebenserhaltende Energie. Bewußtes Atmen ist immer zu beachten, ob bei Übungen-in-Bewegung (aktiv) oder Übungen-in-Ruhe (meditativ). Eine der älteren Bezeichnungen für Qigong, *Tugu naxin*, »Altes ausstoßen, Neues aufnehmen«, hört sich an wie die moderne Beschreibung des Gasaustauschs, der durch Atmung erfolgt. Beim Einatmen wird frische Luft in die Lungen eingesogen, und ihre nährende Komponente, der Sauerstoff, wird mittels der roten Blutkörperchen in die Zellen transportiert. Bei der Ausatmung gelangt das Abfallprodukt Kohlendioxyd aus dem Blut in die Luftsäcke der Lunge und wird ausgestoßen. Eines der Qigong-Ziele ist es, Gleichgewicht und Effizienz dieses Austauschprozesses aufrechtzuerhalten, so daß der gesamte Körper mit der notwendigen Energie beliefert wird.

Effiziente und gesunde Atmung ist nicht mit tiefer Atmung gleichzusetzen. Ein verbreitetes Mißverständnis besteht in der

Annahme, daß man durch Weitung der Brusthöhle mehr Sauerstoff in lufthungrige Körperpartien schicken würde. Schnelle Expansion und Kontraktion der Brusthöhle bewirkt viel mehr, daß der Sauerstoff sich zu eng an die Hämoglobinmoleküle bindet, so daß weniger an die Zellen abgegeben wird. Es bewirkt auch eine Verengung der Blutgefäße und ist damit ein weiteres Hindernis für die Sauerstoffzufuhr. Die Sauerstoffabgabe hängt mehr von der Qualität der Atmung ab – Mühelosigkeit, Leichtigkeit und Effizienz – als von der Quantität der bei jedem Atemzyklus in die Lungen aufgenommenen Luft. Wie wir später sehen werden, erhöht sich die Atemfrequenz vor allem bei schlechten Atmungsgewohnheiten, damit ungefähr die gleiche Sauerstoffmenge pro Minute in die Zellen fließen kann. Dieses schnellere Atmen bedeutet jedoch einen Verlust an Körperenergie. Gesunde Atmung hingegen erhöht die Vitalität und schafft die günstigsten Voraussetzungen für einen Gasaustausch. Qigong-Bauchatmung entspannt auch die kleinsten Blutgefäße, die Kapillaren, und weitet sie sanft durch einen stärkeren Blut-, Sauerstoff- und Qi-Fluß.

In diesem Kapitel wollen wir uns gesunden Atemtechniken zuwenden und die Gründe für schlechte Atmung und deren Auswirkung betrachten. Wenn nicht anders angemerkt, können alle Übungen und Meditationen auf einem Stuhl oder auf dem Boden (Beine gekreuzt oder Lotossitz) sitzend ausgeführt werden, außerdem in der Rückenlage auf einer bequemen, doch stützenden Unterlage, auf einer Übungsmatte oder einem dicken Teppich. Machen Sie es sich so bequem wie möglich. Wenn Sie auf dem Boden liegen, dürfen Sie auch ein Kopfkissen benutzen und/oder den Rücken mit einem Kissen polstern, wenn Ihnen dies die Atmung erleichtert.

Vier Aspekte der Atmung:
eine Selbstbefragung

Bevor Sie mit der Qigong-Atmung beginnen, ist es notwendig, daß Sie sich zunächst über Ihre normale Atemtechnik im klaren sind. Testen Sie diese immer wieder, um festzustellen, ob sie sich gewandelt hat und ob Qigong tatsächlich Ihre gewohnheitsmäßige Atmung verbessert. Es ist möglicherweise leicht, richtig zu atmen, wenn Sie dies bewußt versuchen. Angestrebt wird jedoch eine richtige Atemtechnik im täglichen Leben. Führen Sie folgende Selbstbefragung in einem Augenblick der Ruhe und Entspanntheit durch. Diese Befragung allein ist bereits eine Qigong-Übung. Während Sie lernen, sich auf alle noch so minutiösen Details Ihrer Atmung zu konzentrieren, werden Ihnen alle Problemstellen Ihres Körpers bewußter. Allein die Konzentration auf die Atmung bewirkt schon eine Veränderung der Atmung. Körperbewußtheit bewirkt eine Energie- und Bewußtseinsverlagerung von den täglichen Ängsten und Sorgen auf die Bedürfnisse des Körpers.

1. Wie fühlt sich Ihr Atem an? Fühlt er sich geschmeidig oder abgehackt an, tief oder flach, klar oder schmutzig, leicht oder schwer, leise oder laut, mühelos oder schwierig, gesund oder krank? Nehmen Sie Ihre subjektiven Gefühle und Gedanken wahr, die sich durch den Atem bei Ihnen einstellen. Ist Ihr Atem ein sich langsam bewegender Strom, oder wird er durch Spannung und Angst blockiert? Bilder, die Ihnen spontan einfallen, sind auch wichtige Indikatoren für die Atem- und Qi-Qualität.

2. Wo atmen Sie? Wie tritt der Atem in Ihren Körper ein und wieder aus? Wohin geht er, wie tief dringt er in Ihren Körper ein? Können Sie spüren, wie er durch die Nasenlöcher eintritt, durch die Trachea (Luftröhre) strömt, in die Bronchien und Lungen ein- und austritt? Atmen Sie durch die Nase und den Mund oder durch beide? Fühlen Sie den Atem in Ihre Brust, Ihren Bauch,

Ihren Rücken oder einen anderen Körperteil strömen? Spüren Sie, wie der Atem in Ihre Hände und Füße strömt? Es gibt bei dieser Befragung kein richtig oder falsch. Ihre subjektive Atem-*Erfahrung* muß nicht unbedingt mit Ihrem Wissen über Atmung übereinstimmen. Im Augenblick dürfen Sie medizinische Lehren und anatomische Schemata vergessen. Entdecken Sie, was Ihre eigenen Sinne Ihnen mitzuteilen haben.

3. Welcher Körperteil bewegt sich bei der Ein- und Ausatmung? Öffnet oder schließt sich Ihre Brust, oder bewegt sie sich überhaupt nicht beim Einatmen? Bewegt sich Ihr Bauch beim Atmen? Das können Sie gut testen, wenn Sie eine Hand auf die Brust legen, die andere auf den Bauch und dann beobachten, welche Hand sich beim Ein- und Ausatmen bewegt. Eine andere Möglichkeit ist, daß Sie sich auf den Rücken legen, ein leichtes Taschenbuch auf den Bauch legen und beobachten, ob es sich beim Ein- und Ausatmen bewegt. Stellen Sie gleichzeitig fest, ob sich Ihr unterer Rücken in den Boden drückt oder sich löst, während Sie atmen. Nun plazieren Sie das Buch auf Ihren Rippen und beobachten wieder, was beim Ein- und Ausatmen passiert. Wenn Sie zwei Bücher nehmen, eins auf die linke, das andere auf die rechte Brustseite legen, können Sie feststellen, ob die beiden Körperhälften sich gleichmäßig mühelos ausdehnen und zusammenziehen. Am Rücken können Sie vielleicht auch spüren, ob er sich in den Boden drückt oder vom Boden löst. Wir vergessen manchmal, daß die Rippen so gebaut sind, daß sie sich nach vorn, zur Seite und nach hinten bewegen können. Wie steht es mit Ihrem Brustbein? Wie bewegt es sich beim Ein- und Ausatmen?

4. Wie hoch ist Ihre Atemfrequenz? Wie viele Atemzüge machen Sie pro Minute? Schauen Sie auf den Sekundenzeiger Ihrer Uhr und zählen, wieviel Mal pro Minute Sie ausatmen. Machen Sie diesen Test, wenn Sie in ruhiger und meditativer Stimmung sind, nicht wenn Sie körperlich und geistig aktiv sind. Lockern Sie immer Ihren Gürtel und tragen bequeme Kleidung. Ein beengter Bauch erhöht automatisch die Atemgeschwindigkeit.

Gehen Sie diese vier Stufen wenigstens einmal pro Woche durch und schreiben Ihre Antworten in einen Qigong-Fortschrittsbericht. Vergessen Sie alles über »sollte« und »sollte nicht«. Beobachten Sie Ihren Atem unvoreingenommen und unkritisch. Da die meisten Menschen wahrscheinlich ungesund und ineffizient atmen, entspricht ihre normale Atmung nicht unbedingt der natürlichen Atmung. Durch Qigong-Übungspraxis kann Ihre normale Atmung gleichzeitig zur natürlichen Atmung werden.

Nase oder Mund?

Für alle folgenden Übungen gilt: Sie atmen am besten nur durch die Nase. Die Nase ist mit feinen Härchen (Cilia) und Schleim ausgestattet, wodurch Staub, Schmutz und Keime abgefangen und gefiltert werden. Einige dieser schädlichen Partikel werden geschluckt, so daß sie aus dem Atmungsapparat verschwinden. Anderer entledigt man sich durch Naseputzen, Husten oder Niesen. Da die Nasenschleimhäute sehr reich an Kapillaren und Zellen weißer Blutkörperchen sind, können dort festsitzende Bakterien desinfiziert und unschädlich gemacht werden. Die Nase hat man auch schon mit einem Luftbefeuchter verglichen, sie reinigt die Luft, bevor diese in Luftröhre und Lungen gelangt. Das Blut, das durch Nase und Schleimhäute zirkuliert, und die Restwärme der vorangegangenen Ausatmung (vorausgesetzt, man atmet durch die Nase aus) erwärmen die eingeatmete Luft. Die Luft wird außerdem durch Wasserdampf aus den Lungen sowie durch Schleim und Drainage der Nebenhöhlen und Tränenkanäle befeuchtet.

Am oberen Ende des Nasendurchgangs befinden sich spiralförmige Knochen, Turbinale oder Nasal-Conchae (lateinisch für »Muschel«, wegen ihres Aussehens). An dieser Stelle verengt sich der Nasendurchgang, und die Luft fließt durch verschiedene

Kanäle ab. Während sich die Luft durch die Turbinale bewegt, bilden sich Wirbel, die die Luft noch mehr aufwärmen und befeuchten, so daß die relativ schweren Partikel sich in der Nasenschleimhaut festsetzen oder vom Schleim aufgefangen werden können. Nach dieser letzten Filterung setzt die Luft ihren Weg durch die Luftröhre fort. Während die Luft durch die Turbinale ein- und ausgeatmet wird, werden ungefähr zwei Drittel des Wassers konserviert und in die Lungen zurückgeschickt.

Psychologisch gesehen fördert Nasenatmung die meditative Bewußtheit. Deswegen wird während der Zen-Meditation durch die Nase geatmet. Die Luft fühlt sich angenehm warm an und absorbiert so weniger Aufmerksamkeit. Das Gehirn braucht sich nicht mit Öffnen und Schließen des Mundes zu befassen, es kommt so zu besserer Entspannung und Konzentration auf den Meditationsgegenstand. Natürlich sollten Sie bei einer Nebenhöhlenentzündung, einer Erkältung oder einem anderen Problem, die alle die Nasenatmung behindern oder schmerzhaft machen, unbedingt durch den Mund atmen oder durch Mund und Nase, so wie es für Sie am angenehmsten und effizientesten ist.

Natürliche Atmung

Die Grundlage der Qigong-Atmung ist *shunhuxi*, »natürliche Atmung«. *Shun* bedeutet eigentlich »ungehindert fließen, mit dem Strom schwimmen«. Das Gegenteil ist gegen den Strom schwimmen. Natürliche Atmung wird auch Bauch- oder Zwerchfellatmung genannt. Beim Einatmen zieht sich der Zwerchfellmuskel zusammen und senkt sich, dadurch wird der Bauch nach außen gedrückt. Das vergrößert das Lungenvolumen, schafft ein teilweises Vakuum, und die Luft wird eingesogen. Während des Ausatmens entspannt sich das Zwerchfell und rutscht wieder nach oben, der Bauch läßt nach innen los und drückt die Luft

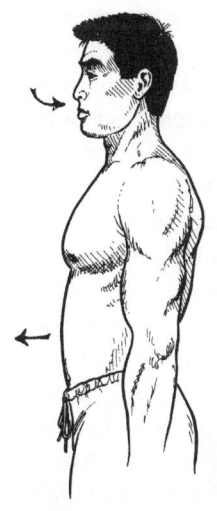

Abb. 4 a: Einatmung 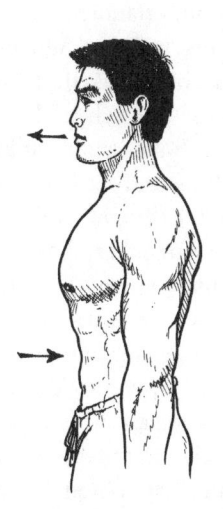   Abb. 4 b: Ausatmung

nach außen. *Also: einatmen – Bauch weitet sich; ausatmen – Bauch zieht sich zusammen* (Abb. 4 a-b). Das ist die natürlichste und effektivste Atemtechnik. Durch Absenken des Zwerchfells öffnen sich die unteren Lungenlappen, dort findet der größte Sauerstoffaustausch statt. Entgegen der verbreiteten Vorstellung, daß die Weitung der Brust bei Brustatmung mehr Raum für die Lungen schafft, muß betont werden, daß das Gegenteil der Fall ist: Bauchatmung schafft mehr Raum für die Ausweitung der Lungen. Bei der Bauchatmung wird deshalb auch ein größeres Luftvolumen ausgetauscht. Durch Heben und Senken des Bauches werden gleichzeitig die inneren Organe massiert.

Der Leser sollte jedoch Bauchatmung nicht mit Brustanspannen oder -zusammenziehen verwechseln. Gesunde Atmung bedeutet, daß der Atem sich an die körperlichen Bedürfnisse anpaßt und auf sie reagiert. Bei jeder anspruchsvollen Fitneß-Übung, Schwimmen oder Tennisspielen etwa, bewegen sich Brust *und* Bauch, um schneller und tiefer zu atmen. Wir müssen unserem

Körper nur erlauben, natürlich auf unsere Aktivitäten zu reagieren. Selbst während äußerster Ruhe und Unbeweglichkeit hat die Brust die Möglichkeit, sich zu weiten, sie bewegt sich dann jedoch nur ganz schwach und leicht. Ruhige Atemtätigkeit findet zumeist im Bauch statt, und man benötigt unter Umständen Konzentration und Gespür, um überhaupt eine Bewegung in der Brusthöhle (Rippen und Brustbein) wahrzunehmen.

Beim Atmen durch den Bauch kann die Atmung langsam und entspannt werden. Die durchschnittliche Atemfrequenz eines Erwachsenen in Ruhe beträgt 16 Atemzüge pro Minute (apm). Doch ein geistig und physisch entspannter Mensch sollte in der Regel nur 5 Mal pro Minute atmen! Ich empfehle nicht, so langsam zu atmen, während Sie einen aufregenden Roman lesen oder sich nach körperlicher Verausgabung erholen. Ihr Atem kann jedoch auf 5 apm heruntergefahren werden, wenn Ihr Körper sich im kompletten Ruhezustand befindet, Ihr Gehirn ruhig und Ihr Kopf sorgenfrei ist, Umgebung und Temperatur angenehm sind und Sie bequeme Kleidung tragen (insbesondere im Taillenbereich). Leider können viele, selbst unter idealsten Bedingungen, nicht langsam atmen. Der Atem scheint, wie die Gedanken, unablässig zu rasen. Möglicherweise müssen wir unseren Körper, unsere Atemtätigkeit und unser Gehirn durch Qigong allmählich umerziehen.

Der Schlüssel zu natürlicher Atmung liegt nicht in zwanghaftem Atmen. Kinder atmen natürlich. Beobachten Sie den Bauch eines Kindes beim Ein- und Ausatmen. Der Bauch weitet sich beim Einatmen und zieht sich beim Ausatmen zusammen. Das Kind hat sich noch nicht wie der Erwachsene angewöhnt, in die Natur einzugreifen! Es ist wichtiger, daß Sie sich der Natur anvertrauen und die selbständige Atemtätigkeit zulassen, statt zu versuchen, Ihren Atem zu kontrollieren. Es besteht keine Notwendigkeit, die Luft einzuziehen oder herauszupressen, lassen Sie ihr einfach freien Lauf. Vertrauen Sie der Natur, daß sie Sie atmet!

Natürliche Atmung 207

Bei der Bauchatmung sollten Sie Ihr Augenmerk auf *sechs Eigenschaften des Atmens* richten: Langsam (*man*), lang (*chang*), tief (*shen*), sanft (*xi*), gleichmäßig (*jun*) und ruhig (*jing*). Langsam bedeutet eine niedrige Atemfrequenz und Gelassenheit. Lang meint einen langen, gleichmäßigen Luftstrom und nicht aufgeregtes oder ängstliches Nach-Luft-Schnappen, Schnauben oder abgehacktes Atmen. Tief weist darauf hin, daß Atem und Qi tief in den Körper hineinsinken und das Energiezentrum Dantian füllen sollen. Sanft meint geschmeidiges und ruhiges, nicht rauhes und lautes Atmen. Gleichmäßig meint ein Gefühl innerer Ausgeglichenheit und Mühelosigkeit sowohl beim Ein- als auch Ausatmen. Es impliziert auch, daß kein bestimmter Körperteil oder eine bestimmte Seite bevorzugt werden soll. Rechte und linke Seite, Körpervorder- und -rückseite – alle können sich bewegen. Mit »ruhig« ist in erster Linie »bei der Sache sein« gemeint, sich von Gedanken und Sorgen freimachen. Hu Bing, Chefarzt der Qigong-Abteilung an der Pekinger Akademie für Chinesische Medizin, drückt es so aus: »Wie effizient Qigong ist, wird durch das Maß des Zur-Ruhe-Kommens (*rujing*) bestimmt: Je größer die Ausgeglichenheit, desto größer der Nutzen.«[1] Dieses wichtige Prinzip sollten Sie bei allen Qigong-Übungen niemals vergessen.

Beachten Sie auch die *vier Phasen des Atemvorgangs*: a) Einatmen, b) Übergang zwischen Ein- und Ausatmen, c) Ausatmen und d) natürliche Pause zwischen der zweiten Übergangsphase, bevor das Ausatmen in das nächste Einatmen übergeht. Versuchen Sie nicht, eine dieser Phasen zu verlängern, achten Sie nur auf sie.

Es ist faszinierend, festzustellen, daß Atmen mehr als Einatmen und Ausatmen ist. Während der Übergangsphasen zwischen Ein- und Ausatmen haben wir die Möglichkeit, unsere dysfunktionalen Spannungen und Ängste abzubauen. Können Sie den Atem nach dem Einatmen leicht fallen lassen und dann mühelos herauslassen, oder tendieren Sie unbewußt dazu, den Atem auszustoßen? Sind Sie nach dem Ausatmen besorgt, oder trauen Sie dem Körper nicht zu, daß er automatisch wieder einatmet? Versuchen Sie, sich in einen Prozeß einzumischen, der auf wunderbare Weise wie von selbst für Sie geregelt wird? Können Sie zulassen, daß Sie einatmen, wann und wie der Körper es will, und machen Sie keine zusätzliche Anstrengung, die Luft wieder einzusaugen?

Indische Yogis sind überzeugt, daß die Atem-Umbruchsphasen Augenblicke tiefer innerer Ruhe sind. Wenn wir uns auf diese kurzen Augenblicke konzentrieren, können wir uns die Zeit vor unserer Geburt ins Gedächtnis rufen oder eine Vorahnung von der Zeit nach dem Tod bekommen. In religiösen Schriften wird Ausatmen oftmals mit Schöpfung verglichen: Gott *sprach*: »Es werde Licht«, und es ward Licht. Der Gott/die Gottheit bedient sich der Stimme, des Atems und der Vorstellungskraft beim Aushauchen des Universums. Einatmen wird mit der Zerstörung des Universums verglichen, dem Rückzug der Schöpfung in den kosmischen Leib. Zwischen Einatmen (*yin*) und Ausatmen (*yang*) befinden wir uns in einem ganzheitlichen Bewußtseinszustand, öffnen uns leichter den unbekannten Dimensionen unseres Selbst und der Welt.

Unnatürliche Atmung:
Das Hyperventilationssyndrom

Entspannte Bauchatmung ist leider nicht die Norm in unserer Gesellschaft. Dr. Robert Fried, Psychologieprofessor am Hunter College, analysiert in mehreren Schriften über Atmung und Atemwegstherapien die Auswirkungen chronischer übermäßig gesteigerter Atmung, das sogenannte Hyperventilationssyndrom.[2] Hyperventilation ist gekennzeichnet durch überwiegende Thorax-(Brust-)Atmung, wenig Einsatz des Zwerchfells, unregelmäßige oder stockende Atmung, hohe Atemfrequenz und häufiges Seufzen. Dieses Seufzen geschieht mühelos, und häufig ist damit ein Heben und Senken des Brustbeins ohne laterale Weitung der Brust verbunden.

Hyperventilation ist ein häufiges Symptom bei sieben verbreiteten psychosomatischen Krankheiten: Asthma, Bluthochdruck, Geschwüren, rheumatischer Arthritis, Dickdarmentzündung, Schilddrüsenüberfunktion und Neurodermitis. Sie wird auch bei Migräne, chronischen Schmerzzuständen verschiedener Ursache, Anfallsleiden, Herzkrankheiten und bei Rauchern beobachtet. Psychische Probleme wirken sich stark auf Atemtechnik und Atemfrequenz aus. Chronische Angstzustände bewirken, daß nur noch im oberen Brustbereich geatmet wird, dies steigert die Angst und führt zu einer unregelmäßigen und schnellen Atemfrequenz von 18,3 ($\pm$ 2,8) apm. Panikzustände können die Frequenz auf 30 apm hochschnellen lassen. (Umgekehrt fällt die Atemfrequenz häufig, wenn die psychiatrischen Patienten klinische Fortschritte machen.) Hyperventilation ist das vielleicht häufigste Krankheitssymptom in Amerika, nach Schätzungen ist mehr als die Hälfte der US-Bevölkerung davon betroffen.[3] Meine eigenen Erfahrungen mit vielen Tausenden von Qigong-Schülern in den letzten 25 Jahren bestätigen diese Erfahrung.

Hyperventilation mag ein häufig auftretendes Krankheits*symptom* sein, doch daraus folgt nicht zwangsläufig, daß sie auch *Ursache* von Krankheiten ist. Krankheiten haben eine komplexe und vielschichtige Entstehungsgeschichte, zu der physische Traumata, Viren, Bakterien, Lebensstil, Gemütszustand, Ernährung, genetische Veranlagung, Anamnese und Umwelt zählen. Die Erfahrung zeigt jedoch, daß falsches Atmen viele Krankheiten beschleunigt und Schmerzzustände oder Krankheitssymptome verschlimmern oder vertiefen kann. Machen wir uns zunächst die physikalischen Vorgänge der Hyperventilation klar, um die sogenannte »Atem-Beziehung« Dr. Frieds zu verstehen.

Beim Einatmen müssen die Lungen in der Lage sein, sich zu

weiten. Wir haben gehört, daß die Lungen am effizientesten geweitet werden, wenn wir das Zwerchfell zusammenziehen und den Bauch dehnen. Ist das Zwerchfell jedoch angespannt und blockiert, müssen sich statt dessen Brustkorb und Rippen bewegen. Der Bauch scheint sich dabei fast überhaupt nicht zu bewegen, und so kommt es zu einer beinahe vollständigen Thorax-Atmung. Diese Atmung konnte ich bei einem Großteil von Patienten mit chronischen Schmerzzuständen beobachten. Als ich diesen Patienten die Bauchatmung beibrachte, hatte dies einen ausgeprägt schmerzstillenden Effekt. Es scheint also eine Verbindung zwischen frei beweglichem Zwerchfell und Schmerzlinderung zu bestehen. Aus Sicht der Chinesen werden Schmerzen von blockiertem oder stagnierendem Qi verursacht. Die physische Lockerung der Atembewegung führt auch energetisch zur Befreiung, Qi kann fließen, und der Schmerz verschwindet.

In einigen Fällen bewirkt Thorax-Atmung, daß sich der Bauch andauernd in umgekehrter Richtung bewegt, das heißt, er zieht sich beim Einatmen zusammen und dehnt sich beim Ausatmen. Diese seltsame Bauchbewegung (mit oder ohne daraus folgender umgekehrter Bewegung der Brust) wird »umgekehrte Atmung« genannt, eine Bezeichnung, die in der Qigong-Literatur auftaucht und unabhängig davon auch von westlichen Atemtherapeuten geprägt wurde. Im allgemeinen ist umgekehrte Atmung gefährlich für die physische und geistige Gesundheit, ausgenommen sind bestimmte Krankheitszustände oder spezielle Qigong-Übungen, die wir weiter unten behandeln.

Mit der Thorax-Atmung gelangt nicht soviel Luft in die Lungen wie bei der Bauch-Atmung. Um hier einen Ausgleich zu schaffen, muß die Atemfrequenz erhöht werden, damit ein gleich großer Luftaustausch pro Minute in den Lungen stattfindet. Schnelle und flache Atmung, die zudem in erster Linie in der Brust stattfindet, ist das Hauptcharakteristikum des Hyperventilationssyndroms. Es sieht zwar wegen der augenfälligeren und

Unnatürliche Atmung: Das Hyperventilationssyndrom 211

stärkeren Brustbewegung so aus, als ob die Atmung voll und tief wäre, doch genau das Gegenteil ist der Fall.

Hyperventilation hat auch eine schädliche Auswirkung auf die Blutzusammensetzung. Sie bewirkt, daß das Blut Kohlendioxyd (CO_2) schneller abgibt. Da CO_2 für die Säurebildung des Körpers zuständig ist, bedeutet ein Verlust an CO_2, daß das Säure-Basen-Gleichgewicht (pH-Wert) im Blut sich verschiebt, das Blut zu stark basisch wird. Diese Verschiebung vermindert die Fähigkeit der Hämoglobin-Moleküle im Blut, Sauerstoff abzugeben. Normalerweise lagert sich der Sauerstoff an die Hämoglobin-Moleküle an, die so zu Oxyhämoglobin-Molekülen werden. Bei Hyperventilation wird die Verbindung zu fest, der Sauerstoff kann sich nicht lösen. So passiert es, daß weniger Sauerstoff an die Zellen abgegeben werden kann, obwohl dieser im Blut vorhanden ist, und das bedeutet weniger Energie und damit eine Störung der normalen Stoffwechselvorgänge des Körpers.

Ein verminderter Sauerstoffgehalt des Zellgewebes hat besonders gravierende Auswirkungen auf die Herz- und Gehirnfunktion, da diese Organe sehr viel Sauerstoff benötigen. Es besteht auch eine direkte Verbindung zwischen Hyperventilation und einer Neigung zu Verengungen und Spasmen der Arterien, die Herz und Gehirn versorgen. 1978 berichtete das *Journal of the American Medical Association*, daß Hyperventilation die an den Herzmuskel (Myocardium) abgegebene Sauerstoffmenge vermindert, die Folge ist ein abnormes EKG und eine geringere maximale Belastbarkeit.[4] Es ist bekannt, daß Hyperventilation einer der Faktoren ist, die zur Ischämie (Blutleere), zum Bluthochdruck, zur Koronarinsuffizienz, zu Herzrhythmusstörungen und Angina pectoris beitragen.

Das Gehirn macht nur zwei Prozent des gesamten Körpergewichts aus, doch es verbraucht über 20 Prozent des dem Körper zur Verfügung stehenden Sauerstoffs. Dr. Fried stellt in seinem Werk *The Psychology and Physiology of Breathing* fest, daß »schnelle Atmung [d.i. Hyperventilation] den Blutstrom zum Gehirn vermindert, während langsame, tiefe Atmung ihn erhöht, wenn andere Faktoren unverändert bleiben.«[5] Einige Migränearten werden durch chronische Verengung und Weitung der zum Gehirn führenden Arterien ausgelöst. Dieses Problem kann sich durch emotionalen Streß, schlechte Ernährung und schnelle Atmung verschärfen. Eine Abnahme der Sauerstoffzufuhr der Gehirnzellen kann auch zu Angstzuständen, Schlaganfällen und häufigeren epileptischen Anfällen führen. Wilder Penfield, einer der international bekanntesten Neurochirurgen und Epilepsieexperten, schrieb: »Die Mechanismen, auf welche Weise es durch Hyperventilation zu einem veränderten EEG und zu Anfällen bei Epilepsie-Patienten kommt, sind noch unbekannt. Vielleicht bewirkt Hyperventilation eine partielle Blutleere [Ischämie], die auf Gehirngefäßverengung beruht, und vielleicht kommt es zu einer erhöhten Reizbarkeit, die mit der verminderten CO_2-Konzentration einhergeht.«[6]

Zwei der von Penfield im Zusammenhang mit Epilepsie erwähnten Faktoren – Gefäßverengung und »erhöhte Reizbarkeit [der Nervenzellen]« – tragen auch zu einer Reihe anderer verbreiteter Krankheiten bei. Bei Gefäßverengung kommt es zum »schlechten Kreislauf« mit kalten Händen und Füßen (Raynaud-Syndrom). Auch hier führt Hyperventilation zu vermindertem Blutfluß und damit zu weniger Wärme in den Extremitäten.

Die erhöhte Reizbarkeit der Gehirnzellen ist Teil einer generellen Zell-Hyperaktivität, die durch schnelle Atmung ausgelöst wird. Je basischer das Blut wird, desto mehr Kalzium gelangt in Nerven- und Muskelzellen. Dies führt dazu, daß sie »abfeuern«, das heißt schneller und stärker reagieren. Das Ergebnis: ein Zustand der Nervosität und Muskelverspannung. Dies ist vielleicht wünschenswert, wenn man vor einer Bedrohung fliehen will, das sympathische Nervensystem ist angeregt und macht handlungsbereit. Eine derartige Stimulierung ist jedoch dann schädlich, wenn sie zum Normalzustand wird. Das Hyperventilationssyndrom wird bei ständigem Streß unter Umständen in das Nervensystem »programmiert«, und man sieht sich nicht mehr in der Lage, dieser Situation Herr zu werden. (Die vielleicht verbreitetste Neurose in Gehirn und Körper ist die Hyperventilation, die nicht durch eine reale Bedrohung ausgelöst wird, sondern durch eine fixe Idee, eine angebliche Bedrohung, man erinnert sich an ein vergangenes Trauma und erwartet die Wiederkehr dieses Traumas.) Hier begegnen wir wieder dem Zusammenhang von Hyperventilation und psychosomatischen Störungen. Der Zustand der Überreiztheit, Nervosität und Anspannung kann den Menschen zu Kopfschmerzen, Geschwüren, Muskelschmerzen, Bluthochdruck, Herzjagen und anderen Problemen prädisponieren, die allgemein unter dem Stichwort Streß zusammengefaßt werden.

Es ist daher ermutigend zu wissen, daß natürliche Qigong-Atmung viele dieser Probleme heilen oder vermindern kann. Sie führt zu Muskelentspannung, auch in den Muskeln, die für die Verengung der Blutgefäße verantwortlich sind, verbessert die Blutzirkulation und erhöht die Sauerstoffzufuhr. Es gibt klinische Beweise, daß der Mensch lernen kann, Migräneanfälle zu verkürzen, zu kontrollieren und vielleicht sogar ganz zu vermeiden, zudem können die Häufigkeit von Anfällen und die kardiovaskulären Risikofaktoren wie etwa Bluthochdruck reduziert werden. Wenn der Atem entspannt ist, kann man sich stärker auf die gegebene Situation einstellen und ist in der Lage, auf gesündere Weise mit persönlichen Problemen umzugehen.

Alles in Maßen! – eine Mahnung

Üblicherweise ist Blut alkalisch (pH = 7,4). Wissenschaftler haben festgestellt, daß Hyperventilation diesen alkalischen Zustand des Blutes erhöht. Wenn Hyperventilation chronisch wird, kann die Blut-Alkalinität auch chronisch werden (ein Zustand, der Alkaliämie genannt wird). Obwohl dieses chemische Blutungleichgewicht nicht lebensbedrohend ist, kann es doch unerfreuliche Auswirkungen haben, so kann es z.b. Nervenzellen-Reizungen und Tetanie verursachen, eine Funktionsstörung, die sich in Muskelzuckungen und -krämpfen äußert. Die meisten Menschen sind gut beraten, dieses Übel an der Wurzel zu packen und über den Bauch zu atmen.

Einige Krankheiten wie Hypoglykämie (abnorm geringer Blutzuckergehalt), Diabetes und Nierenversagen führen jedoch zu Stoffwechsel-Azidose also zu Übersäuerung. In diesen Fällen kann Brustatmung und eine schnellere Atemfrequenz eine notwendige biologische Korrektur sein, eine Möglichkeit, das Säure-Basen-Gleichgewicht aufrechtzuerhalten. Hyperventilation kann manchmal auch helfen, eine ernsthafte Störung auszugleichen; es wäre dann äußerst gefährlich, auf diese Möglichkeit zu verzichten.

Bei einigen Krankheiten ist aus physischen Gründen »natürliche Atmung« nicht möglich – bei einer Verletzung des Gehirnatemzentrums oder einem Lungenverschluß. *Qigong-Schüler sollten daher unbedingt wissen, daß man zuzeiten Hyperventilation nicht verhindern darf, und müssen wissen, wann es möglicherweise gefährlich sein könnte, langsam und über den Bauch zu atmen. Jeder, der eine ernste Erkrankung hat, sollte die Qigong-Atmung nur mit Zustimmung des Arztes praktizieren.*

Auch täte jeder allopathisch Behandelte gut daran, das Für und Wider des Qigong abzuwägen. Ich meine nicht, daß Qigong ein Allheilmittel für alle Krankheiten des Menschen ist. Auf der anderen Seite sollten Schulmediziner nicht davon ausgehen, daß die westliche Medizin für alles eine Antwort parat hat. Ich empfehle die Konsultation von Ärzten nicht, weil die westliche Medizin die »beste« ist, sondern weil alle Heilmethoden gegenseitig viel voneinander lernen können. Medizinischer Imperialismus ist eine Bedrohung für die Gesundheit des Menschen!

»Umgekehrte Atmung« richtig praktizieren

Obwohl die natürliche Atmung immer die sicherste und gesündeste Atemmethode ist, kann manchmal auch die »umgekehrte Atmung«, *nihuxi,* angezeigt sein, wenn das Qi stimuliert und die Atemmuskeln besser trainiert werden sollen. Die für nur einen begrenzten Zeitraum praktizierte umgekehrte Atmung ist nicht gefährlich, gefährlich wird sie erst, wenn sie zu Ihrer normalen Atmung wird.[7]

Bei der umgekehrten Atmung zieht sich der Bauch beim Einatmen zusammen, gleichzeitig weitet sich die Brusthöhle leicht – der Rippenbogen öffnet, das Brustbein hebt sich. Beim Ausatmen bläht sich der Bauch leicht, die Brust schließt sich automatisch. In beiden Phasen geht der Atem tief, sanft und unhörbar. Der Bauch bewegt sich, obwohl entgegengesetzt zur »natürlichen Atmung«. Beim *Üben* der umgekehrten Atmung sollte die Atemfrequenz gering sein, und dies steht im Gegensatz zum gewohnheitsmäßigen umgekehrten Atmen, für das ja eine hohe Atemfrequenz kennzeichnend ist – Symptom der Spannung und Angst.

Bewahren Sie sich stets ein meditatives Bewußtsein für das Dantian. Es bleibt das Körperzentrum der Gravitation und das Qi-Energiereservoir, unabhängig davon, welche Atemmethode Sie praktizieren. Wenn Sie die umgekehrte Atmung ausführen, sollten Sie sich immer wieder fragen: »Fühlt sich mein Unterbauch lebendig an? Ist er entspannt und weich? Bin ich mir meines Dantians bewußt?« Wenn die umgekehrte Bauchatmung bewußt praktiziert wird, fühlt sich der Unterbauch lebendig und angeregt an. Wenn er jedoch unbewußt in Aktion tritt, weil er einer ungesunden Gewohnheit folgt, bleibt die Aufmerksamkeit im Oberkörper hängen, und der Bauch fühlt sich schwer und angespannt an.[8]

Es gibt drei Methoden für die umgekehrte Bauchatmung. Die erste: Achten Sie genau auf den oben beschriebenen Ablauf im

Körper, dies stärkt das Zwerchfell und die Bauchmuskeln enorm. Zweitens: Beachten Sie das *Vertikalelement* der umgekehrten Atmung. Beim Einatmen scheinen Qi und Vorstellungskraft sich in die Brust zu verlagern, ins mittlere Dantian, beim Ausatmen dann wieder in das untere Dantian zurückzufließen. Auf diese Weise werden zwei Energiezentren und der Solarplexus (chinesisch: *huangting*, »der gelbe Kaiserhof«) stimuliert. Bei der dritten Methode schließlich heißt es, auf das *Horizontalelement* zu achten. Bei dieser Technik stellen Sie sich beim Einatmen und damit Zusammenziehen des Bauches vor, der Atem würde zum Brustbein zurückgezogen. Das Qi verweilt am *mingmen*, der »Pforte des Lebens«, gegenüber dem Nabel. Beim Ausatmen wird das Qi, während sich der Bauch weitet, zum Nabel gedrückt. Vielleicht hilft es Ihnen, sich eine Perle im Bauch vorzustellen, die bei jedem Atemzug vorwärts und rückwärts gedrückt wird. Dies ist eine der effizientesten Methoden, den Atem zur Stimulierung und Stärkung des Dantian-Energiezentrums einzusetzen und damit dessen Fähigkeit zu verbessern, Qi durch den Körper zu pumpen.

Bei einigen Taijiquan-Stilen, so etwa dem der traditionellen Chen-Familienschule, gilt, daß die Schüler ihre Bewegungen mit der umgekehrten Atmung koordinieren (in erster Linie durch die dritte der oben beschriebenen Methoden), um Kräfte für die Ausübung der Kampfkünste zu entwickeln. Allgemein wird bei jeder schlagenden (boxenden oder stoßenden) Bewegung ausgeatmet, wobei sich der Bauch weitet und das Gefühl einstellt, das Qi sinke zum Dantian. Das schnelle Ausatmen steigert die Kraft; die Vorstellung, der Bauch weite sich und das Qi sinke, fördert das Gleichgewicht und die Standfestigkeit. Einer der großen Taijiquan-Meister hatte seinen Bauch derartig unter Kontrolle, daß er gern die Kraft seines Qi demonstrierte. Er legte sich dazu auf den Rücken, plazierte gekochte Hirsekörner auf seinen Bauch und schoß diese dann mit schneller Ausatmung (wie bei der umgekehrten Atmung) zur Decke. Einige japanische und chinesische Kampfkunst-Virtuosen verwenden die umgekehrte Atmung, um während ihrer Aktion ein einschüchterndes »*Kiai*« auszustoßen. Löwen und andere brüllende Tiere atmen auch umgekehrt, sie produzieren den lauten Ton, indem sie plötzlich den unteren Teil des Bauchs expandieren. Feldenkrais schreibt: »Wir atmen jedesmal grundfalsch [das heißt umgekehrt], wann immer wir uns unvorhergesehen und sehr stark anstrengen müssen, auch wenn wir uns dessen nicht bewußt sind. Es ist deswegen wichtig, daß wir etwas über diese Form der Atmung lernen.«[9]

Es wäre jedoch ein großer Fehler, würden wir eine Trainingsmethode zur Gewohnheit machen. Beim Körpertraining spannen und lockern sich Brustmuskel und Trizeps, am Computer wäre eine solche Übung jedoch verfehlt. Umgekehrte Atmung mag eine wundervolle Übung sein, sie hat dennoch nicht die weitreichenden Auswirkungen auf unsere Gesundheit wie die natürliche Atmung!

Praktizieren Sie *vor* den natürlichen Atemübungen drei Minuten lang die umgekehrte Atmung. Die meisten Schüler spüren dabei eine Befreiung des Zwerchfells und der Bauchmuskeln, und dies macht die dann folgende natürliche Atmung weicher und tiefer.

Differenziertes Atmen

Einer der Gründe, daß ich umgekehrte Atemübungen empfehle, liegt darin, daß man alle Möglichkeiten der Atmung ausprobieren sollte. Wenn Sie gesundheitlich fit sind, ist es von Vorteil, viele Atemvarianten auszuprobieren, das führt zu einer Verfeinerung Ihres Bewußtseins für die an der Atmung beteiligten Muskeln und Körperteile. Durch normales und unnormales Atmen bekommen Sie ein Gespür für Ihre Gewohnheiten und werden anschließend weniger leicht in ungesunde Atemtechniken zurückfallen. Wir können keine Körperfunktion in den Griff bekommen, wenn wir uns ihrer nicht bewußt geworden sind. Differenzierte Atmung bringt auch unterschiedliche Bewußtseinszustände an den Tag und lehrt uns etwas über die Beziehung zwischen Atem und Gehirnfunktionen. Möglicherweise könnte man differenziertes Atmen auch als eine Art neurologischer Umschulung bezeichnen. Neue Kreisläufe und Zusammenhänge entstehen; eingerostete und ungenutzte Pfade werden reaktiviert.

Obwohl der Terminus »differenzierte Atmung« in der Qigong-Literatur nirgends expressis verbis auftaucht, besteht kein Zweifel, daß dieses Prinzip in der Praxis ausgiebig angewendet wurde. Ich habe Qigong-Anhänger beobachtet, die jede erdenkliche Atemtechnik praktizierten, und auch in der Qigong-Literatur darüber gelesen: langsam und schnell, hoch und niedrig, flach und tief, fließend und stockend. Ich kenne eine Taijiquan-Schule, in der die Schüler während ihrer Übungen ständig die Hyperventilations-Atmung praktizieren mußten, wobei sie ihren Bauch blasebalgähnlich weiteten und einzogen. Im Anschluß daran kam eine Taijiquan-Übungsfolge mit besonders langsamer natürlicher Atmung.

Mir ist ein taiwanesischer Qigong-Meister bekannt, der sich den Blasebalg nicht in seinem Körper vorstellt, sondern außerhalb, so als ob eine Luftpumpe die Luft in den Körper pumpte und anschließend wieder absaugte. Ich bin Qigong-Anhängern aus der chinesischen Provinz Yunnan begegnet, die nicht mit dem Unterbauch atmen, sondern mit der Kehle. Sie stellen sich die Luft als einen dünnen Strom vor, der über die Schlüsselbein-Kerben zwischen den Halsknochen ein- und austritt. Der Daoist Zhuangzi empfahl, über die Fersen zu atmen. Viele Qigong-Schüler stellen sich vor, sie könnten durch ihre Haut oder Knochen atmen.

Nachfolgend einige Anregungen für das Üben der differenzierten Atmung: Können Sie außergewöhnlich tief atmen? Beginnen Sie mit dem Einatmen, indem Sie den Bauch ausdehnen; lassen Sie dann den Atem in die obere Brust aufsteigen, wobei Sie den Brustkorb weiten. Anschließend lassen Sie den Atem natürlich auseinanderfallen. Können Sie allein mit der linken oder mit der rechten Brustseite atmen? Gelingt es Ihnen, sich beim Einatmen auf das horizontale Weiten Ihrer Rippen, auf die Aufwärtsbewegung Ihres Brustbeins zu konzentrieren? Können Sie mit dem Rücken atmen? Passiert etwas unter Ihren Halsknochen beim Atmen? Können Sie Ihren Atem ohne Anstrengung eine Zeitlang anhalten? Gelingt es Ihnen, während Sie so den Atem anhalten, abwechselnd Bauch und Brust zu weiten, indem Sie die Luft zwischen unteren und oberen Lungenflügeln hin- und herschieben? Wie fühlt es sich an, wenn Sie hin und wieder eine Pause zwischen Ein- und Ausatmen einlegen? Ich empfehle meinen Qigong-Schülern, spielerisch mit ihrer Atmung zu experimentieren. In Büchern über Yoga-Prānāyāma (indisches Qigong oder gelenkte Atmung) stehen eine Fülle von Anregungen und nützlichen Übungen.[10] In späteren Kapiteln werden wir uns besonders heilsamen Qigong-Meditationen und -Bewußtseinsübungen zuwenden.

Dantian-Atmung

Die Dantian-Atmung ist eine extrem heilsame Variante der natürlichen Atmung. Das Dantian gilt als Energiezentrum in der Bauchregion, ungefähr drei Proportionalzoll unter dem Nabel und auf halber Strecke zur Körpermitte liegend. Die exakte Lage des Dantians variiert von Person zu Person. Einige Schüler fühlen es hinter dem Nabel, andere plazieren es näher an den Schambeinknochen. Beobachten Sie Ihre Atmung: Das Dantian ist der Punkt oder Bereich, von dem die Ausweitung des Bauches auszugehen scheint.

Bei der Dantian-Atmung dehnen sich Unterbauch und untere

Rückenpartie beim Einatmen und ziehen sich beide beim Ausatmen wieder zusammen. Den Großteil der Bewegung spürt man an der Körpervorderseite, doch gibt es eine deutliche Korrespondenz im Rücken. Wenn Sie Ihre Hände beim Einatmen auf Unterbauch und unteren Rücken eines Qigong-Meisters legen würden, hätten Sie das Gefühl, als ob sich ein kleiner Ballon in seinem Bauch ausdehnen würde, der Ihre beiden Hände auseinanderdrückte. Das untere Rückgrat würde leicht gegen Ihre Handfläche drücken, und es wäre, als ob die Nieren sich sanft nach außen und zur Seite wölbten. Während des Ausatmens würde Luft aus dem Ballon abgelassen, und die Hände bewegten sich wieder aufeinander zu. Taijiquan-Meister T. T. Liang behauptet, eines der Markenzeichen eines »alten Taiji-Hasens« sei die Fähigkeit, den unteren Rücken während des tiefen, konzentrierten Atems oder bei Taijiquan-Übungen zu dehnen und zusammenzuziehen.

Die Dantian-Atmung weist alle Vorteile der natürlichen Atmung auf. Sie entspannt Geist und Körper, vermindert schädliche Streßreaktionen und Angst, ermöglicht einen effizienteren Gasaustausch und massiert die inneren Organe. Außerdem stimuliert die Dantian-Atmung die Nieren, das untere Rückgrat und den wichtigen Akupunkturpunkt Mingmen, die Pforte des Lebens. Das Mingmen ist für das gesunde Funktionieren der Nieren verantwortlich und verbessert – wenn es stimuliert wird – die Vitalität und den Energiespiegel im gesamten Körper. Die Dantian-Atmung beeinflußt die wichtigste Energiepumpe des Körpers, so daß sich das Qi effizienter im ganzen Körper ausbreiten kann.

Die Methode der Bauchatmung mag Ihnen vielleicht noch geläufig sein, doch die Vorstellung, über den unteren Rücken zu atmen, wird Ihnen zunächst einmal seltsam und schwierig vorkommen. Wichtig ist, daß Sie Ihrem unteren Rücken keine Gewalt antun, überanstrengen Sie niemals Ihren Atem oder Ihre Atemmuskeln! Wenn sich Ihr unterer Rücken nicht bewegt, stellen Sie sich einfach die Bewegung vor. Allmählich wird Ihr Rücken zu reagieren beginnen.

Es ist erstaunlich, wie wenig Mediziner etwas über diese Atemtechnik wissen oder sich gar bewußt sind, daß der Rücken beim Atmen zu einer weitgehenden Bewegung fähig ist. Sie sind ausgebildet, Krankheiten zu diagnostizieren und zu behandeln, und sie bemühen sich, die gesunde und normale Funktionsweise des Körpers wiederherzustellen. Sie sind jedoch schlecht ausgebildet, wenn es darum geht, die Symptome eingeschränkter Fähigkeiten des Menschen zu erkennen oder die notwendigen Maßnahmen zur Erzielung einer überdurchschnittlich guten Gesundheit zu ergreifen. Das ist die Domäne der Qigong-Heilung.

Embryonal-Atmung: Werden wie ein Kind

Nach einer gewissen Übungszeit kann der Atem so leicht und fein werden, daß es scheint, der Atem würde angehalten. Der chinesische Alchimist Ge Hong (4. Jh. n. Chr.) behauptet, daß der daoistische Heilige eine Daunenfeder vor seine Nasenlöcher halten könne – und diese bewege sich nicht! Dies kennzeichnet die vollkommenste Form der Qigong-Atmung, sie ist eine Spielart der Dantian-Atmung, die als Embryonal-Atmung (*taixi*, auch »vorgeburtliche Atemmethode«) bezeichnet wird.

Der Terminus Embryonal-Atmung spielt auf den Embryo (oder Fötus) im Mutterleib an. Die Atmung ist in diesem Lebensstadium ein interner Vorgang, Luft und Nährstoffe werden über die Nabelschnur zur Verfügung gestellt. Im Daoismus betrachtet man das Dao (»Der Weg der Natur und der Geist des Kosmos«) als die Große Mutter. Wenn ein Erwachsener Embryonal-Atmung praktiziert, glaubt er/sie in den Leib des Universums zurückzukehren, das vom Vorgeburtlichen Qi genährt wird. Mit den Worten des bedeutenden christlichen Mystikers Meister Eckhart: Das Kind (der »Christ«) wird im Inneren geboren, wenn der Mensch »arm im Geiste« wird, sich von Gier, Egoismus und intellektueller Tyrannei befreit.

Was geht bei der Embryonal-Atmung vor sich? Diese wird auch manchmal »Atem anhalten« genannt. Der Atem ist so langsam, mühelos und leicht, daß er wie angehalten erscheint. In einigen Qigong-Texten heißt es: »Halte den Atem für 20 Minuten an ... Halte den Atem für zwei Stunden an, von 11 Uhr abends bis 1 Uhr nachts.« Es versteht sich von selbst, daß man von niemandem erwartet, den Atem unnatürlich lange anzuhalten, so daß die Gesundheit darunter leidet! Halte den Atem an (biqi) bedeutet, der Atem scheint im Innern zu verweilen, er ist zu einer internen, mühelosen Bewegung geworden. Daher wird die Embryonal-Atmung auch häufig Innere Atmung (nei huxi) genannt. Der Bauch hebt sich und sinkt wieder. Die Luft wird mühelos und ungezwungen eingeatmet und wieder freigesetzt – so wie ein Kind atmet. Der Geist ist befreit von Gedanken und Vorstellungen. Auch er ist »angehalten«.

Einer der instruktivsten Texte über die natürliche und die Embryonal-Atmung ist das *Yinshi zi jingzuofa* (Meister Yins Methode der ruhigen Meditation)[11] von Jiang Weiqiao (Meister Yin) von 1914. Jiang wuchs als schwaches und kränkelndes Kind auf, und weder westliche noch chinesische Arzneimittel konnten seinen Zustand verbessern. In den 90er Jahren des letzten Jahrhunderts bekam Jiang – er war über zwanzig – Tuberkulose. Daraufhin baute er sich in seinem Hofgarten eine Meditationshütte und zog sich ein Jahr lang dorthin zurück, praktizierte Qigong und meditierte. Seine wundersame Heilung und seine spirituellen Erfahrungen beschrieb er detailliert in seinem Bericht. Das *Yinshi zi jingzuofa* ist einzigartig in seiner Klarheit und Originalität. Es beschreibt authentische Erfahrungen und verzichtet auf die Wiedergabe von Einsichten anderer oder Wiederholungen der Worte älterer Meister. Jiangs Schriften trugen viel zur Popularität und

Embryonal-Atmung: Werden wie ein Kind

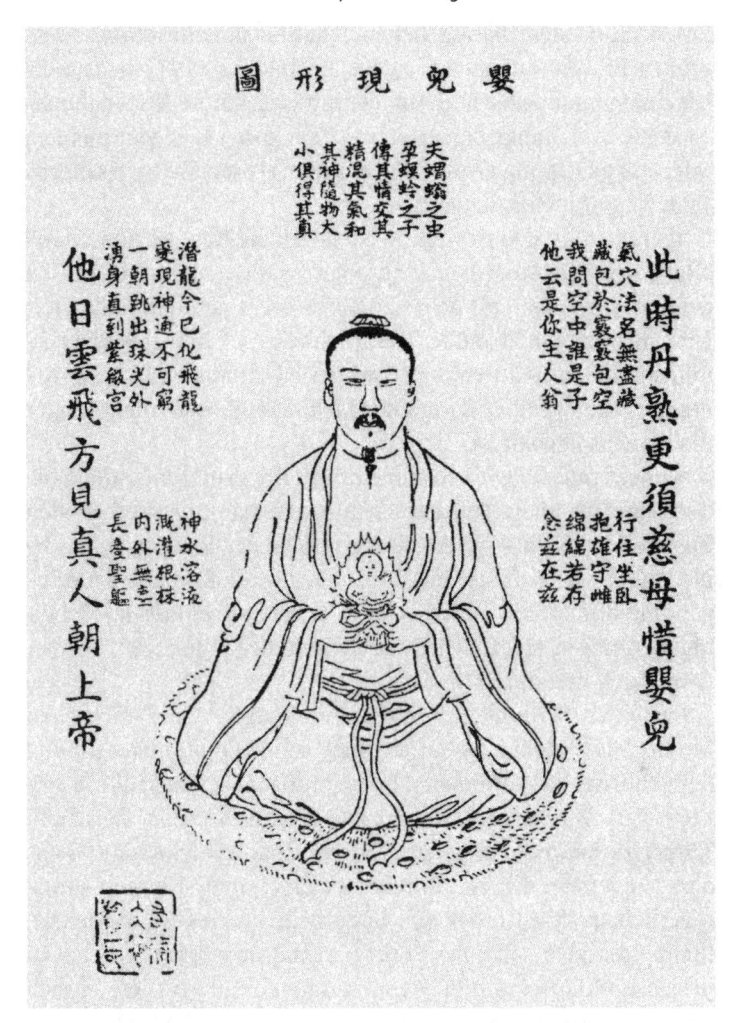

嬰兒現形圖

夫謂媽之蟲
孕螟蛉之子
傳其情交其
精混其氣和
其神隨物大
小俱得其眞

潛龍今已化飛龍
變現神通不可窮
一朝跳出珠光外
湧身直到紫微宫

他日雲飛方見眞人朝上帝

氣穴法名無盡藏
藏包於裏裹包空
我問空中誰是子
他云是你主人翁

此時丹熟更須慈母惜嬰兒

行住坐臥
抱雄守雌
綿綿若存
念念在茲

神水洛液
溉灌根株
內外無壺
長養聖軀

Das Innere Kind manifestiert sich. Als Ergebnis der Praxis des Embryonal-Atmens wird ein neues Selbst geboren. Aus dem daoistischen Klassiker *Xing ming guizhi*, 1615.

Entwicklung des Qigong bei und hatten überdies auch einen großen Einfluß auf meine eigene Ausbildung. 1972 begegnete ich einem buddhistischen Abt, der mir eine dünne Taschenbuch-Ausgabe von Jiangs chinesischem Text gab, als er von meinem Interesse an Qigong erfuhr, und er sagte: »Lesen Sie zuerst diesen Text, es gibt nichts Besseres!«

Jiang betont, daß es wichtig ist, durch die Nase zu atmen und allmählich die Atemzüge langsamer werden zu lassen und zu dehnen – unabhängig davon, welche Atemmethode praktiziert wird. Er wird nicht müde, Natürlichkeit und Mühelosigkeit zu unterstreichen. Während der Embryonal-Atmung sollte die Atmung so natürlich sein, daß der Meditierende sich nicht länger des Atmens bewußt ist.

Subjekt und Objekt verschmelzen in der Erfahrung miteinander: Ich atme nicht. Nur der Atem ist da. Jiang nennt dies »den Zustand des Nicht-Atmens, in dem es weder Ein- noch Ausatmen gibt ... die Luft scheint durch den ganzen Körper einzudringen und ihn auf diesem Wege auch wieder zu verlassen.« Bei einigen Autoren stellt sich diese Erfahrung so dar: »Der Körper wird durch und durch Qi.«

Für einen berühmten Zeitgenossen Jiangs, den daoistischen Meister Zhao Bichen (geboren 1860), ist die Embryonal-Atmung der Schlüssel zur spirituellen Erleuchtung. Er widmete ihr in seinem Werk *Xingming fajue mingzhi* (Das Geheimnis, Geist und Körper zu nähren) ein ganzes Kapitel. Zhao schreibt, das Qi aus dem Universum dringe während der Embryonal-Atmung kontinuierlich in den Körper ein, doch kein inneres Qi entweiche. (Beim Einatmen sollte der Praktizierende sich vorstellen, daß Qi in das Dantian eindringt. Beim Ausatmen konzentriere er sich darauf, daß Qi im Dantian verweilt, Wärme und Licht erzeugt, einer glänzenden Perle gleicht.) Das unaufhörliche Eindringen des Universalen Qi hilft, ein neues Selbst zu schaffen, ein Samenkorn oder Embryo der Weisheit und des langen Lebens. »Wenn sich die Embryonal-Atmung wieder eingestellt hat, findet kein Austausch statt, sie besitzt kein Selbst oder etwas anderes [keine Zweiheit] ... sie vereint Yin und Yang.« Bei der Embryonal-Atmung, so fährt Zhao fort, stellt sich nicht die Frage, wie man Nase, Mund oder Dantian einsetzt. Embryonal-Atmung ist vielmehr eine Daseinsform, ein Zustand der höchsten Gelassenheit. Charles Luk übersetzt: »Wenn der Atem (beinahe) unbewegt ist, wird der (unsterbliche) Fötus so unwandelbar wie ein Berg, pflegt er diese Gewohnheit ... werden alle Dinge in das Nichts eingehen, verweilt der Geist tagaus, tagein in diesem Zustand, wird eine strahlende Perle in diesem ungestörten Nichts entstehen.«[12] Zhao vergleicht diesen Prozeß mit Tod und Auferstehung – auch hier wieder eine Anspielung auf die Geburt eines neuen Selbst.

Einfach ausgedrückt: Bei der Embryonal-Atmung soll die Atmung vollständig mühelos werden, so daß Sie in einen Zustand der seligen Ruhe und Heiterkeit eintreten. Sie fühlen sich schließlich, als seien Sie eins mit dem Kosmos und allem Lebenden. Sie fühlen sich weit offen (»Nichts«), frei von jeglichen Zwängen, als ob Sie selbst zu Atem geworden seien. Gleichzeitig umfängt Sie Klarheit und Glanz (»glänzende Perle«). Nach der Meditation werden sich Geist und Körper erfrischt fühlen, so als hätten Sie wieder etwas von der Vitalität Ihrer Kinderzeit eingefangen.

Zwar ist die Embryonal-Atmung mehr ein Daseinszustand als eine spezielle Qigong-Technik, doch können dem Lernenden bestimmte Verfahren helfen, schneller zum Erfolg zu kommen. Für Zhao Bichen zählen dazu: Dantian-Atmung (zuvor beschrieben), ausgewogene Ernährung, keine emotionalen Exzesse, Qi-Zirkulation im Innern, Kultivierung innerer Ruhe.

Tabelle 7: Qigong-Atemtechniken

Technik	Einatmen	Ausatmen	Ziel
Natürlich	Bauchdehnung	Bauchkontraktion	Gute Atemtechniken, Gesundheit
Differenziert	Alle Möglichkeiten	Alle Möglichkeiten	Atemkontrolle, Blockaden lösen
Umgekehrt	Bauchkontraktion	Bauchdehnung	Energie, Zwerchfellstärkung
Dantian	Bauch- u. Rückendehnung (unten)	Bauch- u. Rückenkontraktion (unten)	Nähren u. Stärken von Dantian, Qi, Gesundheit, innerer Ruhe
Embryonal	Siehe oben, Minimal-Bewegung, mühelos	Siehe oben, Minimal-Bewegung, mühelos	Spirituelle Seligkeit, größere Bewußtheit

Vergessen Sie auch nicht die »Methode der Nicht-Methode«, den Atem nicht kontrollieren, sondern Ihre natürliche Veranlagung wirken lassen. Wenn der Schuh paßt, vergessen Sie, daß Sie einen Schuh tragen. Wenn der Atem »paßt«, vergessen Sie, daß Sie atmen. Vertrauen Sie auf die Natur (das Dao) und ihre Weisheit!

Methode der Nicht-Methode

Ich kann die Bedeutung von Natürlichkeit und Ungezwungenheit (*ziran*) beim Atmen nicht genug betonen. Der chinesische Terminus »ziran« bedeutet wörtlich »von selbst so sein«, so sein, wie man der eigenen Veranlagung nach ist, gemeint ist ein Wachstumsprozeß und nicht äußere Einwirkung. Ein Baum wächst ziran, Wellen bewegen sich ziran, ein Kind wächst und atmet ziran. Das Wort »Natur« heißt im Chinesischen *daziran*, also das »Große-von-selbst-so-sein« oder die »große Ungezwungenheit«. Wir lernen verschiedene Atemtechniken, um zu einer befreiten Atmung zu kommen, so daß sich der Körper auf gesunde Weise den Bedürfnissen des Augenblicks anpassen kann. Es wäre nicht sehr sinnvoll, während eines Marathonlaufs langsam und meditativ zu atmen. Man sollte auch nicht keuchend atmen, während man still vorüberziehende Wolken betrachtet. Wenn jemand beim Ruhen häufig durch den Mund seufzt, ist dies ein Symptom der Hyperventilation. Ein solches Seufzen während des Geschlechtsverkehrs ist jedoch ein Zeichen für sexuelle Gesundheit. Methoden sind dazu da, schlechte Gewohnheiten abzubauen und dem Körper neue Möglichkeiten und größere Wahlmöglichkeiten aufzuzeigen. Wenn Sie diese Qigong-Techniken praktiziert haben, vergessen Sie sie am besten wieder und lassen sich einfach atmen. Mit fortschreitendem Training werden sich Ihre routinemäßigen Gewohnheiten *auf natürliche Weise* ändern, ganz ungezwungen.

TEIL III

Heilung

Kapitel 10
Stehen wie ein Baum

*Das Gewöhnliche ist das
Außergewöhnliche!*

Qigong-Meister Wang Xiangzhai

Meditation-im-Stehen ist die wichtigste und am häufigsten praktizierte Form des Qigong. Sie integriert alle Elemente der Körperhaltung, der Entspannung und des Atmens, die im Vorhergehenden beschrieben wurden. Es handelt sich um eine Methode, bessere Körperhaltung und Ausgewogenheit zu erlangen, kräftigere Beine und Hüften zu entwickeln und zu tieferem Atmen, deutlicherem Körperbewußtsein und innerer Ruhe zu kommen. Meditation-im-Stehen ist genau das, was der Name sagt: Man meditiert stehend, streckt dabei die Arme in zwei Halbkreisen vor, als hielte man eine Kugel, und beobachtet den natürlichen Fluß des Atems. Der chinesische Ausdruck für Meditation-im-Stehen ist *zhanzhuang,* das heißt »Stehen wie ein Pfahl«. Man lernt so still und fest dazustehen wie ein Holzpfosten im Boden. Meditation-im-Stehen besitzt eine Reihe von Vorteilen im Vergleich zur Meditation-im-Sitzen oder auf dem Rücken liegend. Das Bewußtsein ist wacher, da jedes Nachlassen der Aufmerksamkeit zum Verlust des Gleichgewichts führen könnte. Bei der Meditation-im-Stehen nehmen Beine und Füße eine natürliche Haltung ein und sind nicht gekreuzt. Das bedeutet, die Blutzirkulation wird nicht behindert, eher verbessert.

Was außerdem sehr wichtig ist: Beim Stehen sind immer auch

die Körpererfahrungen mit einbezogen. Diese Meditation ist daher nicht nur eine ausschließlich psychische oder spirituelle Praxis. Meditation-im-Stehen läßt sich vielmehr als weiterentwickelte Form der daoistischen Meditation auffassen, bei der – *xingming shuangxiu* – »Natur und Geist in gleicher Weise entwickelt werden«.

Bei der Meditation-im-Stehen findet äußerlich keine Bewegung statt, doch innerlich bewegen sich das Qi und der Atem. Die Meditation ist also sowohl passiv als auch aktiv, sowohl Yin als auch Yang. Der Übende versucht, nichts mit dem Qi zu *tun*, er wird sich nur der Qualität des Qi bewußt: wie es sich bewegt, ob es blockiert oder frei ist, klar oder verworren, glatt oder rauh.

Qigong-Meister B.P. Chan fragte mich einmal: »Warum, glauben Sie, lernen wir diese komplizierte Heilkunst? Daß wir also die Hände so und so halten, die Füße parallel stellen, auf besondere Weise atmen und uns vorstellen, wie sich das Qi von dem einen Akupunkturpunkt zum anderen bewegt ...?« Er beantwortete sich seine Frage selbst: »Weil ich herausfinden möchte: Ist diese Hand wirklich meine Hand? Ist dieses Bein wirklich mein Bein?« Mit anderen Worten: Ziel des Qigong ist es, »die vier Tugenden (*si de*) des Menschseins« zu begreifen. Was sind diese vier Tugenden? Wie man liegt, sitzt, steht und geht. Das scheint sehr einfach zu sein, solange man es nicht selbst versucht. Normalerweise schweifen unsere Gedanken beim Stehen umher, reisen in andere Zeiten und zu anderen Orten und machen sich vielleicht Sorgen über das Abendessen. Beim Sitzen wird der Körper gern unruhig. Er möchte aufstehen und sich bewegen. Und selbst wenn wir im Bett liegen, macht ein Teil von uns etwas anderes. Möglicherweise rast der Atem, weil wir die Aufregungen des Tages nicht loslassen können. Aber durch die Praxis der Meditation-im-Stehen lernen wir, Körper und Geist zu vereinen, so daß jede Tätigkeit auf den gesamten Organismus abgestimmt ist.

Ein Schüler Rikyus (1620-1691), des Begründers der japanischen Teezeremonie, stellte ihm einmal dieselbe Frage, die mir

Meister Chan gestellt hatte: »Was ist das Ziel der Teezeremonie?« Warum diese komplizierte, verwickelte Choreographie aus Schritten und Gesten? Rikyu antwortete: »Zuerst kochen wir das Wasser, dann bereiten wir den Tee zu und schließlich trinken wir ihn. Das ist alles.« Der Schüler sah ihn vorwurfsvoll an. Aber Rikyu ließ sich nicht beirren: »Zeige mir jemanden, der diese Dinge *wirklich* kann, und ich will sein Schüler werden.« Die Teezeremonie ist wie Qigong eine Disziplin der Ganzheit und Integration. Selbst ein dreijähriges Kind weiß, was erforderlich ist, um Tee zu trinken oder ruhig dazustehen. Aber nur einige achtzigjährige Weise vermögen dieses Wissen auch in die Praxis umzusetzen!

Meditation-im-Stehen ist also ein »Eine-Million-Dollar-Geheimnis«. Sie ist ein Geheimnis, weil sie etwas so auf der Hand Liegendes, etwas so Gewöhnliches ist, daß wir ihr nicht die Aufmerksamkeit schenken, die sie verdient hätte. Sie ist so verborgen, wie uns die Luft verborgen ist oder wie das Wasser für einen Fisch verborgen ist. In der täglichen Qigong-Praxis des Stehens ist tiefstes Mysterium und höchste Schönheit zu entdecken. Wir verwandeln das Stehen in eine Disziplin, um tiefer in die Qualität des Daseins einzudringen und die auseinandergerissenen, durcheinandergeratenen, verlorengegangenen Teile des Körpers, des Geistes und der Seele zur Ganzheit zurückzuführen.

Kurze Geschichte des Stehens

Die alte Sprache der Körperhaltung

Alle alten Kulturen nutzten aufrechte Körperhaltungen, um Veränderungen im Bewußtsein und in der Physiologie hervorzurufen. Beim Stehen lernen wir, energetische Blockaden des natürlichen menschlichen Potentials aufzulösen.

Möglicherweise gehen die Anfänge der Meditation-im-Stehen

auf die Jagdgewohnheiten des Urmenschen zurück. Der Jäger mußte sich über lange Zeitspannen vollkommen still verhalten, um die Beute nicht zu erschrecken. Dies führte dann auch zur Empfindung des Einklangs und der Einheit mit der Natur und zur Erfahrung, daß in solchen Körperhaltungen Selbstheilungskräfte enthalten sind. Die Alten entwickelten dann sehr schnell eine Wissenschaft und Psychologie der Körperhaltung. Bestimmte Stellungen rufen bestimmte psycho-physiologische Änderungen hervor. Sie wurden sorgfältig dokumentiert in den Pionierarbeiten von Dr. Felicitas Goodman,[1] emeritierte Professorin für Anthropologie und Linguistik an der Dennison University und Direktorin des Cuyamungue-Instituts in New Mexico.

Dr. Goodman untersuchte heilige, rituelle Körperstellungen auf alten Skulpturen und Kunstwerken, von den Höhlenmalereien in Lascaux bis zu afrikanischen Felszeichnungen. In allen Kontinenten fand sie ähnliche Motive, eine gemeinsame Sprache der Körperhaltung. Sie gelangte zu dem Schluß, daß auch moderne europäische und amerikanische Übende von solchen Körperübungen profitieren könnten, da das menschliche Nervensystem überall in etwa gleich funktioniert. Seit 1977 testeten und bestätigten Dr. Goodman und ihre Mitarbeiter diese Hypothese an Tausenden von Studenten. Sie forderten sie auf, bestimmte Körperstellungen einzunehmen und ihre Erlebnisse dabei zu beschreiben. Obwohl sie auch individuelle Unterschiede im Erleben und Ausdruck in Betracht zogen, stellten sie fest, »daß jede Körperstellung nicht nur einer bestimmten Lebenseinstellung, sondern auch einem charakteristischen, deutlich individuellen Erleben Ausdruck gab«.[2]

So findet sich zum Beispiel die »Bärenstellung«, die der Meditation-im-Stehen ähnelt und praktisch identisch mit der »Kranichstellung« im Qigong ist, die in Kapitel elf beschrieben wird, auf archäologischen Artefakten aus dem Zeitraum von 6000 v. Chr. bis zur Gegenwart, und zwar in Ägypten, Afrika, Europa, Nord- und Südamerika und China.[3] Eine Beschreibung der

Bärenstellung hört sich ganz nach Qigong an: Stehen mit geradem Rücken, die Füße parallel gestellt und etwa dreißig Zentimeter auseinander, die Knie leicht gebeugt, die Hände zu beiden Seiten des Nabels. Übende, die diese Stellung einnehmen[4], pflegen Wachträume oder Erlebnisse zu haben, die mit der Heilkraft des Bären korrespondieren. Insgesamt entdeckte Frau Dr. Goodman etwa dreißig uralte Körperstellungen, die »weltweit verbreitete Verhaltensweisen und zweifellos ein dementsprechendes Wissen repräsentieren«.[5] So gibt es zum Beispiel Positionen, die das Gefühl einer inneren Verwandlung oder Seelenreise, der prophetischen Vision usw. hervorrufen. Und amerikanische Ureinwohner nehmen auch heute noch solche Stellungen ein, um während ihrer Rituale Heilkraft zu übertragen.[6]

Lehrer der »Bewußtheit durch Bewegung«, eines von Moshe Feldenkrais entwickelten Systems von Heilübungen, kennen ebenfalls die bewußtseinsrelevanten Aspekte der Körperhaltung. Ich persönlich habe an Unterrichtsstunden[7] teilgenommen, in denen ich durch das ganze Spektrum verschiedener Stellungen und Bewegungen, wie sie in den verschiedenen Weltreligionen mit dem Gebet verknüpft sind, geführt wurde – die wiegenden Bewegungen der Juden, die buddhistische Rezitation der Sūtras, wobei die Handflächen aneinandergelegt werden und der Körper sich ruhig verhält, das Beugen der Knie vor einem Bild des Christus usw. Wir konnten feststellen, daß auch ohne die äußeren Requisiten der Religion in uns sehr schnell ein gebetsähnlicher Bewußtseinszustand, eine Art Ehrfurcht und das Gefühl göttlicher Gegenwart hervorgerufen wurden. Das gilt ebenso für die Āsanas, die heiligen Körperstellungen des Hatha-Yoga, die oft über lange Zeitspannen eingenommen werden und nichts anderes als stille Meditationen sind. Im Islam verlangt die Praxis des *salāt* (Gebet, Verehrung, Flehen) acht verschiedene Körperstellungen, die jeweils verschieden lange eingenommen werden müssen, während Verse rezitiert werden. Jede Position soll spezifischen körperlichen und geistigen Segen bringen.[8]

Stehen in China: Der Pfad der Krieger und Heiler

China ist das einzige Land, in dem aus dem Stehen eine exakte Wissenschaft wurde, mit besonderen von Generation zu Generation weitergegebenen Heilungs- und Verteidigungstechniken. Es ist historisch verbürgt, daß Stehen schon seit sehr alter Zeit für Heilungs- und Transformationszwecke praktiziert wurde: Kampf-Körperstellungen von Kriegern der Qin-Dynastie[9], alte Zeichnungen aus dem *Daoyintu* (»Daoyin-Illustrationen«, zweites Jahrhundert v. Chr., siehe Kapitel 2) und Gemälde mit Shaolin-Mönchen in niedriger »Pferdestellung«. Auch gibt es ein breites Spektrum von Darstellungen aufrechter Körperhaltungs-Übungen in der alten Felskunst Chinas, die zum großen Teil den von Dr. Goodman untersuchten Übungen in aufrechter Körperhaltung entsprechen. Jiang Zhenming, Mitglied des internationalen Komitees für Felskunst und des chinesischen Verbands zur Erforschung alter Bronzetrommeln, stellt fest, die »menschlichen Gesichter auf Felszeichnungen in der (ehemaligen) Sowjetunion, in Kanada, den Vereinigten Staaten und Australien ähneln den in Fujian, Jiangsu, Taiwan, der Inneren Mongolei und anderen Stätten Chinas gefundenen«.[10] Zwar müssen die Felszeichnungen häufig ethnischen Minderheiten zugeordnet werden, was jedoch ihre Bedeutung für die Kultur der Han (d.h. Chinesen im eigentlichen Sinn) in keiner Weise beeinträchtigt. Wir wissen, daß Minoritäten, wie etwa die islamischen Hui, wesentlichen Einfluß auf die Entwicklung des chinesischen Qigong und der chinesischen Kampfkünste ausgeübt haben. Wichtig ist auch, daß auf mehreren Felskunst-Gemälden militärische Übungen[11] dargestellt werden, choreographische Tänze und Tierhaltungen[12] (vielleicht Jagdtänze). Felskunst findet sich überall in China, einschließlich der heiligen Berge Chinas (z.B. dem Kunlun und den Wuyi-Bergen), Gebieten, die in späteren Jahrhunderten zu Mittelpunkten der Qigong-Praxis wurden.

Obwohl die Meditation-im-Stehen stets ein Bestandteil des Qigong gewesen ist, ist der bekannteste und wohl überhaupt größte Lehrer der Meditation-im-Stehen Wang Xiangzhai (1885-1963). Wang war Experte in allen drei Sparten des Qigong: des Heilens, der Kampfkunst und der Meditation.[13] Als Heiler war er davon überzeugt, daß Meditation-im-Stehen »Anämie heilen, den Blutdruck normalisieren und zu ruhigem, regelmäßigem Herzschlag beitragen konnte«.[14] Wang war darüber hinaus ein berühmter, niemals besiegter Kampfkünstler, und als spiritueller Lehrer war er stark von der Philosophie des Daoismus und des chinesischen Zen(Chan)-Buddhismus beeinflußt: »In Bewegung sei wie Drache und Tiger. In Ruhe zeige die Gelassenheit des Buddha.« Immer wieder betonte er, das Geheimnis des Stehens sei »Leere« (*kong*). Ein leeres Bewußtsein erspürt innere Blockaden, die den Fluß des Qi behindern (Qigong-Heilung), stellt sich schöpferisch und ohne zuvor entworfene Strategie auf den Gegner ein (Qigong-Kampfkunst) und erkennt das Wesen des Kosmos (Spirituelles Qigong). Offensichtlich war für Wang Xiangzhai das Stehen eine Methode zur Entwicklung sowohl der physischen als auch der spirituellen Eigenschaften. »Nach vierzigjähriger Erfahrung bin ich zu der Erkenntnis gelangt, daß alle echte Stärke aus ursprünglicher, selbstloser Leere hervorgeht und daß diese Leere dadurch erzielt werden kann, daß man seine Aufmerksamkeit auf die kleinen, subtilen Bewegungen des Körpers richtet.«

Die Praxis der Meditation-im-Stehen

Allgemeines

Vergegenwärtigen Sie sich, was in Kapitel sieben und acht über die Qigong-Körperhaltung und -Entspannung gesagt wurde, und wenden Sie dies auf die Meditation-im-Stehen an. Die wichtigsten Punkte, an die Sie denken sollten, sind: Der Körper ist entspannt, doch aufrecht und offen. Achten Sie darauf, sich so wenig wie möglich anzustrengen. Stellen Sie die Füße parallel und schulterweit auseinander, die Zehen sind nach vorn gerichtet, die Knie leicht gebeugt, der Rücken gerade, aber nicht steif, der Bauch ist entspannt. Den Kopf halten Sie, als hinge er von oben herab. Bündeln Sie Ihre innere Energie durch die Vorstellung, der Atem könne überall im Körper ungehindert fließen.

Position der Füße

Das Gewicht ist gleichmäßig auf beide Füße verteilt. Achten Sie darauf, lotrecht zu stehen und sich nicht nach vorn, hinten, rechts oder links zu neigen. Dadurch kann sich das Körpergewicht durch die Füße in die Erde verlagern, und es wird kein einzelner Zeh, keine Ferse, kein Teil der Fußsohle oder Außenseite des Fußes bevorzugt. Möglichst großer Kontakt mit dem Boden ruft das Gefühl hervor, tief in der Erde verwurzelt und in entspanntem Gleichgewicht zu sein sowie über einen Überfluß an innerer Energie, Qi, zu verfügen. Man fühlt sich wie ein Baum, der Nährstoffe aus dem Boden zieht. Sie sollten sich in dieser Stellung als entspannt, harmonisch und natürlich empfinden.

Position der Arme und Hände

Die Arme sind zu Halbkreisen gebogen, entweder auf Höhe des Bauches (Abb. 5), der Brust (Abb. 6) oder des Gesichtes (Abb. 7), wie wenn sie einen großen Strandball locker umfaßten. Die Handflächen können vom Körper weg oder zu ihm hin gerichtet sein. Wang riet: »Heben Sie die Arme nicht höher als bis zu den Augenbrauen, und lassen Sie sie nicht tiefer als bis zum Nabel sinken. Langen Sie mit dem rechten Arm nicht zur linken Körperseite und mit dem linken Arm nicht zur rechten hinüber.« Im

Die Praxis der Meditation-im-Stehen 239

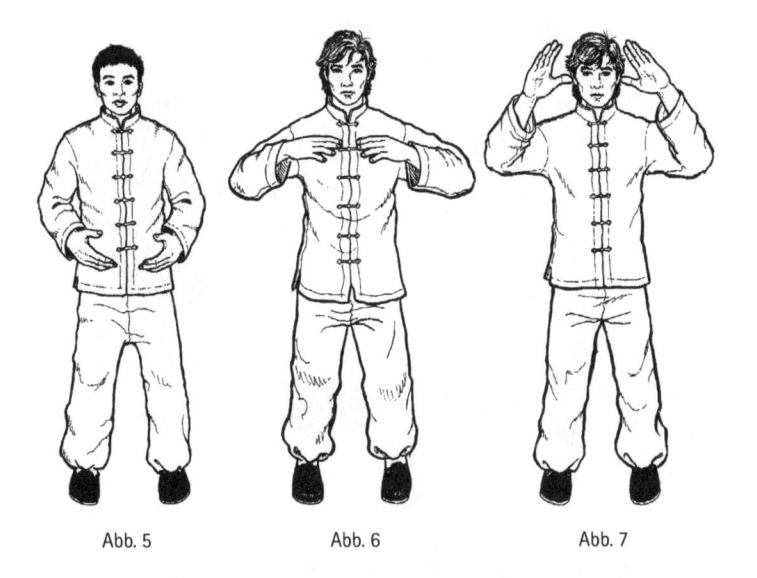

Abb. 5 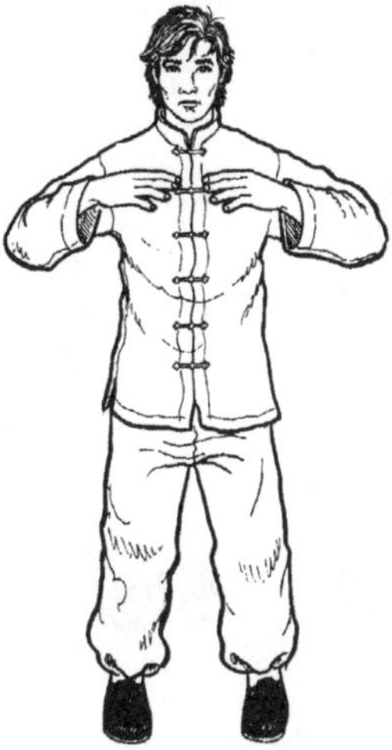 Abb. 6 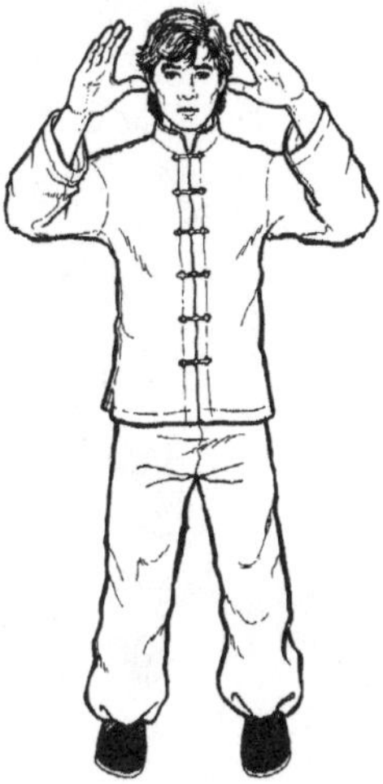 Abb. 7

allgemeinen behält man während der Steh-Übung entweder eine Position über längere Zeit bei oder nimmt in kürzeren Zeitabschnitten verschiedene Positionen nacheinander ein. Sie können zum Beispiel die Hände zwanzig Minuten lang in Brusthöhe halten. Es ist aber auch möglich, die Hände fünf Minuten in Höhe des Bauches, fünf Minuten in Höhe der Brust und fünf Minuten in Gesichtshöhe zu halten und sie dann wieder, jeweils fünf Minuten, zur Brust und zum Bauch zurückzuziehen. Das ergibt eine Gesamtübungsdauer von fünfundzwanzig Minuten.

Sie können die Höhe der Arme auch Ihren besonderen Voraussetzungen anpassen. Sollten Sie zum Beispiel an Bursitis oder einem anderen Problem leiden, wodurch Sie die Arme nicht auf Schulterhöhe heben können, üben Sie mit den Armen in bequemer Position, unterhalb der Brusthöhe. Sind Sie körperbehindert, wenden Sie alle Prinzipien des Stehens auf Ihre Sitzposition im Rollstuhl an (Abb. 8). Wenn Sie die Arme überhaupt nicht heben können, lassen Sie sie im Schoß ruhen (Abb. 9). Auch dann kön-

Abb. 8   Abb. 9

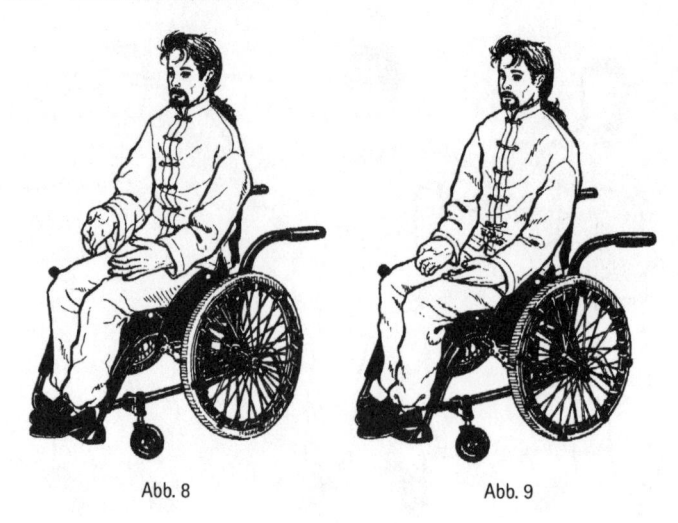

nen Sie den Atem ruhiger werden lassen und sich eine tiefere, lebendigere Verbindung mit der Erde vorstellen.

Halten Sie Schultern und Ellbogen entspannt. Die Finger sind leicht gespreizt, *die Handflächen fühlen sich empfangsbereit wie eine Schale an.* Versuchen Sie Unterarm, Handgelenk und Handrücken in fast gerader Linie oder ganz leichtem Bogen zu halten. Achten Sie darauf, daß die Hände weder schlaff am Handgelenk baumeln noch steif am Unterarm anschließen. Ein extrem lockeres oder starres Handgelenk behindert den Fluß des Qi und des Blutes in die Fingerspitzen.

Die Augen

Die Augen sollten offen und entspannt sein, locker fokussiert und geradeaus in die Ferne blickend. Meditation im Stehen wird am besten draußen oder an einem Fenster mit freiem Ausblick praktiziert. Wang erteilte den Rat: »Die Gedanken drinnen wandern nicht nach draußen. Die Ereignisse draußen schlüpfen nicht nach drinnen.« Eine andere Möglichkeit in dieser Hinsicht ist, daß die Augen offenstehen, sich aber nicht auf äußere Gegenstände einstellen oder richten. Sie blicken »diffus« und lenken den Übenden nicht von seiner inneren Achtsamkeit ab. Er schaut nach innen *und* nach außen und läßt zu, daß beide Realitäten zu einer einzigen Erfahrung verschmelzen.[15]

Der Atem

Der Atem geht vollkommen natürlich, entspannt, aus dem Zwerchfell heraus. Bei jedem Einatmen spüren Sie bewußt, daß sich der Bauch langsam ausdehnt, bei jedem Ausatmen zieht er sich wieder zusammen. Forcieren Sie Ihren Atem nicht, empfinden Sie nur seinen natürlichen Rhythmus. Nach Wang Xiangzhai sollte der Atem *jing, chang* und *xi*, »ruhig, lang und schön«, sein. »Schön« soll heißen: glatt und eben im Gegensatz zu rauh und stoßweise.

Konzentration

Achten Sie gelassen auf alles, was sich dem Bewußtsein präsentiert.[16] Das können Gefühle des Behagens oder Unbehagens sein, der Muskelspannung oder -schwäche, des Atem-, Gedanken- und Gefühlsrhythmus. Gestatten Sie sich, Gefühle zu haben, ohne auftretende Empfindungen verlängern zu wollen oder zurückzuweisen. Das Ziel ist, einen Zustand klarer Wahrnehmung zu erzeugen, ohne sich auf ein besonderes flüchtiges Ereignis zu konzentrieren. Bei der Zen-Meditation gibt es eine »Einfach-Sitzen« genannte Übung: Sitzen als Methode, sich absichtslos mit seinem Selbst zu befassen. Hier üben wir »Einfach-Stehen«. Interessanterweise bezeichnet einer von Wang Xiangzhais japanischen Schülern, Kenichi Sawai, Wangs Meditation-im-Stehen als »Zen im Stehen«.[17]

Benutzen Sie Ihren Atem als Bezugspunkt. Sobald Ihre Gedanken zu wandern beginnen, fragen Sie sich einfach: »Atme ich? Wie atme ich?« Körperbewußtsein bringt Selbstbewußtsein. Das Bewußtsein achtet schweigend und aufmerksam auf das geringste Ereignis im Hier und Jetzt und denkt nicht an Vergangenheit, Zukunft oder Abstraktionen, die mit der Gegenwart nichts zu tun haben.

Zeit und Dauer der Übung

Das Stehen kann zu jeder Tageszeit praktiziert werden, doch frühmorgens ist am besten. Die folgenden Empfehlungen gehen von der Voraussetzung aus, daß Sie sich in relativ gutem Gesundheitszustand befinden. Stehen Sie nicht so lange, wie ich hier vorschlage, wenn Sie Schwierigkeiten mit den Gelenken haben, etwa in Form einer Arthritis, oder andere Beschwerden, die es vom ärztlichen Standpunkt aus unerwünscht erscheinen lassen, das Stehen für längere Zeit zu üben.

Fangen Sie mit fünf Minuten pro Tag an. Wenn Sie mit den Armen in Bauch-, Brust- und Gesichtshöhe üben, verteilen Sie die Zeit gleichmäßig auf diese Haltungen. Während Ihrer zweiten Übungswoche üben Sie dann zehn Minuten pro Tag, in der dritten Woche fünfzehn Minuten pro Tag usw. Bauen Sie so allmählich ein Minimum von zwanzig Minuten täglicher Stehübung und ein Maximum von vierzig Minuten auf. In Anbetracht dessen, daß Sie im Ergebnis tagsüber höchstwahrscheinlich über mehr Energie verfügen und nachts weniger Schlaf brauchen, ist das ein geringer Zeitaufwand.

Es ist möglich, die Dauer des Stehens ohne Blick auf die Uhr zu taxieren. Zählen Sie einfach, wie oft Sie ausatmen. Wenn Sie sechzig Atemzüge bei einer Körperstellung zählen (oder zwanzig Atemzüge bei jeweils einer von drei Stellungen), so bedeutet das wahrscheinlich vier oder fünf Minuten bei einem normalen Atemrhythmus von etwa fünfzehn Atemzügen pro Minute (apm). Wenn Sie im Lauf der Zeit Fortschritte machen, wird sich Ihr Atem bis zum Rhythmus des Tiefschlafs (3-5 apm) verlangsamen.

Jetzt können Sie bis zu zwanzig Minuten lang stehen. Sie können die Zahl der Atemzüge nach Ihren Möglichkeiten und Bedürfnissen variieren, Sie können sie erhöhen, falls Sie länger stehen wollen, und senken, sobald Sie das Bedürfnis haben, nur für kürzere Zeit zu stehen.

Gehen Sie langsam und systematisch vor. Nach drei bis vier Monaten regelmäßiger Übung werden Sie in der Lage sein, einzuschätzen, was für Sie die beste Übungsdauer ist. Im Qigong bedeutet aber das »Beste« nicht notwendigerweise angenehm oder leicht. Es bedeutet eine Übungsdauer, die für Sie ausreicht, die Kenntnis Ihrer selbst zu vertiefen und Ihre Gesundheit und Vitalität zu verbessern. Die Übungsdauer kann sich daher von Mensch zu Mensch sehr stark unterscheiden. Wang Xiangzhais Schüler Tang Rukun erklärte mir: »Ich kenne alte Hasen, die dreißig Minuten stehen, andere, die stundenlang stehen. Stehen ist wie essen. Manche Menschen brauchen viel, andere nur wenig.« Wang Xiangzhai verglich das Stehen mit einem Ofen, dessen Wärme Geist und Körper seiner Schüler beeinflußte und verwandelte. Die Dauer des »Heizens« hängt vom Material ab.

Beendigung der Übung

Am Ende Ihrer Meditationsübung im Stehen ist es wichtig, daß Sie *xiuxishi* praktizieren, »die Ruhestellung«. Lassen Sie Ihre Hände zu beiden Seiten herabhängen und einen Augenblick an Ihren Schenkeln ruhen. Heben Sie hierauf die Hände so, daß die Handrücken bequem auf dem unteren Rücken ruhen. Beginnen Sie jetzt das Gewicht langsam von vorn nach hinten, von den Zehen zur Ferse, zu verlagern. Heben Sie dabei Zehen und Fersen nicht vom Boden. Empfinden Sie nur, wie sich das Gewicht durch alle Teile des Fußes verschiebt. Verlagern Sie dann das Gewicht mehrere Male von rechts nach links, von links nach rechts, also von einer Seite zur anderen. Hierauf verlagern Sie Ihr Gewicht kreisförmig mehrere Male in einer Richtung, mehrere Male in der anderen und fühlen, wie alle Teile des Fußes dadurch stimuliert werden: Zehen, Ferse, Innenseite und Außenseite des Fußes. Bei all diesen Verlagerungen stellen Sie sich vor, daß Sie die Füße mit Hilfe des Bodens massieren. Lassen Sie dann die Arme wieder zu beiden Seiten des Körpers herabhängen. Sie sind jetzt bereit für die nächste Phase Ihres Qigong oder für den Alltag.

Schwierigkeiten und Aufgaben

Meditation-im-Stehen ist die optimale Stellung für einen ausgeglichenen Fluß des Qi. Infolgedessen drängen sich alle Stellen des Körpers, wo Qi nicht fließt, unmittelbar ins Bewußtsein und werden dort als Unbehagen wahrgenommen. Man bemerkt zum Beispiel Stellen mit Spannungen, Schwächen, Verkrampfungen oder Krankheiten. Wenn Sie ständig mit hochgezogenen Schultern leben, werden Ihnen nach nur einigen Minuten des Stehens die Schultern so weh tun und sich so hoch anfühlen, als berührten sie Ihre Ohren. Wenn Ihre Schenkelmuskeln fortwährend mehr als nötig angespannt sind, werden sie in kurzem durch die Anstrengung des Stehens »brennen«. Wenn ihre Kreuzwirbel nicht schön gerade aufeinandersitzen, werden Sie es beim Stehen mit Sicherheit merken! Knurrt Ihr Magen dauernd, weil Sie schlechte Verdauung oder falsche Eßgewohnheiten haben, fängt er während der Stehübung geradezu zu donnern an.

Langstreckenläufer und andere Sportler sind oft entsetzt über ihre Probleme beim Stehen. Wenn sie die Übung zum erstenmal sehen, sagen sie immer: »Na, das dürfte doch nicht schwer sein. Wenn ich zehn Kilometer laufen kann, kann ich sicher auch zehn

Minuten stehen.« Aber sobald sie es dann versuchen, fühlen sie sich angespannt, unbehaglich, und ihre Knie zittern. Das Stehen zeigt Ihnen nicht, wie stark Sie sind, sondern wie intelligent Sie Ihre Stärke einsetzen.

Unbehagen lokalisiert dysfunktionale Stellen und sollte als Gelegenheit zur Verbesserung begrüßt werden. Wenn Sie Unbehagen empfinden, verändern Sie Ihre Stellung aber nicht sofort.

Sie mögen das Bedürfnis haben, sich zu schütteln und zu drehen oder Arme, Beine und Rumpf zu bewegen. Doch falls Sie das tun, verlieren Sie die Chance, durch Ihre Aufmerksamkeit zu entdecken, *wo* die Spannungen liegen.

Sobald Sie die Zone des Unbehagens lokalisiert haben, wenden Sie folgende Technik an: 1. Tun Sie nichts – allein schon das Gewahrwerden einer Spannung kann sie beheben. 2. Lenken Sie Ihren Atem mit Hilfe Ihrer Vorstellungskraft an diese Stelle, und atmen Sie Stagnation und das kranke Qi aus. 3. Stellen Sie sich vor, die Spannung oder das Unbehagen fielen nach unten durch die Füße in die Erde. Nützlich ist es auch, die Stehübung nach tiefer Entspannung, zum Beispiel nach einer Massage oder einem heißen Bad, zu praktizieren. Dadurch spüren Sie genauer, wie die Spannung zurückkehrt und im gesamten Körper-Seele-System drinnensitzt.

Wenn aber das Stehen nicht mehr nur Unbehagen, sondern *Schmerz* bereitet, *machen Sie nicht weiter.* Schmerz ist ein Warnsignal und sollte nicht mißachtet werden. Ist der Schmerz Ergebnis schlechter Haltungsgewohnheiten, läßt er sich leicht beseitigen. Man braucht nur zu prüfen, ob der Rücken gerade, die Brust entspannt ist. Ist er jedoch das Ergebnis einer Krankheit, sollten Sie ihn von Ihrem Arzt behandeln lassen und die Stehübung nur mit seiner Erlaubnis wiederaufnehmen.

Phasen des Stehens

Die meisten Schüler durchlaufen drei Prüfungen bei der Meditation im Stehen.[18] Zuerst kommt die »Prüfung des Unbehagens«, wo jedes Gelenk und jeder Muskel nicht mehr an seinem Platz zu sein scheint oder irgend etwas falsch macht. Begleitet ist dieser Zustand häufig von einem Zittern oder Schütteln in den Gelenken, am häufigsten in den Knöcheln, den Knien und Handgelenken. Zittern wird durch Muskel- oder Bänderschwäche hervorgerufen. Vielleicht sind manche Muskeln aus Mangel an Betätigung geschwächt oder atrophisch geworden. Zittern kann aber auch ein Zeichen sein, daß »sich Wasser im Schnellkocher« befindet. Der Körper stellt sich dann auf eine größere Belastung durch innere Energie ein. Weisen Sie ein solches Schütteln weder zurück, noch übertreiben Sie es. Spüren Sie es einfach. Und wenn es nach ein paar Minuten nicht von selbst aufhört, praktizieren Sie die »Ruhestellung« und nehmen die Stehübung später wieder auf. Manche Schüler bekommen während der Stehübung auch kalte Hände und Füße. Das Stehen ist zwar eine sehr gute Kur gegen kalte Extremitäten, doch am Anfang kann es so aussehen, als verschlimmerten sich diese Probleme noch. Denn wenn sich der Schüler auf die feineren Körpergefühle im Innern konzentriert, scheint sich die Energie aus der Peripherie zur Körpermitte zurückzuziehen.

Die zweite Prüfung nennt sich »Prüfung des Feuers«. Man hat nach Monaten der Übung schließlich gelernt, wie man energetische Knoten und Spannungen auflöst. Die grundlegenden Körpertechniken – wie man steht und atmet – werden jetzt automatisch angewendet. Die vorher schlecht versorgten Stellen sind gut mit Qi versehen. Hände und Füße können sich unangenehm heiß anfühlen. Auf der Stirn perlen Schweißtropfen, auch im Bauch ist es heiß. Dies ist ebenfalls eine Prüfung, die einfach durchgestanden werden muß. Das kann wenige Tage, aber auch einige Monate dauern.

Die schwierigste Prüfung, Nummer drei, heißt »Prüfung des geduldigen Wachstums«. Ich fragte einmal Meister B.P. Chan, ob die alten Qigong- und Kampfkunst-Meister im Vergleich zur Gegenwart überlegene Fähigkeiten besaßen. Er antwortete: »Im allgemeinen ja. Aber nur, weil sie geduldiger waren.« Denn gerade an diesem Punkt der Übungen, wenn das Stehen zu etwas Gewöhnlichem und Angenehmem geworden und nichts Besonderes mehr ist, geben die meisten Schüler die Übung auf und halten Ausschau nach einer anderen Art »Unterhaltung«. Aber genau in dieser Phase lassen sich die dauerhaftesten Vorteile aus dem Stehen erzielen. Immer wieder schärfte Wang seinen Schülern ein: »Das Gewöhnliche ist das Außergewöhnliche.« Der Übende ist jetzt imstande, sich nicht mehr auf ungewöhnliche Empfindungen, das heißt Symptome des Ungleichgewichts, zu konzentrieren, sondern auf das Positive, auf das einfache Wunder des Atmens, Empfindens und Gewahrwerdens.

Meditation-im-Gehen

Meditation-im-Gehen ist die zweite Stufe in Wang Xiangzhais Qigong-System. Es ist die Methode, so langsam und meditativ zu gehen, daß jeder Schritt »fest wie ein Berg« ist. Mit jedem Schritt der Meditation-im-Gehen wird Meditation-im-Stehen praktiziert. Ruhe und Bewegung werden harmonisiert, Geist und Körper werden still und ausgeglichen. Meditation-im-Gehen stimuliert auch das während des Stehens gesammelte Qi, so daß es intensiver durch den Körper fließt. Der Fluß des Qi schwillt an und wird zum mächtigen Strom, der Abfälle wegschwemmt und verstopfte Kanäle öffnet.

Nach Beendigung des Stehens und der Ruhestellung heben Sie die Arme leicht auf Hüfthöhe, etwa fünfzehn Zentimeter von den Körperseiten entfernt, die Handflächen dem Boden zugekehrt.

Unter den Handflächen sollte ein Gefühl des »Schwimmens« auftreten, wie wenn sie auf der Oberfläche eines stillen Sees ruhten.

Setzen Sie jetzt das linke Bein langsam vor, die Ferse berührt als erstes den Boden, dann der übrige Fuß. Verlagern Sie das Gewicht von hinten (rechts) nach vorn (links), wobei Sie deutlich fühlen, wie das hintere Bein »leer« wird, während sich das vordere »füllt«. Das Gewicht ist durch den Fuß in die Erde geflossen. Nehmen Sie jetzt den hinteren Fuß und bringen ihn »in Stellung«, das heißt, Sie führen ihn zunächst neben den vorderen Fuß und berühren mit dem Zeh flüchtig die Erde. Das Gewicht ruht noch auf dem linken.

Darauf setzen Sie den »in Stellung gebrachten« rechten Fuß einen Schritt vor und kommen dabei mit der Ferse auf. Wieder wird der Fuß flach, schmiegt sich dem Boden an, und das Gewicht verlagert sich von hinten (links) nach vorne (rechts). Sobald das Gewicht dem linken Bein vollständig entzogen ist, kann sich der linke Fuß, den Boden mit dem Zeh berührend, neben den rechten stellen. Und dieser Vorgang wiederholt sich Schritt für

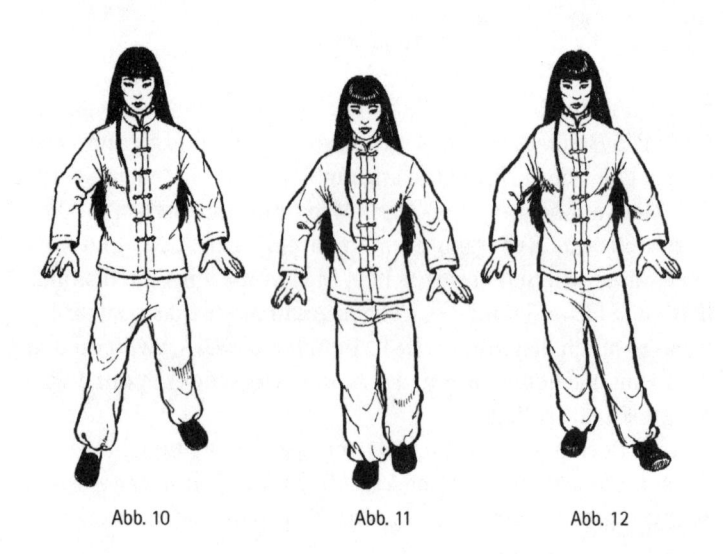

Abb. 10   Abb. 11   Abb. 12

Schritt über eine beliebige Zeitspanne. Vorsetzen, nachziehen, danebenstellen, vorsetzen, nachziehen, danebenstellen ... (Abb. 10, 11, 12)

Nach einer Weile können Sie den »Rückwärtsschritt« üben. Die Methode ist im Grunde dieselbe wie beim Vorwärtsgehen, nur daß Sie, wenn Sie den Fuß nach hinten setzen, den Fußballen zuerst aufkommen lassen. Wieder wird das Gewicht verlagert, diesmal von vorn nach hinten. Der vordere Fuß wird »leer« und stellt sich locker auf den Zeh, dicht neben den das Gewicht tragenden Fuß. Der so hingestellte Fuß wird nun auf dem Ballen nach hinten gesetzt und läßt sich flach auf dem Erdboden nieder. Das Gewicht wird verlagert, es wandert nach hinten, und wieder wird der vordere Fuß in Stellung gebracht. Den Fuß nach hinten setzen, nachziehen, danebenstellen, nach hinten setzen, nachziehen, danebenstellen ... (Abb. 13, 14, 15) Die Meditation-im-Gehen können Sie vorwärts oder rückwärts praktizieren, solange Sie sich wohl dabei fühlen.

Sie werden bemerken, daß sich die Füße dabei halbmondför-

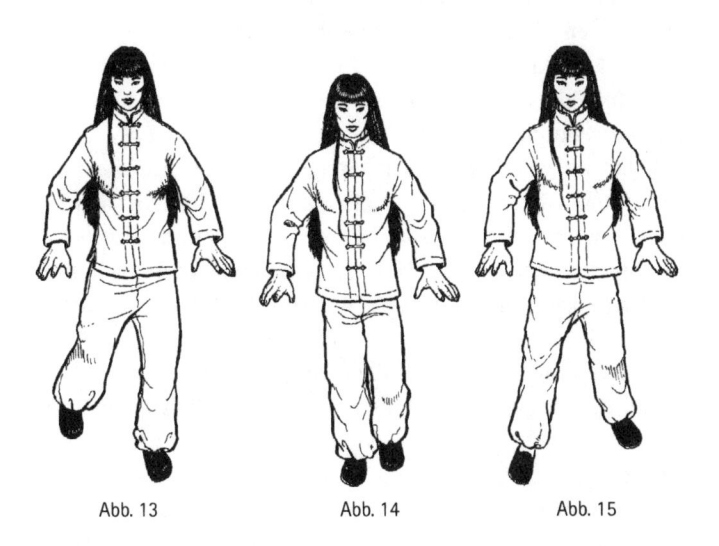

Abb. 13   Abb. 14   Abb. 15

mig vorwärtsbewegen und der Körper mit jedem Schritt in eine leichte Zickzack-Bewegung gerät. Bei der Tuschenherstellung reiben die chinesischen Künstler den Tuschestab mit denselben halbkreisförmigen Bewegungen auf einem Reibstein mit Wasser. Deshalb nannte Wang diese Übung *mocabu*, »den Reibeschritt«. Es dauert ungefähr zehn Minuten, um sich einen guten Vorrat Tusche anzulegen. Ähnlich lange dauert es, bis das Qi während der Meditation-im-Gehen akkumuliert ist. Das Besondere dabei ist, daß Sie Ihre »Tuschestäbe« (die Füße) sehr sachte bewegen. Wenn die Füße nach dem Nachziehen den Boden berühren, gibt es kein Geräusch, keinen »Schlag«. Die Bewegung ist vollkommen im Gleichgewicht. Die Vorstellung, die Hände ruhten wirklich auf der Oberfläche eines Sees, kann hierbei helfen. Sie *gleiten* über die Oberfläche und drücken weder darauf, noch heben sie sich aus dem Wasser. Der Körper gleitet über eine Ebene, ohne Wellen zu erzeugen. Oder Sie stellen sich vor, die Füße schritten so vorsichtig voran, daß kein trockener Zweig unter ihnen knackt und kein Reh aufgescheucht wird!

Wenn Sie das Gehen mit den Händen an den Seiten geübt haben, bringen Sie die Arme in eine der halbkreisförmigen Stellungen der Meditation-im-Stehen und fahren mit der Übung fort. Sie können die Arme in Brusthöhe wie in einem Kreis halten, als umfaßten sie einen Baum. Üben Sie dann das Vorwärts- und Rückwärtsschreiten wie oben. Stellen Sie sich vor, Sie hielten eine große, bis zum Rand gefüllte Schüssel Wasser in den Händen. Lehnen Sie sich zu sehr auf eine Seite oder nach hinten und unterbrechen dadurch den langsamen, ebenmäßigen Rhythmus der Übung, schwappt das Wasser über. Oder Sie stellen sich vor, die »Schüssel« der Hüften sei mit Wasser gefüllt und Sie wollten nicht, daß Wellen darin entstehen.

Aber das Besondere und die Aufgabe der Meditation-im-Gehen besteht darin: Können Sie ruhig weiteratmen, während Sie sich bewegen? Gelingt es Ihnen, Tiefe und Geschwindigkeit des Atems problemlos beizubehalten? Bleibt Ihr Herzschlag ruhig, langsam und ebenmäßig? Bei dieser Übung wollen wir in allem Wechsel einen ruhenden Punkt finden, einen Weg, um aktiv und doch aufs Zentrum ausgerichtet und ruhig zu bleiben. Wenn wir uns an diese Empfindung gewöhnen, werden wir Seele und Körper so in der Gewalt haben, daß sie uns auch in Streßzeiten gehorchen.

Eine weitere Aufgabe: Können Sie Ihr Bein entspannt halten, während das Gewicht es verläßt, während es nachzieht und vorwärtsschreitet? Offensichtlich ist ein größeres Maß an Spannung erforderlich, wenn das Bein »voll« und belastet ist. Doch wenn es leer ist, sind dann auch die Muskeln leer? Können sich Schenkel und Wade entspannen, oder bleiben Sie weiter in Arbeitsstellung und strengen sich an, obwohl keine Anstrengung mehr erforderlich ist? Die alten Qigong-Meister sagten, um mehr Qi zu entwickeln, sei es erforderlich, »deutlich zwischen Yin und Yang zu unterscheiden«. Es ist, als ob dadurch, daß der positive Pol (Yang, voll, Gewicht) ausdrücklich dem negativen Pol (Yin, leer, gewichtslos) gegenübergestellt wird, mehr Elektrizität (Qi) fließen kann.

Experimentieren mit Energie

Wang Xiangzhai sagte, um wirklich stehen und gehen zu können, müsse der Schüler selbst kreativ werden. Er müsse jeden Aspekt der Übung und die verschiedenen Arten, Mühe und Mühelosigkeit ins Gleichgewicht zu bringen, aus eigener Erfahrung testen. Man spricht in diesem Sinne von *shili*, »Experimentieren mit Energie und Kraft«. Ein übliches Experiment in dieser Hinsicht ist, sich bei der Meditation-im-Gehen eine Gegenkraft vorzustellen. Während Sie vorwärtsschreiten, stellen Sie sich vor, es seien Ihnen Seile um Beine, Hüfte und Arme gewunden und zögen Sie zurück. Und beim Rückwärtsgehen ziehen die Seile Sie vorwärts. Oder Sie bilden sich ein, Sie gingen unter

Wasser oder die Luft sei dick und zäh. Wichtig dabei ist, daß sich der Schüler zwar einen Widerstand vorstellt, doch deswegen nicht mehr Kraft einsetzt. Die Vorstellung eines Widerstandes führt nur dazu, daß jeder Teil des Körpers den Weg des geringsten Widerstandes und der geringsten Anstrengung findet. Wang schrieb, durch die Vorstellung einer Gegenkraft erlebe der Schüler eine neue, tiefere Quelle der Koordination und Kraft.

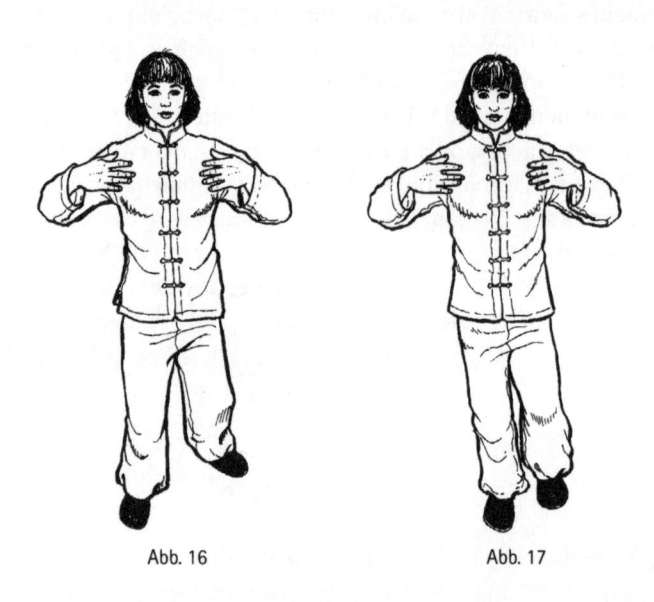

Abb. 16   Abb. 17

In anderen Experimenten könnte man die Arme beim Stehen zum Beispiel langsam ausstrecken und wieder anwinkeln. Die Arme öffnen und schließen sich, als hielten sie einen Ballon, der mit Luft gefüllt und wieder entleert wird oder wie beim Spielen einer Ziehharmonika. So kann man auch bei der Meditation-im-Gehen verfahren. Sie können zum Beispiel, während Sie, die Arme in Brusthöhe halbkreisförmig gekrümmt, vorwärtsschreiten, den Durchmesser des Kreises vergrößern, sobald Sie das Gewicht nach vorn verlagern (Abb. 16), und den Durchmesser verringern, wenn Sie das hintere Bein nachziehen (Abb. 17). Auch ist es möglich, mit verschiedenen Armstellungen zu experimentieren oder mit verschiedenen Arten, den Atem mit dem Gehen zu koordinieren.

Wang lehrte seine Schüler verschiedene Techniken, je nach ihrer Wesensart. Er lehrte sie aufrechte Stellungen, bei denen das Gewicht hauptsächlich auf dem einen Bein oder dem anderen ruhte, gestreckte, niedrige, schwierige Stellungen oder Stellungen, die irgendwelche Tiere nachahmten. Es wäre ganz unsinnig, einen Katalog »orthodoxer Techniken« aufzustellen. Das verstieße gegen den Geist der Kreativität und Anpassung, für den Wang stets eintrat. Wang wußte, Stehen und Gehen waren nur Wegweiser zur Wahrheit. Die Wahrheit selbst mußte von jedem Schüler durch eigene hingebungsvolle Übungspraxis verwirklicht werden.

Kapitel 11
Qigong-Meditation

> *Sie (die Imagination) ist eine Funktion bzw. Fähigkeit,*
> *die Zugang zu einer Zwischenwelt zwischen*
> *dem Reich des unergründlichen, verborgenen Mysteriums*
> *und der Welt der wahrnehmbaren*
> *groben Formen verleiht.*
>
> Isabelle Robinet
> *Daoistische Meditation*

Qigong-Meditation besteht aus zwei Arten von Übungen. Die erste und wichtigste heißt »In-die-Ruhe-Eintreten« (*rujing*). In-die-Ruhe-Einreten bedeutet, den Geist so zu üben, daß er in schweigender Aufmerksamkeit verharrt, ohne sich auf einen Gegenstand im besonderen zu richten. Es bedeutet Abwesenheit von Vorstellungen. Der Mensch denkt nicht über etwas nach, sondern erfährt direkt, unmittelbar, ohne die Vermittlung von Gedanken und Begriffen. Die alten daoistischen Klassiker nannten das »Bewußtseinsfasten«. Fasten in bezug auf Essen ist relativ leicht, aber fasten in bezug auf Worte erfordert Geduld und Übung. Ein Daoist fragte einmal seinen Lehrer, wie er zu einem Verständnis der Wirklichkeit gelangen könne. Der Meister sagte: »Horche auf den Strom.« Es ist nicht leicht, einfach dazusitzen und zu horchen, ohne daß die Gedanken umherschweifen oder zu tanzen beginnen. Doch ein solches Horchen ist ungemein befriedigend und wohltuend. Es ist, wie wenn man die Speisen selbst kostet, statt die Speisekarte zu studieren. »Denken entsteht aus der Not«,

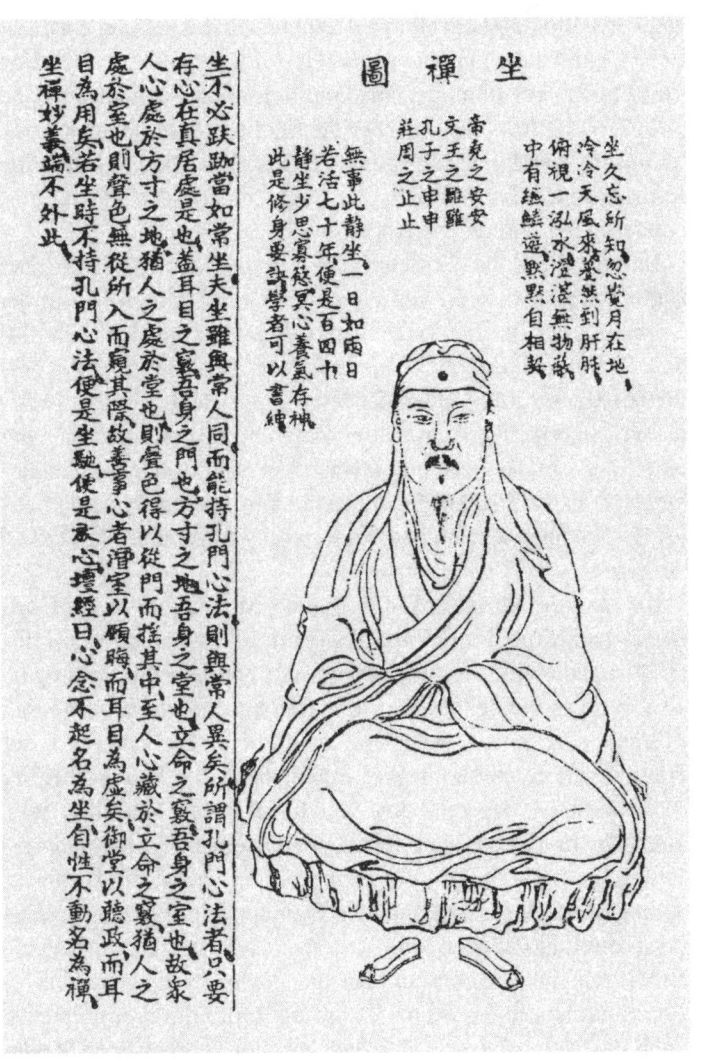

Sitzende Meditation aus dem *Xing Ming Gui Zhi*, 1615. Der Text rät: »Sitze still, denke weniger, verringere dein Verlangen, erweitere deinen Geist, nähre das Qi und bewahre deine Seele – das ist das Geheimnis der physischen Kultivierung.«

sagte der Biologe Lancelot Law Whyte. »Erst wenn der menschliche Organismus um eine geeignete Antwort auf eine Situation verlegen ist, bekommt der Verstand Stoff zum Nachdenken. Und je größer die Not, desto größer die Suche.«[1] Eine harsche Kritik an unserer verstandesbesessenen Zivilisation. Die Explosion der Informationen ist vielleicht gar kein Zeichen des Fortschritts, sondern eher mangelnde Anpassung!

Das »In-die-Ruhe-Eintreten« sollte stets Ziel und Wurzel aller Qigong-Übungen sein. Verlieren Sie sich auf keinen Fall in der Schönheit der Qigong-Techniken, und lassen Sie sich nicht davon faszinieren. Gehen Sie immer wieder zur Erfahrung des einfachen Seins zurück. Üben Sie schweigend Beobachtung. Beobachten Sie einen Zustand Ihres Inneren, z.B. das Atmen, oder einen äußeren Gegenstand, etwa einen Baum oder vorüberziehende Wolken. Ruhiges Bewußtsein spürt leichter ein eventuelles Ungleichgewicht und ist besser in der Lage, den Fluß des Qi zu steuern.

Die andere Übungsart der Qigong-Meditation besteht aus *cunsi*: Techniken der Heilvisualisierung und Konzentration. Unter Visualisierung verstehe ich bewußt erzeugte Vorstellungen, also weniger Vorstellungen, die in traumartigen oder visionären Zuständen spontan entstehen. Spontane Bilder nach Art der Träume sind Symbole unseres Innenlebens. Sie können bei der Diagnose oder Beschreibung von Krankheiten behilflich sein. Ein Arthritis-Patient zum Beispiel kann seinem Therapeuten erzählen, er habe das Gefühl, seine Finger seien mit körnigem Sand gefüllt. Das ist lediglich ein Erzeugnis der Phantasie. Heilvisualisierung dagegen wirkt therapeutisch. Der Therapeut vermittelt seinem Patienten zum Beispiel die Vorstellung, daß bei jedem Einatmen heilkräftiger Dampf über und durch die Gelenke fließt und sich bei jedem Ausatmen ein Teil des »körnigen Sands« auflöst und verschwindet.

Qigong-Visualisierung ist eine Übung der Imagination und Willenskraft. Beim Qigong ist Imagination nicht nur der Fluß der

Phantasie und Vorstellungskraft, sondern auch eine Methode, durch die schöpferische Kraft des Denkens die Aufmerksamkeit zu schärfen und Krankheiten zu heilen. Wir lernen, negative Vorstellungen durch positive zu ersetzen. Statt uns vorzustellen, der Körper sei krank, rebellisch, widerstrebend oder innerlich verschmutzt, stellen wir uns vor, er sei die Wohnstatt archetypischer Kräfte: farbigen Lichtes, sonnigen Qis und heilenden Atems. Heilvisualisierung kann letzten Endes zum Zustand des In-die-Ruhe-Eintretens führen, ist aber hauptsächlich therapeutisch und zielorientiert und beruht auf einem Prinzip, das dem Qigong und der Psycho-Neuroimmunologie gemeinsam ist: Wenn das Bewußtsein Krankheit verursachen kann, kann es sie auch heilen.

Sinneswahrnehmung an sich ist keine Illusion. Die Illusion besteht nur darin, daß wir Gedanken, Projektionen und Wertvorstellungen mit unserer Wahrnehmung vermischen. Dabei erzeugen unsere Gedanken eine andere Realität. Statt den Apfel konkret zu sehen, versteifen wir uns auf die abstrakte Vorstellung »Apfel«, die Bezeichnung oder das Wort »Apfel«. Handelt es sich dabei um positive Vorstellungen, kann das Essen des Apfels Heilwirkungen haben. Sind die Vorstellungen dagegen negativ und glauben wir zum Beispiel, der Apfel sei vergiftet, dann kann der Apfel toxisch wirken. Imagination kann das Zünglein an der Waage zwischen Gesundheit und Krankheit sein. Mark Twain sagte einmal: »Du kannst dich nicht auf deine Augen verlassen, wenn dir die Phantasie nicht zu Hilfe kommt.« So bedeutet etwa ein negatives Selbstbild (eine negative Vorstellung von sich selbst), das zum Beispiel von Hoffnungslosigkeit geprägt ist, verminderte Widerstandskraft gegenüber Krankheiten. Negative Vorstellungen haben eine Wirkung auf die Gesundheit, ob bewußt oder unbewußt – sie treiben in Träumen oder Krisenzeiten an die Oberfläche des Bewußtseins. Voodoo-Praktizierende sind sehr bewandert darin, ihren Opfern solche Bilder hypnotisch zu suggerieren.

Doch ebenso gut kann Imagination Krankheiten auch heilen. Wenn Verbrennungen mit vorgestellter Heilsalbe aus Liebe und Sonnenlicht behandelt werden, heilen sie schneller. Stellt sich ein Patient vor, seine Immunabwehrzellen zerstörten Krebszellen, schlägt die Chemotherapie besser an. Wissenschaftler haben Krebspatienten Zeichnungen über ihr Befinden anfertigen lassen. Solche Zeichnungen sind gute Indikatoren für das Ergebnis der Behandlung. »Glaube wird zur Biologie«, sagte Norman Cousins. Glaube ruft Veränderungen im Körper hervor, was sich in der Erzeugung von Neurotransmittern, Hormonen, Immunabwehrzellen und den Funktionen praktisch aller Teile unseres Körpers äußert.

Damit soll nicht gesagt sein, daß die Imagination die einzige Ursache der Gesundheit wäre. Doch übt sie einen starken Einfluß auf sie aus. Bei Säuglingen und Kleinkindern sind das genetische Programm und das »Glück« (oder vielleicht das Schicksal bzw. Karma) stärker als die Imagination. Der Gehirntumor eines Säuglings entsteht nicht durch zu geringes Selbstwertgefühl. Doch bei Erwachsenen können die genetischen Anlagen und das Bewußtsein gleicherweise wirken. Auch sollte man eine Tatsache nie aus dem Auge verlieren, die die chinesischen Qigong-Forscher praktisch ganz ignorieren: In jedem Lebensalter sind die Umgebung eines Menschen und Sympathiebekundungen der Außenwelt wesentliche Voraussetzungen zur Heilung. Die Imagination eines Neugeborenen dürfte bei seiner Gesundung kaum eine Rolle spielen. Doch habe ich keinen Zweifel, daß die Vorstellungen, Gedanken, Empfindungen und Gebete seiner Eltern und anderer Pflegepersonen von ausschlaggebender Bedeutung sein können. Eltern brauchen keine Wissenschaft, um sich hiervon zu überzeugen.

Was die Ebene der mystischen Erfahrungen betrifft, so können Vorstellungen dazu benutzt werden, das Bewußtsein von den Spuren des linearen, diskursiven Denkens zu befreien, so daß sich andere Dimensionen der Realität bemerkbar machen können. Für die Daoisten ist das Bild (*xiang*) die innere Gestalt der Dinge, die Ur-Idee, aus der dann die physische, äußere Realität entsteht. Zwar mag es das Endziel des Mystikers sein, den Apfel nur eben als Apfel zu sehen. Doch wenn wir lernen, das Qi des Apfels wahrzunehmen, sind wir dem Göttlichen schon einen Schritt nähergekommen.

Im Westen ist Heilvisualisierung als Therapie bislang nur eine Randerscheinung. Sie kann andere Therapien begleiten und verstärken oder ist vielleicht der letzte Rettungsanker in Fällen, bei denen die konventionelle Medizin versagt. In China dagegen ist es eine sehr alte, weitverbreitete Methode. Der daoistische Kanon (*Daozang*) enthält Hunderte von Texten, die sich mit Qigong-Vorstellungen heilender und mystischer Art beschäftigen. Nur wenige dieser Texte sind ins Deutsche übersetzt, hauptsächlich in schwer zugänglichen sinologischen oder der ostasiatischen Religionswissenschaft gewidmeten Büchern und Zeitschriften. Hier liegt noch viel unentdecktes Material für die psychosomatische Medizin.

Doch besteht ein wichtiger Unterschied zwischen der Qigong-Visualisierung und der in der westlichen ganzheitlichen Medizin praktizierten Visualisierung. Der Großteil der Qigong-Visualisierung könnte als »Imagination des Ziels« bezeichnet werden.[2] Das heißt, man stellt sich den Körper als bereits gesund oder mit Heilenergie genährt vor. Westliche Ärzte dagegen legen Wert auf die »Imagination des Wegs«: Sie wählen Vorstellungen, die genau auf die Verfassung und die Individualität des Patienten zugeschnitten sind, und passen die Visualisierung den Veränderungen im Zustand des Patienten an.[3]

Es ist aber möglich, beide Methoden miteinander zu kombinieren. Der Patient kann mit Hilfe einer auf ihn persönlich zugeschnittenen Heilvorstellung die Qigong-Technik, die das Heil-Qi an die erkrankte Stelle lenkt, praktizieren. Am Ende der Sitzung stellt sich der Patient die entsprechende Stelle als vollständig geheilt vor. Ein Hepatitis-Patient zum Beispiel kann frisches Qi in die Leber hineinziehen, während er sich die Viren als winzige Pünktchen auf einer Tafel vorstellt. Er benutzt hierauf einen Zauberradiergummi, um die Pünktchen auszuradieren, und stellt sich dann die Leber vor, wie sie in gesundem grünen Licht erglüht. Ein Arthritis-Patient mit Knochenwucherungen am Hüftgelenk andererseits könnte sich, während er das Qi in die Knochen lenkt, vorstellen, daß er den Knochen in seinem Körper glattpoliert. Am Schluß der Prozedur benutzt er eine Qigong-»Knochenatmungs«-Technik und stellt sich vor, wie perlfarbenes Qi durch das gesamte Skelett fließt, ungehindert, wie wenn man Milch mit einem Strohhalm aufsaugt.

Der Prozeß der Heilvisualisierung kann auch mit Hilfe eines Therapeuten erlernt werden. In einer Sitzung mit einem in Visualisierung ausgebildeten Therapeuten entwickelt der Patient normalerweise das erste Bild. Im Zustand tiefer ruhiger Entspannung steigen sonst unbewußte Aspekte der Krankheit in Form von Bildern an die Oberfläche seines Bewußtseins. Der Patient beschreibt, was er sieht. Der Therapeut versucht nun, sich in einen ebenso tiefen, intuitiven Bewußtseinszustand zu versetzen, und hilft sodann dem Patienten, ein Bild zu erzeugen, das eine Lösung oder zumindest Klärung des Problems beinhaltet. Dieser schöpferische Prozeß ist eine vorzügliche Ergänzung zur Qigong-Selbstheilungspraxis. Die Qigong-»Imagination des Ziels« läßt sich also vor oder nach der schöpferischen »Imagination des Weges« anwenden. Dadurch werden beide Techniken intensiver und wirksamer.

Im folgenden werden die Grundtechniken der Qigong-Meditation beschrieben. Ich habe nur Methoden ausgewählt oder übersetzt, die ich selbst, meine Schüler, Klienten und Kollegen schon mit Erfolg angewendet haben. Diese Meditationen haben im Vergleich zur aktiveren Form des Qigong den Vorteil, daß sie leicht zu erlernen sind und keiner besonderen Anweisung bedürfen, was Stellungen oder Bewegungen betrifft. Die wirksamste Methode in der Praxis ist, daß Sie jemanden bitten, Ihnen die Instruktionen vorzulesen oder daß Sie sie auf Kassette aufnehmen und dann abspielen lassen. Sorgen Sie dafür, daß Sie die Sitzung in einem geeigneten abgeschlossenen Raum, wie unten beschrieben, durchführen können. Es existieren auch professionell aufgenommene Qigong-Bänder, auf denen man viele der hier beschriebenen Meditationen abhören kann (siehe Qigong-Materialien im Anhang).

Führen Sie auf keinen Fall mehr als zwei oder drei Meditationen in einer Sitzung durch. Betrachten Sie die Meditationen wie Medikamente in Ihrem Arzneischrank – davon würden Sie auch nicht alle auf einmal nehmen. Wählen Sie Meditationen aus, die Ihren Bedürfnissen und Interessen entsprechen. Manche Meditationen können je nach Bedarf und Gelegenheit durchgeführt werden. Bei überhöhtem Augendruck ist vielleicht die Übung der »Gehirnreinigung« angebracht. Um einer Erkältung vorzubeugen, könnten Sie während einer Grippewelle täglich die Übung, abwechselnd durchs eine und dann durchs andere Nasenloch zu atmen, praktizieren. Ist Ihre Meditation Teil der Behandlung einer schweren Krankheit, so könnten Sie, wenn Ihr Arzt einverstanden ist, der chinesischen Tradition folgen und hundert Tage lang täglich praktizieren.

Besteht Ihr Ziel darin, sich eine spezielle Qigong-Visualisierung einzuprägen und Meisterschaft darin zu erlangen, ist es am besten, sie während eines Zeitraums von wenigstens ein paar Tagen ein- bis zweimal täglich durchzuführen. Die Übungsdauer selbst sollte etwa zwanzig Minuten pro Sitzung betragen, obwohl dies je nach Art der Meditation und Ihren Erfahrungen variieren kann. Ist die Meditation wohltuend und heilsam für Sie, können Sie wahrscheinlich ohne Risiko die Häufigkeit und/oder Dauer der Sitzungen steigern. Fühlen Sie sich jedoch unwohl bei einer Meditation, kürzen Sie die Zeit ab. Und wenn Sie das Gefühl haben, eine Meditation ist für Sie überhaupt ungeeignet, hören Sie damit auf. Gehen Sie mit gesundem Menschenverstand an die Dinge heran, und vertrauen Sie der inneren Stimme Ihres Körpers.

Nach Abschluß der Meditation fühlt man sich gewöhnlich wie in einer ganz anderen Wirklichkeit (Sie sind es dann auch!), einer Dimension äußerster Stille und Ruhe. Um sich aus dem meditativen Zustand wieder zu lösen, lassen Sie sich die Bilder allmählich verflüchtigen, während sich Ihre Aufmerksamkeit der Oberfläche Ihres Körpers zuwendet. Spüren Sie Ihre Haut, Ihre Kleider, die Zimmertemperatur, den Stuhl, auf dem Sie sitzen, oder den Boden, auf dem Sie liegen. Öffnen Sie danach langsam die Augen. Nach so tiefer Ruhe werden Sie feststellen, daß die Welt ganz anders aussieht. Die Sinne sind rein gewaschen, das Bewußtsein ist wie ein Spiegel ohne Staub.

Eins der erhellendsten Bücher über Qigong in chinesischer Sprache ist Dr. Liu Guizhens *Experimente in Qigong-Heilung*.[4] Dr. Liu gibt den Rat, der Schüler solle vor Aufnahme der Praxis an folgende Punkte denken:

1. Lassen Sie Sorgen und Probleme los. 2. Entspannen Sie sich. 3. Suchen Sie sich ein ruhiges, lärmfreies, einfaches Zimmer für Ihre Übung. 4. Das Atmen ist wichtiger Bestandteil vieler Meditationen. Sie sollten deshalb Krankheiten, die die Atemwege behindern (etwa Erkältungen), behandelt haben, bevor Sie mit bestimmten Techniken beginnen. 5. Erledigen Sie Ihr großes und kleines Geschäft vor der Praxis. 6. Lockern Sie Ihren Gürtel, und tragen Sie bequeme Kleider; forcieren Sie Ihren Atem nicht; entspannen Sie den Körper, und schließen Sie leicht die Augen. 7. Ihre Sitz- oder Liegestellung sollte natürlich und entspannt sein. Wenn Sie sitzen, nehmen Sie eine bequeme, gleichgewichtige Haltung ein. 8. Im Fall schwerer Krankheit ist es am besten, sich hundert Tage lang jedes Geschlechtsverkehrs zu enthalten und dann wieder geeignete, gleichmäßige Beziehungen aufzunehmen.

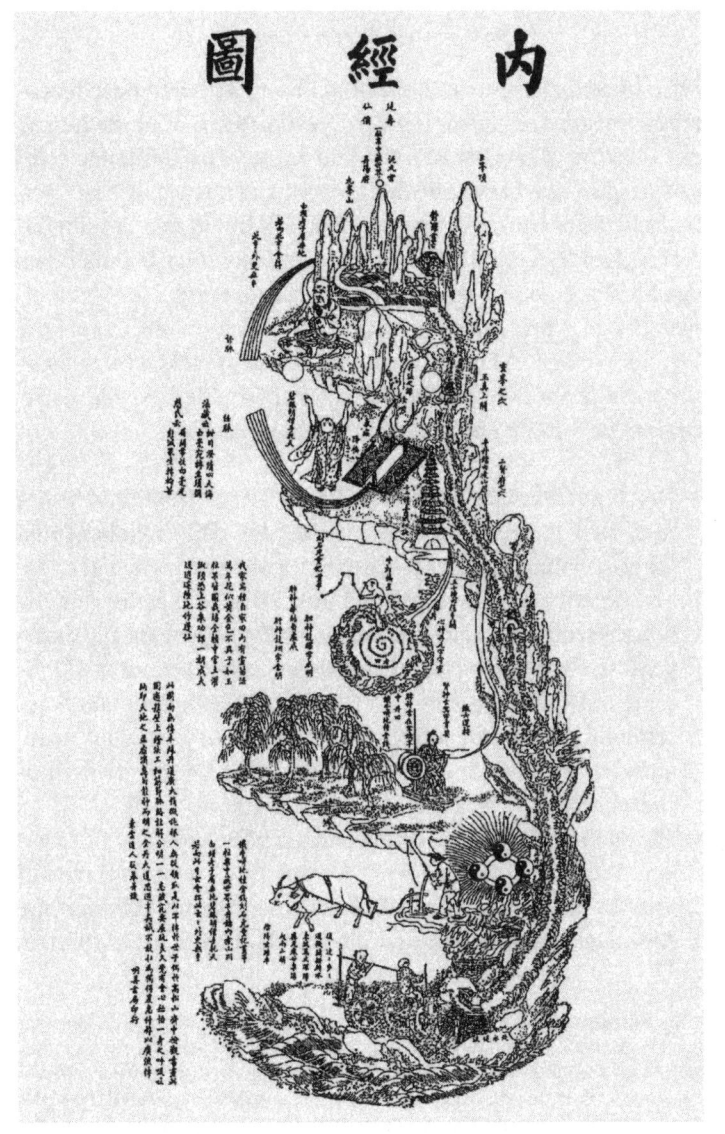

Landkarte des Inneren Leuchtens

Landkarte des Inneren Leuchtens

Im Daoismus kann man sich Qi als Energie, Atem oder leuchtende Geister vorstellen. Bei der Qigong-Praxis sind die Geister gut genährt, fühlen sich wohl und tragen zur Gesundheit des Körpers bei. Die Landkarte des Inneren Leuchtens* ist eine symbolische Darstellung des menschlichen Körpers und der ihn bewohnenden Geistkräfte. Unten in der Zeichnung befindet sich das Steißbein, oben der Scheitel. Die Karte wurde 1886 von einem daoistischen Priester namens Liu Chengyin am Tempel der Weißen Wolken in Peking (dem Sitz der daoistischen Quanzhen-Sekte) in Stein geritzt. Die Qigong-Philosophie liest die Karte, beginnend von unten nach oben, folgendermaßen:

- Der Junge und das Mädchen, die die Wassertretmühle bedienen, stellen die Notwendigkeit dar, die Yin- (weiblich) und Yang- (männlich) Energie ins Gleichgewicht zu bringen. Sie verkörpern auch die rechte und linke Niere, die in der chinesischen Medizin als Speicher sexueller Potenz gelten. Die dazugehörige Inschrift besagt: »Das Nierenwasser kehrt seine Richtung um.« Das bedeutet, daß bei der Meditation die wasserähnliche Sexualenergie konserviert und veranlaßt wird, aufwärts zu fließen, wo sie Rückgrat und Gehirn wiederherstellt und den Körper mit Vitalität auflädt.
- Als nächstes ist ein mit einem Ochsen pflügender Mann zu sehen. Die Inschrift lautet: »Der eiserne Bulle reißt die Erde auf und sät die Goldmünzen.« Das bedeutet, Qigong erfordert die Ausdauer eines Bauern und die Hartnäckigkeit eines Ochsen.

---

* Die Bezeichnung Neijingtu für die Karte wird normalerweise mit »Die Karte der Inneren Meditationsstruktur« übersetzt. Jing (nicht zu verwechseln mit dem gleichlautenden *jing*, was Sexualenergie bedeutet) bezieht sich normalerweise auf die Struktur eines Gewebes. Doch glaube ich, daß es sich hier um ein Wortspiel des Autors handelt. Er bezieht sich auf die leuchtenden Geister (*jing*), die während der Meditation wahrgenommen werden.

Landkarte des Inneren Leuchtens   265

Regelmäßige Praxis befähigt den Übenden, die Saat langen Lebens und der Weisheit (die Goldmünzen) zu säen. Das Element Erde, das mit der Milz im Zusammenhang steht, ist ebenfalls ein Qi-Symbol und läßt sich durch ausgeglichene Diät und harmonisches Leben erwerben.

- Die über einem auf Flammen kochenden Kessel aufgehängten vier kreisförmigen Yin-Yang-Symbole stellen das untere Dantian dar, das »Elixierfeld« unter dem Nabel. Das Dantian ist wie ein alchimistisches Gefäß. Durch bewußte Bauchatmung beginnt die innere Energie zu kochen. Schließlich »verdampft« sie, heilt den Körper, stellt ihn wieder her und verleiht ihm Energie. Die vier Yin-Yang-Symbole strahlen Energie in alle vier Himmelsrichtungen aus.
- Das Webermädchen und der über ihr stehende Junge symbolisieren die Einheit von Yin und Yang. Das Webermädchen ist Yin, die Fähigkeit, Energie zu speichern, nach innen zu gehen, Ruhe zu bewahren. Innere Ruhe ist Voraussetzung für Erzeugung von Energie. Nach der chinesischen Überlieferung webt das Webermädchen ein silbernes Kleid aus Mondlicht. Wir kennen es als die Milchstraße. Dabei ist das silberne Kleid die im Rückgrat aufsteigende innere Energie.
- Der Junge stellt Yang dar, das Aktive, nach außen Gerichtete. Er steht in einem Ring aus Blut. Er ist der Geist des Herzens und das mittlere Dantian. Der chinesischen Überlieferung zufolge waren der Junge, der im allgemeinen der »Kuhhirte« genannt wird, und das Webermädchen einmal ein Liebespaar. Aber wegen Vernachlässigung ihrer Pflichten verwandelte sie der Herr des Himmels, der Jade-Kaiser, in Sterne und setzte sie an die entgegengesetzten Enden des Himmels. Nur einmal im Jahr, am siebten Tag des siebten Monats, der in China als Tag der Liebenden gefeiert wird, überqueren die Liebenden nachts den Himmel und begegnen sich. Auf der Karte des Inneren Leuchtens verbindet eine Qi-Brücke die beiden Liebenden, denn Qigong ist das Mittel, die inneren Energien zu vereini-

gen. Der Junge verkörpert auch spirituelle Weisheit, Unschuld, Einfachheit und jugendliche Vitalität, die sich durch Qigong-Praxis wiedergewinnen lassen.
- Aus dem Scheitel des Kuhhirten treten die Sterne des Sternbilds des Großen Schöpflöffels (des Großen Bären) hervor. Das bedeutet, ein Qigong-Schüler sollte Qi aus den Sternen absorbieren und Harmonie mit dem Kosmos suchen. Die Daoisten glauben, der Griff des Schöpflöffels sei eine Art Blitzableiter, der das Qi von den Sternen in die Schöpflöffelschale lenkt. Im Lauf eines Jahres vollzieht der Griff des Schöpflöffels eine Kreisbewegung von 360°. Da er dabei der Reihe nach auf alle Sterne des Himmels deutet, gilt er als Reservoir astraler Kraft.
- Der Wald stellt das Element Holz und die Leber dar. Er verkörpert das größte Organ des Körpers und nimmt deshalb einen besonderen Platz auf der Karte ein. Die Leber steuert nach der chinesischen Medizin den gleichmäßigen Fluß des Qi. Ein gesunder »Wald« ist für erfolgreiches Qigong extrem wichtig. Doch läßt sich die Gesundheit nicht dadurch verbessern, daß man sich ausschließlich auf ein Organ konzentriert. Alle hängen miteinander zusammen. Das Nierenwasser trägt dazu bei, daß das Leberholz wächst. Holz ist der Brennstoff für das Herzfeuer. Das Herzfeuer seinerseits erzeugt Asche und Nährstoffe, die der Bauer braucht, um eine gute Ernte aus der Erde (Milz) zu gewinnen. Die Erde erzeugt Gold und Metall, das Element und die Energie der Lunge. Aus dem Metall wird wiederum geschmolzene Flüssigkeit, die die Nieren nährt. So bilden die Organe einen Kreislauf in gegenseitiger Abhängigkeit.
- Die zwölfstufige Pagode stellt Hals und Nacken dar. Während der Meditation wird Qi aus dem Sexualzentrum das Rückgrat hinaufgepumpt, zieht an dem mittleren Dantian und den inneren Organen vorbei bis zum Hals, dann weiter über den Scheitel und »rinnt« schließlich wieder an der Vorderseite des Körpers hinunter. Der Hals ist ein Bereich, wo das Qi leicht steckenbleibt. Das kann an schlechter Haltung, steifem

Nacken oder an einem Mangel an Konzentration liegen, die erforderlich ist, um das Qi ununterbrochen aufwärtsströmen zu lassen. Aus der Sicht der westlichen Psychologie könnte das Qi an der Pagode dadurch behindert werden, daß der Betreffende Probleme hat, sich auszudrücken und mitzuteilen. Die Pagode könnte auch auf die Notwendigkeit hinweisen, immer einen guten Überblick zu behalten und sich von Kleinigkeiten nicht ablenken zu lassen.

- Links von der Pagode ist ein rechteckiger Teich zu sehen, daneben das geschriebene Wort »Zugbrücke«. Der Teich ist der Mund und der Speichel, die Brücke die Zunge. Der Teich stellt Wasser zur Verfügung und sorgt dafür, daß der Mund bei Atemübungen nicht austrocknet. Auch der Speichel absorbiert Qi bei der Meditation. Regelmäßig schluckt der Meditierende den Speichel hinunter und stellt sich dabei vor, daß dieser ins untere Dantian gelangt und es wieder auffüllt. Die Zunge bildet eine Brücke zwischen zwei Hauptmeridianen: der Leitbahn der Steuerung, die über die Wirbelsäule nach oben verläuft, sich über den Scheitel zieht und am oberen Gaumen endet, und der Aufnehmenden Leitbahn, die an der Zungenspitze beginnt und bis zum Damm hinab verläuft. Wenn die Zungenspitze den oberen Gaumen berührt, ist der Kreislauf geschlossen, und Qi kann ohne Verluste zirkulieren und fließen.
- Über dem Teich befinden sich zwei Kreise. Sie stellen die beiden Augen und Sonne und Mond dar. Der Qigong-Schüler schließt die Augen und wendet ihr Licht nach innen, um seine Innenwelt zu erleuchten. Selbstbewußtheit übend, wird er ein Weiser wie Laozi, die meditierende Gestalt über dem rechten Auge, oder Bodhidharma, der Gründer des Zen-Buddhismus, die Gestalt, die mit emporgestreckten Armen unter Laozi steht. Die Gegenwart Laozis und Bodhidharmas, der hochverehrten Gründer des Daoismus und des Zen, unterstreicht die Bedeutung der Meditation als eines Mittels, Intuition und Weisheit zu erwecken. Die beiden Gestalten deuten auch die grundsätz-

liche Einheit verschiedener spiritueller Wege an, die alle zum selben Ziel führen.

- Weiter die Wirbelsäule hinauf ist der Kopf in Form einer Reihe heiliger Gipfel zu sehen. Berge sind Kanäle, durch die Stern- und Himmelsenergien nach unten gezogen werden. Diese Energie wird in Höhlen konzentriert. Die Daoisten begeben sich in Berghöhlen, um zu meditieren und mit der Kraft des Himmels zu kommunizieren. Der menschliche Körper ist ein Mikrokosmos des Alls, »ein kleiner Himmel und eine kleine Erde«. Auf dem *neijingtu* befinden sich die Meditationshöhlen im Kopf des Meditierenden.
- Oben am Kopf stehen Worte wie »Nirvana« (Erleuchtung), »Reich der Weisen« und »langes Leben«. Das sind die Ziele der Qigong-Meditation.

A. Innere Nährende Übungen

Heilung von Körper und Seele

Die »Innere Nährende Übung« (*neiyanggong*) ist die im heutigen China am weitesten verbreitete Methode der Qigong-Meditation. Wegen ihrer äußersten Sanftheit ist die Innere Nährende Übung eine gute Ergänzung zu allen anderen Qigong- oder Heiltherapien. Es heißt, diese Meditationsform stärke die inneren Organe, reduziere Streß, verbessere Schlaf und Verdauung. Die Indikationen für die Innere Nährende Übung sind sehr zahlreich, unter anderem chronische Verdauungsstörungen, Geschwüre, chronische Verstopfung, Asthma, Neurodermitis, Rheumatismus, chronische Herzkrankheiten, unregelmäßige Menstruation und Müdigkeit. Diese Qigong-Form übt auch stärkste Wirkungen auf Erkrankungen des Verdauungs- und Atmungssystems aus. Entstanden ist diese Technik gegen Ende der Ming-Dynastie in der

Provinz Hebei. Ursprünglich war es eine geheime Technik, die vom Meister immer nur einem einzigen Schüler weitergegeben wurde, um schließlich vom Meister Liu Duzhou zum Lehrer der sechsten Generation, dem hervorragenden chinesischen Arzt Liu Guizhen, zu gelangen. Dr. Liu aber begann die Technik 1947 öffentlich zu lehren, sowohl für ein allgemeines Publikum als auch für Patienten in den Krankenhäusern.

Die Innere Nährende Übung läßt sich durchführen, während man auf einem Stuhl sitzt, auf dem Rücken liegt, Kopf oder Oberkörper bequem gegen ein Kissen gelehnt, oder auf der Seite liegt. Die Technik ist eine Kombination aus Atmen und wiederholter stummer Rezitation heilwirksamer Sätze. Atmen Sie mit dem Bauch, und wenn Sie die Technik beherrschen, konzentrieren Sie sich auf das Dantian.

Variation A: Das Atmen, sowohl Ein- als auch Ausatmen, vollzieht sich durch die Nase. Verbringen Sie zunächst ein paar Minuten entspannt und natürlich atmend. Wenn Sie dann einatmen, berühren Sie mit der Zungenspitze leicht den oberen Gaumen. Denken Sie gleichzeitig: »Ich bin ...« Halten Sie hierauf für einen Augenblick vorsichtig den Atem an und denken dabei: »... ruhig und ...« Lassen Sie dann die Zunge im Unterkiefer ruhen, atmen dabei aus und denken: »... entspannt«. Machen Sie so weiter. Atmen Sie ein, die Zunge nach oben, »Ich bin ...«, halten Sie den Atem an, »ruhig und ...«, und atmen Sie wieder aus, die Zunge nach unten, »... entspannt«. Sie stimmen also den Satz »Ich bin ruhig und entspannt« auf Ihren Atem ab.

Nach einigen Übungswochen können Sie die Silbenzahl während der Phase des Atemanhaltens allmählich steigern. Atmen Sie zum Beispiel ein, die Zunge nach oben, und denken dabei: »Ich bin ...«, dann halten Sie den Atem an: »ruhig, sitze da und bin ...«, und atmen wieder aus, die Zunge nach unten, »... entspannt«. Oder Sie atmen ein und denken dabei: »Ich bin ...«, dann halten Sie den Atem an und sprechen dabei zu sich selbst: »... ruhig und sitze da, stark und ...«, und atmen wieder aus, »... gesund«.

Es handelt sich hier um Übersetzungen von drei Sätzen, die Dr. Liu vorgegeben hat. »Ich bin ruhig und entspannt«, *ziji jing*. »Ich bin ruhig, sitze da und bin entspannt«, *ziji jingzuo*. »Ich bin ruhig und sitze da, stark und gesund«, *Ziji jingzuo shentineng jiankang*. Beim Rezitieren in chinesischer Sprache fällt die erste Silbe mit dem Einatmen, die letzte mit dem Ausatmen zusammen. Aber ob Sie auf deutsch oder chinesisch üben, gehen Sie nicht weiter als bis zu neun Silben während der Phase des Atemanhaltens.

Variation B: Sind Sie schwach, krank oder haben Probleme mit dem Atem, so praktizieren Sie eine sanftere Methode der Inneren Nährenden Übung. Atmen Sie beim Einatmen und Ausatmen entweder nur durch die Nase oder durch Nase und Mund (der nur leicht geöffnet ist). Jetzt aber wird der Atem nach dem Ausatmen statt nach dem Einatmen vorübergehend angehalten. Atmen Sie ein, während sich der Bauch spannt, halten die Zunge oben am Gaumen und denken dabei: »Ich bin ...« Lassen Sie dann die Zunge wieder sinken und atmen auf natürliche Weise aus (nicht den Atem anhalten), dabei denken Sie: »... ruhig ...« Haben Sie ausgeatmet, denken Sie: »... und entspannt«. Berühren Sie jetzt mit der Zunge wieder den oberen Gaumen und atmen ein, während Sie erneut mit dem Satz beginnen: »Ich bin ...« Machen Sie so weiter.

Die meisten Worte des Heil-Satzes sollten nach dem Ausatmen gesprochen werden. Der Satz sollte also nicht so lang sein, daß Sie sich unwohl fühlen.

Leiden Sie unter zu hohem Blutdruck oder haben Probleme mit dem Herzen, ist es nicht ratsam, den Atem anzuhalten. In diesem Fall lassen Sie den Atem einfach ganz natürlich ein- und ausströmen und stimmen den Satz auf Einatmen und Ausatmen ab, ohne den Atem irgendwann absichtlich anzuhalten. Sie können sich auch Ihre eigenen Heil-Sätze erfinden. Zum Beispiel hatte das Opfer eines Verkehrsunfalls, nachdem es die Innere Nährende Übung erlernt hatte, die Idee, seinen Atem auf den Satz »Mein Rückgrat wird gesund« abzustimmen.

B. Reinigung des Gehirns

Befreiung von Hirngespinsten

Hier stellt man sich das Qi als einen weißen Dunst vor, der Wirbelsäule und Gehirn reinigt und stärkt. Das ist eine hervorragende Technik bei Kopfschmerzen und Augendruck und eine gute Ergänzung zur Therapie neurologischer Probleme. Die Übung reinigt das Bewußtsein und fegt Gedanken- und Sorgenwolken hinweg. Ich mache diese Übung der Gehirnreinigung häufig, wenn ich zu lange auf meinen Computerbildschirm geschaut habe. Sie eignet sich vorzüglich als Erholungspause von der Arbeit im Haushalt oder beim Studium und zur Entspannung und Beruhigung vor Prüfungen. Sie kann dazu dienen, den Tag mit Elan und Frische zu beginnen, oder dafür sorgen, daß Seele und Körper vor dem Einschlafen gut zur Ruhe finden. Es gibt viele Varianten dieser klassischen Qigong-Meditation. Daß die Technik in den Westen gelangt ist, ist Qigong-Meister Dr. Stephen Chang zu verdanken, der Vorträge darüber gehalten und vorzügliche Bücher zu diesem Thema geschrieben hat.[5]

Setzen Sie sich bequem auf einen Stuhl. Verwenden Sie ein paar Minuten, um Ihren Atem zu beobachten, wobei Sie tief ein- und ausatmen, bis er so ruhig geht wie im Schlaf. Atmen Sie sodann tief durch die Nase ein und stellen sich dabei vor, das heilende Qi sei ein weißer Dunst. Der Dunst zieht sich in den Bauch hinab oder, wenn Sie so wollen, bis zur Basis der Wirbelsäule. Während Sie dann vorsichtig den Atem anhalten, dringt der

Dunst durch das Steißbein in die Wirbelsäule ein. Stellen Sie sich nun vor, das Rückgrat wäre eine leere Röhre, eine hohle Leitung für das Qi. Immer noch vorsichtig den Atem anhaltend, lassen Sie jetzt den Dunst die Wirbelsäule hinaufsteigen. Spüren Sie, wie er durch den unteren Rücken, dann den mittleren Rücken, den oberen Rücken und die Halswirbel aufsteigt, bis er den Kopf erreicht. Hier tritt er aus dem Rückgrat aus und wirbelt um das Gehirn herum. Das Qi bewegt sich wie windzerzauste Wolken. Schicken Sie es jetzt durch alle Lappen, Höhlen und Gewebe des Gehirns. Schicken Sie es an alle Stellen, an die zu gelangen ihm nicht leichtfällt, an alle Stellen, die Ihrem inneren Auge blockiert oder dunkel erscheinen. Aber verkrampfen Sie sich nicht dabei. Müssen Sie wieder ausatmen, lassen Sie den Atem einfach durch den Mund ausströmen. Atmen Sie einfach aus. Jetzt ist der Dunst dunkel gefärbt, schwärzlich oder grau. Nachdem Sie ausgeatmet haben, kehren Sie wieder zum natürlichen Atmungsprozeß zurück. Atmen Sie einige Male ein und aus und wiederholen dann die Übung.

Atmen Sie weißen Dunst bis zur Basis der Wirbelsäule ein. Halten Sie den Atem an. Der Dunst steigt durch die Wirbelsäule hinauf, tritt in den Schädel ein und wirbelt durch das Gehirn, alles reinigend und vitalisierend. Öffnen Sie dann den Mund leicht und atmen das Gift aus – den dunkel gefärbten Dunst. Machen Sie dann ein paar natürliche Atemzüge.

Wiederholen Sie nun die Übung ein drittes und letztes Mal. Atmen Sie weißen Dunst bis zur Basis des Rückgrats ein, halten den Atem an und spüren, wie der Dunst aufsteigt. Während Sie den Atem anhalten, bewegt sich das heilende Qi durchs Gehirn. Wenn Sie diesmal das giftige Qi durch den Mund ausatmen, stellen Sie sich vor, Sie bliesen Wolken weg, die den klaren Himmel verdunkelt hatten. Kehren Sie dann zum normalen Atmen zurück, langsam und tief, ein und aus durch die Nase. Richten Sie Ihre Aufmerksamkeit auf den Scheitel. Sie haben die Wolken weggeblasen, ein klarer, fleckenlos reiner, türkisblauer Himmel ist darunter zum Vorschein gekommen. Halten Sie dieses Bild der blauen Farbe fest, solange Sie können. Sie haben das Gefühl, Sie wären selbst der klare, blaue Himmel geworden.

C. Reinigung der Meridiane

Die Qi-Autobahnen

Das Qi wandert auf Energiebahnen, die als *jingluo*, Meridiane bzw. Leitbahnen, bekannt sind. *jing* heißt buchstäblich »sich hindurchbewegen«, *luo* bedeutet »Netz«. Die Meridiane sind also ein Kanalnetz. Sie transportieren verschiedene Arten von Qi und Flüssigkeiten durch den Körper, regeln dadurch die Energieversorgung und regulieren das Gleichgewicht zwischen Yin und Yang. Bei dieser Meditationstechnik wollen wir die Hauptstraßen – die Qi-Autobahnen – von allen Verkehrsstockungen und Hindernissen reinigen, so daß das Qi an die Körperstellen, wo es gebraucht wird, gelangen und sie heilen kann.

Abwechselndes Atmen durch die Nasenlöcher

Hier handelt es sich um die daoistische Version einer Technik, die Yoga-Schülern gut bekannt sein dürfte. Der Atem wird durch ein Nasenloch eingezogen, eine gewisse Zeit angehalten und dann durchs andere Nasenloch ausgestoßen. Gleichzeitig stellt man sich vor, das Qi fließe durch innere Kanäle: zwei links und rechts der Wirbelsäule parallel verlaufende Meridiane und einen dünnen Meridian in der Wirbelsäule selbst. Die Technik wurde von Dr. Henry K.S. Wong entwickelt. Nach mehr als einem halben Jahrhundert klinischer Beobachtung stellte Dr. Wong fest, daß die abwechselnde Atmung durch die Nasenlöcher »dazu beitragen kann, ein Ungleichgewicht zwischen heiß und kalt, Yang und Yin im Körper zu korrigieren«. Das bedeutet, daß diese Technik zwar bei der Therapie aller Krankheiten nützlich ist, doch die stärkste Wirkung bei Erkältungen und/oder Fiebererkrankungen entwickelt. Anders als die Yoga-Methode ist die Qigong-Technik jedoch von Visualisierungen begleitet. Man stellt sich während der Zeit des Atemanhaltens vor, daß die Vitalenergie durch den Körper fließt. Nach den Worten Dr. Wongs: »Wenn Sie den Atem anhalten, ohne sich dabei vorzustellen, er bewege sich noch im Innern, stockt das Qi. Dadurch können Stauungszonen und auch Zysten oder Tumore entstehen. Deshalb habe ich die alte Yoga-Technik verbessert und in eine Qigong-Übung verwandelt. Vielen meiner Patienten konnte dadurch geholfen werden.«

Bevor Sie damit beginnen, abwechselnd durch die Nasenlöcher zu atmen, stellen Sie sich drei Qi-Kanäle vor. Sie sehen erstens eine leere Röhre mit Qi-Energie in der Rückenmitte, die vom Steißbein bis zum Scheitel verläuft. Stellen Sie sich zweitens einen Yin-Kanal vor, der vom linken Nasenloch herabsteigt, mit einer leichten Biegung durch die linke Rückenseite nach unten verläuft und sich dann mit dem mittleren Kanal im Steißbein vereinigt. Auf ähnliche Weise verläuft ein Yang-Kanal vom rechten Nasenloch nach unten, macht eine leichte Biegung in der rechten Seite des Rückens und vereinigt sich mit dem Steißbein. Man kann sich den Verlauf dieser drei Kanäle in beliebiger Tiefe vorstellen, an der Oberfläche des Rückens oder mitten im Körper.

Setzen Sie sich auf einen Stuhl oder ein Kissen am Boden. Nehmen Sie sich ein paar Minuten, um vor Übungsbeginn zu beobachten, wie Ihr Atem geht und sich anfühlt, so daß Sie nach der Übung eventuelle Veränderungen feststellen können.

Ballen Sie die rechte Hand zur Faust. Öffnen Sie dann Daumen und kleinen Finger. Sie brauchen diese Finger, um die Nasenlöcher abwechselnd zuzudrücken, also zu schließen. Fangen Sie damit an, daß Sie das rechte Nasenloch mit dem Daumen zuhalten und durch das linke einatmen. Sehen Sie dabei das Qi entweder als weißes Licht oder als Dunst vor sich, wie es sich durch den linken Kanal bewegt, als saugten Sie Milch durch einen Strohhalm. Drücken Sie jetzt sanft beide Nasenlöcher zu. Während Sie den Atem anhalten, sehen Sie, wie das Qi in den mittleren Kanal eintritt und nach oben steigt, bis es den Scheitel erreicht. Weiter den Atem anhaltend, beobachten Sie, daß das Qi auf demselben Weg, den mittleren Kanal hinab, zurückfließt, bis es zum Steißbein gelangt. Drücken Sie jetzt das linke Nasenloch mit dem kleinen Finger zu und geben das rechte, das der Daumen zugehalten hatte, frei. Atmen Sie durch das rechte Nasenloch aus und schauen zu, wie das Qi im rechten Kanal aufsteigt und durch das rechte Nasenloch entweicht. Ohne die Stellung Ihrer rechten Hand zu ändern, atmen Sie nun ebenfalls durch das rechte Nasenloch ein, wobei Sie sehen, wie das Qi durch den rechten Kanal hinabsteigt. Halten Sie den Atem an, während das Qi über den mittleren Kanal zum Scheitel hinaufsteigt und sich dann wieder hinunter zum Steißbein begibt. Öffnen Sie schließlich das linke Nasenloch und atmen durch den linken Kanal und das linke Nasenloch aus. Damit ist eine Runde beendet.

Einatmen links, Atem anhalten, ausatmen rechts. Einatmen rechts, Atem anhalten, ausatmen links. Einatmen links ... Und immer, während Sie den Atem anhalten, lassen Sie das Qi durch den mittleren Meridian auf- und absteigen. Führen Sie insgesamt neun solcher Runden durch.

Zu beachten: Regulieren Sie Ihren Atem so, daß Einatmen und Ausatmen locker erfolgen. Es ist nicht erforderlich, bis zum Gehtnichtmehr ein- oder auszuatmen. Wenn Sie den Atem anhalten, bleiben Sie im Rahmen des Möglichen. Wer blau anläuft, hat weniger Qi, nicht mehr! Forcieren Sie den Atem niemals. Stellen Sie sich vor, wie sich das Qi durch die jeweiligen Meridiane bewegt. Denken Sie daran, daß das Qi während des Atemanhaltens durch den mittleren Kanal strömt, zunächst aufwärts, dann abwärts. Sie können Ihren Atem dabei noch besser steuern, wenn Sie mitzählen. Atmen Sie ein und zählen dabei sehr langsam bis vier: eintausend, zweitausend, dreitausend, viertausend. Halten Sie den Atem an und zählen dabei, vom Steißbein bis zum Scheitel, bis vier, und weitere vier Einheiten vom Scheitel zurück zum Steißbein hinunter. Atmen Sie dann aus und zählen dabei langsam bis vier. Auf diese Weise dauern Aus- und Einatmen gleich lang. Und das Atemanhalten dauert solange wie Ein- und Ausatmen zusammen. Für Fortgeschrittene gibt es die Möglichkeit, beim Einatmen bis acht zu zählen, beim Atemanhalten bis zweiundreißig (sechzehn für die Aufwärts- und sechzehn für die Abwärtsbewegung im mittleren Kanal) und bis acht beim Ausatmen.

Qi für die vier Gliedmaßen

Bei den im folgenden Abschnitt beschriebenen Meditationen kommt es darauf an, das Qi ausdrücklich nicht durch bestimmte Meridiane fließen zu lassen. Achten Sie statt dessen, wenn Sie das Qi durch Beine, Arme und Rumpf strömen lassen, auf den Weg, den es natürlicherweise nimmt. Das Qi wird sich seinen Weg schon bahnen, wie Wasser, das sich eine Rinne im Boden sucht. Atmen Sie durch die Nase ein und aus. Die Meditationen können im Stehen oder auf einem Stuhl sitzend durchgeführt werden.

Route 1: Atmen Sie Qi von den Füßen aus ein und dann die Beine hinauf bis zum Damm (dem weichen Gewebe zwischen Genitalien und Anus). Atmen Sie wieder aus und schicken dabei das Qi an den Beinen entlang bis zu den Füßen hinunter. Machen Sie das neunmal.

Route 2: Halten Sie die Arme vor der Brust in Halbkreisstellung, die Handflächen weisen zum Boden, die Fingerspitzen stehen ein paar Zentimeter auseinander. Beim Einatmen lenken Sie das Qi von den Fingerspitzen der linken Hand durch den Arm bis zur Wirbelsäule. Beim Ausatmen strömt das Qi von der Wirbelsäule durch den rechten Arm zu den Fingerspitzen der rechten Hand. Atmen Sie wieder ein und lenken das Qi durch den linken Arm, beim Ausatmen durch den rechten. So kreist das Qi gegen den Uhrzeigersinn durch die Arme. Wiederholen Sie das neunmal, dann in umgekehrter Richtung. Atmen Sie durch den rechten Arm bis zur Wirbelsäule. Atmen Sie von der Wirbelsäule aus durch den linken Arm, wieder neunmal.

Route 3: Jetzt vergrößern wir den Kreislauf und nehmen auch den Rumpf dazu. Die Route ist nicht mehr so einfach, aber wenn Sie den Anweisungen langsam und genau folgen, werden Sie sehen, daß es gar nicht so schwer ist. Atmen Sie das Qi die Beine hinauf ein bis zum *Guanyuan*-Akupunkturpunkt, ungefähr neun Zentimeter unterhalb des Nabels. Beim weiteren Einatmen strömt das Qi direkt durch den Körper und erreicht den Mingmen-Akupunkturpunkt, gegenüber dem Nabel am unteren Rücken (unterhalb des zweiten Lendenwirbels). Sie atmen weiter ein, und der Qi-Strom spaltet sich in zwei Ströme, die um die Hüfte herumlaufen und zu dem Punkt unterhalb des Nabels zurückkehren. Jetzt kommt das Ausatmen. Wenn Sie ausatmen, bewegt sich das Qi vom Guanyuan auf einer Mittellinie den Unterleib hinab zu den Genitalien. Dort spaltet sich der Strom und läuft die Beine hinunter. Damit ist ein Kreislauf zu Ende. Beginnen Sie jetzt von neuem und ziehen das Qi die Beine hinauf zum Unterleib, durch den Körper zum unteren Teil der Wirbelsäule, dann um die Hüfte und wieder zurück zum Unterleib. Atmen Sie aus, an der Vorderseite des Körpers hinunter und in die Beine hinab. Machen Sie das neunmal.

Route 4: Strecken Sie die Arme in Schulterhöhe vor dem Körper aus, die Handflächen weisen nach vorn, vom Körper weg. Achten sie darauf, daß Schulter und Ellbogen entspannt sind. Atmen

Sie durch die Handflächen ein und steuern das Qi durch die Arme. Sie atmen weiter ein, während das Qi zum Rückgrat gelangt und sich dann die Wirbelsäule aufwärtsbewegt bis zum höchsten Wirbel im Nacken (anatomisch dem »Atlas«). Beim Ausatmen strömt das Qi die Wirbelsäule hinab und gelangt zum Mingmen. Dort teilt es sich, während Sie weiter langsam ausatmen, in zwei Ströme, läuft um die Hüfte herum und erreicht den Guanyuan-Punkt unterhalb des Nabels. Jetzt ist die Zeit da, wieder einzuatmen. Atmen Sie vom Guanyuan aus ein und führen das Qi um die Hüfte herum zum Mingmen-Punkt zurück. Atmen Sie weiter ein, während das Qi vom Mingmen-Punkt direkt das Rückgrat hinaufsteigt bis zum höchsten Punkt des Nackens. Atmen Sie an dieser Stelle aus, während sich das Qi langsam die Wirbelsäule hinabbewegt und dann durch die Arme bis in die Handflächen gelangt. Damit haben Sie einen Kreislauf vollführt. Wiederholen Sie jetzt das Ganze.

Atmen Sie ein: Das Qi strömt von den Handflächen in die Arme, tritt ins Rückgrat ein und wandert das Rückgrat hinauf bis zum Atlas (dem höchsten Halswirbel).

Atmen Sie aus: Das Qi strömt das Rückgrat hinab bis zum Mingmen (am unteren Rücken, dem Nabel gegenüber) und um die Hüfte herum bis zum Guanyuan (9 Zentimeter unterhalb des Nabels).

Atmen Sie ein: Vom Guanyuan um die Hüfte herum zum Mingmen, dann das Rückgrat hinauf zum Atlas.

Atmen Sie aus: Vom Atlas das Rückgrat hinab und durch die Arme bis zu den Handflächen. Wiederholen Sie dies insgesamt neunmal.

Diese Meditationen verschaffen Ihnen unmittelbare Qi-Empfindungen der Wärme und Schwingung, können die Blutzirkulation in den Extremitäten anregen und verletzte Nerven wiederherstellen. Eine meiner schönsten Erfahrungen als Lehrer war, als ich einem jungen Paraplegiker Route 3 beibrachte. Nach zehn

Minuten fing der Mann zu weinen an und rief, seine Beine sonderten zum erstenmal seit seinem Autounfall vor mehreren Jahren Schweiß ab. Er empfand also Wärme in seinen Beinen. Aber auch wenn es bei Lähmungen nicht mehr zu einem normalen Funktionieren kommt, ist es wichtig, das Qi durch alle Körperteile fließen zu lassen, denn Energiezirkulation ist ebenso wichtig wie Blutzirkulation.

Kleiner Himmelsumlauf (xiaozhoutian)

Hier handelt es sich um eine sehr beliebte Meditation, manchmal auch »Mikrokosmischer Umlauf« genannt. Dabei wird das Qi durch den wichtigsten Yang-Meridian, den Dumai, »das Lenkergefäß«, im Rücken und den wichtigsten Yin-Meridian, den Renmai, »das Dienergefäß«, an der Vorderseite des Körpers geführt. Diese Meridiane tragen dazu bei, den Fluß der Yang- und Yin-Energie in den zwölf organbezogenen Meridianen zu regulieren. In manchen Texten werden das Lenkergefäß und das Dienergefäß auch als Teil eines Meridiansystems beschrieben, welches das Yuanqi (das Primäre Qi, das Qi der angeborenen Konstitution, siehe Kapitel 3, »Die Drei Schätze«) im Körper verteilt. Eins der Ziele des Qigong ist es, einen starken Qi-Strom durch diese beiden großen Flußbetten zu schicken, so daß mehr Energie in die weniger wichtigen Nebenflüsse (die Organmeridiane) gelangt. Und was ebenso wichtig ist: Die beiden Flüsse müssen miteinander kommunizieren. Der Schüler lernt, einen kontinuierlichen Qi-Strom durch das Lenkergefäß und das Dienergefäß zirkulieren zu lassen. Das Qi strömt das Lenkergefäß hinauf über den Scheitel und dann weiter das Dienergefäß hinunter. Wenn Yin und Yang harmonisieren, nehmen Gesundheit und Vitalität zu. Körper, Geist und Seele bilden wieder eine Einheit.

Praktizieren Sie diese Meditation aufrecht auf einem Stuhl sitzend, die Beine nicht übergeschlagen, die Füße flach auf dem Boden stehend. Lassen Sie Ihre Hände bequem im Schoß ruhen. Sie können Methode A oder Methode B wählen, je nachdem, welche die angenehmsten, wohltuendsten Resultate erbringt.

Methode A: Atmen Sie durch die Nase ein und aus. Atmen Sie ein, ausgehend von der Basis des Rückgrats bis zum Scheitel. Der Scheitel entspricht dem Akupunkturpunkt *baihui* (»Zusammenkunft aller Leitbahnen«, weil sich in diesem Punkt die gesamte Energie, Yang und Yin, begegnet). Atmen Sie dann vom Baihui ausgehend die Vorderseite des Körpers hinunter bis zum Damm aus. Atmen Sie dann vom Damm bis zum Steißbein ein und dann wieder die Wirbelsäule hinauf bis zum Baihui. Wiederholen Sie das neunmal. Als nächstes lassen Sie den Atem wieder ganz natürlich fließen. Ohne besondere Koordination des Ein- und Ausatmens versuchen Sie das Qi kontinuierlich durch die beiden Meridiane strömen zu lassen. Das Tempo dabei ist beliebig. Bei manchen strömt das Qi sehr gemächlich, bei manchen sehr schnell den Rücken hinauf und die Vorderseite des Körpers hinunter. Lassen Sie das Qi zirkulieren, solange Sie sich dabei wohl fühlen. Wenn Sie das Gefühl haben, daß zuviel Energie entsteht oder daß Ihnen schlecht und irgendwie unwohl wird, hören Sie zu meditieren auf. Vielleicht dürfen Sie nicht so lange meditieren. Es ist auch möglich, daß diese Meditation in Ihrem Stadium der Qigong-Entwicklung für Sie nicht geeignet ist.

Methode B: Viele Qigong-Übende stellen sich eine etwas kompliziertere Route für das Yang- und Yin-Qi vor. Sie stimmt besser mit dem Verlauf der Meridiane, wie er in der chinesischen Medizin beschrieben wird, überein. Stellen Sie sich vor, das Lenkergefäß beginnt am Steißbein (*coccyx*), folgt der Wirbelsäule, läuft über den Kopf weiter und endet am oberen Gaumen. Das Dienergefäß dagegen beginnt an der Zungenspitze und endet an einem Punkt in der Mitte des Dammes (dem *huiyin*, Zusammenkunft mit Yin). Insofern ist der Stromkreis an zwei Stellen geöffnet: zwischen Damm und Steißbein und zwischen oberem Gaumen und Zungenspitze. Durch die Meditationsübung schließen Sie den Kreis.

Lassen Sie während des Einatmens (durch die Nase) die Zungenspitze den oberen Gaumen berühren und sie während des Ausatmens (durch den Mund) wieder fallen und im Unterkiefer ruhen. Atmen Sie vom Steißbein die Wirbelsäule hinauf ein, über den Kopf bis zum oberen Gaumen. Dann lassen Sie die Zunge fallen und atmen leicht durch den Mund aus, wobei Sie das Qi von der Zungenspitze an der Vorderseite des Körpers zum Huiyin-Punkt hinunterleiten. Sobald Sie wieder mit dem Einatmen beginnen, berührt die Zunge den oberen Gaumen. Ziehen Sie die Muskeln am Steißbein leicht zusammen (oder, wenn das zu schwer ist, den Anal-Schließmuskel), während Sie das Qi ins Steißbein hinaufsaugen und es dann weiter die Leitbahn der Steuerung hinaufführen. Atmen Sie dann das Qi erneut den ganzen Weg über den Kopf bis zum oberen Gaumen ein. Jetzt fällt die Zunge nach unten, und das Qi strömt weiter die Vorderseite des Körpers hinunter bis zum Huiyin. Richten Sie die Zunge nach oben, ziehen die Muskeln am Steißbein zusammen, und atmen Sie ein. Machen Sie so weiter, und zwar durch neun Kreisläufe.

Großer Himmelsumlauf (dazhoutian)

Am besten versuchen Sie diese Meditation, nachdem Sie ein paar Wochen »Abwechselndes Atmen durch die Nasenlöcher«, »Qi für die vier Gliedmaßen« und den »Kleinen Himmelsumlauf« praktiziert haben. Beim »Großen Himmelsumlauf«, auch »Makrokosmischer Umlauf« genannt, zirkuliert Qi durch den ganzen Körper: Arme, Beine, Lenkergefäß und Dienergefäß. Ihre Stellung ist dieselbe wie beim Kleinen Himmelsumlauf – Sie sitzen auf einem

Stuhl, die Beine nicht übereinander, die Füße auf dem Boden, die Hände im Schoß. Während der ganzen Meditation berührt die Zunge leicht den oberen Gaumen.

Atmen Sie ruhig und natürlich. Ein- und Ausatmen geschehen durch die Nase. Es besteht keine Notwendigkeit, den Atem irgendwann auf diese Meditation abzustimmen. Mit Ihrem Willen leiten Sie das Qi durch den Körper. Konzentrieren Sie sich zuerst auf den Quell des Qi, das Dantian. Richten Sie Ihr Bewußtsein etwa fünf Minuten lang auf diesen Punkt, und spüren Sie, wie sich das Dantian bei der Atmung bewegt. Lenken Sie Qi dann vom Dantian die Genitalien hinunter, über den Damm und die Leitbahn der Steuerung hinauf. Es läuft dann weiter an der Vorderseite des Körpers hinunter und erreicht wieder das Dantian. Damit haben Sie eine Runde des Kleinen Himmelsumlaufs, die Grundlage für den Großen Himmelsumlauf, vollendet.

Als nächstes fließt das Qi erneut vom Dantian an der Vorderseite des Unterleibs hinab und weiter an der Außenseite der Beine hinunter (durch keinen besonderen Kanal – obwohl Sie ein solches Gefühl haben). Das Qi strömt nun bis zu den Füßen hinunter, wendet sich dann zur Innenseite der Füße und wird an der Innenseite der Beine hinaufgezogen. Lenken Sie von dort das Qi den Rücken hinauf. Sobald es den oberen Rücken erreicht, die Stelle zwischen den Schulterblättern, spaltet sich der Strom, bewegt sich an der Innenseite der Arme weiter und windet sich um die Hände herum, um dann wieder an der Außenseite der Arme hinaufzulaufen und zum mittleren Rücken zurückzukehren. Jetzt bewegt sich das Qi den Rücken hinauf, über den Kopf, an der Vorderseite des Körpers hinunter und dann wiederum an der Außenseite der Beine hinab, die Innenseite der Beine hinauf, den Rücken hinauf ... Lassen Sie das Qi auf diese Weise strömen, solange Sie sich dabei wohl fühlen.

Wenn es Ihnen schwerfällt, das Qi allein durch Ihren Willen in

Gang zu setzen, nehmen Sie ein Bild zu Hilfe, etwa weißes Licht oder Dunst. Schicken Sie wie oben beschrieben Licht oder Dunst durch den ganzen Körper. Wahrscheinlich werden Sie nach einigen Wochen entdecken, daß das Qi-Gefühl intensiver wird. Es entsteht die deutliche Empfindung von Wärme und/oder einem elektrischen Strom. Von da an ist es möglich, den Qi-Kreislauf auch ohne Zuhilfenahme von Bildern durchzuführen.

D. Die Sechs-Qi-Methode

Heilung der inneren Organe

Diese Übung, auch als »Sechs-Worte-Geheimnis« (*liuzijue*) bekannt, ist eine klassische, einem buddhistischen Einsiedler des sechsten Jahrhunderts zugeschriebene Praxis, bei der Atem und Klang die wichtigsten inneren Organe von schädlichem oder stagnierendem Qi reinigen. Dank der hingebungsvollen Lehrtätigkeit des verstorbenen berühmten Qigong-Meisters Dr. Ma Litang[6] ist diese Methode im modernen China sehr populär geworden. Dr. Ma lehrte seine Schüler und Patienten diese Qigong-Übung und erzielte hervorragende Resultate damit.

Sie können die Übung in sitzender oder halb liegender Haltung durchführen. Meditieren Sie ein paar Minuten und beobachten dabei, wie Sie atmen, welche Qualität Ihr Atem besitzt und ob Sie sich körperlich wohl oder unwohl dabei fühlen. Bei jeder der untenstehenden Übungen wird frisches Qi durch die Nase eingeatmet und altes Qi durch den Mund ausgeatmet, während in aller Ruhe ein Laut gesungen wird.

1. Lunge: Konzentrieren Sie sich auf die Lunge. Lokalisieren Sie die Lunge mit Ihrem Bewußtsein. Atmen Sie ein und stellen sich dabei vor, daß heilendes Qi die Lunge füllt, alle Lungenbläschen,

Gewebe und Lungenflügel erreicht. Wenn Sie durch den Mund ausatmen, singen Sie, fast unhörbar, einen langgedehnten Laut: *Sii-ahh*. Wiederholen Sie dies zweimal.

2. Nieren: Richten Sie Ihre Aufmerksamkeit auf die Nieren. Empfinden Sie sie im Bewußtsein. Atmen Sie frisches Qi in die Nieren ein, und atmen Sie nicht mehr benötigtes Qi mit dem tiefen Laut *Chrruuu* aus. Wiederholen Sie dies zweimal.

3. Leber: Lokalisieren Sie Ihre Leber innerlich. Empfinden Sie sie, werden Sie sich ihrer bewußt. Atmen Sie dann heilendes Qi in die Leber ein. Atmen Sie Gifte mit dem Laut *Schuuu* aus. Machen Sie dies weitere zwei Male. Der Laut sollte einem »Sch« ähneln, wie wenn Sie sagten: »Sch, ruhig!« Und am Ende des »Sch« bringen Sie Ihren Mund in die U-Stellung.

4. Herz: Machen Sie sich Ihr Herz bewußt. Atmen Sie frisches Qi ins Herz ein und lassen das Qi in alle Gewebe, Muskeln, Kammern und Ventile des Herzens eindringen. Atmen Sie aus mit dem Laut *Hu*. Er ist identisch mit dem Hu im Wort Hund. Wiederholen Sie dies zweimal.

5. Milz: Lokalisieren Sie die Milz durch Ihr Bewußtsein. Empfinden Sie sie, ein schwammartiges Organ, gerade hinter dem Magen. Atmen Sie jetzt heilendes Qi ein und atmen Gifte mit dem Klang *Huuu* aus, wie in dem Wort Huhn. Wiederholen Sie dies insgesamt dreimal.

6. Die Drei Erwärmer: Es handelt sich dabei um eine Körperfunktion, keine bestimmte Substanz oder Organ. Es ist der Aspekt des Qi, der das Wärme- und Feuchtigkeitsgleichgewicht in drei Körperbereichen regelt: Kopf und Brust, einschließlich Herz und Lunge (der Obere Erwärmer); Solarplexus, einschließlich Milz und Magen (der Mittlere Erwärmer); und Unterleib, einschließlich Leber und Niere (der Untere Erwärmer). Atmen Sie reines Qi in den ganzen Rumpf ein und atmen aus mit dem Laut *Siii*. Während Sie diesen Laut erzeugen, bringen Sie den Mund in die Stellung, die er beim Lächeln hat, und stellen sich vor, daß ein Glücksgefühl den

Körper durchströmt, als ob Ihr ganzer Körper lächelte. Wiederholen Sie dies noch zweimal.

Das beste ist, wenn Sie bei jeder Sitzung alle heilenden Laute erzeugen. Leidet eins Ihrer inneren Organe an einer Krankheit, können Sie es besonders behandeln, indem Sie hier die Übung häufiger wiederholen. Auch wenn Ihre Milz operativ entfernt worden sein sollte, ist es trotzdem wichtig, das Milz-Qigong zu üben. Denn der chinesischen Medizin zufolge ist der energetische Abdruck des Organs (wie ein Phantombild) immer noch anwesend. Durch die Operation werden der Milzmeridian und die psychologischen und spirituellen Funktionen des Organs nur gestört, nicht entfernt.

Die Sechs-Qi-Methode ist eine sehr wirksame alte Qigong-Übung, die es wert ist, wissenschaftlich untersucht und bestätigt zu werden. Sie stieg beträchtlich in meiner Achtung, als ich 1982 einen begeisterten Brief von einem Texaner erhielt. Ich war ihm niemals begegnet. Trotzdem fing sein Brief an: »Vielen Dank, Sie haben mir das Leben gerettet.« Er behauptete, vor einigen Monaten als »unheilbar« leber- und milzkrebskrank ins Krankenhaus eingeliefert worden zu sein. Da entschloß er sich, einer makrobiotischen Diät zu folgen, und begann die Sechs-Qi-Methode zu praktizieren, wobei er sich auf meinen Artikel über dieses Thema im *East West Journal* stützte.[7] Ganz gewiß wäre ich niemals so weit gegangen, ihm meine schriftlichen Anweisungen anstelle der Therapie seines Arztes zu empfehlen. Doch er entschloß sich, auf Chemotherapie und Bestrahlung zu verzichten. Er schrieb mir, immer wenn er die Leber- und Milzlaute erzeugt habe, habe er sich auch vorgestellt, seine Immunabwehrzellen seien Ritter in glänzender Rüstung, die die Krebszellen angriffen und sie beim Ausatmen aus dem Körper hinauswürfen. Nach drei Monaten war keine Spur von Krebs in seinem Körper mehr zu finden.

Offen gesagt, ich glaubte diese Geschichte nicht, bis einige Monate später der Herausgeber der Zeitschrift Kontakt mit mir aufnahm und erzählte, er habe das betreffende Krankenhaus aufgesucht und die Geschichte sei ihm bestätigt worden. Natürlich ist eine solche Anekdote immer noch nicht beweiskräftig, aber ich war doch von den Möglichkeiten dieses Qigong sehr beeindruckt.

E. Lichtfarben-Meditation

Erleuchtung des Mikrokosmos

Der daoistische Weise Laozi sagte: »Verwende das Licht, um Einsicht zu gewinnen.« In allen alten Kulturen sind Farben und Licht die gebräuchlichsten Elemente bei Heilvisualisierungen. In den Versammlungen der hawaiischen Ureinwohner zum Beispiel beginnen die Sitzungen oft damit, daß sich die Teilnehmer vorstellen, der Körper sei von blauem, grünem, rotem und weißem Licht durchströmt, wodurch Friede und Heilkraft in Körper, Seele und Geist gelangen. Wenn amerikanische Ureinwohner für einen Patienten beten, stellen sie sich manchmal bestimmte Lichtfarben vor, die ihre Gebete zum Kranken tragen.[8] In China sind farbtherapeutische Ansätze zu einer Theorie der Entsprechung systematisiert worden. So wie die inneren Organe zu bestimmten Lauten in Beziehung stehen, so entsprechen sie auch bestimmten Heilfarben. Man kann lernen, diese Farben im Inneren zu sehen, als ob diese durch die jeweiligen Organe strahlten. Sind die Organe erkrankt, erscheinen sie im allgemeinen in einem ungesunden Schwarz oder Grau. Der Patient übt sich, die geeignete Heilfarbe dort hinzuschicken, und führt so das Qi des Organs zu Gleichgewicht und Harmonie.

Die Meditation selbst gleicht der oben beschriebenen, nur daß jetzt eine Farbe gesehen, statt daß ein Laut erzeugt wird. Man konzentriert sich auch nur auf die fünf großen Organe, ohne die Drei Erwärmer. Wie oben gehen wir in der Reihenfolge der Fünf

Elemente – fünf Organe – vor. Metall (Lunge) schmilzt, dadurch entsteht Wasser (Nieren). Nierenwasser erzeugt Holz (Leber). Holz erzeugt Feuer (Herz). Feuer erzeugt Asche, Sinnbild für Erde (Milz). Und aus der Erde graben wir Metalle aus (Lunge). Damit sind wir wieder zum Anfang des Kreislaufs zurückgekehrt. Alles Einatmen geschieht durch die Nase, das Ausatmen durch den Mund.

Richten Sie Ihr Bewußtsein auf die Lunge. Ziehen Sie beim Einatmen ein schönes weißes Licht in die Lunge. Beim Ausatmen verläßt trübes Licht die Lunge, aber das schöne weiße Licht bleibt darin. Atmen Sie nun wieder in die Lunge ein: Weißes Licht durchflutet die Lunge. Atmen Sie trübes Licht aus. Wenn Sie jetzt in Ihr Inneres schauen, hat die Lunge schon mehr weiße Farbe behalten. Sie fängt an, im Innern zu leuchten, wie eine durchsichtige Perle. Atmen Sie nun zum drittenmal weißes Licht in die Lunge ein und atmen das Gift aus. Das heilende weiße Licht bleibt drinnen. Sie können das noch zweimal wiederholen, insgesamt also fünfmal.

Konzentrieren Sie sich jetzt auf die Nieren. Atmen Sie tiefblaues, meerblaues Licht in die Nieren ein. (In manchen Texten wird Schwarz vorgeschlagen. Wenn Ihnen Schwarz lieber ist, stellen Sie sich eine heilende Edelsteinfarbe vor, schwarze Jade oder Obsidian zum Beispiel.) Atmen Sie dann die Gifte aus. Bei jedem Atmungszyklus leuchten die Nieren im Inneren heller, wie blaue Saphire. Wiederholen Sie dies insgesamt fünfmal.

Jetzt richtet sich Ihre Aufmerksamkeit auf die Leber. Atmen Sie waldgrünes Licht in die Leber ein, wie das Grün frischen Laubs im Frühling, und atmen Sie das nicht mehr benötigte Qi aus. Fünf Wiederholungen. Wie oben behält die Leber mit jedem Kreislauf mehr grünes Licht zurück. Sie glüht wie ein Smaragd.

Konzentrieren Sie sich jetzt auf das Herz. Atmen Sie heilendes rotes Licht ins Herz ein und atmen krankes Qi aus, insgesamt fünfmal. Das Herz erglüht allmählich in schönem, rubinartigem Rot.

Jetzt konzentrieren Sie sich auf die Milz. Atmen Sie heilendes gelbes Licht in die Milz ein, bis sie ganz davon erfüllt ist. Atmen Sie die Gifte aus. Beim Weitermachen wird die gelbe Farbe heller und heller. Die Milz sieht wie ein leuchtender Topas aus. Fünf Wiederholungen.

Wenn Sie jetzt entspannt und natürlich atmen, werfen Sie einen kurzen Blick auf alle inneren Organe. Sie sehen, wie sie im Inneren leuchten, wie fünf kostbare Edelsteine. Im Lauf der Zeit werden Sie geübter und können alle Bilder gleichzeitig im Bewußtsein behalten. Die Lunge perlweiß, die Nieren saphirblau, die Leber smaragdgrün, das Herz rubinrot, die Milz topasgelb. Genießen Sie diese Bilder, so lange Sie möchten, und lassen Sie sie dann sich wieder auflösen und verschwinden, wobei Sie Ihre Aufmerksamkeit einfach auf den ganzen Körper richten. Fühlen sich Ihre inneren Organe jetzt anders an als vorher? Wie lebendig fühlen Sie sich jetzt im Vergleich zum Beginn der Meditation?

Anti-Krebs-Variante

Die Farben Weiß, Blau, Grün, Rot und Gelb sind Träger für Energien archetypischer, ursprünglicher Kräfte, für fünf Grundarten des Qi. Als solche können sie der Reihe nach auch zu anderen Körperteilen geschickt werden, die der Heilung und Harmonisierung bedürfen, nicht nur zu den besonderen, ihnen entsprechenden Organen. Z.B. kann man die fünf Lichtfarben zu einer Wunde schicken, damit sie schneller heilt, oder zu entzündeten Bronchien, wodurch man eine Bronchitis schneller los wird. Auch manche Äußeren Qi-Heiler stellen sich vor, sie schickten Lichtfarben als Träger oder Fahrzeug für das Qi zu ihren Kranken.

Eine der interessantesten Varianten dieser Technik ist eine Methode des buddhistischen Qigong, die sich in dem vorzüglichen Buch von Sarah Rossbach und Lin Yun *Living Color* findet. Die Autoren geben dort den Rat, in Ergänzung zu einer medizinischen Krebstherapie die folgenden sechs Farben – Weiß, Rot, Gelb, Grün, Blau und Schwarz – zu betrachten und sich vorzustellen, das Qi gehe in dieser Reihenfolge zu den vom Krebs befallenen Zellen.[9] Diese Farbenfolge ist von der buddhistischen Philosophie abgeleitet, wo sie die Heilkraft der Guanyin, der Personifizierung des Mitgefühls, symbolisiert.

F. Die Inneren Planeten

Eine mystische Meditation

Das Bisherige war Ihnen noch nicht esoterisch genug? Sie wollen etwas erleben, was über die gewöhnliche Welt hinausgeht? Wenn Ihre Antwort »nein« lautet, übergehen Sie diese Meditation und gehen zur nächsten über.

Statt zu den Sternen zu reisen, ließen die Daoisten die Sterne und Planeten lieber zu sich kommen und den Körper mit astralem Qi aufladen. Wenn Sie die oben beschriebene Meditation durchführen, können Sie sich zusätzlich vorstellen, daß die Lichtfarben von entsprechenden Planeten zu Ihnen kommen.

Atmen Sie weißes Licht von der Venus in die Lunge ein. Atmen Sie die Gifte aus.
Atmen Sie blaues Licht vom Merkur in die Nieren ein. Atmen Sie die Gifte aus.
Atmen Sie grünes Licht vom Jupiter in die Leber ein. Atmen Sie die Gifte aus.
Atmen Sie rotes Licht vom Mars ins Herz ein. Atmen Sie die Gifte aus.

Atmen Sie gelbes Licht vom Saturn in die Milz ein. Atmen Sie die Gifte aus.

Ob Sie an eine Entsprechung zwischen Planeten, Farben und Organen glauben oder nicht: Diese Meditation erzeugt doch ein wunderbares Gefühl der Verbundenheit mit dem Universum und der Zugehörigkeit zu ihm. Und da Sie ja nicht versuchen, aus dem Körper auszutreten, ist die Meditation ungefährlich auch für jene, die an *anima via phobia*[10] leiden (an Seelenreiseangst).

G. Harmonisierung mit dem Jahreszeiten-Qi

Strömen im Wandel

Die Widerstandskraft gegen Krankheiten ist in Zeiten des Übergangs immer herabgesetzt, sei es, daß es sich um positiven oder negativen Stimmungsumschwung, Berufswechsel, Umzug oder den Wechsel der Jahreszeiten handelt. Ein wichtiges Ergebnis des Qigong ist die Fähigkeit, besser mit Veränderungen umgehen zu können.

Eine klassische Meditation zur Abstimmung auf den Jahreszeitenwechsel findet sich in dem daoistischen Klassiker *Baopuzi* (»Der das Schlichte umfassende Meister«) von Ge Hong, einem Alchimisten des vierten Jahrhunderts. Jahrelang habe ich mich mit dieser Technik beschäftigt und die untenstehende Meditation entwickelt. Die Meditation fügt dem System der Entsprechungen ein weiteres Element hinzu: die Verbindung zwischen Farbe, Himmelsrichtung und Jahreszeit. Alle fünf Abschnitte der Meditation werden zu Beginn einer Jahreszeit oder kurz danach durchgeführt.

Frühlings-Tagundnachtgleiche: Stellen Sie sich im Freien hin, das Gesicht nach Osten. Stellen Sie sich Wolken heilenden grünen Qis vor, die vom Osten heranströmen und in Ihren Körper eindringen. Sie können das Qi einatmen oder sich vorstellen, daß es durch den Scheitel oder die Hautporen in Sie eindringt. Sobald das grüne Qi den Körper füllt, stellen Sie sich den Körper als schöne grüne Jade vor.

Sommersonnenwende: Stellen Sie sich im Freien hin, das Gesicht nach Süden. Sie sehen, wie rotes Qi auf Ihren Körper zuströmt. Nehmen Sie es wie oben beschrieben in sich auf und stellen sich vor, wie der Körper zu roter Jade wird.

An einem sonnigen Tag im Spätsommer (dem sogenannten Altweibersommer, der im alten China als eigene Jahreszeit betrachtet wurde) wenden Sie sich einer beliebigen Himmelsrichtung zu. Stellen Sie sich gelbes, erdiges Qi vor, das direkt aus dem Boden in Ihren Körper eindringt. Ihr Körper wird zu gelber Jade.

Herbst-Tagundnachtgleiche: Stellen Sie sich in Richtung Westen. Sie sehen Wolken weißen Qis, die auf Sie zuschweben. Sie absorbieren sie und werden zu schöner weißer Jade.

Wintersonnenwende: Ziehen Sie sich entsprechend an und stellen sich im Freien hin, das Gesicht nach Norden gewandt. Stellen Sie sich heilende schwarze Qi-Wolken vor, die sich Ihnen nähern. Das schwarze Qi füllt Ihren Körper aus, und dieser verwandelt sich in strahlend schwarze Jade.

Üben Sie diese Technik nur fünf bis zehn Minuten lang, einmal zu Beginn jeder Jahreszeit. Wenn es Ihnen schwerfällt, das Gleichgewicht zu halten, lassen Sie Ihre Augen leicht geöffnet.

Überblick:
Tabelle 8 hilft Ihnen, sich an die Entsprechungen in den Meditationen D – G zu erinnern oder einen Überblick darüber zu erhalten.

Tabelle 8: Entsprechungen

Organ	Laut	Farbe	Planet	Richtung	Jahreszeit
Leber	Schuuu	Grün	Jupiter	Osten	Frühling
Herz	Hu	Rot	Mars	Süden	Sommer
Milz	Huuu	Gelb	Saturn	Zentrum	Spätsommer
Lunge	Siiahh	Weiß	Venus	Westen	Herbst
Nieren	Chruuu	Schwarz/Blau	Merkur	Norden	Winter
Drei Erwärmer	Siii				

H. Qi-Absorption aus der Natur

Heilende Kräfte

Der menschliche Körper ist kein autarkes System. Sollten Sie das nicht glauben, brauchen Sie sich nur vorzustellen, in einem Zimmer ohne Nahrung, Wasser, Luft, Sonnenlicht und Verbindung zur Natur zu wohnen. Unabhängigkeit? Eine Unmöglichkeit! Gegenseitige Abhängigkeit ist ein realistischeres Konzept. Wir brauchen das Qi der Natur zum Leben. Die Natur ernährt uns, weil sie entweder von vornherein Energie ist oder vom Körper in Energie umgewandelt wird. Das Problem ist nur, daß zwar Qi überall vorhanden ist, die Fähigkeit jedoch, es zu assimilieren, von Mensch zu Mensch differiert. Die Qigong-Visualisierung aber kann die Aufmerksamkeit auf externe Quellen des Qi intensivieren und die Fähigkeit des Körpers, diese Energie zu Selbstheilungszwecken und zur spirituellen Entwicklung einzusetzen, steigern.

Das Prinzip der Qi-Absorption ist sehr einfach. Benutzen Sie Ihren Willen (und, bei manchen Meditationen, das Einatmen), um heilendes Qi aus irgendeiner natürlichen Quelle einzusaugen. Die stärksten und einfachsten Quellen sind die »drei Leuchtkörper«: Sonne, Mond und Sterne.

Sonnen-Meditation

Stellen Sie sich an einem warmen, sonnigen Morgen draußen ins Freie. Ihre Arme ruhen an den Seiten, die Hände sind geöffnet und weisen nach vorn. Richten Sie das Gesicht zur Sonne, die Augen geschlossen. Spüren Sie Wärme und Licht auf dem Gesicht, auf dem Körper, in den Handflächen. Öffnen Sie den Mund, und atmen Sie Sonnenlicht ein. Atmen Sie durch die Nase aus. Spüren Sie, wie sich Ihr ganzer Körper mit Sonnenlicht füllt. Wiederholen Sie dies dreimal.

Variation A: Sie stehen mit dem Gesicht zur Sonne wie oben beschrieben. Atmen Sie Sonnenlicht durch den Mund ein, und stellen Sie sich dabei vor, daß sich das heilende Sonnenlicht mit dem Speichel vermischt. Schließen Sie dann den Mund, und wenn Sie durch die Nase ausatmen, schlucken Sie den Speichel hinunter, wobei Sie sich vorstellen, daß er wie eine goldene, im Meer versinkende Perle in den Unterleib hinunterrollt. Wiederholen Sie dies insgesamt dreimal, lassen dann die Handflächen sanft auf dem Unterleib ruhen und konzentrieren sich auf tiefes, ruhiges Atmen. Der Unterleib sollte sich angenehm warm anfühlen und voller Heilenergie.

Variation B: Sie sitzen auf einem Stuhl, am besten draußen an einem angenehm warmen Tag, doch kann die Technik auch drinnen durchgeführt werden. Atmen Sie sanft durch die Nase. Stellen Sie sich die Sonne direkt über Ihrem Kopf vor. Das goldene Sonnenlicht ergießt sich durch den Scheitel in Ihren Körper. Der Körper ist ein leeres Gefäß, das sich langsam mit Licht füllt, von den Füßen bis zum Scheitel hinauf. Nachdem das Licht den Scheitel erreicht hat, fällt es kaskadengleich an der Außenseite des Körpers hinab und strömt über die Haut, bis es wieder zu den Füßen gelangt. Eine andere Methode besteht darin, sich vorzustellen, daß das goldene Licht nur über die Außenseite des Körpers strömt, wie wenn Sie eine Sonnendusche nähmen. Jede Technik darf nur einmal pro Sitzung durchgeführt werden und nicht mehr als einmal pro Tag. Die Dauer der Meditation darf variieren. Manche Schüler brauchen nur drei bis fünf Minuten, den Körper mit Sonnenlicht zu füllen, andere zehn Minuten oder sogar noch etwas länger.

Variation C: Sie sitzen an einem warmen Tag entweder im Freien oder drinnen vor einem Fenster und stellen sich vor, Ihr Körper bestehe aus durchsichtigen Kristallen. Angenehm warmes Sonnenlicht durchströmt ihn wie eine leichte Brise.

All diese Sonnen-Meditationen führen dem Körper Yang-Qi zu und sind hervorragend geeignet, seine Vitalität zu verbessern und eine »sonnige« Disposition zu erzeugen.

Mond-Meditation

Diese Meditationen ähneln den Sonnen-Meditationen. Stellen Sie sich in einer Mondnacht ins Freie, am besten bei Vollmond. Bei ungeeignetem Wetter stellen Sie sich drinnen vor ein Fenster. Wie oben weisen die Handflächen nach vorn, und Sie empfinden das Licht und die kühle Energie des Mondes. Atmen Sie silbriges Mondlicht durch den Mund ein und stellen sich dabei vor, wie das Licht den Körper füllt. Atmen Sie durch die Nase aus. Wiederholen Sie dies insgesamt dreimal.

Variation: Setzen Sie sich nachts draußen oder drinnen auf einen Stuhl, es kommt hierbei nicht auf eine bestimmte Mondphase an. Stellen Sie sich den Vollmond, der auf Ihren Körper herabscheint, über Ihrem Kopf vor. Sie atmen zwanglos durch die Nase aus und ein, und währenddessen dringt silbriges Mondlicht durch den Scheitel ein und füllt den Körper wie eine Tasse langsam von unten nach oben. Silbriges Licht ergießt sich immer weiter in den Körper. Nachdem es den Scheitel erreicht hat, fließt es über und strömt über die Körperoberfläche hinab, bis es zu den Füßen gelangt. Lassen Sie dann das Bild wieder los und spüren nur Ihren Körper, der jetzt ganz von der weiblichen Yin-Mondkraft erfüllt ist.

Die Mond-Meditationen versorgen den Körper mit Yin-Qi und kräftigen besonders das Nervensystem und das Gehirn. Sie verbessern auch die Fähigkeit der Intuition und weiten die Aufmerksamkeit. Die Sonnen-Meditationen erzeugen eine sonnige Disposition, aber keine Angst – die Mond-Meditationen machen Sie nicht »mondsüchtig«. Im Gegenteil, sie begünstigen Empfindungen des Friedens und innerer Ruhe.

Der Große Schöpflöffel

Die Sterne des »Großen Schöpflöffels« (Großer Bär) haben in der chinesischen Kultur besondere Bedeutung. Im alten China standen die Sterne dieses Sternbilds jeweils mit einer der chinesischen Provinzen in Beziehung. Wenn ein Hofastrologe eine Sternschnuppe beobachtete, die im Osten auf einen Stern des Schöpflöffels zustürzte, sagte er zum Beispiel voraus, die Provinz Chu sei von einem Angriff aus dem Osten bedroht. Der Schöpflöffel diente auch als kosmische Uhr. Im Lauf eines Jahres macht der Griff des Schöpflöffels eine komplette Umdrehung von 360°. Im Frühjahr weist er nach Osten, im Sommer nach Süden, im Herbst nach Westen und im Winter nach Norden, was ganz genau mit der Jahreszeitenrichtung der chinesischen Fünf-Elemente-Theorie zusammenfällt. In der Qigong-Theorie ist der Schöpflöffel ein Reservoir kosmischen Qis, das in seinem jährlichen Umlauf Qi aus allen anderen Sternbildern und Sternen aufsammelt.

Diese Meditation kann ebenfalls drinnen durchgeführt werden, ist aber wirkungsvoller, wenn man sie im Freien unter klarem Sternenhimmel vollzieht. Blicken Sie zuerst zum sichtbaren Sternbild am Himmel droben hinauf. Setzen Sie sich dann, und schließen Sie die Augen. Stellen Sie sich nun den Schöpflöffel über Ihrem Kopf vor, die Schale mit Ziqi, purpurnem Qi oder amethystfarbenem Licht gefüllt. Jetzt wendet sich der Schöpflöffel um und gießt purpurnes Licht aus. Sobald es Ihren Körper erreicht, fließt es über den Scheitel, das Gesicht, die Schultern, die Brust und den Rücken hinab, bis der ganze Körper in purpurnes Licht getaucht ist.

Eine andere Technik entspricht der Methode der Sonnen- und Mond-Meditation. Lassen Sie das Schöpflöffel-Qi in Ihren Körper eindringen, es füllt ihn allmählich von den Füßen bis zum Scheitel. Nachdem es ganz oben angelangt ist, fällt es in Kaskaden über die Außenseite des Körpers wieder zurück. So wird der Körper innen und außen energetisiert.

Welch wunderbare Art, die heilenden Gaben und Geschenke des Alls zu erleben! Niemals mache ich die Schöpflöffel-Meditation, ohne von Ehrfurcht, Bewunderung und vibrierendem Qi erfüllt zu werden. In esoterischer Hinsicht heißt es, die Schöpflöffel-Meditationen stärkten das Qi-Feld, die Aura, und schützten den Körper gegen dämonische Kräfte.

Baum-Meditation

Das Qi der Bäume ist dem der Menschen sehr ähnlich. Bäume stehen aufrecht wie wir. Sie trinken Wasser und brauchen Luft und Sonnenlicht. Sie blühen im Sommer und ziehen sich im Winter in die Stille zurück. Seit ältester Zeit sind Bäume Symbole für spirituelles Wachstum. Ihre tiefen Wurzeln und hohen Zweige deuten auf die Möglichkeit hin, Erde und Himmel, das Physische und das Spirituelle, miteinander zu verbinden.

Suchen Sie sich in einem Wald oder Park einen gesunden Baum aus. Es kann jede beliebige Art sein, obwohl die Chinesen immergrüne Nadelbäume vorziehen, etwa die Fichte. Nähern Sie sich dem Baum voller Achtung, wie einem weisen Lehrer. Stellen Sie ihm in Gedanken eine Frage, oder sprechen Sie ein Gebet und bitten den Baum um Erlaubnis, sich mit seiner Heilkraft zu verbinden. Stellen Sie sich in einem Meter Entfernung vor den Baum und schließen die Augen. Spüren Sie die Gegenwart des Baums. Atmen Sie durch die Nase ein und wünschen sich dabei, daß heilendes Qi in Ihren Körper eindringt. Atmen Sie durch den Mund aus, wodurch Sie Stagnation und Krankheit ausscheiden. Schicken Sie aber die Krankheit nicht in den Baum. Setzen Sie sie lieber als Licht frei, oder leiten Sie sie in den Boden, als ob Sie das nicht mehr benötigte Qi auf einen Komposthaufen schütteten. Tun Sie das, solang Sie sich dabei wohl fühlen. Und danken Sie dann dem Baum wieder in Gedanken, bevor Sie sich von ihm verabschieden.

Eine andere Methode ist, vor dem Baum zu stehen und langsam und tief durch die Nase ein- und auszuatmen. Spüren Sie wieder die Gegenwart des Baums. Stellen Sie sich vor, sie könnten Qi zwischen Ihrem Körper und dem Baum hin und her strömen lassen. Beim Einatmen ziehen Sie das Baum-Qi durch Ihre Füße hinauf durch den Körper, wobei der Weg, den das Qi durch Ihren Körper nimmt, gleichgültig ist. Wo immer Sie es strömen spüren, ist es in Ordnung. Wenn das Qi durch den Scheitel wieder austritt, stellen Sie sich vor, es ginge zu dem Baum, werde von dessen Ästen aufgenommen und ströme durch den Stamm nach unten. Sobald Sie sehen, daß es aus den Wurzeln austritt und sich wieder auf Ihre Füße zubewegt, atmen Sie ein, absorbieren es mit den Füßen und atmen es wieder Ihren Körper hinauf bis zum Scheitel. Während das Qi aus Ihrem Scheitel austritt und durch den Baum hinunterströmt, atmen Sie wieder aus. Wiederholen Sie dies mehrere Male.

Kehren Sie dann die Reihenfolge um. Nehmen Sie das Baum-Qi beim Einatmen durch den Scheitel auf und lassen es durch den Körper zu den Füßen hinabströmen. Wenn es durch Ihre

Füße austritt, atmen Sie aus und stellen sich vor, das Qi werde durch die Baumwurzeln absorbiert und steige dann wie Saft durch den Stamm nach oben. Atmen Sie wieder ein, während das Qi den Baumwipfel verläßt und sich auf Ihren Scheitel zubewegt. Atmen Sie weiter ein, wenn das Qi in Ihren Scheitel eintritt und zu Ihren Füßen hinunterströmt. Atmen Sie aus, wenn Sie das Qi in die Baumwurzeln und den Baum hinaufschicken. Wiederholen Sie dies mehrere Male.

Wenn Sie die Baum-Meditation mehrere Male durchgeführt haben, werden Sie entdecken, daß Sie das Qi auf diese Weise zirkulieren lassen können, ohne den Atem darauf abstimmen zu müssen. Lassen Sie den Atem nach seinem eigenen Rhythmus strömen, während Sie sich einen konstanten Energiestrom vorstellen, der vom Baum herkommt, durch Ihren Körper hinaufströmt und dann wieder durch den Baum hinunterfließt. Drehen Sie dann die Richtung um. Die Energie darf so langsam oder schnell strömen, wie es erforderlich ist. Nach Beendigung der Baummeditation stehen Sie ein paar Augenblicke still da. Vielleicht haben Sie das Gefühl, Sie seien jetzt baumähnlich geworden, tief im Boden verwurzelt, doch mit Würde und Anmut aufrecht stehend.

Ich kann an dieser Stelle nur noch auf die vielen anderen Meditationsmöglichkeiten dieser Art verweisen. Es ist möglich, Qi aus jedem Naturphänomen, das Sie intuitiv als heilkräftig empfinden, aufzunehmen: aus Bergen, einem Lagerfeuer, dem Blitz, dem Himmel, der Erde, klaren Bächen, Tautropfen, Blumen.[11] Dabei kann Qi vom ganzen Körper aufgenommen oder mental zu bestimmten Körperstellen, die geheilt werden sollen, gelenkt werden. Sie können Qi zwischen sich selbst und der Natur, wie in der oben beschriebenen Baum-Meditation, zirkulieren lassen, können aber auch das Qi der Natur einatmen und es dazu benutzen, krankmachendes Qi durch Ihre Füße hinauszutreiben.

Meiner Erfahrung nach wirken diese Meditationen am besten, wenn Sie sie mit einer Einstellung der Achtung, Freundlichkeit und Dankbarkeit durchführen. *Nehmen* Sie niemals etwas von der Natur, sondern empfangen Sie ihre Gaben, und betrachten Sie sich als Teil von ihr.

I. Vereinigung von Himmel und Erde

Innere Alchimie

Diese klassische, sehr alte Qigong-Visualisierung heißt *Tian ren heyi:* »Himmel und Mensch in harmonischer Vereinigung«. Wie bei den Sonne- und Mond-Meditationen werden hier das Äußere Yang und Yin, in diesem Fall aus Himmel und Erde bezogen, vermehrt und stimulieren das Innere Yang- und Yin-Qi. Die Meditation verändert auch das Bewußtsein und führt zu einem Zustand des Einsseins mit dem Kosmos.

Sie stehen, die Augen leicht geschlossen. Fühlen Sie sich dabei nicht ganz im Gleichgewicht, können Sie die Augen auch leicht öffnen. Die Arme liegen entspannt an der Körperseite. Richten Sie Ihre Gedanken auf das Dantian, der Atem geht entspannt. Schicken Sie jetzt Ihren Geist und Ihr Qi durch Ihren Körper hinauf, bis Sie das Gefühl haben, Ihr Geist trete durch den Scheitel aus und steige in den Himmel hinauf, so hoch er kann. Holen Sie dann Ihren Geist wieder zurück, lassen ihn in den Körper eintreten und durch ihn hinabströmen, bis er durch die Fußsohlen wieder austritt. Schicken Sie ihn hierauf tief in die Erde hinunter, so tief er kann, vielleicht ganz hinunter bis zum Erdmittelpunkt. Holen Sie ihn dann wieder zurück, in Ihren Körper hinein und durch ihn hindurch nach oben. Er verläßt den Körper durch den Scheitel und steigt wieder in den höchsten Himmel hinauf. Setzen Sie das zehn bis fünfzehn Minuten fort. Sind Sie damit fertig, legen Sie Ihre Handflächen leicht auf den Unterleib und konzentrieren sich auf Ihren Atem.

In manchen Instruktionen wird vorgeschrieben, daß das Geist-Qi, wenn es sich nach oben bewegt, den Rücken entlang und bei seiner Rückkehr an der Vorderseite des Körpers entlangströmen sollte. Doch ist es meiner Erfahrung nach wirksamer, wenn man dem Qi gestattet, sich seinen Weg selbst zu wählen. Denken Sie nicht an irgendwelche Meridiane dabei.

J. Kranich-, Schildkröten- und Hirsch-Atmung

Gleichgewicht zwischen den Drei Schätzen

Bei einem kerngesunden Menschen befinden sich die Drei Schätze – Sexualenergie (*jing*), Lebensenergie (*qi*) und spirituelle Energie (*shen*) – in Harmonie und sind reichlich vorhanden. Über die Philosophie der Drei Schätze haben wir schon gesprochen (Kapitel 3). Jetzt wollen wir lernen, wie man die Drei Schätze entwickelt.

Die Meditation erfolgt in drei Stufen: Kranich-, Schildkröten- und Hirschstufe, auf denen jeweils Qi, Shen und Jing entwickelt wird. Stets wird dabei dieselbe Position eingenommen. Nehmen Sie die Haltung der Meditation-im-Stehen ein und folgen den Anweisungen für die Qigong-Körperhaltung: die Füße in Schulterweite auseinander, Knie leicht gebeugt, Rücken gerade und gestreckt, Bauchatmung. Das ganze Körpergewicht entspannt auf der Erde. Legen Sie nun Ihre Handflächen auf den Unterleib, die Daumen zu beiden Seiten des Nabels, die Zeigefinger berühren sich leicht einige Zentimeter über dem Schambein. Die Augen sind geschlossen, öffnen Sie sie nur, wenn Sie Gleichgewichtsprobleme haben.

Spüren Sie zuerst Ihren Atem und wie sich der Atem unter Ihren Handflächen anfühlt. Ihre Handflächen sagen Ihnen etwas über die Qualität Ihres Atems. Der Atem geht langsam und tief.

Nach ein paar Minuten der Selbstbeobachtung gehen Sie zur Kranich-Atmung über.

Der Kranich:
Beim Einatmen spüren Sie, wie sich die Hände mit dem Unterleibsatem füllen. Gleichzeitig neigt sich der Oberkörper leicht zurück. Die Hüften schieben sich etwas vor, und das Gewicht verlagert sich innerlich auf die Zehen. Der Rücken weicht zurück wie eine sich im Wind biegende Weide, aber im unteren Rücken sollte dabei keine Spannung auftreten. Die Bewegung ist nur geringfügig und geht sehr langsam vor sich. Wenn Sie dann langsam ausatmen, drücken Sie die Handflächen leicht gegen den Körper, als wollten Sie Ihrem Atem etwas nachhelfen. Gleichzeitig schaukeln Sie mit dem Oberkörper nach vorn und beugen sich etwas zur Erde. Die Hüften ziehen sich wieder zurück, das Gewicht verlagert sich auf die Fersen. Wieder ist diese Bewegung nur sehr geringfügig, langsam und fließend. Setzen Sie das Ganze fort, und koordinieren Sie das Schwingen des Rumpfes mit dem Atem. Beim Einatmen füllt der Unterleib die Hände, Sie schaukeln mit dem Oberkörper zurück. Beim Ausatmen drücken die Handflächen leicht auf den Unterleib, und Sie schaukeln mit dem Oberkörper nach vorn (Abb. 18 und 19). Der Oberkörper bewegt sich als Ganzes. Achten Sie darauf, daß sich der Kopf stets in einer Linie mit dem Rückgrat befindet. Der Hals biegt sich nicht mit, wenn Sie im Rhythmus des Atems schaukeln und das Gewicht verlagern. Praktizieren Sie diese Übung drei bis fünf Minuten.

Der »Kranich« ist überaus entspannt, ruhig und kontemplativ. Er ist ein chinesisches Symbol für Aufmerksamkeit und Ausgeglichenheit. Er steht eine Stunde lang und länger in vollkommenem Gleichgewicht auf einem Zahnstocherbein am Seeufer. Man könnte denken, er schläft, bis ein Fisch vorbeischwimmt. Der Kranich ist entspannt, doch sehr wach und voller Qi.

Abb. 18 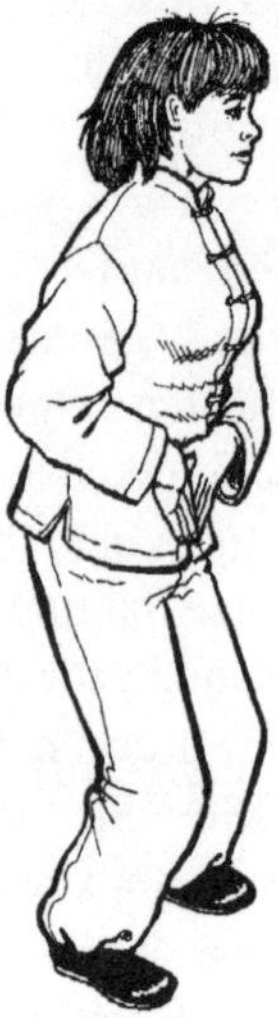   Abb. 19

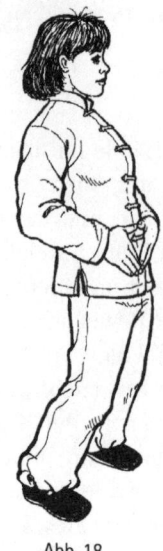

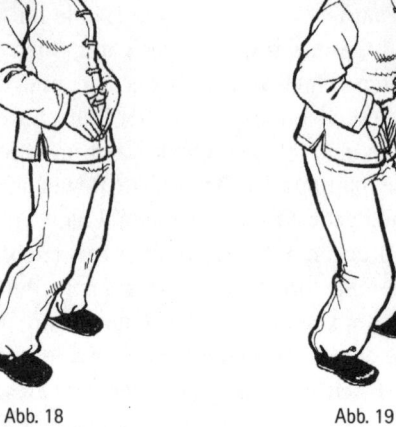

Die Schildkröte:
Machen Sie wieder die schaukelnden Bewegungen des Kranichs. Wenn Sie aber diesmal beim Einatmen den Oberkörper zurücknehmen, ziehen Sie die Nackenmuskeln leicht zusammen, als wären Sie eine Schildkröte, die ihren Kopf in den Panzer zurückzieht. Stellen Sie sich diese Bewegung gut vor, forcieren Sie sie nicht! Das Kinn bewegt sich nicht auf das Brustbein zu oder von ihm weg. Sie meinen zu spüren, daß der Kopf nach unten gezogen wird, wenn sich der Atem in den Handflächen ausdehnt. Während Sie ausatmen, schaukeln Sie mit dem Oberkörper nach vorn und pressen die Handflächen auf den Unterleib, Ihre Nackenmuskeln entspannen sich wie eine Schildkröte, die ihren Kopf hervorstreckt. Machen Sie so weiter: einatmen, sich zurückbiegen, die Hände füllen sich, die Nackenmuskeln spannen sich. Ausatmen, nach vorn schaukeln, die Hände drücken an den Leib, die Nackenmuskeln entspannen sich. Falls es Ihnen

nicht gelingt, die Nackenmuskeln einzeln zu spannen, stellen Sie sich die Bewegung einfach vor. Praktizieren Sie diese Übung drei bis fünf Minuten lang.

Die Schildkröte lebt deshalb lange, weil sie sich langsam bewegt und das Shen im Schlaf speichert, während sie den Kopf im Panzer läßt. Auch hält sie Hals und Rückgrat dauernd in Bewegung.

Der Hirsch:
Wir behalten die Kranichbewegung bei. Atmen Sie jetzt ein, schaukeln mit dem Oberkörper zurück und ziehen die Muskeln um das Steißbein herum nach oben zusammen, wie ein Hirsch, der den Schwanz hebt. Gelingt es Ihnen nicht, diese Muskeln einzeln zu bewegen, stellen Sie sich die Bewegung einfach vor. Atmen Sie aus, schaukeln Sie mit dem Oberkörper nach vorn, drücken die Handflächen gegen den Unterleib und entspannen sich. Entspannen Sie das Steißbein, atmen ein, »heben den Schwanz« wieder. Ausatmen, entspannen. Koordinieren Sie das mit dem langsamen Atem, und üben Sie drei bis fünf Minuten.

Der Hirsch ist ein universelles Symbol sexueller Vitalität. Moschusöl und Moschusweihrauch, einige der ältesten Aphrodisiaka der Welt, werden den Moschusdrüsen des Hirsches entnommen. Beim Schlafen preßt der Hirsch eine Ferse an den Damm und stimuliert so die Geschlechtsdrüsen.

Zum Abschluß der Übung kehren Sie wieder zur Kranich-Atmung zurück. Atmen Sie ein, der Unterleib füllt sich, Sie schaukeln mit dem Oberkörper zurück. Atmen Sie aus, die Handflächen drücken, Sie schaukeln mit dem Oberkörper nach vorn. Keine Muskelkontraktionen. Lassen Sie nun die Bewegung sich allmählich verlangsamen und kleiner werden, bis Sie reglos verharren. Die Handflächen ruhen weiter auf dem Unterleib, Sie spüren die Bewegung des Atems. Nehmen Sie jetzt die Handflächen sehr langsam und sanft vom Körper und legen die Hände wieder an die Körperseite. Achten Sie auf die Empfindung, die im Unterleib zurückbleibt. Zweifeln Sie noch daran, daß das Dantian existiert? Wenn Sie fertig sind, öffnen Sie die Augen wieder und kehren zur Realität des Alltags zurück.

K. Angleichung der drei Dantians

Synchronisation von Körper, Geist und Seele

Diese Methode läßt sich zu beliebiger Zeit durchführen, doch bringt sie nach meiner Erfahrung die besten Resultate nach der Kranich-, Schildkröten- und Hirsch-Atmung. Der Körper steht entspannt, die Arme liegen an beiden Seiten, die Augen sind geschlossen. Sie können auch auf einem Stuhl sitzend üben, die Hände im Schoß. Stellen Sie sich nun drei Bereiche in der Mitte des Körpers vor: in Höhe des Unterleibs, der Brust und des dritten Auges. Fragen Sie sich, ob die drei Bereiche in einer Linie liegen, einer über dem anderen. Würde sich eine Achse durch ihre Mittelpunkte schieben lassen? Während Sie nun die drei Bereiche visualisieren, fassen Sie den Entschluß, sie noch besser ins Gleichgewicht und in eine Linie zu bringen. Wahrscheinlich werden Sie entdecken, daß sie immer noch etwas »aus der Reihe tanzen« (bei wem ist das nicht so?), aber mit einiger Übung und Geduld wird sich Ihre Ausrichtung verbessern. Die Dauer der Übung sollte zehn bis fünfzehn Minuten betragen.

Diese Qigong-Übung wurde in den dreißiger Jahren dem berühmten Taijiquan- und Qigong-Meister Wang Peisheng vom daoistischen Priester Wang Zhenyi weitergegeben. Die Ausrichtung der drei Dantians schafft ein klares Bewußtsein und öffnet die großen Qi-Kanäle. Sie kann auch dazu beitragen, daß das Qi beim Kleinen und Großen Himmelskreislauf stärker fließt. Es handelt sich um eine hervorragende Methode, die Vitalverfassung zu verbessern und sich bei Ermüdungserscheinungen schnell zu regenerieren.

L. Embryonal-Atmung

Der Atem des Nicht-Atems

Embryonal-Atmung ist vor allem ein Zustand, der spontan auftreten kann, wenn Körper und Seele entspannt, klar und von Qi erfüllt sind. Trotzdem gibt es verschiedene Techniken, die dem Schüler helfen, diesen Zustand schneller zu erreichen.

Setzen Sie sich auf einen Stuhl oder ein Bodenkissen, die Augen leicht geschlossen. Die Hände ruhen im Schoß, knapp über dem Unterleib. Die linke Hand liegt auf der rechten, die linke Faust umschließt locker den rechten Daumen. Diese »Yin-Yang-Handstellung« (*yinyang shoujue*) begünstigt die Konzentration auf den Atem und versiegelt neuerworbenes Qi im Körper. Beginnen Sie mit ein paar Minuten natürlichen, ruhigen Atmens. Achten Sie auf Tiefe, Rhythmus und Qualität Ihres Atems.

Stufe 1. Tiefes Atmen:
Atmen Sie tief ein und stellen sich dabei vor, daß sich der ganze Körper mit frischem, heilendem Qi füllt. Atmen Sie durch den Mund aus und scheiden alles nicht mehr benötigte stagnierende oder schädliche Qi aus. Wiederholen Sie dies neunmal. Wenn Sie auf den folgenden Stufen weitermachen, atmen Sie immer nur durch die Nase ein und aus.

Stufe 2. Äußeres Atmen:
Sie atmen ein und stellen sich vor, daß Atem und Qi das mittlere Dantian (das Herz) erreichen. Beim Ausatmen fällt das Qi zum unteren Dantian im Unterleib. Natürlich atmen Sie weiter durch

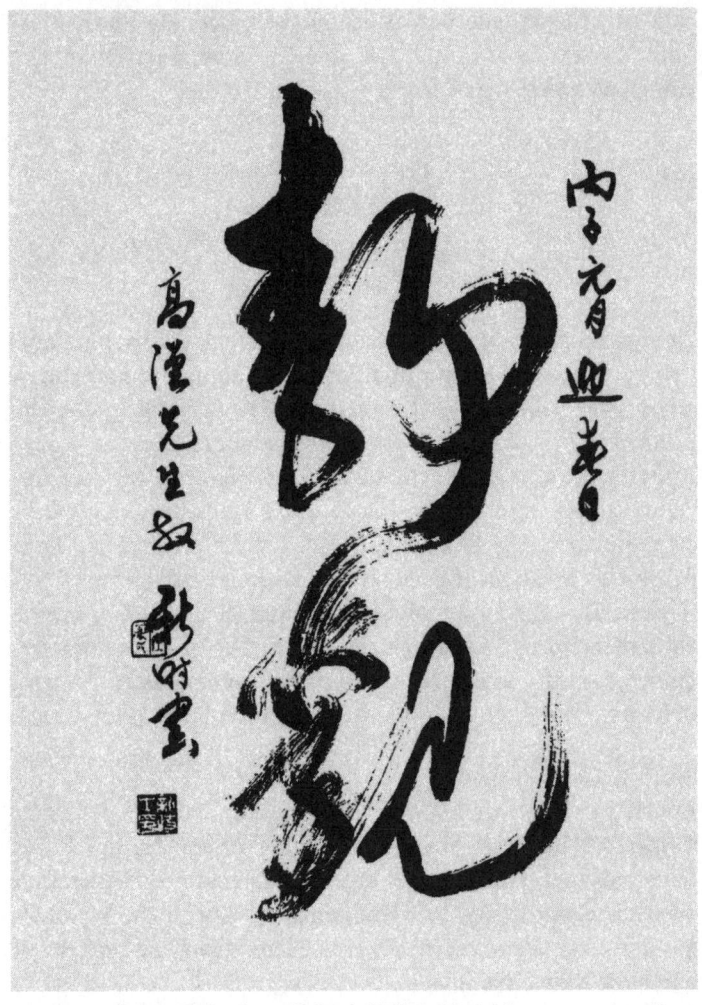

Jing Guan, »Ruhige Meditation«. Fließende Kalligraphie in der sogenannten »Gras-Schrift«, die sowohl in der buddhistischen als auch in der daoistischen Kunst häufig verwendet wird. Von Tu Xinshi.

die Nase aus, aber in Ihrem Bewußtsein bleibt der Atem im Körper und fällt nach unten. So wächst mit jedem Atemzyklus der innere Qi-Vorrat. Atmen Sie zum Herzen ein, atmen Sie zum Unterleib aus. Durchlaufen Sie neun Kreisläufe.

Stufe 3. Inneres Atmen, Vermischung von Wasser und Feuer:
Stellen Sie sich jetzt vor, daß das Atem-Qi ganz im Körper bleibt. Beim Einatmen steigt das Qi vom unteren Dantian zum mittleren Dantian. Beim Ausatmen sinkt es vom mittleren Dantian zum unteren zurück. Praktizieren Sie dies neun Atemzüge lang.

Diese Übung heißt »Inneres Atmen« oder »Vermischung von Wasser und Feuer« (*shuihuo xiangjiao*). Während nämlich Qi auf- und absteigt, steigt die Energie der Nieren (Wasser), und die Energie des Herzens (Feuer) sinkt. Der alten daoistischen Theorie der Körperenergie zufolge bringt das große Vorteile: Jing (Sexualenergie, verbunden mit Wasser) und Shen (spirituelle Energie, verbunden mit Feuer) vermehren sich und werden daran gehindert, sich zu verflüchtigen. Feuer und Wasser begegnen sich und erzeugen Dampf, d.h. mehr Qi. Der Bereich zwischen Herz und Nieren, unter anderem auch Milz, Bauchspeicheldrüse, Leber, Gallenblase, Magen und Nebennieren, wird von Unreinheiten gesäubert. Seele und Körper werden harmonisiert.

Stufe 4. Dantian-Atmung:
Stellen Sie sich jetzt vor, daß Ihr Atem im Unterleib bleibt. Atmen Sie ein und dehnen dabei das untere Dantian leicht aus. Beim Ausatmen lassen Sie es in den früheren Zustand zurückkehren. Der Atem geht langsam, lang, tief, glatt und gleichmäßig. Die Atemzüge brauchen Sie nicht zu zählen. Nach fünf oder zehn Minuten gleiten Sie zwanglos in die nächste Stufe über.

Stufe 5. Embryonal-Atmung:
Der Atem wird so langsam, mühelos und glatt, daß Ihnen nicht einmal mehr bewußt ist, daß Sie atmen. Stellen Sie sich vor:

Wenn man eine Daunenfeder vor Ihre Nasenlöcher legen würde, würde sie sich nicht bewegen. Sie sind selbst zum Atem, zum Qi geworden. Ihr Bewußtsein ist weit offen und frei wie der Himmel und doch tief wie der Ozean. Genießen Sie diesen Zustand, so lange Sie wollen.

M. Spontanes Qigong

Die Weisheit der Natürlichkeit

Nicht jedes Qigong besteht aus vorgegebenen, choreographierten Techniken. In jüngster Zeit ist die Methode des *zifagong* in China sehr populär geworden. Man könnte es übersetzen mit »Spontanes Qigong«. Es wirkt wie eine Art improvisierter Feentanz, doch gibt es wesentliche Unterschiede zum westlichen Ballett. Der westliche Improvisationstanz drückt Gedanken, ästhetische Prinzipien, Motive aus. Spontanes Qigong aber geschieht ohne jede Anstrengung. Innere Qi-Bewegung wird zu äußerer Bewegung. Spontanes Qigong fließt von innen nach außen. Das Qi veranlaßt den Körper zu einzigartigen Formen und Bewegungen, beseitigt Blockaden und Spannungen und erzeugt einen entspannten, wachen Körper- und Geisteszustand. Und so geht es:

Beginnen Sie mit Stehen in der Qigong-Haltung, entspannt und gelockert, die Knie leicht gebeugt, der Rücken gerade, Bauchatmung. Die Arme liegen am Körper an oder werden in Höhe der Stirn, der Brust oder des Bauches gehalten – welche Stellung Ihnen am angenehmsten ist. Die Ellbogen sollten angewinkelt sein, so daß die Arme gekrümmt sind und die Handflächen einander gegenüberliegen. Die Augen sind geschlossen. Wer Gleichgewichtsprobleme hat, kann sie leicht öffnen. Die Stellung sollte sich locker und flexibel anfühlen. Während der Übung kann sich die Stellung der Arme, Füße oder des Rumpfes

Spontanes Qigong 309

auch ändern, um sich der Qi-Bewegung anzupassen. Zum Beispiel können sich die Hände zu Beginn in Höhe der Stirn befinden, sich aber dann auf den Bauch zu, an die Seiten oder hinter den Körper bewegen. Oder Sie können das Bedürfnis haben, einen Fuß vor den anderen zu stellen, um natürlich fließende, wiegende Bewegungen zu ermöglichen. Es gibt hier keine festen Regeln. Beim Spontanen Qigong sind es nicht Sie, der das Qi bewegt, sondern das Qi bewegt Sie.

Jetzt ist es soweit. Stellen Sie sich vor, Sie schickten Ihren Geist durch das obere Dantian aus dem Körper hinaus und ins Universum hinein. Ihr Geist füllt das All. Nach ein bis zwei Minuten stellen Sie sich vor, Sie ließen das Qi des ganzen Alls zurück in Ihren Körper strömen. Es tritt beim oberen Dantian ein und durchdringt Ihr ganzes Wesen. Sie sind eins mit dem universellen Qi. Ihr eigenes Ich ist verschwunden (keine Sorge, Sie können es sich später wieder holen), Sie sind ruhige Leere geworden, ohne Objekte, ohne Sorgen.

Während Sie diesen Ruhezustand beibehalten, werden Sie sich auch der subtilsten Bewegung im Körper bewußt. Sie werden sich dessen bewußt, daß bestimmte Bereiche irgendwie vibrieren oder sich bewegen. Das sind die Stellen, die das Fließen von Qi behindern oder begünstigen. Doch im Augenblick kümmern Sie sich nicht darum, was diese Empfindungen bedeuten könnten. Erleben Sie sie einfach. Fangen Sie nun nach ein paar Minuten an, die innere Bewegung ganz, ganz sachte zu steigern. Das setzt den Prozeß des »Spontanen Qigong« in Gang. Sie haben zum Beispiel das Gefühl, Ihre Knie seien steif, und Ihr Körper möchte sich leicht hin und her bewegen. Lassen Sie sich also schaukeln, dann wird das Schaukeln von selbst weitergehen. Oder Sie stellen fest, Ihr Hals ist steif, und der Kopf möchte sich sanft und rhythmisch auf und ab bewegen, wie ein auf ruhigem Meer tanzender Korken. Oder vielleicht veranlaßt Ihr Atem ganz von selbst, daß sich Ihre Hüften hin und her oder vor- und zurückbewegen. Oder Ihre Arme haben den Wunsch, zu kreisen und zu schwingen. Die Bewegungen können so groß oder so klein wie erforderlich sein. Aber denken Sie daran, daß sie immer weich und rhythmisch bleiben. Machen Sie keine schnellen, gewaltsamen Bewegungen.

Bei diesem Qigong werden Sie sensibler für die inneren Bewegungen des Qi. Wenn Sie diese Bewegungen nur ein wenig betonen, schwingt Ihr Körper, hüpft auf und ab, zittert, steigt und fällt, wiegt sich hin und her, schaukelt. Die Füße stehen grundsätzlich fest, doch können Sie auch kleine Schritte machen oder Ihre Stellung wechseln, wenn Ihnen das natürlich und notwendig vorkommt. Die Qi-Bewegungen dauern manchmal nur ein paar Minuten, bis sich ein neues Muster herausbildet. Es kann aber auch sein, daß die Bewegungen im ganzen Verlauf der Übung immer gleich bleiben. Oder es gibt Perioden, wo sich Ihr Körper nicht regt und sich nach einer Weile wieder zu bewegen beginnt. Die gesamte Übung sollte zwanzig Minuten dauern.

Da Sie sich bei der Übung in einem veränderten, zeitlosen Zustand befinden, ist es das beste, sich einen Wecker zu stellen oder einen Helfer darum zu bitten, Sie rücksichtsvoll darauf aufmerksam zu machen, wenn die Zeit um ist. Empfinden Sie Schmerz oder andere Signale, die anzeigen, daß Sie die Übung früher beenden sollten, hören Sie sofort auf. Ist es Zeit, aufzuhören, lassen Sie Ihre Bewegungen langsam auslaufen. Legen Sie Ihre Handflächen an den Unterleib, konzentrieren sich auf den Atem und bringen das Qi zur Ruhe und zum Stillstand. Dann öffnen Sie langsam die Augen.

Wenn Ihnen dieses Qigong gefällt, können Sie es täglich durchführen, aber nicht mehr als eine Sitzung pro Tag. Haben Sie Geduld mit sich selbst. Wenn Bewegungen nicht schon beim ersten Versuch auftreten, ist es eben erst in einer späteren Sitzung soweit. Meister Liang Shouyu, der mir diese Technik beigebracht hat, erzählte eine amüsante Geschichte über drei skeptische Ärzte. Woche um Woche standen sie da und erwarteten weder, noch glaubten sie daran, daß ihre Körper von selbst in Schwingung geraten oder sich bewegen würden. Plötzlich aber begannen alle drei eines Tages gleichzeitig auf und nieder zu hüpfen. Da lachten sie sich gegenseitig aus. Offensichtlich entsprachen ihre Körper nicht ihren Erwartungen und hielten sich nicht in den Grenzen des allgemein akzeptierten medizinischen Dogmas.

N. Das Bewußtsein lenkt das Qi

Äußerste Einfachheit

Diese Methode richtet sich auf das letzte Ziel des Qigong: Das Bewußtsein so zu trainieren, daß es das Qi dort hinschickt, wo es benötigt wird. Es handelt sich um die einfachste, zugleich aber auch tiefste Methode des Qigong. Atmen Sie einfach die Stelle an, die sich krank oder unwohl anfühlt, und stellen Sie sich dabei vor, daß Sie Heil-Qi in diesen Bereich schicken. Wenn nötig, können Sie Qi als weißen Dunst oder Licht visualisieren. Beim Ausatmen stellen Sie sich vor, daß sich die Gifte mit dem Atem entfernen. Das schädliche Qi kann man sich als dunkles Licht, als schwarzen oder grauen Schatten vorstellen.

Wenn Sie zum Beispiel an Asthma leiden, atmen Sie Qi in die Lunge ein und atmen das Gift aus. Bei Ekzemen atmen Sie das Qi in die Haut ein. Bei systemischen Problemen, wie etwa Lupus, lassen Sie sich durch Meditation und Introspektion zu dem Bereich oder den Bereichen, auf die Sie sich konzentrieren wollen, leiten. Leiden Sie an Blutarmut, können Sie Ihr Qi in die Milz, das Knochenmark oder den ganzen Blutkreislauf einatmen.

Die verschiedenartigen Techniken des Qigong sind alle dazu bestimmt, die Fähigkeit zur willkürlichen Bewegung von Qi zu verbessern. Je häufiger ein Schüler Qigong praktiziert, desto größer wird sein Geschick zur willkürlichen Bewegung von Qi, ohne dabei einer speziellen Technik zu folgen. In einem fortgeschrittenen Stadium ist es zum Beispiel nicht mehr notwendig, den Atem als Medium für Qi zu benützen. Allein die Absicht schickt das Qi zur gestörten Körperzone. Sie brauchen mehr Qi im Gehirn? Sie schicken das Qi dorthin. Gedankliches Durcheinander? Sie stoßen das durcheinandergeratene Qi aus. Für in der chinesischen Medizin Bewanderte kann das Qi auch an spezielle Akupunkturpunkte geschickt werden. Qigong wirkt dann wie eine Selbst-Akupunktur ohne Nadeln.

Laozi sagte: »Das Dao folgt dem Prinzip der Natürlichkeit.« Denken Sie daran, es kann auch Zeiten geben, wo Ihnen Ihre Intuition sagt, Sie müßten einer Krankheit ihren natürlichen Lauf lassen. Bei bestimmten Traumata kann Verdrängung lebenswichtig sein. Es könnte auch gefährlich sein, Qi und die Aufmerksamkeit ohne Hilfe eines Therapeuten zu unterdrückten Erinnerungen zu schicken. Im Falle eines Herzinfarktes spricht viel dafür, daß Patienten, die sich ihre Verfassung zunächst nicht eingestehen, besser fahren als solche, die sich Sorgen machen oder aggressiv dagegen ankämpfen.[13] In anderen problematischen Situationen könnte es besser sein, die Umgebung zu wechseln, als energetische Lösungen zu suchen. Wenn Sie zum Beispiel an Heuschnupfen oder sonstigen Allergien leiden, könnte es vorteilhaft sein, umzuziehen und erst dann Qigong zu praktizieren.

Ich bin fest davon überzeugt, daß die Natur am besten weiß, was Ihnen guttut. Verzichten Sie niemals auf diese natürliche Weisheit zugunsten eines Glaubens an vermeintliche Wunder-Therapien. Eine gute Therapie erschließt Ihnen die Weisheit der Natur. Sie hilft Ihnen, auf die Stimme der Natur zu hören. Das Ziel des Qigong ist nicht, Profi im Qigong zu werden, sondern der zu werden, der man ist.

Kapitel 12
Aktives Qigong
oder Übungen-in-Bewegung

> »*Ist Taijiquan die Ursache für Ihr hohes Alter?*«
> »*Nicht direkt. Taijiquan trägt zur Entwicklung eines entspannten Geistes bei. Und das Geheimnis des langen Lebens ist ein entspannter Geist.*«
>
> Interview mit dem 105 Jahre alten Taijiquan-Meister Wu Tunan

In China assoziiert man zu dem Wort »Qigong« das Bild Tausender von Menschen, die sich bei Tagesanbruch in einem Park in graziösen Meisterstellungen versuchen. Meditatives Qigong ist zwar leichter privat zu erlernen und zu praktizieren. Doch Aktives, Dynamisches Qigong (wörtlich: Übungen-in-Bewegung), Donggong, ist die populärere Form. Es gibt dafür zwei Gründe. Erstens ist Aktives Qigong ein soziales Ereignis. Wer es erlernen will, muß Gruppenunterricht nehmen. Das bedeutet, daß man neue Freundschaften schließen kann und vom Beispiel der Lehrer und Gruppenmitglieder angespornt wird, sich immer weiter zu verbessern. Zweitens können Geschicklichkeit und Körperbeherrschung, die man sich durch Aktives Qigong erwirbt, leichter im Sport und in den Kampfkünsten verwendet werden. Tatsächlich gelten viele chinesische Kampfkünste einfach als stilisierte Qigong-Übungen. Dadurch, daß der Schüler lernt, richtig zu atmen, aufrecht zu stehen und sich gut im Erdboden zu verankern, entwickelt er mehr Tatkraft und ein gesünderes Qi.

Je mehr wir zu sitzender Lebensweise übergehen und in dem Maße, wie Computer und Modems die zwischenmenschlichen Beziehungen ersetzen, desto notwendiger wird Aktives Qigong. Aber den meisten Qigong-Übenden ist es völlig gleichgültig, weshalb sie üben. Vielleicht beginnen sie mit den Übungen, weil sie Bewegung brauchen oder aus gesundheitlichen Gründen. Haben sie aber einmal damit angefangen, sind sie gefangen. Sie üben weiter, weil Qigong Spaß macht und man sich während und nach der Übung gut fühlt.

Es wäre sinnlos, die vielen tausend Arten des Aktiven Qigong im einzelnen aufführen zu wollen. Statt dessen möchte ich hier die grundlegenden Techniken der großen klassischen Systeme des Aktiven Qigong beschreiben. Denn sie sind relativ überschaubar. Was ist mit »klassischen Systemen« gemeint? Qigong-Arten, auf denen sich chinesische Darstellungen der Geschichte des Qigong immer wieder beziehen. Ich rate dazu, zunächst diese Grundtechniken zu erlernen, da es sich um vorzügliche, bewährte Selbstheilungstechniken handelt. Erlernen Sie das Grundthema, bevor Sie sich mit den Variationen beschäftigen. Kennen Sie einmal die klassischen Systeme, können Sie auch die Vorzüge und Entwicklungen anderer Stile besser einschätzen. Die klassischen Qigong-Stile zu erlernen ist so, als ob man Arithmetik vor der Algebra lernt oder praktischer Arzt wird, bevor man sich auf ein medizinisches Fachgebiet spezialisiert. Ohne diese Grundlagen geriete der Schüler leicht in Verwirrung, sei es durch allzu komplizierte Formen, sei es durch Neuerungen aus jüngster Zeit.

In diesem Kapitel möchte ich Techniken beschreiben, die gefahrlos und präzise praktiziert werden können, ohne daß ein Lehrer sie vorführt und den Übenden einweist. Trotzdem gibt es einzelne Qigong-Methoden, die sich aus einem Buch nicht erlernen lassen. Und ich möchte beim Leser keinesfalls den Eindruck erwecken, als könnte ich das Unmögliche möglich machen. Wenn Ihnen kein Qigong-Lehrer zur Verfügung steht, tut es auch ein Video (siehe die Auflistung der Qigong-Materialien im Anhang dieses Buches).

Jeder Qigong-Lehrer, der seine Hausaufgaben gemacht hat (Übung, Übung, Übung!), kann Ihnen wertvolle Qigong-Techniken beibringen. Der Schüler sollte auch nicht erwarten, daß die hier beschriebenen Stile die einzigen orthodoxen oder korrekten Methoden sind. Es sind einfach die Methoden, die sich in meiner eigenen Praxis und Forschung als die wirksamsten erwiesen haben. Ich bin dankbar, daß andere Lehrer anders vorgehen. Ich denke, wir können voneinander lernen.

Machen Sie sich ein Bild von den verschiedenen Stilen, je nach Zeit, Interesse und Bedürfnis. Wenn ein Stil Ihrer Gesundheit guttut, konzentrieren Sie sich darauf. Versuchen Sie nicht, alle Qigong-Systeme in einer einzigen Sitzung durchzuführen. Am besten ist es, täglich morgens zu üben, und zwar zwanzig bis vierzig Minuten lang. Möglicherweise haben Sie das Bedürfnis, an bestimmten Tagen den Stil zu wechseln. Sie können sich auch ein paar Monate auf ein oder zwei Systeme konzentrieren und dann zu einem anderen übergehen. Wenn Sie den ganzen Kurs durchlaufen haben, wird es Ihnen möglich sein, zu entscheiden, welche Arten des Qigong die geeignetsten für Sie sind. In Kapitel sechzehn beschreibe ich, wie man mehrere Stile kombiniert, um eine ausgewogene Morgenübung zusammenzustellen.

Bei allen im folgenden beschriebenen Aktiven Qigong-Übungen sind die Augen offen, der Blick ist weich und entspannt. Der Atem geht stets durch die Nase, es sei denn, es wird eine anderslautende Anweisung gegeben. Die Gelenke sind niemals steif, auch nicht bei gestreckter Haltung, denn steife Gelenke blockieren das Qi.

Die Acht Brokate

Baduanjin heißt wörtlich »Acht Stücke Silberbrokat«. Es handelt sich um acht elegante, geschmeidige und sehr wichtige Methoden zur Qi-Entwicklung. Sie wurden zum erstenmal in einem daoistischen Text aus dem achten Jahrhundert, dem *Xiuzhen shishu* (»Zehn Abhandlungen über die Wiederherstellung der Spannkraft«), im daoistischen Kanon beschrieben. Die daoistische Tradition schreibt diese Übung Chong Liquan, einem der acht Unsterblichen der chinesischen Sage, zu. Chong wird in der chinesischen Kunst häufig als glatzköpfige, dickbäuchige Gestalt abgebildet, mit einem bis zum Nabel reichenden Bart. In der Han-Dynastie war er General. Als sein Heer in einer Schlacht gegen die Tibeter besiegt wurde, zog sich Chong in die Berge zurück, um dem Zorn seines Kaisers zu entgehen. Dort traf er auf einen Daoisten, der ihm *Daoyin(qigong)*-»Rezepte« zur Herstellung eines Lebenselixiers übergab. Die »Acht Brokate« gehörten zu diesen Methoden. Bevor Chong starb, schrieb er die Übungen auf die Wände einer Höhle. Als ein anderer General, Lu Dongbin, diese Höhle mehrere Jahrhunderte später entdeckte, eignete er sich die Anweisungen an und wurde ebenfalls ein unsterblicher Weiser. Laut den »Zehn Abhandlungen« war es auch General Lu, der diese Übungen in Stein meißelte.

Die Acht Brokate eignen sich gut zum Beginn eines Übungsablaufes. Sie bestehen aus leichten Streckübungen, die Muskeln und Bänder dehnen und die Meridiane und inneren Organe stimulieren. Es gibt Sitz- und Stehvariationen der Acht Brokate. Die von mir gelehrte Methode ähnelt den Stehübungen, wie sie in dem Buch »Illustrierte Erklärung der Acht Brokate« von Wang Huaiqi[1] geschildert werden. Die Bewegungen sollten fließend, aber kurz sein. Nicht zu schnell, nicht zu langsam. Suchen Sie sich einen bequemen Platz. Ich wiederhole jede Übung am liebsten neunmal, aber hier gibt es keine feste Regel. Atmen Sie nur durch die Nase.

Die Acht Brokate

1. Zwei Hände strecken sich himmelwärts, um die Drei Erwärmer ins Gleichgewicht zu bringen.

Diese einfache Armstreckübung dehnt den Körper leicht und bringt den Stoffwechsel der Drei Erwärmer ins Gleichgewicht: Ober-, Mittel- und Unterkörper.

Stellen Sie sich in Qigong-Haltung auf. Die Arme bilden über dem Kopf einen Kreis. Verschränken Sie die Finger, und strecken Sie, während Sie einatmen, die Arme nach oben. Die Handflächen weisen dabei nach unten. Gleichzeitig stellen Sie sich auf die Zehen (Abb. 20). Beim Ausatmen ruhen die Füße flach auf dem Boden, und die verschränkten Hände liegen für einen Augenblick auf dem Scheitel (Abb. 21). Strecken Sie sich dann wieder nach oben, atmen dabei ein, und stellen Sie sich auf die Zehenspitzen, diesmal mit den Handflächen nach oben (Abb. 22). Atmen Sie aus, Handflächen auf dem Scheitel, die Füße flach am Boden. Wiederholen Sie dies mehrere Male und wechseln dabei jedesmal die Richtung der Handflächen.

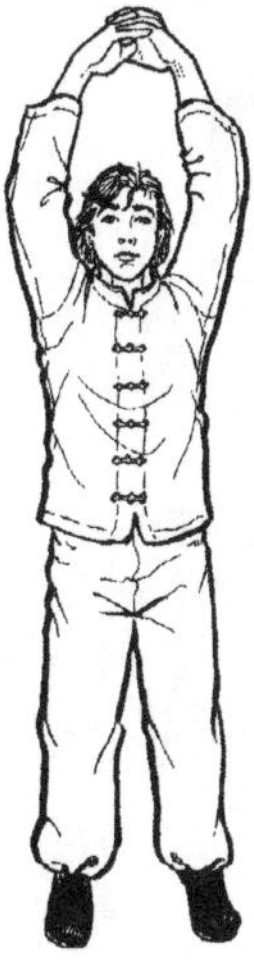

Abb. 20 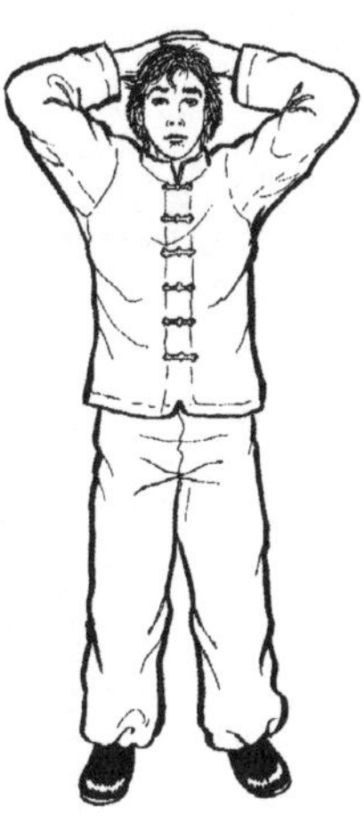   Abb. 21 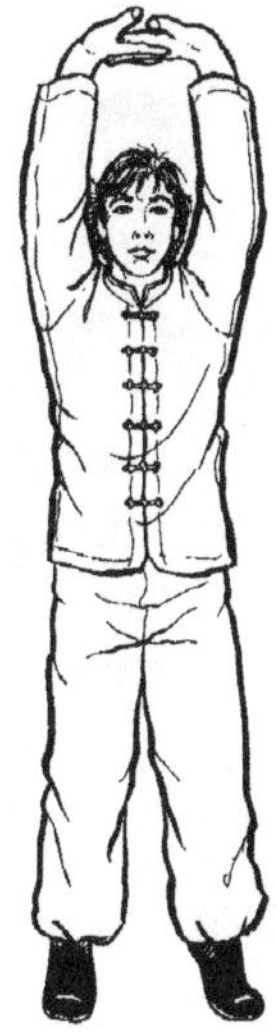   Abb. 22

2. Den Bogen spannen wie beim Bussard-Schießen.

Nehmen Sie eine weite, niedrige »Reitstellung« ein. Wenn Sie stark und elastisch sind, versuchen Sie so zu stehen, daß die Oberschenkel parallel zum Boden verlaufen. Aber gehen Sie nicht so tief hinunter, daß die Knie überanstrengt werden oder einknicken.

Beginnen Sie mit zu Fäusten geballten und in Brusthöhe eingerollten Händen, so, daß die Handrücken aneinanderliegen (Abb. 23). Ziehen Sie beim Einatmen die rechte Faust zur rechten Schulter zurück, den Ellbogen ausgestreckt, den Unterarm parallel zum Boden. Zugleich öffnet sich die linke Hand weit, während sich der linke Arm gerade nach links ausstreckt und der ganze Arm parallel zum Boden verläuft. Die linke Handfläche weist nach außen. Um diese Übung noch wirksamer zu machen, krümmen Sie die letzten drei Finger der linken Hand leicht zur Handfläche hin, so daß nur noch Zeigefinger und Daumen ausgestreckt sind (Abb. 24 ist ein Spiegelbild). Atmen Sie jetzt aus, ballen beide Hände wieder zur Faust und führen sie zur Aus-

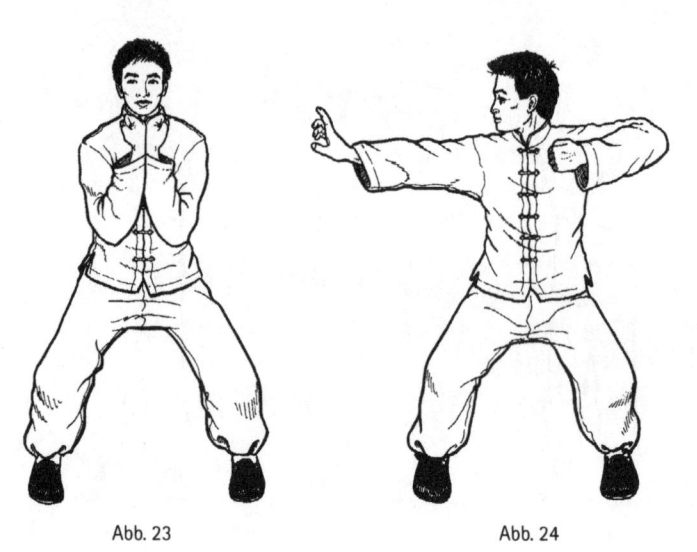

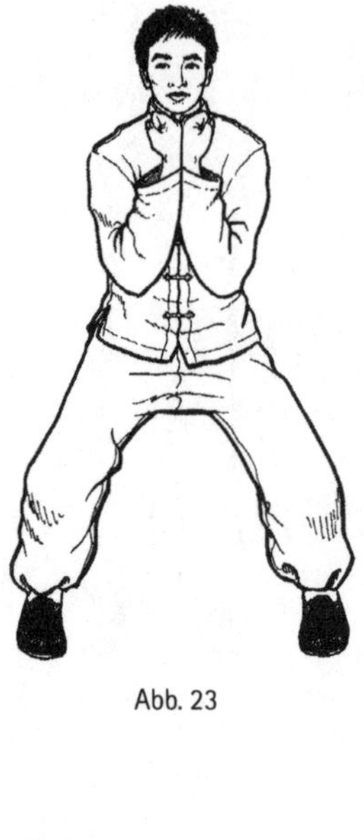

Abb. 23   Abb. 24

gangsposition vor dem Brustbein zurück. Wiederholen Sie das Ganze zur anderen Seite hin.

Immer wenn Sie sich zur Seite öffnen, dreht sich der Kopf mit, und die Augen blicken auf den ausgestreckten Arm. Sobald die Arme wieder zur Mitte zurückkehren, schauen Kopf und Augen geradeaus.

Spüren Sie, wie sich die Brust öffnet, wenn sich die Arme voneinander entfernen, und wie sie sich schließt, wenn die Fäuste zum Brustbein zurückkehren! Diese Übung stimuliert und stärkt die Lunge.

3. Nacheinander die Arme heben, um die Milz zu regulieren.

Stellen Sie sich hin, die Füße parallel, in schulterweitem Abstand. Halten Sie den linken Arm über den Kopf, während der Handrücken auf dem Scheitel ruht. Die rechte Hand liegt rechts am Brustkasten, die Handfläche weist nach unten. Stoßen Sie jetzt beide Hände voneinander weg, die eine zum Himmel, die andere zur Erde (Abb. 25 ist ein Spiegelbild).

Als nächstes vertauschen Sie die Arme, wobei sie ausgestreckt bleiben und an den Seiten des Körpers kreisen, bis der rechte Handrücken auf dem Scheitel ruht und die linke Hand mit nach unten weisender Handfläche links am Brustkasten anliegt. Stoßen Sie jetzt die Hände wieder auseinander, zur Erde und zum Himmel. Wiederholen Sie dies mehrere Male, immer mit Seitenwechsel.

Im allgemeinen ist es am leichtesten, einzuatmen, wenn die Arme gestreckt sind. Manche Übende jedoch atmen bei ausgestreckten Armen lieber aus. Beides ist möglich und gut. Während der ganzen Übung schauen Kopf und Augen geradeaus. Es besteht kein Grund, die Hände zu fixieren, während sie sich auf und ab bewegen.

Wie jede Übung der Acht Brokate besitzt auch diese einen äußeren und inneren Aspekt. Äußerlich gesehen, streckt sie die Arme und öffnet und schließt die Rippen. Innerlich gesehen

Abb. 25 Abb. 26

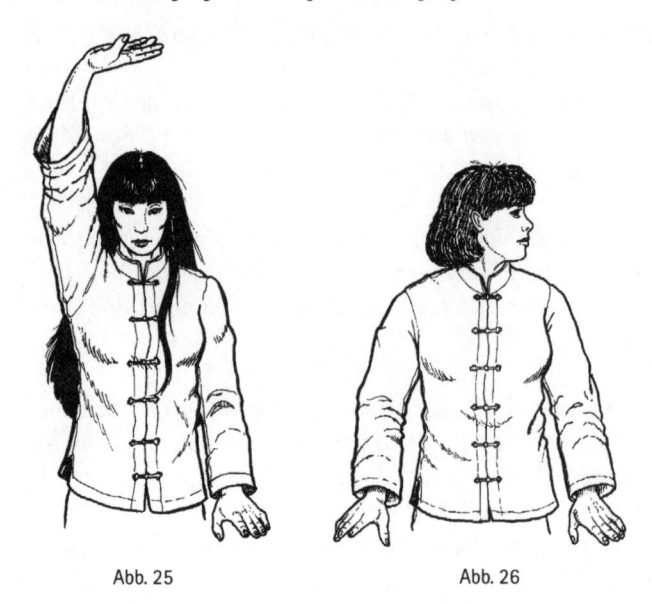

drückt sie Magen und Milz zusammen und entspannt sie wieder, wodurch sie sie leicht massiert und ihre Funktionen verbessert.

4. Rückwärtsschauen: gegen Müdigkeit und Verspannung.
Die Arme ruhen zwanglos an den Körperseiten, die Handflächen sind leicht gehoben und weisen nach unten. Wenden Sie jetzt den Kopf langsam von einer Seite zur anderen (Abb. 26). Zwingen und forcieren Sie den Kopf nicht, sich weiter zu drehen, als noch angenehm ist. Heben oder senken Sie das Kinn nicht, während Sie den Kopf drehen. Die Augen können entweder in Richtung des Kopfes blicken oder leicht über die Schulter. Das heißt, wenn Sie sich nach links wenden, dürfen die Augen noch weiter nach links schauen, vielleicht sogar ein Stückchen hinter den Körper. Den Atem können Sie so auf die Bewegung abstimmen, wie es Ihnen natürlich erscheint.

Diese Brokatübung ist sehr gut gegen Verspannung der Nackenmuskeln. Sie lockert und stärkt den Hals, verbessert die Körperhaltung und die Stellung des Rückgrats, stimuliert die Blutzirkulation im Gehirn und verbessert das Sehvermögen.

5. Sich vornüberbeugen und »mit dem Schwanz wedeln«, um das Herzfeuer zu beruhigen.

Schon am Namen dieser Technik ist zu erkennen, wie anschaulich die chinesische Sprache sein kann. Und die Übung ist noch besser als ihr Name.

Es gibt zwei Arten, diese Brokatübung zu praktizieren. Nehmen Sie eine weite, niedrige »Reitstellung« ein. Die Hände ruhen auf den Schenkeln, die Daumen weisen nach hinten. Dann lassen Sie entweder

a) den Oberkörper langsam und weich wie ein Pendel schwingen. Die Füße bleiben fest am Boden, während sich die Hüfte zu einem Schenkel hindreht. Bücken Sie sich zu diesem Schenkel hinunter und atmen dabei aus (Abb. 27). Schwingen Sie jetzt langsam zum andern Schenkel hinüber, wobei der Körper weiter

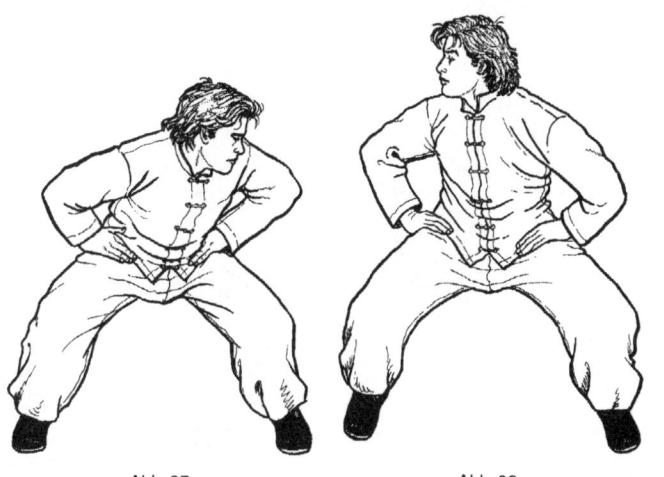

Abb. 27   Abb. 28

vornübergeneigt ist. Atmen Sie ein, während Sie sich über diesem Schenkel wieder aufrichten und den Rücken allmählich straffen. Atmen Sie weiter ein, während Sie zur Körpermitte blicken und zur Ausgangsposition zurückkehren. Wiederholen Sie das Ganze, auf der anderen Seite beginnend. Drehen Sie sich zur anderen Seite. Beim Ausatmen bücken Sie sich und schwingen den Körper zum anderen Bein. Beim Einatmen richten Sie sich über diesem Bein auf und schauen zur Körpermitte.

Oder

b) Sie drehen sich in der gleichen Stellung langsam aus der Hüfte heraus, atmen aus, während Sie sich über einen Schenkel beugen, und drehen sich in der vornübergeneigten Stellung nur bis zur Mitte (nicht bis zum anderen Schenkel, wie bei Möglichkeit a). Atmen Sie dann ein und richten sich in der Körpermitte auf (Abb. 29). Beim Ausatmen drehen Sie sich zur anderen Seite. Immer noch ausatmend, beugen Sie sich zu dieser Seite, drehen den Körper zur Mitte und atmen wieder ein, während Sie sich aufrichten und straffen. Manche Übende ziehen diese Variante vor und behaupten, sie sei wirksamer.

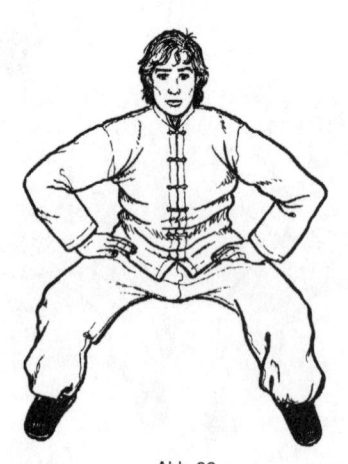

Abb. 29

Diese Übung erstickt zu großes, von Sorgen, Streß, emotionalen Spannungen und Überarbeitung verursachtes »Feuer«. Sie trägt zur Ausgeglichenheit von Herz und Nervensystem bei.

6. Sich nach unten strecken und Krankheit ausscheiden.
Stellen Sie sich zwanglos hin, die Handflächen auf dem Hintern. Beim Bücken atmen Sie aus und lassen die Hände langsam an der Rückseite der Beine hinuntergleiten bis zu den Waden oder Fußknöcheln, jedenfalls so weit, wie Sie sich noch ohne Schwierigkeit bücken können (Abb. 30). Die Wirbelsäule bleibt weich und elastisch, so daß sich jeder Wirbel auch bei gebückter Haltung entspannen kann. Beginnen Sie dann einzuatmen. Die Handflächen bewegen sich auf der Rückseite der Beine wieder hinauf, während Sie zur aufrechten Haltung zurückkehren. Atmen Sie weiter ein, die Hände immer noch auf dem Hintern, und stellen Sie sich auf die Zehenspitzen (Abb. 31). Halten Sie einen Augenblick den Atem an und stellen sich vor, der Körper sei mit

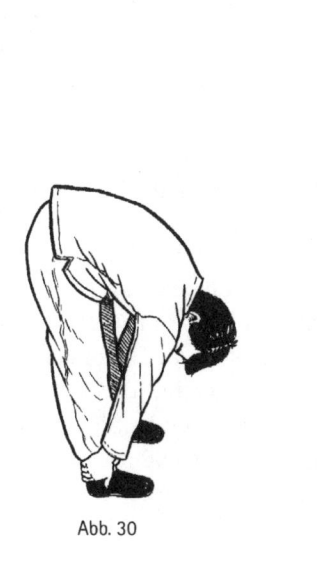

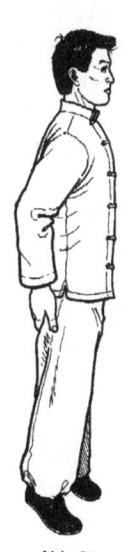

Abb. 30 Abb. 31

heilendem Qi gefüllt. Dann lassen Sie die Füße wieder flach auf dem Boden ruhen, atmen in Richtung der Zehenspitzen aus, und die Handflächen bewegen sich die Rückseite der Schenkel hinab zu den Knien, zu den Waden ... Wiederholen Sie dies mehrere Male.

Diese Übung trägt dazu bei, heilendes Qi in den ganzen Oberkörper zu ziehen. Sie streckt auch den Rücken, stimuliert die Nieren und massiert verspannte Kniesehnen und Waden.

7. Boxen mit zornigem Blick, um Qi und Stärke zu vermehren.
Nach der chinesischen Medizin stimulieren Augen und Zorn Leber, Muskeln und den Fluß des Qi. Zornerfüllt um sich zu blicken tat den alten chinesischen Einsiedlern, die wahrscheinlich wenig Enttäuschungen erlebten, sicher sehr gut. Doch der Streß des modernen Lebens führt dazu, daß viele ihren Ärger unterdrücken oder impulsiv abreagieren. Deshalb ist es für heutige Schüler wahrscheinlich nicht so gut, auf zornerfüllte Blicke Wert zu legen. Statt Stärke hervorzurufen, führt bei uns ein zornerfüllter Blick eher zu inneren Spannungen. Sprechen wir statt »zornigem Blick« daher lieber von »intensivem, konzentriertem Blick«. Mit intensivem Blick zu boxen stimuliert die Leber, trägt zur Reinigung des Körpers von Giften bei und verbreitet heilendes Qi wirksamer.

Stellen Sie sich hin, die Füße etwa einen Meter auseinander, die Knie leicht gebeugt. Ihre Haltung ist weiter und tiefer als sonst, doch nicht die angestrengte »Reitstellung« der Brokate zwei oder fünf. Die Augen blicken intensiv, als spähten Sie als Jäger nach einem Hirsch, der Ihrer Familie zur Nahrung dienen soll. Die Hände sind zu Fäusten geballt, die Handflächen, unterhalb der Schultern, nach oben gedreht. Die Ellbogen sind zurückgezogen und befinden sich hinter dem Körper. Boxen Sie jetzt langsam (keine jähe oder zustoßende Bewegung) mit einer Faust nach vorn. Während Sie den Arm ausstrecken, rotiert die Hand. Wenn Sie die Boxbewegung beendet haben, weist die

Handfläche nach unten. Halten Sie die Boxbewegung an, bevor der Ellbogen ganz durchgedrückt ist. Das Gelenk darf nicht steif sein. Wenn Sie jetzt die ausgestreckte Faust zurückziehen, die Handfläche unterhalb der Schulter, rotiert die andere Faust und streckt sich aus. Lassen Sie die Fäuste so weiterrotieren, eine Faust nach vorn, die andere zurück. Die Faust nach vorn: Die Handfläche dreht sich nach unten. Die Faust unterhalb der Schulter: Die Handfläche weist nach oben (Abb. 32). Der Atem geht beliebig. Forcieren Sie ihn nicht.

8. Berühren der Zehen zur Stärkung von Nieren und Hüfte.
Stellen Sie sich locker hin, die Beine schulterbreit auseinander. Beim Ausatmen bücken Sie sich langsam zu den Zehenspitzen hinunter und lassen jeden Wirbel an der Bückbewegung bewußt teilnehmen. Machen Sie die Bewegung langsam genug, so daß Sie Bereiche Ihrer Wirbelsäule, die zu fest »aneinanderhängen« oder eine vollständig entspannte Bückbewegung verhindern, spürbar entspannen und freilassen können. Falls Sie ohne Anstrengung bis zu den Zehenspitzen reichen können, umfassen Sie sie und ziehen Ihren Oberkörper noch dichter an die Beine heran (Abb. 33). *Versuchen Sie diese Übung aber nicht, wenn Sie eine Rückgratverletzung haben oder Ihre Wirbelsäule in einem Zustand ist, bei dem Bücken nicht ratsam ist.* Haben Sie sich so weit gebückt, wie noch angenehm ist, warten Sie ein paar Minuten und atmen zwanglos. Spüren Sie, wie die Vorderseite des Körpers zusammengedrückt wird, die Rückseite hingegen offen ist. Atmen Sie mit den Nieren. Spüren Sie, wie sich der untere Rücken beim Einatmen und Ausatmen dehnt und locker wird.

Nehmen Sie jetzt nach dem nächsten Ausatmen wieder eine stehende Haltung ein, wobei Sie einatmen. Die Wirbel stellen sich dabei aufeinander, einer nach dem anderen. Richten Sie sich langsam auf, mit Gefühl, mit Aufmerksamkeit. Atmen Sie weiter ein und beugen sich leicht nach hinten, in die Stellung eines durchgedrückten Rückens (Abb. 34). Behalten Sie diese Position

326 Aktives Qigong oder Übungen-in-Bewegung

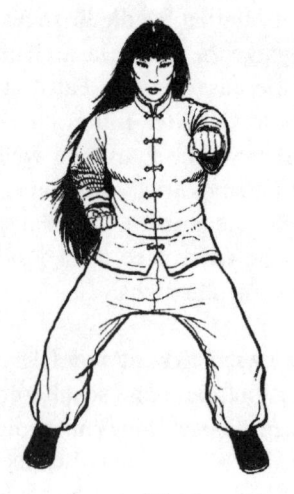

Abb. 32

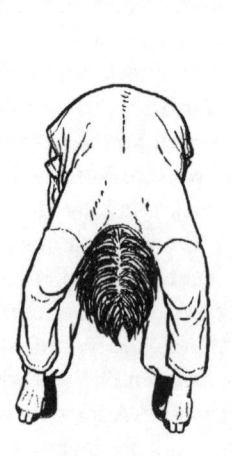

Abb. 33   Abb. 34

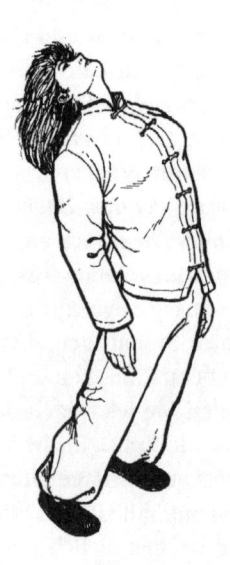

kurze Zeit bei, und kehren Sie dabei zum zwanglosen Atmen zurück. Spüren Sie jetzt, wie der Rücken zusammengedrückt wird, doch die Vorderseite des Körpers offen ist! Die Lunge dehnt sich mit dem Atem leicht aus und zieht sich wieder zusammen. Lassen Sie das zu. Atmen Sie dann ein, und wenn Sie ausatmen, nehmen Sie wieder aufrechte Haltung ein und atmen weiter aus, bis hinunter zu den Zehenspitzen. Wiederholen Sie diese Technik mehrere Male.

Diese Brokatübung sieht wie die gewöhnliche Übung des Zehenspitzenberührens aus, ist aber in Wirklichkeit ganz anders. Denn ihre Absicht ist es, mit Hilfe äußerer Bewegung die innere Gesundheit zu stärken. Zusätzlich zur Dehnung der Wirbelsäule wirkt sie auf Nieren, Nebennieren und Lunge.

Reinigung des Knochenmarks

Die Reinigung des Knochenmarks (*xisuijing*) besteht aus heilwirksamen Stellungen, sanften Bewegungen und Konzentrationstechniken, um das Knochenmark von Giften zu reinigen.[2] Sie wird Bodhidharma, dem buddhistischen Weisen aus dem fünften Jahrhundert, zugeschrieben und steht in enger Verbindung mit dem von ihm gegründeten buddhistischen Kloster, dem Shaolin-Kloster auf dem Song-Berg. Bodhidharma sollen auch zwei andere bekannte Qigong-Stile zu verdanken sein, die klassische Übung zur Transformation der Muskeln und Bänder (*yijinjing*) und das Achtzehn-Lohan-Qigong (*shibalohangong*). Historische Untersuchungen jedoch legen nahe, daß diese Systeme wahrscheinlich lediglich bis aufs sechzehnte Jahrhundert zurückgehen[3] und dem Bodhidharma wohl nur deshalb zugeschrieben wurden, um authentischer zu wirken und viele Gelehrtengenerationen zu verwirren. Viele moderne Werke über Qigong gehen aber weiter von der Verknüpfung mit Bodhidharma aus. Die Au-

328 Aktives Qigong oder Übungen-in-Bewegung

toren nehmen irrtümlich an, daß, »das, was der Meister gesagt hat, auch wahr sein muß«.

Die Version der Reinigung des Knochenmarks, die ich lehre, wirkt auf mehr als nur die Knochen ein. Sie stärkt das Immunsystem und fördert Stärke und Dichte der Knochen selbst, speichert Qi im Dantian und stimuliert den Qi-Fluß durch die Haut und verschiedene Akupunkturpunkte. Im folgenden seien die vier grundlegenden Bewegungen beschrieben.[4]

1. Der meditierende Buddha.
Nehmen Sie die natürliche Qigong-Haltung ein, die Hände vor dem Dantian. Stellen Sie die Handflächen so, daß die Mitte der Hände etwa dreißig Zentimeter auseinander ist, als ob Sie einen Medizinball hielten (Abb. 35). Heben Sie jetzt den Ball langsam bis auf Brusthöhe. Beugen Sie hierauf die Ellbogen und schieben die Handflächen aufeinander zu, bis die Hände in einer gebetsähnlichen Geste zusammenliegen und die Daumen am

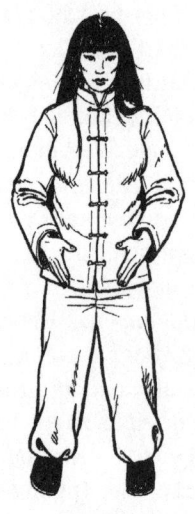

Abb. 35   Abb. 36

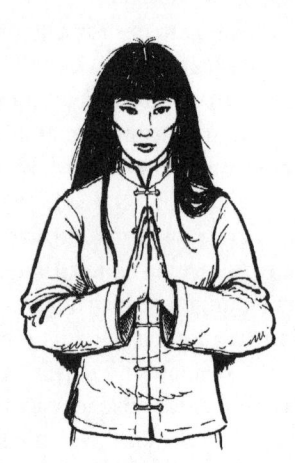

Brustbein anliegen (Abb. 36). Konzentrieren Sie sich in dieser Haltung auf die Dantian-Atmung. Werden Sie still und ruhig. Behalten Sie diese Stellung eine Zeitlang bei, im allgemeinen zwei bis drei Minuten. Nehmen Sie die Hände dann wieder auseinander, und lassen Sie sie an die Körperseite sinken. Entspannen Sie sich.

2. Das kosmische Wesen.
Heben Sie die Arme langsam an den Seiten, die Ellbogen leicht angewinkelt, die Handflächen nach vorn weisend. Sobald die Arme auf Schulterhöhe sind, drehen Sie die Handflächen nach außen, so daß sie vom Körper wegweisen und die Finger zum Himmel zeigen (Abb. 37). Stellen Sie sich nun vor, Ihr Körper fülle das ganze Weltall aus: Ihr Kopf berührt den Himmel, und Ihre Füße reichen bis zum Erdmittelpunkt. Ihr rechter Arm ist unendlich weit nach rechts ausgestreckt, Ihr linker Arm unendlich weit nach links. Sie sind das kosmische Urwesen. Vorher,

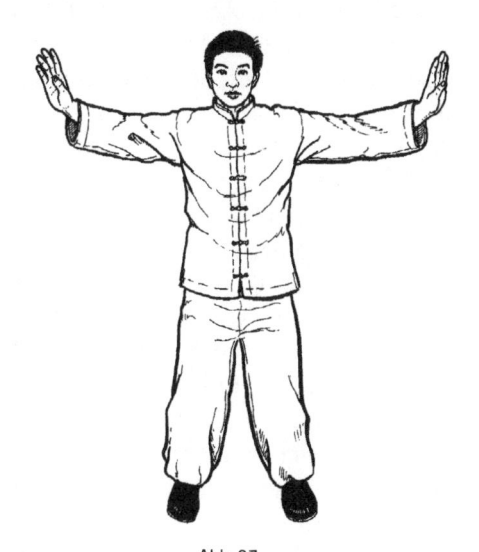

Abb. 37

beim »Meditierenden Buddha«, war das Weltall in Ihrem Körper, jetzt dehnt sich Ihr Körper ins Weltall aus. Stellen Sie sich weiter vor, Ihre Hautporen seien geöffnet. Der ganze Körper ist Leichtigkeit, Offenheit und Durchlässigkeit. Das universelle Heil-Qi kann Sie ungehindert durchfließen. Vergessen Sie Ihren Atem, lassen Sie ihn gehen, wie er will.

Behalten Sie diese Vorstellung etwa zwei bis drei Minuten bei, um dann Ihr Bewußtsein auf den Dantian zu richten. Spüren Sie, wie sich Ihr Atem im Innern bewegt, und lassen Sie Ihren Geist zur Körperbewußtheit zurückkehren. Dann lassen Sie Ihre Arme an der Seite wieder sinken und entspannen sich.

3. Waschen des Knochenmarks mit einer Hand.

Ihre linke Hand hebt sich langsam hinter dem Körper, bis die Mitte des Handrückens bequem auf dem unteren Teil des Rückens ruht, dem Nabel gegenüber. Sie haben damit den hinteren Laogong-Akupunkturpunkt auf der Hand mit dem Mingmen (Pforte des Lebens) am Rücken (Abb. 38 a) zur Deckung gebracht. Dadurch wird die Funktion der Nebennieren und Nieren verbessert. Während die linke Hand ihre Stellung einnimmt, erhebt sich die rechte an der rechten Körperseite, bis die Handfläche etwa fünfzehn Zentimeter über dem Scheitel steht und nach unten weist (Abb. 38 b). Spüren Sie die Beziehung zwischen der Mitte der rechten Handfläche (dem Laogong-Punkt) und dem Scheitelpunkt des Kopfes (dem Baihui-Punkt). Es ist, als ob Sie Ihr eigenes Energiefeld spürten, das Qi, das aus dem Scheitel ausströmt. Diese Konzentration der Aufmerksamkeit trägt dazu bei, die gesamte Yang- und Yin-Energie im Körper ins Gleichgewicht zu bringen. Der Baihui-Akupunkturpunkt ist der Punkt, wo die Yang-Energie des Rückens der Yin-Energie der Körper-Vorderseite begegnet. Aus diesem Grund heißt der Scheitelpunkt Baihui, wörtlich »Hundert Begegnungen«. Denn dort treffen viele Energiearten zusammen.

Behalten Sie diese Stellung nur einen Augenblick lang bei,

Abb. 38 a   Abb. 38 b

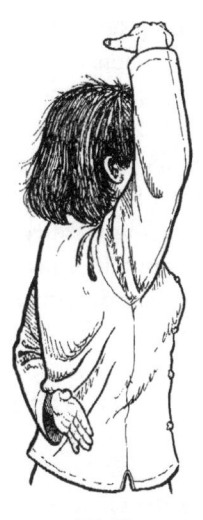

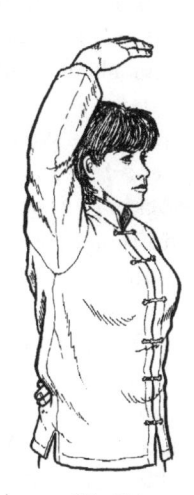

gerade lang genug, um einen angenehmen Reiz am unteren Rücken und am Scheitel zu spüren. Lassen Sie nun die obere Hand langsam vor dem Körper hinabsinken. Während die rechte Hand hinabsinkt, stellen Sie sich vor, reines Heil-Qi fließe durch das Knochenmark. Wenn Sie dabei der Hilfe eines Bildes bedürfen, können Sie sich das Qi als heilenden Dampf oder weißes Licht vorstellen. Das Qi bewegt sich durch die Knochen des Schädels und Gesichtes und weiter hinab durch die Halswirbel. Es fließt durchs Schlüsselbein, durchs Schulterblatt, die Rippen, die Wirbelsäule hinunter. Ihre Hand sinkt immer noch nach unten, ganz, ganz langsam. Das Qi durchspült dann das Mark der Hüften, der Schenkelknochen, der Knie, der Schienbeine und Füße. Sobald Ihre Hand entspannt an der Seite ruht, lösen Sie auch die Hand vom unteren Rücken und lassen sie ebenfalls nach unten sinken. Betrachten Sie jetzt, wie das unreine, schädliche Qi aus den Füßen gespült wird und mindestens einen Meter tief in die Erde eindringt. Ich stelle mir gerne vor, dieses nicht mehr benötigte Qi werde zu Kompost oder verwandle sich in Licht. (Ich glaube, unsauberes Qi kann, wenn wir nicht richtig damit umgehen, psychische, energetische Verschmutzung hervorrufen.)

Jetzt können Sie zur anderen Seite übergehen. Ihre rechte Hand liegt auf dem unteren Rücken, der Mittelpunkt der Hand auf dem Rückgrat, dem Nabel gegenüber. Die linke Hand hebt sich, bis die Handfläche zum Scheitel weist: Das Laogong ist energetisch mit dem Baihui verbunden. Lassen Sie jetzt die linke Hand vor dem Körper hinabsinken, während Sie das Mark durchspülen. Schicken Sie das unsaubere Qi aus den Füßen hinaus. Lassen Sie beide Hände für einen Augenblick an den Seiten ruhen, bevor Sie die Seite wieder wechseln.

Waschen Sie also das Mark abwechselnd mit einer Hand, jeweils drei- bis fünfmal mit jeder Hand. Es besteht keine Notwendigkeit, den Atem mit irgendeinem Teil der Übung zu koordinieren. Atmen Sie ganz natürlich. Entspannen Sie sich und konzentrieren sich einen Augenblick, bevor Sie in die letzte Phase eintreten.

4. Waschen des Marks mit beiden Händen.
Heben Sie beide Hände über die vordere Mittellinie des Körpers, Handflächen nach oben (Abb. 39). Sobald die Hände das Brustbein erreichen, drehen Sie die Handflächen von sich weg und stoßen sie bis über den Kopf. Die Arme sind jetzt über dem Kopf ausgestreckt, die Handflächen weisen zum Himmel (Abb. 40). Behalten Sie diese Stellung etwa zehn Sekunden bei und stellen sich vor, Sie seien wie ein Baum mit tiefen Wurzeln und hohen Zweigen, der Himmel und Erde verbindet. Drehen Sie dann die Handflächen wieder, bis sie zum Scheitel weisen, und senken Sie sie, aber nur leicht, bis sie sich etwa fünfzehn Zentimeter über dem Scheitel befinden. Die Hände berühren einander nicht. Die Finger der rechten und linken Hand sind einige Zentimeter auseinander. Während Sie diese Stellung für

Reinigung des Knochenmarks   333

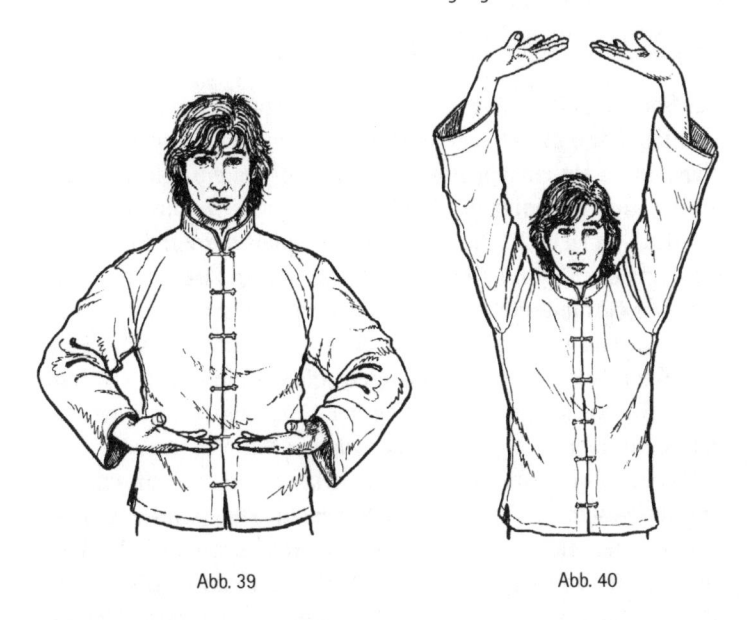

Abb. 39   Abb. 40

einen Moment beibehalten, spüren Sie die Energie Ihres Scheitels, Ihre Aura.
Wie beim Waschen des Marks mit einer Hand verbinden Sie die Laogong-Punkte, diesmal beider Hände, mit dem Baihui-Punkt. Lassen Sie hierauf beide Arme vor dem Körper nach unten sinken und stellen sich das reine Heil-Qi vor, wie es das Knochenmark durchspült, genauso wie beim Waschen des Marks mit einer Hand. Wenn die Hände an den Seiten angelangt sind, wird das unsaubere Qi durch die Füße ausgestoßen, tief in die Erde. Entspannen Sie sich. »Waschen des Marks mit beiden Händen« wird nur einmal durchgeführt. Es schließt die Serie ab.

Das Spiel der Fünf Tiere

Das Spiel der Fünf Tiere (*wuqinxi*) sind elegante, tanzartige, nach Kranich, Bär, Affe, Hirsch und Tiger gestaltete Übungen. Zusammen bilden sie ein vollständiges Qigong-System und erzeugen Stärke, Geschmeidigkeit, Flexibilität, Gleichgewicht und einen Überfluß an Heil-Qi. Die Übungen des Spiels der Fünf Tiere sind medizinische Qigong-Übungen, weil sie das Qi zirkulieren lassen und den Gesundheitszustand verbessern. Sie sind auch Kampfsport-Qigong-Übungen, da sie die Entwicklung verschiedener Tier-Kampfsportarten begünstigen (den Kranichstil, Tigerstil usw.). Und sie sind spirituelle Qigong-Übungen, weil sie die Harmonie mit dem Tierreich und der ganzen Natur lehren.

Das Spiel der Fünf Tiere ist das älteste heute noch praktizierte Qigong-System. Es ist auch eines der ältesten ununterbrochen praktizierten Heilübungssysteme der Welt. Das Spiel der Fünf Tiere wurde von Hua Tuo (110 - 207 n. Chr.) ausgearbeitet, der oft der »Vater der chinesischen Medizin« genannt wird. Die ihm zugeschriebenen Methoden der Diagnose, Behandlung und Prognose gelten immer noch als Fundament der traditionellen chinesischen Medizin. Hua Tuos klassische »Beschreibung der Eingeweide«[5] wurde vom chinesischen Gesundheits- und Hygieneministerium unter mehr als zehntausend Büchern als eins von elf der bedeutendsten prämodernen Werke der chinesischen Medizin ausgewählt. Der daoistischen Legende zufolge empfing Hua Tuo diesen Text sowie die Anweisungen für das Spiel der Fünf Tiere von zwei in einer Höhle am Gong Yi-Berg lebenden Einsiedlern.

Hua Tuos zwei Schüler, Wu Pu und Fan A, erreichten ein hohes Alter. Da sie getreulich den medizinischen Anweisungen ihres Meisters folgten, wurde der eine achtzig, der andere über hundert Jahre alt. Hua Tuo sagte einst zu Wu Pu: »Man sollte seinen Körper auf jeden Fall üben, es aber nicht übertreiben. Übungen verbessern die Verdauung und halten die Meridiane frei von Stauungen. Dadurch bleibt der Körper frei von Krankheit. Eine Türangel, die häufig benützt wird, rostet nicht. Deshalb praktizierten die alten Weisen Daoyin ... Ich habe eine Daoyin-Methode, das Spiel der Fünf Tiere, geschaffen. Es kann Krankheiten beseitigen und die Wurzel stärken.«[6]

Das heutige Wiederaufleben des Interesses am Spiel der Fünf Tiere ist weitgehend einer berühmten Pekinger Schauspielerin, Madame Guo Lin (1906 – 1984), zu verdanken. Nach einem achtjährigen Kampf gegen Gebärmutterkrebs schrieben sie die Ärzte als nicht mehr operierbar ab und gaben ihr gerade noch sechs Monate zu leben. Da begann Madam Guo täglich zwei Stunden in der Frühe mit dem Spiel der Fünf Tiere. Schon sechs Monate später trat eine Besserung ein.[7] In den siebziger Jahren, fast dreißig Jahre nachdem ihr der Tod vorausgesagt worden war, war Madame Guo zur Nationalheldin geworden und hatte Qigong in Krankenhäusern und Kliniken in ganz China eingeführt. Ihr erstes Buch behandelte speziell Qigong-Übungen gegen Krebs.

Sehr zur Verbreitung des Spiels der Fünf Tiere hat auch der Qigong-Meister und Doktor der chinesischen Medizin Hu Yaozhen beigetragen. Hu unterwies viele der besten gegenwärtigen Qigong-Lehrer, unter anderen den berühmten Taijiquan-Meister Feng Zhiqiang. Das Spiel der Fünf Tiere, das Hu in seinem Buch *Wuqinxi* beschreibt[8], ist fast identisch mit der Version, die ich von Dan Farber, einem Schüler des nicht mehr arbeitenden Meisters Qin Xu aus Hongkong, lernte. Dr. Hus Buch dürfte das beste Buch über dieses Thema in chinesischer Sprache sein. Einer seiner Schüler, Jiao Guorui, erlernte das Spiel der Fünf Tiere in den fünfziger Jahren von Dr. Hu und beschreibt wesentliche Teile des *Wuqinxi* in seinem englischsprachigen Werk *Qigong Essentials for Health Promotion.*[9] Vorzügliche Übersetzungen der Prinzipien des Spiels der Fünf Tiere (ebenfalls nach Hu Yaozhen) finden sich in den Schriften Paul Gallaghers, eines Qigong-Meisters des Westens.[10]

Ich möchte hier die Praxis zweier grundlegender Übungen des Spiels der Fünf Tiere beschreiben: des Kranichs und des Bären. Der Kranich ist Sinnbild für meditative Ruhe und langes Leben. In der chinesischen Mythologie ist er Gefährte von Shoulao, dem Gott des langen Lebens. Die Daoisten sagen, erleuchtete Weise ritten auf einem Kranichrücken zum Himmel. Der Bär andererseits ist ein Sinnbild der Stärke, Kraft und heilenden Weisheit. Im alten China trugen die Schamanenheiler Bärenmasken und haben sicherlich bei ihren rituellen Tänzen auch das Stapfen des Bären nachgeahmt.

Der Kranich und der Bär sind das Yang und das Yin des Spiels der Fünf Tiere. Der Kranich ist zwanglos entspannt, eine vorzügliche Übung für das Herz und um den Körper im Sommer abzukühlen. Der Bär ist schwer und stark und stimuliert die Nieren. Er wärmt den Körper im Winter. Führen Sie beide Übungen stets in derselben Sitzung durch. Dadurch werden Yang und Yin, Feuer und Wasser, im Gleichgewicht gehalten. Der Kranich und der Bär können ohne schädliche Nebenwirkungen und mit besten Ergebnissen für die Gesundheit durchgeführt werden, selbst wenn Sie die anderen drei Tierübungen nicht kennen.

Wenn Sie die Tiere praktizieren, imitieren Sie die Tiere nicht, sondern werden Sie sie! Im Idealfall sollte man die Tiere (natürlich aus sicherer Entfernung) in ihrer natürlichen Umgebung beobachten und dann auch dort üben. Ich führe die Kranichübung gern am Ufer eines Sees und die Bärenübung im Wald durch. Passen Sie aber auf: Wenn Sie ein Bär sieht, könnte er denken, Sie seien einer seiner Verwandten! Zumindest aber sollten Sie in den Zoo gehen und sich anschauen, wie sich die Tiere bewegen und verhalten. Ein Mönch fragte einmal einen Zen-Meister, ob ein Hund Buddha-Natur besitzt. Ein Qigong-Übender fragt umgekehrt: »Besitzt ein Buddha Hundenatur, Bärennatur, Kranichnatur?« Ein Erleuchteter fühlt sich mit allen »Lehrer-Geschöpfen« verbunden.[11] Es gibt einen alten biblischen Midrash

(Kommentar), in dem gefragt wird: »Warum wird in dem Wort, ›Laßt uns Menschen machen nach unserem Bild‹, die Mehrzahl gebraucht?« Und der Midrash gibt selbst die Antwort: »Das ›uns‹ bezieht sich auf die Gesamtheit der Tiere, die als erste geschaffen wurden.« Die Geister der Tiere halfen den ersten Menschen schaffen.

Der Kranich

Alle Kranich-Übungen beginnen mit der Kranichstellung. Beachten Sie die Prinzipien der Qigong-Haltung, und stellen Sie sich mit geschlossenen Fersen hin, die Füße bilden einen 45°-Winkel. Die Knie sind nur leicht gebeugt. Der Körper steht aufrecht und frei wie eine große Kiefer. Die Augen blicken in die Ferne. Während der ganzen Kranich-Übung sollte der Körper sich leicht und durchlässig wie eine Wolke anfühlen. Sie sollen sich wohl fühlen und sind vollkommen ausgeglichen. Ein Kranich kann stundenlang im Gleichgewicht auf einem Zahnstocherbein stehen, vollständig ruhig, als schliefe er, und ist doch ganz wach. Sobald ein Fisch vorbeischwimmt, wupp, hat er ihn schon gefangen. In der chinesischen Sprache war das Wort für Kontemplation, *Guan*, ursprünglich das Bild für einen Kranich.

Die Kranich-Bewegungen werden in entspanntem, langsamem, gleichmäßigem Tempo durchgeführt, als schwämme man in der Luft. Die Übungen sind wie ein meditativer Tanz mit sechs verschiedenen Techniken. Wiederholen Sie jede Technik neunmal und pausieren dann für einen Augenblick, bis Sie zur nächsten übergehen.

1. Stehender Kranich.
Halten Sie Ihre Handflächen, nach oben gekehrt, genau vor das Dantian, wobei sich die Fingerspitzen fast berühren. Heben Sie beim Einatmen Unterarme und Hände bis zur unteren Spitze des Brustbeins (Abb. 41 a). Achten Sie darauf, daß die Schultern ent-

Abb. 41 a   Abb. 41 b

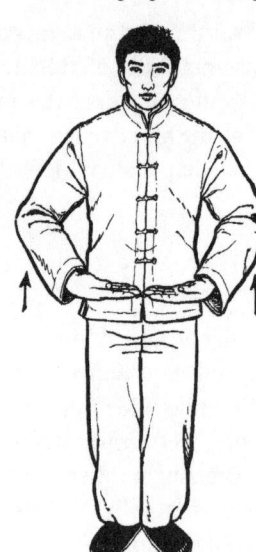

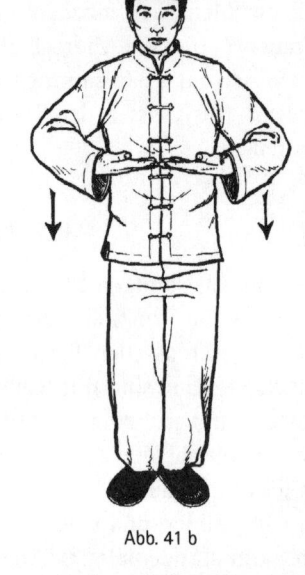

spannt sind. Heben Sie Schultern oder Brustkasten nicht. Beim Ausatmen halten Sie die Handflächen weiter nach oben und lassen die Hände zum Dantian hinabsinken. Machen Sie so weiter: Einatmen, Hände zum Brustkasten heben, ausatmen, Hände zum Unterleib senken (Abb. 41 b).

2. Kranich-Schnabel.

Strecken Sie die Arme seitlich in Schulterhöhe von sich, die Handflächen zeigen nach unten (Abb. 42). Schulter, Oberarm, Unterarm, Handgelenk und Hand bilden eine gerade Linie. Die Ellbogen sind leicht angewinkelt. Heben Sie nun die Arme beim Einatmen ungefähr um fünfzehn Zentimeter. Dabei berühren sich die Fingerspitzen jeder Hand und bilden eine Spitze, den Kranichschnabel (Abb. 43). Öffnen Sie beim Ausatmen den Kranichschnabel wieder, und lassen Sie die Arme zur Ausgangsposition sinken, Arme und Hände sind in Schulterhöhe ausgestreckt.

Abb. 42   Abb. 43

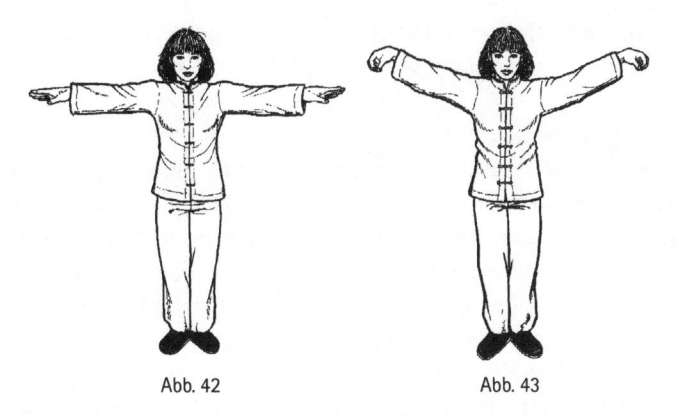

3. Der Kranich schlägt mit den Flügeln.
Fangen Sie so an wie beim Kranichschnabel: Die Arme sind in Schulterhöhe seitlich ausgestreckt, die Handflächen zeigen nach unten. Beim Ausatmen senken Sie die Arme, bis sich die Hände in Hüfthöhe befinden (Abb. 44). Beim Einatmen heben Sie die Arme wieder in Schulterhöhe. Die Hände sind dabei stets geöff-

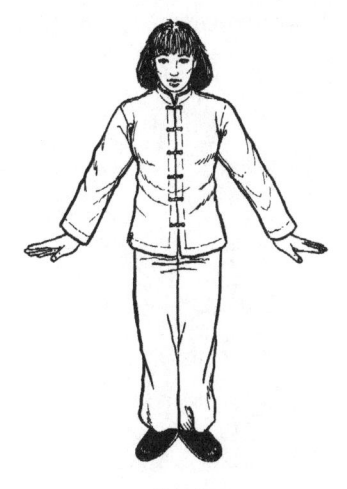

Abb. 44

net und schweben elegant durch die Luft. Nach der letzten Wiederholung gehen Sie direkt zur Kranich-Hocke über.

4. Kranich-Hocke.

Wir setzen die Übung »Der Kranich schlägt mit den Flügeln« fort. Die Hände ruhen in Hüfthöhe. Gehen Sie beim Einatmen langsam in die Hocke. Die Fersen heben sich vom Boden, die Knie biegen sich durch und bewegen sich zur Seite. Sie gehen so tief in die Hocke, wie es noch bequem ist. Gleichzeitig heben Sie die Arme und wenden die Handflächen nach oben. Die Arme heben sich bis auf Schulterhöhe (Abb. 45).

Stehen Sie jetzt beim Ausatmen langsam auf. Gleichzeitig drehen sich die Handflächen nach unten und sinken bis in Hüfthöhe. Wiederholen Sie die Übung.

5. Einbeiniger Kranich.

Am Anfang weisen die Handflächen in Hüfthöhe nach unten. Gehen Sie beim Ausatmen in die Hocke, und gehen Sie mit den Armen nach unten, als wollten Sie Ihre Knie umfassen (Abb. 46). Beim Einatmen stehen Sie wieder auf, verlagern das Gewicht auf

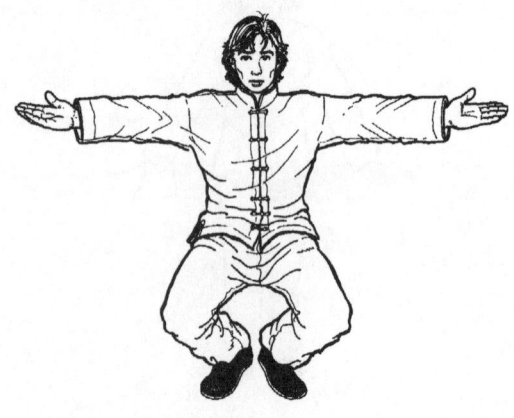

Abb. 45

Abb. 46   Abb. 47

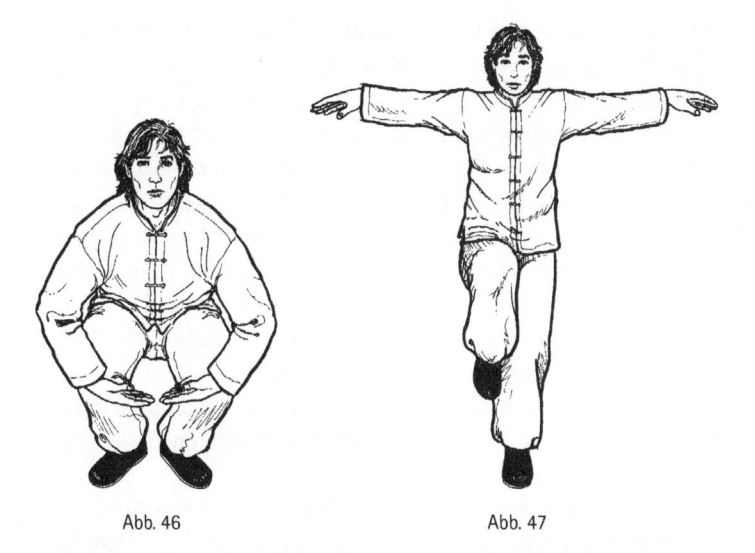

ein Bein und kreuzen die Arme vor der Brust, die Handflächen zum Körper gerichtet. Weiter einatmend, heben Sie ein Knie in die Luft, bis der Schenkel parallel zum Boden verläuft. Die Arme beschreiben dabei einen Bogen über den Kopf und zu den Seiten hin, bis sie seitlich in Schulterhöhe ausgestreckt sind. Behalten Sie diese Gleichgewichtsposition ein paar Sekunden bei (Abb. 47). Dann atmen Sie langsam wieder aus, gehen in die Hocke und umfassen die Knie. Atmen Sie ein, und gehen Sie wieder in aufrechte Stellung, die Hände gekreuzt, ein Bein angehoben, die Arme beschreiben über dem Kopf und zur Körperseite hin einen Bogen. Bleiben Sie ein paar Sekunden so, und wiederholen Sie das Ganze dann.

6. Der Kranich spreitzt die Flügel.
Beginnen Sie im Stehen, die Fersen berühren einander, die Arme liegen seitlich am Körper. Ziehen Sie beim Einatmen beide Arme leicht hinter den Körper. Ein Fuß tritt einen Schritt vor und berührt den Boden leicht mit den Zehenspitzen. Alles Gewicht

ruht auf dem hinteren Fuß (Abb 48). Ziehen Sie nun beim Ausatmen den ausgestreckten Fuß zurück, verteilen das Gewicht gleichmäßig auf beide Füße, und führen Sie die Arme zur Vorderseite des Körpers, wobei die Handrücken einander gegenüberstehen (Abb. 49). Atmen Sie dann wieder ein, stellen Sie das andere Bein vor, berühren mit den Zehen den Boden, die Arme ziehen Sie hinter den Körper (nicht zu weit, der Rücken darf nicht gespannt sein!). Atmen Sie wieder aus, die Fersen zusammen, das Gewicht gleichmäßig verteilen, die Arme bewegen sich zur Vorderseite des Körpers, die Handrücken stehen einander gegenüber. Wiederholen Sie die Übung abwechselnd zu jeder Seite hin.

Jeder Zehenschritt muß leicht und locker erfolgen, als ob Sie darauf achteten, kein Grashälmchen niederzutreten.

Stehen Sie jetzt, nachdem Sie die Grundübung des Spiels des Kranichs absolviert haben, für einen Augenblick in ruhiger Meditation, und machen Sie einige Schritte. Gehen Sie ein bis zwei Minuten umher. Was hat sich geändert? Die meisten Schüler ha-

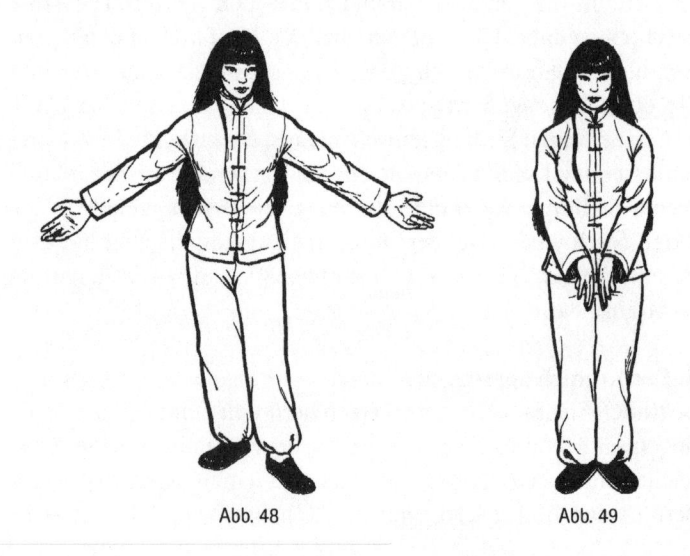

Abb. 48   Abb. 49

ben das Gefühl, sie seien leicht wie eine Feder und Arme und Beine seien ein paar Zentimeter gewachsen.

Die Kranich-Übung wirkt sich unter anderem positiv auf Ihre Entspannung und Ihr Gleichgewicht aus, sie führt zur Lockerung und Öffnung der Gelenke, zur Stärkung des Herzens und der Lunge, zur Abkühlung des Körpers, zur Linderung bei Entzündungen und zur Förderung der Verdauung.

Der Bär

Der Kranich ist leicht und ätherisch, der Bär schwer und bodenständig. Verzeihen Sie mir ein scherzhaftes Klischee? In den Vereinigten Staaten lehrte ich in New York City gern die Kranich-Übung, um meine Schüler der Hektik und Paranoia der überfüllten Straßen und U-Bahnen zu entziehen. In Kalifornien dagegen ziehe ich das Spiel des Bären vor: ein gutes Mittel gegen zu viel Sonne und Alfalfa-Keime.

Das wichtigste beim Spiel des Bären ist, daß man sich gedrungen, fest, schwer und gewichtig fühlt. Aber nach Hu Yaozhen sollten Ihre Bewegungen trotzdem leicht und fließend sein, »als hätten Sie keine Knochen«. Leichtigkeit, Beweglichkeit und Schnelligkeit stecken in dieser Übung. Das entspricht genau dem Wesen des Bären, der zwar langsam umhertappen, aber auch überraschend schnell angreifen kann.

Die Bärenstellung, die in den untenstehenden Übungen eingenommen wird, ist eine weite, niedrige »Pferdestellung«, wobei die Füße im 45°-Winkel auseinanderstehen. Fortgeschrittene können so tief stehen, daß die Schenkel parallel zum Boden verlaufen. Schwangere oder menstruierende Frauen jedoch sollten auf die niedrige Stellung verzichten. Wählen Sie eine Haltung, die bequem und nicht anstrengend ist. Die Augen blicken ruhig und entspannt. Das Qi ist in das Dantian gesunken. Wie bei der Kranich-Übung gehen die Bewegungen fließend ineinander über.

Zwischen den einzelnen Techniken gibt es jeweils nur eine kleine Pause. Jede Technik wird neunmal zu jeder Seite hin wiederholt.

1. Der Bär dreht sich.

Sie stehen in Bärenstellung, die Arme sind seitlich vom Körper, die Ellbogen mit 90° angewinkelt, die Hände in Ohrenhöhe, wobei die Handflächen nach oben zeigen (Abb. 50). Drehen Sie sich jetzt langsam aus der Hüfte heraus nach links und atmen dabei aus (Abb. 51). Achten Sie darauf, sich nur aus der Hüfte heraus zu drehen und das Gewicht dabei nicht zu verlagern oder Hüfte und Schenkel mitzudrehen. Sie stehen fest und unbeweglich. Drehen Sie sich so weit, wie Sie bequem und ohne Anstrengung kommen können. Kehren Sie dann beim Einatmen zur Mitte zurück. Atmen Sie jetzt aus und drehen sich langsam zur anderen Seite. Beim Einatmen wenden Sie sich zur Mitte zurück. Drehen Sie sich weiter, abwechselnd zu beiden Seiten, und koordinieren Sie den Atem damit. Die Hüftknochen bleiben an Ort und Stelle, die Taille dreht sich. Gerade dieses unterschiedliche Verhalten von Taille und Hüftknochen massiert die inneren Organe

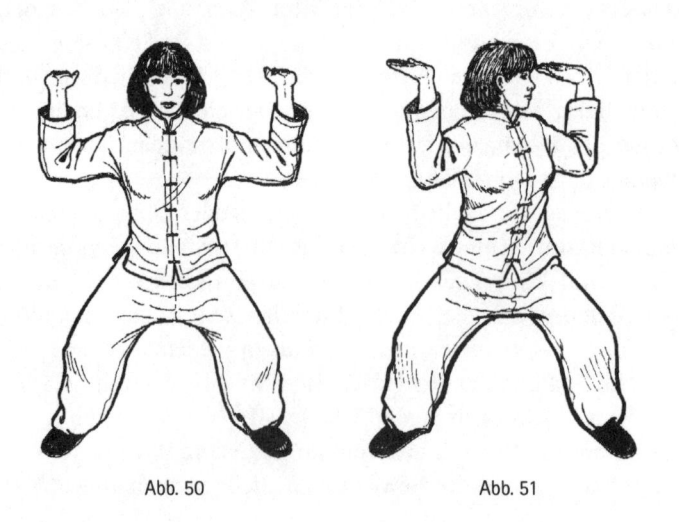

Abb. 50   Abb. 51

und tut den Nieren gut. Nach der letzten Wiederholung gehen Sie direkt zur Übung »Der Bär stößt nach hinten« über.

2. Der Bär stößt nach hinten.
Wenn Sie sich diesmal beim Ausatmen nach links drehen, stoßen Sie die linke Hand nach hinten und halten sie in Schulterhöhe. Die Handfläche weist dabei von Ihrem Körper weg, die Finger zum Himmel (Abb. 52). Beim Einatmen gehen Sie zur Mitte zurück und führen die linke Hand in die ursprüngliche Bärenstellung zurück, Ellbogen mit 90° angewinkelt, Handfläche nach oben. Drehen Sie sich dann nach rechts, atmen aus und stoßen die rechte Handfläche nach außen, von der Schulter weg, die Fingerspitzen nach oben. Zur Mitte zurückkehrend, atmen Sie ein. Wiederholen Sie die Übung abwechseld zu beiden Seiten hin.

3. Der Bär stößt nach unten.
Fahren Sie fort mit der Grundbewegung des sich drehenden Bären. Wenn Sie sich aber jetzt zur Seite drehen und ausatmen, stoßen Sie eine Hand nach unten bis zur Hüfte (Abb. 53). Wen-

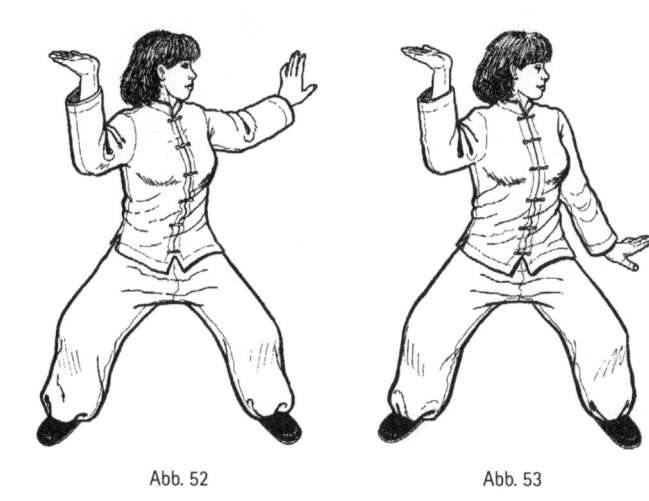

Abb. 52   Abb. 53

den Sie sich zum Beispiel beim Ausatmen nach links, stoßen Sie die linke Hand hinter sich und nach unten, bis die Handfläche bei der linken Hüfte nach unten weist. Atmen Sie wieder ein, gehen zur Mitte zurück und führen die Hand wieder zurück in die Ausgangsstellung: Beide Handflächen befinden sich jetzt in Höhe der Ohren, als hielten Sie ein Holzbrett über dem Kopf. Atmen Sie wieder aus, drehen sich zur anderen Seite, und die andere Hand stößt an der Hüfte nach unten. Atmen Sie ein, zurück zur Mitte.

4. Der Bär bietet an.
Lassen Sie Ihre Hände unten auf der Brust ruhen, genau unterm Brustbein, die Handflächen zeigen nach oben (Abb. 54). Beim Ausatmen drehen Sie die Taille nach links, strecken die linke Hand, die Handfläche zeigt weiter nach oben, auf Schulterhöhe von der Schulter weg. Die rechte Hand streckt sich leicht nach links und wird, auch hier zeigt die Handfläche nach oben, auf der Mitte des linken Unterarms (Abb. 55) gehalten. Atmen Sie ein,

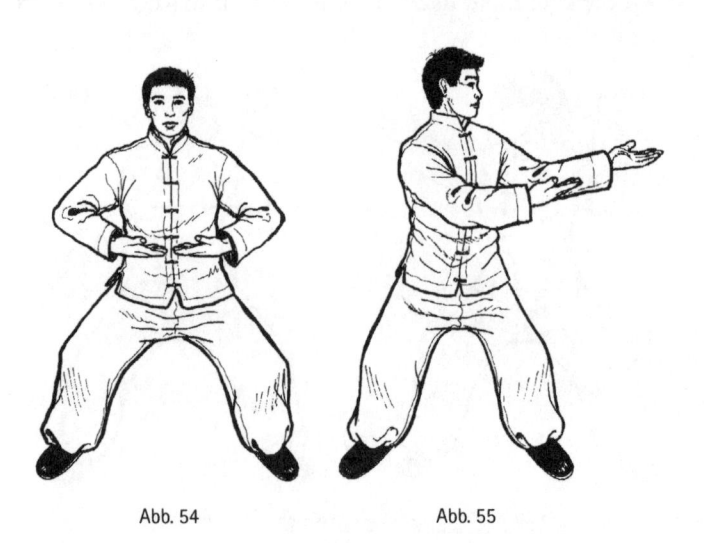

Abb. 54   Abb. 55

und kehren Sie zur Mitte zurück, beide Hände kehren zur Brust zurück, die Handflächen weisen zum Himmel. Drehen Sie sich dann nach rechts, die rechte Hand greift, Handfläche nach oben, aus, bis sie seitlich in Schulterhöhe ganz ausgestreckt ist. Die linke Hand ruht, Handfläche nach oben, an der Mitte des rechten Unterarms. Atmen Sie ein, zurück zur Mitte.

5. Der Bär stößt zur Seite.
Fangen Sie an wie oben, beide Handflächen weisen knapp unterhalb der Brust nach oben. Wenn Sie sich diesmal drehen und ausatmen, stoßen Sie beide Hände seitlich nach außen, wobei die Handflächen vom Körper wegweisen. Die Hände bilden dabei eine Ebene, als stießen beide Handflächen flach an eine Mauer neben Ihnen (Abb. 56). Atmen Sie wieder ein, zur Mitte zurück, die Hände wenden sich wieder zur Brust. Atmen Sie aus und stoßen zur anderen Seite.

Am Ende dieser Übungsserie nehmen Sie eine bequeme, schulterbreite Haltung ein und lassen die Hände an den Seiten ruhen. Stehen Sie in ruhiger Meditation und schlendern dann

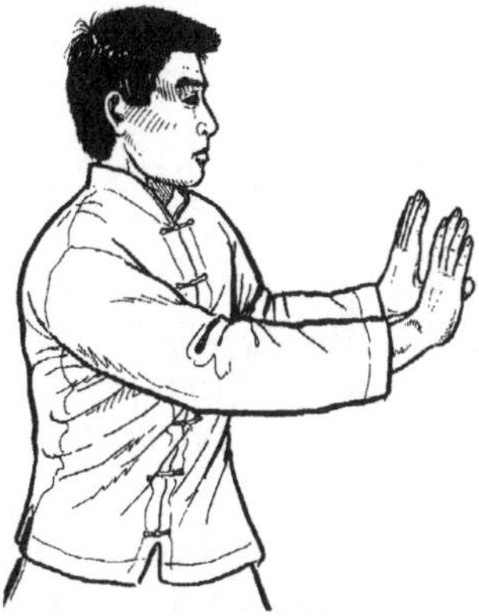

Abb. 56

eine Minute umher. Spüren Sie, wie anders Sie sich im Vergleich zum Zustand nach der Kranich-Übung fühlen. Welche Wirkung hatte die Bären-Übung auf Ihr Stehen und Atmen, auf Ihr Körpergewicht, auf bestimmte Körperteile? Man hat jetzt normalerweise das Gefühl, als sei der Körper fest wie ein wandelnder Berg mit der Erde verbunden. Sie empfinden vielleicht auch, daß der untere Rücken und die Nierenregion angenehm warm sind.

Der Bär sollte das ganze Jahr über geübt werden. Im Winter aber machen sich seine Vorzüge am stärksten bemerkbar. Der Bär wärmt den Körper, verbessert Nieren und Nebennierenfunktion, vertieft den Atem und stärkt Beine und Taille.

Der Leser findet weitere Informationen über die Tierübungen in den im Anhang unter »Qigong-Materialien« aufgeführten Büchern. Das Spiel der Fünf Tiere geht weiter mit komplizierten Kranich- und Bär-Gehübungen und Übungen, die vom Affen, Hirsch und Tiger abgeleitet sind. Der »Affe« besitzt leichte, bewegliche Eigenschaften und trägt zur Lockerung der Gelenke bei. Der »Hirsch« streckt und dreht Wirbelsäule und Hüften und erzeugt Flexibilität und Eleganz. Der »Tiger« ist wild und kraftvoll und stärkt Muskeln und Bänder.

Taiji-Lineal

Das Taiji-Lineal (es besteht keine Beziehung zum Taijiquan) ist eine heilige, geheime Qigong-Übung, die 1954 von Meister Zhao Zhongdao erstmals veröffentlicht wurde. »Lineal« heißt sie, weil während der Grundübung die Hände etwa dreißig Zentimeter auseinandergehalten werden.[12] Das Taiji-Lineal-System besteht aus sanften Schaukel- und Wiegebewegungen, die Qi in den Füßen, im Dantian und den Händen aufbauen. Man kann es zu Selbstheilungszwecken einsetzen oder als Vorbereitung für alle möglichen Formen der Massagetherapie oder der therapeutischen Berührung. Nach nur ein paar Minuten Praxis fühlen sich die Hände warm, vibrierend, voller Heilkraft an. In den Vereinigten Staaten sind einige recht groteske Varianten des »Lineals« populär geworden, von denen viele kaum noch einen Bezug zu den ursprünglichen Techniken Zhaos haben. Die Methode, die ich hier darstelle, ist aus den Erfahrungen unmittelbarer Schüler Zhaos und mehrerer Schüler der zweiten und dritten Generation zusammengestellt und dann anhand eines Vergleichs mit Zhaos ursprünglichem chinesischen Text abgerundet worden.

Die Lineal-Übung hat eine faszinierende, verehrungswürdige Geschichte. Sie ist eine von mehreren Qigong-Techniken, die Chen Xiyi, einem daoistischen Einsiedler aus dem zehnten Jahrhundert, zugeschrieben werden.[13] Chen lebte auf dem Hua-Berg, dem heiligen Berg der Daoisten, in der Provinz Shenxi. Der Jade-Quellen-Tempel am Fuße des Berges wurde von Chen entworfen und enthält eine ihn darstellende Statue. Heute noch erzählen die Mönche, daß, nachdem Chen gestorben war, seine Gebeine in rotem Licht erglühten. Einmal aber stahl ein Besucher sein Schienbein. Da gerieten die Mönche in solchen Zorn, daß sie seine sterblichen Überreste an einen geheimen Ort verbrachten und sie niemals mehr öffentlich zeigten.

Viele Jahre lang war Chen mit einem jungen Besucher namens Zhao Kuangyin befreundet. Zhao liebte die Schönheit der Berge und reiste immer wieder zum Hua-Berg, um sich mit Chen zweien von dessen Lieblingsunterhaltungen zu widmen: dem chinesischen Schachspiel (*weiqi*) und dem Qigong. Jahre später, als Zhao als erster Kaiser der Song-Dynastie zu Amt und Würden gelangt war, lehrte er seine Kinder Meister Chens Qigong-Methoden. Von da an blieb Chens Taiji-Lineal-Methode innerhalb der kaiserlichen Familie und wurde von Generation zu Generation als kostbares Vermächtnis und Geheimnis guter Gesundheit weitergegeben. Mitte des neunzehnten Jahrhunderts gelangte die Kunst zu einem direkten Nachkommen der Familie, Zhao Zhongdao (1844 - 1962). Kurz bevor Zhaos Großmutter im Alter von 108 Jahren starb, sagte sie zu ihrem zweiundzwanzigjährigen Enkel: »Das Taiji-Lineal vermag dich zwar nicht unsterblich zu machen. Es kann dich aber mit Sicherheit von jeder Krankheit befreien und dein Leben verlängern. Vernachlässige die Übung also nicht.«

Zhao hielt die überlieferte Familienpraxis in Ehren und gründete 1954 in Peking die »Vereinigung zur Förderung der Gesundheit durch die weiche Kunst des Taiji-Lineals«, die erste Schule, in der das Taiji-Lineal öffentlich gelehrt wurde. Die Vereinigung war wie eine Universitätsklinik, an der auch unterrichtet wurde. Wissenschaftler und Qigong-Übende aus ganz China kamen, um die Kunst zu erlernen. Patienten mit kräftezehrenden chronischen Krankheiten ließen sich behandeln. Die Vereinigung hatte großen Erfolg bei der Behandlung von Verdauungs- und nervösen Störungen, Schlaflosigkeit, hohem Blutdruck und vielen anderen Problemen, bei denen normale ärztliche Methoden versagten.

In der Biographie Meister Zhaos heißt es, daß Zhao, als er 118 Jahre alt war, »keineswegs aussah wie eine flackernde Lampe. Im Gegenteil, er hatte das Aussehen eines Kindes mit silbernem Haar. Sein Gesicht war von gesunder roter Farbe. Er konnte stundenlang plaudern. Auf den ersten Blick wußte der Besucher: Hier hatte er einen außergewöhnlichen Menschen vor sich ... Gehör und Gesicht waren scharf. Er besaß starke Zähne, faltenlose Haut und schlief und aß wie ein Junger.«[14]

Das »Lineal« ist ein kompliziertes, vollständiges System der Qi-Entwicklung, es enthält zahlreiche Übungen, die man allein durchführen kann, Übungen mit Anleitung durch einen Lehrer und Übungen zu zweit. Fast alle Lehrer der Lineal-Übung beginnen mit den gleichen Grundübungen.

Die Grundübung des Schaukelns.
Stellen Sie sich hin, die Füße etwa 25 Zentimeter auseinander. Der linke Fuß weist geradeaus, der rechte Fuß ist um 45° abgewinkelt. Der linke Fuß steht 12-15 Zentimeter vor dem rechten, so daß die Zehen des rechten eine gerade Linie mit dem linken Spann bilden (Abb. 57). Beugen Sie nun beide Knie, bis das vordere Knie sich direkt über den Zehenspitzen befindet und diese beim Hinunterblicken nicht mehr zu sehen sind. Lehnen Sie sich nun leicht nach vorn, und lassen Sie die Hände vorn an den Schenkeln hinuntergleiten, bis die Fingerspitzen fast die Spitze der Kniescheibe berühren. Der Körper befindet sich in vornübergebeugter Stellung. Lassen Sie aber die Schulter nicht herunterhängen, und beugen Sie den oberen Rücken nicht. Beugen Sie sich vielmehr aus der Hüfte heraus. So bilden Sie eine gerade Linie vom Steißbein bis zum Scheitel. Das ist die Taiji-Lineal-Stellung (Abb. 58) und die Grundstellung für die »Grund-

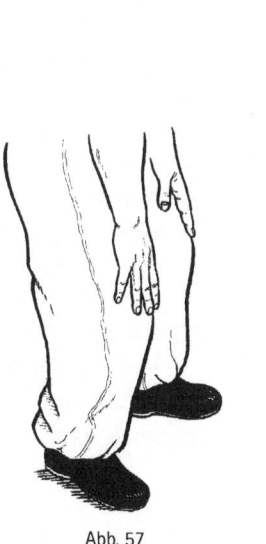

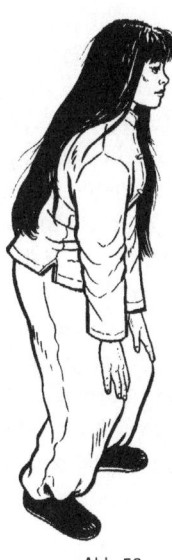

Abb. 57   Abb. 58

übung des Schaukelns« und die »Grundübung des Lineals«, die nun folgen.

Lassen Sie die linke Hand am unteren Teil des Oberschenkels ruhen und ziehen den Handballen der rechten Hand in die rechte Kua hinauf, in die Falte zwischen Schenkel und Hüfte (die Leistengegend). Die Finger beider Hände weisen nach unten.

In dieser Stellung beginnen Sie nun mit der Grundübung des Schaukelns. Schaukeln Sie den Körper ganz vorsichtig nach vorn. Während Sie das tun, heben Sie die hintere Ferse 3-5 Zentimeter in die Höhe. Schaukeln Sie dann leicht zurück und lösen den vorderen Zeh dabei leicht vom Boden. Schaukeln Sie weiter, vor und zurück, wie ein Schaukelstuhl. Versuchen Sie dies, fast ohne Ihr Gewicht zu verlagern, als könnte sich Ihr Körper nur als Gesamtheit und auf einmal bewegen. Ein Fuß steht dabei immer flach auf dem Boden. Vorderer Zeh nach oben, hinterer Fuß flach. Hintere Ferse nach oben, vorderer Fuß flach. Machen Sie dies ein paar Minuten und wechseln dann die Seiten.

Der rechte Fuß weist geradeaus nach vorn. Der linke Fuß bildet mit ihm einen 45°-Winkel. Die Füße stehen etwa 25 Zentimeter auseinander, die rechte Ferse bildet eine Linie mit dem linken Spann. Beugen Sie die Knie, bis Sie die Zehen nicht mehr sehen. Beugen Sie dann den Rücken, bis die Fingerspitzen fast die Kniescheibe berühren (natürlich können Sie in der vornübergebeugten Haltung die Füße wieder sehen). Der Rücken ist gerade. Halten Sie Ihre rechte Hand oberhalb des Knies, doch lassen Sie die linke Hand auf dem linken Kua ruhen. Beginnen Sie jetzt zu schaukeln. Die hintere Ferse nach oben und der vordere Fuß flach. Der vordere Zeh nach oben, der hintere Fuß flach. Machen Sie das ein paar Minuten. Gehen Sie dann direkt zur nächsten Übung über. Es sollte keine Unterbrechung geben.

Taiji-Lineal 353

Die Grundübung des »Lineals«.
Wechseln Sie jetzt wieder die Seiten. Nehmen Sie die Lineal-Stellung ein. Dieses Mal halten Sie die Hände einige Zentimeter vor dem Nabel und etwa 25 Zentimeter auseinander, als hielten Sie einen Medizinball. Handflächen und Finger sind leicht geöffnet. Die Handflächenmitten liegen sich gegenüber. Fangen Sie nun mit der Grundübung des Schaukelns an. Wenn Sie nach vorn schaukeln und die hintere Ferse heben, lassen Sie die Hände leicht nach unten sinken, bis etwa 7 Zentimeter unterhalb des Nabels. Beim Zurückschaukeln, wenn sich der vordere Zeh hebt, werden die Hände gehoben und beschreiben einen Bogen nach innen. Sie führen den Medizinball in einer Kreisbewegung nach unten, von sich weg, nach oben und wieder zurück, parallel zu Ihrem Schaukeln (Abb. 59 und 60). Der Nabel ist der Mittelpunkt dieses Kreises. Während Sie vor und zurück schaukeln, macht der Ball eine Kreisbewegung von etwa sieben Zentimeter ober-

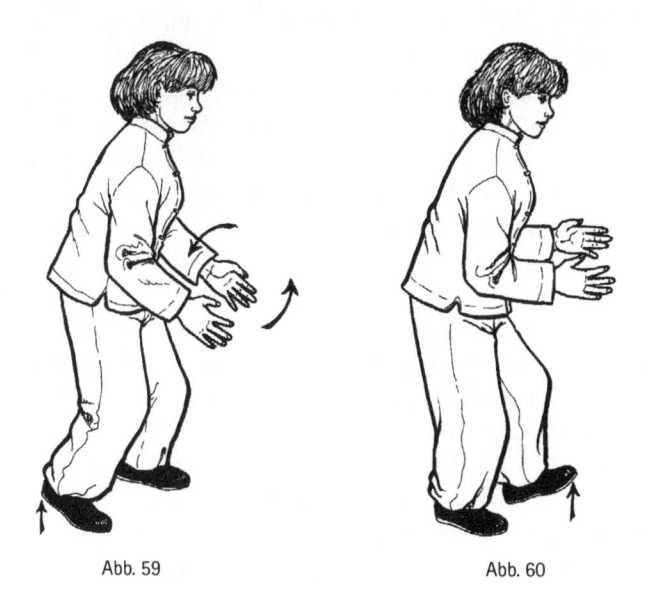

Abb. 59   Abb. 60

halb des Nabels bis sieben Zentimeter darunter. Wiederholen Sie diese Übung sechsunddreißigmal.

Versuchen Sie es dann auf der anderen Seite. Lassen Sie die Hände auf genau dieselbe Art kreisen. Beim Nachvornschaukeln fällt der Ball. Beim Zurückschaukeln bewirkt der Schwung der Rückwärtsbewegung, daß sich der Ball mühelos hebt und wieder zum Körper zurückfällt. Wiederholen Sie auch dies sechsunddreißigmal.

Achten Sie darauf, daß Sie beim Üben des »Lineals« den Atem entspannt und natürlich gehen lassen. Forcieren Sie den Atem nicht, und halten Sie ihn nicht an. Lassen Sie ihn einfach gehen. Zum Abschluß der Übung hören Sie allmählich zu schaukeln auf. Lassen Sie Ihren Körper zur Ruhe kommen. Strecken Sie dann langsam die Beine, bis die Knie nur noch leicht gebogen sind. Strecken Sie hierauf sehr vorsichtig den Rücken. Entspannen Sie sich überall bis zu den Füßen.

Nur fünf Minuten dauert das »Lineal« und ist doch eine sehr starke Übung. Das »Lineal« stimuliert die Akupunkturpunkte der »Emporsprudelnden Quelle« in den Füßen, jene Punkte, die Nieren und Knochen mit Erd-Qi nähren. Die Übung drückt auch stimulierend auf den Mingmen-Punkt am unteren Rücken, dem Nabel gegenüber, und läßt allgemein die Vitalitätskurve steigen. Die vornübergebeugte Stellung ist fast die des Embryos und drückt den Atem im Dantian zusammen, wodurch der Qi-Vorrat erhöht wird. Vorausgesetzt, Sie bücken sich nicht zu weit und der Rücken ist gerade, lang und frei, müßten Sie immer noch leicht atmen können. Beine, Hüfte und Rücken werden kräftiger.

Haben Sie jedoch Probleme mit Ihrem unteren Rücken, etwa Arthritis oder Bandscheibenschäden, sollten Sie diese Übung, ohne den Rücken zu beugen, durchführen. Falls Sie Übergewicht ober zu hohen Blutdruck haben, menstruieren oder schwanger sind, üben Sie in gedrungener, aufrechter Haltung mit nur leicht durchgebogenen Knien, um Druck auf das Dantian zu vermeiden. Sind Sie behindert, so daß Sie nur unter Schmerzen oder gar nicht stehen können, setzen Sie sich in einen Stuhl und führen die Handkreisbewegung der Grundübung des »Lineals« ohne das Schaukeln von Zeh zu Ferse durch. Diese Lineal-Übung im Sitzen hat ähnliche wenn auch nicht ganz so starke energetische Wirkungen auf das Körper-Qi. Und natürlich stärkt es Rücken und Beine physisch nicht auf die gleiche Weise.

Und denken Sie daran: Sollten Sie Zweifel an der Verträglichkeit dieser oder einer anderen Qigong-Übung haben, sprechen Sie mit einem Fachmann. Und auch wenn Sie selbst die Übung nicht machen können, gelingt es Ihnen vielleicht, Ihren Arzt dazu zu bewegen. (Wenn der für Ihre Gesundheit zuständige Fachmann in puncto Gesundheit allwissend ist, machen Sie ihm doch den Vorschlag, er solle sich als Statue in der Kirche auf den Altar stellen lassen.)

Armschwingen: In drei Minuten zu besserer Gesundheit

Bei dieser Methode handelt es sich wahrscheinlich um eine moderne Erfindung, doch ist sie so einfach, sanft, wirkungsvoll und beliebt, daß ich sie hier bei den »Klassikern« einschieben möchte. Armschwingen bewirkt eine schnelle Auflading und ist ein hervorragender Weg, die Blut- und Qi-Zirkulation zu verbessern und jede andere Übung einzuleiten. Wenn Sie frühmorgens irgendwo in Nordamerika in einen Park unweit einer Chinatown gehen, werden Sie immer eine Anzahl Senioren sehen, die dastehen und unentwegt ihre Arme vor- und zurückschwingen lassen, manchmal fünf Minuten lang. Armschwingen ist das beliebteste Qigong für ältere Menschen.

Stellen Sie sich mit parallelgerichteten, schulterbreit auseinanderstehenden Füßen hin, den ganzen Körper in entspannter Qigong-Position. Die Arme liegen entspannt an den Seiten. Atmen Sie natürlich, achten Sie und konzentrieren Sie sich nicht allzusehr auf den Atem. Bei diesem Qigong krümmen sich die Zehen leicht nach innen, als wollten sie sich in den Boden krallen. Stellen Sie sich zugleich vor, die Fersen wühlten sich in die Erde. Sie werden dann das Gefühl haben, daß sich der Fußspann, der Punkt der »Sprudelnden Quelle«, nach oben wölbt und eine Art Sog verursacht, der Qi in den Körper zieht.

Lassen Sie nun die Arme wie ein Pendel leicht vor- und zurückschwingen. Keine zu großen Bewegungen, vielleicht 30 bis 60 Zentimeter vor und zurück, und noch weniger, falls Sie an Bursitis oder schmerzenden Schultern leiden. Pendeln Sie sich auf einen bequemen, fließenden Rhythmus ein. Sie werden feststellen, daß die Bewegung, sobald Sie einmal angefangen haben, wie von selbst und zwanglos weiterzugehen scheint. Machen Sie das drei bis fünf Minuten lang. Lassen Sie dann die Schwingbewegung sich verlangsamen und allmählich kleiner werden, bis sie zur Ruhe kommt, wie ein hüpfender Gummiball schließlich auf dem Boden liegenbleibt. Hören Sie dann auch auf, sich mit den Zehen oder Fersen in den Boden zu wühlen. Bleiben Sie eine Minute lang so stehen und genießen das Gefühl, lebendiger als vorher zu sein.

Ehrenvolle Erwähnung: Tausend Änderungen, Zehntausend Transformationen

Alle in diesem Kapitel beschriebenen Stile des Aktiven Qigong werden in technischer Hinsicht als »weiches Qigong« klassifiziert (*rougong*) oder als »Inneres Qigong« (*neigong*), weil sie unter minimalem Krafteinsatz durchgeführt werden und auf eine sanfte, allmähliche Entwicklung von Gesundheit und Aufmerksamkeit Wert legen. Weitere ausgezeichnete Stile des weichen Qigong, die im Westen immer populärer werden, sind unter anderem »Der schwimmende Drache«, »Der steigende Kranich« und »Die aufgewickelte Seide«.

Im Gegensatz zum weichen Qigong besteht das harte Qigong (*yinggong*, auch »Äußeres Qigong«, *waigong* genannt) aus sehr handfesten Methoden, den Körper zu konditionieren und zu stärken. In China wird das harte Qigong häufig von Sportlern durchgeführt, die sich auch mit Kampfkünsten oder anderen Kontaktsportarten befassen. Aber Qigong erklärt Muskel- oder Aerobic-Training nicht für zweitrangig. Es betont nur, daß solche Übungen die tief ins Innere eingreifenden Qigong-Heilmethoden nicht ersetzen können.[15]

Alle chinesischen Kampfkünste legen im fortgeschrittenen Stadium Wert auf die Entwicklung des Qi. Doch die Inneren Kampfkünste (*neijiaquan*) kennen von Anfang an zahlreiche harte und weiche Qigong-Trainingstechniken. Die drei beliebtesten Inneren Kampfkünste sind Xingyiquan, Baguazhang und Taijiquan (auch T'ai-chi ch'uan geschrieben).[16] In allen dreien kommen sowohl Freistil und Hochgeschwindigkeitssparring als auch genau choreographierte Soloübungen vor, die als Qigong durchgeführt werden können.

Die Inneren Kampfkünste werden immer populärer. In den meisten größeren Städten befinden sich Lehrer dieser Künste. Kampfkunst-Turniere enthalten im allgemeinen Wettbewerbe jeden Stils. Zeitschriftenartikel, die Xingyiquan, Baguazhang oder Taijiquan beschreiben, erscheinen regelmäßig in den Kampfkunstmagazinen. Es gibt auch spezielle Fachzeitschriften für jede der drei Künste.

Die Inneren Kampfkünste sind aber viel zu kompliziert, als daß man sie aus einem Buch lernen könnte. Doch um die Qigong-Übungen vollständiger beurteilen zu können, ist es unabdingbar, sich wenigstens mit den Hauptmerkmalen der Kampfkünste vertraut zu machen.

Xingyiquan

Die Bezeichnung Xingyiquan bedeutet Form(*xing*)- und Willens(*yi*)-Kampf, womit die Integration von Körper und Seele gemeint ist. Zwar führt die Legende diese Kunst auf General Yue Fei (960 – 1127) zurück, doch ist der wirkliche, historisch belegte Begründer ein Mann namens Ji Longfeng, der sie Mitte des siebzehnten Jahrhunderts von einem daoistischen Einsiedler lernte.

Von den drei Inneren Kampfkünsten ist Xingyiquan, vom äußeren Erscheinungsbild her, die kämpferischste. Xingyiquan besteht aus direkten, geraden Schlägen, bei denen der ganze Körper wie ein stoßender Widder vorwärtsschnellt. Die fünf Grundschläge beruhen auf den Fünf Elementen und haben heilende Nebenwirkungen. Der Metall-Schlag zum Beispiel saust wie eine Metallaxt nieder und ist gut für die Lungen. Der Holz-Schlag wirkt wie ein fliegender Pfeil und wird von der Lebergegend her ausgeführt. Wasser bohrt sich spiralförmig in Form eines Kinnhakens in den Gegner, wobei die Kraft vom unteren Rücken und den Nieren her aufsteigt. Feuer schießt wie eine Kanonenkugel explosionsartig aus der Brust und stimuliert das Herz. Erde, für die Milz, ist ein schräg geführter, auf die seitlichen Rippen des Gegners gezielter Schlag. Das Xingyiquan-System enthält auch zwölf tierartige Bewegungen: den Drachen, Tiger, Affen, das Pferd, die Eidechse, das Huhn, den Habicht, den Spatzen, den Phönix, die Schlange, den Adler und den Bären.

Chinesische Xingyi-Bücher enthalten stets ausführliche Hinweise auf Qigong: Wie wichtig es ist, sich zu entspannen, das Qi ins Dantian sinken zu lassen, natürlich zu atmen, die richtige Haltung einzunehmen und so weiter. Unter den Xingyi-Qigong-Übungen befinden sich auch Steh-, Atem- und Bewegungsübungen, ähnlich den in den Qigong-Klassikern enthaltenen.[17]

Baguazhang

Baguazhang ist die geheimnisvollste der Inneren Kampfkünste. Die Bewegungen sind kreisförmig und winden sich in Spiralen wie Drachen oder Schlangen. Die Bezeichnung Baguazhang bedeutet »Acht Richtungen der Handfläche«. Die Kunst besteht unter anderem aus raschen, blitzschnellen Änderungen der Stellung und Richtung der Handflächen. Wahrscheinlich wurde sie ursprünglich als Serie von Handkantenschlägen, Blocks und Ausweichmanövern um acht Holzpfosten herum durchgeführt. Beim Kampf umkreist der Bagua-Kämpfer den Gegner, teilt Schläge aus, stellt ihm Fallen, blockiert ihn oder wirft ihn zu Boden. Berühmt ist Baguazhang wegen seiner einzigartigen Qigong-Trainingstechnik, die als »Im-Kreis-Gehen« bekannt ist. Der Schüler geht im Kreis und nimmt dabei verschiedene Stellungen ein. Die Schritte werden extrem eng geführt, als ginge er auf einem kreisförmig gespannten Seil. Jeder Aspekt der Haltung ist mit äußerster Genauigkeit choreographiert: der Winkel der Füße, die Position der Ellbogen, der Grad der Hüftdrehung. All diese Elemente tragen zur Verbesserung der Stärke und Flexibilität und zur Entwicklung des Qi bei.

Über die Ursprünge des Baguazhang wissen wir nur wenig. Erste Erwähnungen der Kunst finden sich Ende des achtzehnten Jahrhunderts. Der Begründer, Dong Haichuan (1798 - 1897), studierte sie angeblich elf Jahre lang bei zwei Daoisten am Omei-Berg in der Provinz Sichuan. Dong wahrte das Geheimnis der Kunst, bis man ihm befahl, sie vor Fürst Su, einem Verwandten des Kaisers der Qing-Dynastie, zu demonstrieren. Als Dong den Champion-Boxer des Fürsten, den Chef der königlichen Leibgarde, besiegte, war sein Ruhm bei Hofe begründet.

Die schönste Geschichte über Dong betrifft seinen Tod. Als seine Schüler versuchten, den Sarg mit seiner Leiche zu heben, war dieser nicht von der Stelle zu bewegen. Er war so schwer, als wäre er an der Erde festgenagelt. Beim zweiten Versuch hörten sie eine Stimme aus dem Inneren: »Ich habe es euch ja schon immer gesagt, keiner von euch besitzt auch nur ein Zehntel meines Könnens.« Mit diesen Worten starb Dong erst wirklich. Jetzt war der Sarg leicht und konnte zum Begräbnis getragen werden.

Taijiquan

Von den drei Inneren Kampfkünsten ist Taijiquan die bei weitem populärste. Die bekanntesten Stile des Taijiquan, der Yang-Familien- und Wu-Familien-Stil, enthalten entspannte Übungen mit langsamen Bewegungen, wobei eine Position wie ein Strom ohne Unterbrechung in die andere übergeht. Ein anderer, älterer Stil, der der Chen-Familie, besteht aus dynamischen, rhythmischen Bewegungsabläufen mehr kämpferischer Art. Der Chen-Familien-Stil umfaßt die langsame Speicherung von Energie (Yin), gefolgt von dramatischen Kraftexplosionen (Yang). Er ist immer mit dem Meer verglichen worden: brüllende Brandung bei Flut und langsam sich zurückziehendes Wasser bei Ebbe.

Taijiquan wird von Millionen Chinesen und Tausenden Amerikanern tagtäglich praktiziert. Der Name Taiji bedeutet »Unterschiedslose Einheit«. Und Quan heißt »Boxen« oder »Kampfkunst«. Taiji ist ein philosophisches Konzept, das sich auf die Harmonisierung von Yin und Yang bezieht. Wenn Yin der schattige und Yang der sonnige Bergabhang sind, dann ist Taiji der Gipfel, wo sich beide begegnen. In alten daoistischen Texten kann Taiji auch »Polarstern« bedeuten. Auch er ist ein Sinnbild für das Gleichgewicht zwischen Yin und Yang. Der Polarstern ist die unbewegliche Achse, um die die Sternbilder zu rotieren scheinen: Ruhe in der Bewegung, Yin, vom Yang im Gleichgewicht gehalten. Die Taijiquan-Übungen fördern diese Eigenschaften des Gleichgewichts und der Harmonie.

Taijiquan wird häufig einem daoistischen Mönch namens Zhang Sanfeng zugeschrieben, der angeblich vor fast tausend

Jahren gelebt haben soll. Doch ist es wahrscheinlicher, daß Zhang das Produkt spiritistischer Medien ist, die seine Biographie Hunderte von Jahren nach seinem angeblichen Tod channelten. Die historisch belegte Geschichte von Taijiquan beginnt jedenfalls erst im sechzehnten Jahrhundert mit einem General namens Qi Jiguang (1528-1587). General Qi (nicht zu verwechseln mit dem ähnlich klingenden Wort »Qi« in Qigong) verteidigte China gegen von der See her eindringende Eroberer. Er heuchelte Schwäche und verlockte so den Feind, immer weiter auf chinesisches Gebiet vorzudringen. Doch plötzlich ging sein Heer zum massiven, entscheidenden Gegenangriff über. In General Qis klassischem Werk über das Boxen wurde diese Strategie zur Grundlage für den Kampf Mann gegen Mann. Er nannte seine Kunst *Roushu,* die »sanfte Kunst« (*jujitsu* auf japanisch). Weiche jedem Angriff aus und achte auf die Absichten des Gegners. Stößt er in eine bestimmte Richtung vor, weiche ihm aus und unterstütze den Schwung seiner Bewegung. Dadurch gerät der Gegner aus dem Gleichgewicht, und dein eigener Angriff wird um so wirksamer sein.

Die im Werk über das Boxen beschriebenen Kampfstellungen wurden zur Grundlage für Taijiquan. Ein Zeitgenosse General Qis, Chen Wangting, baute die meisten dieser Stellungen ins erste Taijiquan-System ein. Für Chen war Taijiquan vor allem eine Kampfkunst, doch dürfte er auch von daoistischen Qigong- und Meditationstechniken beeinflußt gewesen sein. Wir wissen, daß er sich gern der Lektüre eines schwierigen, geheimnisvollen Textes über daoistische Meditation, des *Huangtingjing* (Kanonische Schrift des Gelben Hofes) widmete. Vielleicht beabsichtigte er, die Taiji-Übungen als eine Art Meditation-in-Bewegung einzuführen: Kampfkunst, Qigong und Meditation zu einem verschmolzen. In jüngster Zeit ist der gesundheitliche Aspekt des Taijiquan recht bekannt geworden. Viele Schüler wissen gar nicht, daß die Ursprünge dieser Kunst Kampf und Krieg sind.

Ich bin oft gefragt worden, ob Qigong eine Spielart des Taijiquan sei. Das Gegenteil ist der Fall. Das Taijiquan kann als Spielart des Qigong aufgefaßt werden. Die Einzelkampfübung richtet sich zum Beispiel ganz nach den Qigong-Vorschriften für Haltung und Atmung. Ähnlich wie die Yiquan-Meditation im Stehen legt sie größten Wert auf die Entwicklung einer besonderen Qigong-Fähigkeit, des *pengjing*, gemeinhin übersetzt mit »Abwehrkraft«. Pengjing bedeutet, daß jeder Körperteil und der Körper als Ganzes prall mit Kraft gefüllt sind, so daß jeder eindringende Impuls sofort zurückgewiesen wird. Der Körper ist mit Qi genauso gefüllt wie ein Basketball mit Luft, und die Kraft ist gleichmäßig über die gesamte runde Oberfläche verteilt. Wenn ein Gegenstand auf den Ball trifft, prallt er automatisch ab. Selbstverständlich muß der Ball auch fest verankert und mit dem Boden »verwurzelt« sein, so daß eine Basis existiert, von der aus die Zurückweisung erfolgen kann. In den Kampfkünsten bedeutet Pengjing, daß jemand einen Gegner mit minimalem Energieaufwand lahmlegen kann. Pengjing ist auch heilsam, weil es Verletzungen verhindert oder deren Folgewirkungen mildert.

Taijiquan ist Qigong des gesamten Körpers und fördert eine freie, ungehinderte Qi-Zirkulation. Im Sinne des Werkes *The Intrinsic Energies of T'ai Chi Ch'uan* (Die inneren Energien des Taijiquan) des Taiji-Lehrers Stuart Olson »sollte die Vorstellung einer ›freien Zirkulation‹ sämtliche Knochen und das ganze Fleisch durchdringen, auch die letzte winzige Ritze und Falte, und zwar nicht nur mit Qi, sondern auch mit Blut. Das ist es, was die Chinesen als ›Leben nähren‹ (*yangsheng*) bezeichnen.«[18]

Kapitel 13
Anmogong: Selbstheilungs-Massage

Alle Wahrheiten warten in allen Dingen.
Sie drängen nicht auf ihre Entbindung,
noch widersetzen sie sich ihr.
Sie brauchen die Geburtszange des Arztes nicht.
Die Unbedeutendste ist für mich genauso groß
wie irgend eine andere.
(Was ist weniger oder mehr als eine Berührung?)

Walt Whitman
Song of Myself

Selbstmassage ist seit den ältesten Zeiten ein fester Bestandteil des Qigong gewesen. Sanftes Reiben und Erwärmen der Haut an verschiedenen Vitalzentren, Akupunkturpunkten oder entzündeten Muskeln stimuliert das Qi und löst Stauungen auf. Praktizieren Sie Selbstmassage in stehender oder sitzender Position.

Übung 1: Jugendliches Aussehen und scharfe Sinne.
Wiederholen Sie diese Techniken jeweils zehnmal.

Reiben Sie Ihre Hände zur Wärmeerzeugung aneinander. Führen Sie dann die Handflächen in kreisförmigen Bewegungen leicht übers Gesicht. Vergessen Sie dabei nicht, die Finger durch die Haare zu ziehen.

Als nächstes reiben Sie Ihre Stirn mit einer Handfläche, vor und zurück, nach rechts und nach links. Massieren Sie die Sorgenfalten und Runzeln weg!

Legen Sie dann Ihre beiden Mittelfinger an die Mundwinkel. Lassen Sie die Finger jetzt an den Nasenflügeln entlanggleiten bis hinauf zum Haaransatz. Führen Sie sie dann wieder an den Nasenflügeln zurück bis zum Mund. Machen Sie mit diesem Auf und Ab weiter. Das ist eine vorzügliche Übung für die Nasennebenhöhlen, zudem wirkt sie heilend auf den Dickdarm.

Schließen Sie nun die Augen. Nehmen Sie den Mittelfinger- oder Daumenknöchel und führen ihn leicht um die Augen herum, wobei Sie ihn auf die die Augen umgebenden Knochen pressen. Aber drücken Sie nicht auf die Augen selbst! Die Hände beschreiben einander entgegengesetzte Kreise, einen im Uhrzeigersinn, den anderen dagegen. Ändern Sie nach zehn Kreisbewegungen die Richtung der Hände. Führen Sie diese Bewegung langsam und mit mäßigem Druck durch, ausreichend, um ein angenehmes, anregendes Gefühl zu erzeugen, doch auf keinen Fall so stark, daß es weh tut. Wollen Sie die Übung beenden, reiben Sie die Hände aneinander, bis sie warm sind. Legen Sie dann die Handflächen auf die geschlossenen Augen. Genießen Sie ein paar Minuten lang die Wärme, Ruhe und Dunkelheit, dann öffnen Sie die Augen wieder.

Stimulieren Sie nun sanft das Zahnfleisch, indem Sie leicht mit den Fingerspitzen um Mund und Wangen klopfen. Stellen Sie sich vor, heilendes Qi dringe dabei in Zahnfleisch und Zähne ein.

Legen Sie hierauf einen Handrücken unters Kinn. Reiben Sie mit der Hand sanft nach rechts und links, und bewegen Sie sie von einer Seite des Kieferknochens zur anderen. Das kann die Blutzirkulation verbessern und dazu beitragen, daß die Bildung eines Doppelkinns behindert oder ganz ausgeschaltet wird. Es stärkt auch das Immunsystem, weil es den Qifluß in den Lymphdrüsen verbessert.

Als nächstes kneten Sie sanft die Ohrläppchen zwischen Daumen und Zeigefinger. Nach der Akupunkturtheorie befinden sich an den Ohren Punkte, die mit allen Körperteilen in Verbindung stehen.

Wärmen Sie nun Ihre Hände wieder auf, indem Sie sie gegeneinanderreiben. Legen Sie sodann die Handflächen leicht an die Ohren, wobei die Finger zur Rückseite des Kopfes weisen. Während die Hände auf den Ohren ruhen, klopfen die Fingerspitzen auf die Rückseite des Kopfes. Sie verstehen sicher, weshalb diese Technik des Ohrenheilens »Schlagen der himmlischen Trommel« heißt.

Beenden Sie schließlich die Gesichtsmassage, indem Sie die erste Technik wiederholen und die Hände im Kreis übers ganze Gesicht und durch das Haar führen, bis sich Ihr Gesicht schön warm anfühlt.

Übung 2: Ganzkörper-Qi-Massage.
Hier handelt es sich um eine vorzügliche Übung, die gut ans Ende des gesamten Qigong-Übungsablaufs paßt. Sie verbreitet Qi im ganzen Körper. Wiederholen Sie jede Technik zehnmal, es sei denn die Übungsanleitung enthält andere Anweisungen. Sie können die Übung entweder bekleidet oder unbekleidet ausführen. Denken Sie daran, sich nicht einzupudern oder einzuölen, da Puder und Öl die Ausbreitung von Wärme und Qi behindern können. Sie können diese Übung auch unmittelbar im Anschluß an die oben beschriebene Gesichtsmassage durchführen.

Reiben Sie die Handflächen aneinander, und erzeugen Sie Wärme. Beginnen Sie mit kreisförmigen Bewegungen der Handflächen übers Gesicht wie beim ersten Abschnitt in der Massage des »Jugendlichen Aussehens«. Legen Sie dann beide Handflächen auf den Scheitel, und lassen Sie sie sanft kreisen (dadurch regen Sie den Baihui-Punkt an).

Legen Sie jetzt eine Handfläche aufs Brustbein und die andere genau darunter auf den Solarplexus. Lassen Sie beide Hände in entgegengesetzter Richtung kreisen. Wechseln Sie dann die Hände, so daß die andere oben ist, und lassen Sie sie wieder kreisen.

Bewegen Sie hierauf die Hände zum Bauch, die eine Handfläche über dem Nabel, die andere darunter. Lassen Sie beide Hände in entgegengesetzter Richtung kreisen. Wechseln Sie dann die Hände und lassen sie wieder kreisen.

Sodann reiben Sie mit den Handflächen diagonal über den Rumpf. Legen Sie Ihre linke Hand genau unter die rechte Schulter, also auf Ihr Brustbein. Die rechte Hand ruht auf der linken. Führen Sie nun die Hände diagonal über den Körper bis zur linken Hüfte. Machen Sie so weiter, vor und zurück, von der rechten Schulter zur linken Hüfte und wieder zur rechten Schulter. Gehen Sie dann zur anderen Seite über. Beginnen Sie mit der rechten Hand unter der linken Schulter, wobei die linke Hand auf der rechten liegt. Reiben Sie hinunter bis zur rechten Hüfte, vor und zurück. Linke Schulter – rechte Hüfte – linke Schulter.

Reiben Sie dann mit der rechten Hand an der Außenseite des linken Arms entlang, von den Fingern bis zur Schulter. Drehen Sie hierauf den Arm und machen weiter, wobei Sie mit der rechten Hand an der Innenseite des linken Arms entlangreiben, bis zu den Fingern hinunter. Machen Sie so weiter, hinauf und hinab.

Gehen Sie nun zum anderen Arm über. Die linke Handfläche reibt außen am rechten Arm entlang nach oben und an der Innenseite nach unten.

Als nächstes massieren Sie die Beine. Reiben Sie mit beiden Händen an der Innenseite der Beine entlang, von den Knöcheln bis zu den Oberschenkeln, führen dann die Hände zur Außenseite oder Rückseite der Beine und reiben an der Außenseite entlang, bis zu den Knöcheln oder Füßen hinunter. Nachdem Sie zehnmal Ihre Beine entsprechend massiert haben, lassen Sie die Handflächen sehr sanft und vorsichtig über die Kniescheiben kreisen. Dann reiben Sie an der Rückseite der Knie auf und ab.

Für den nächsten Übungsabschnitt setzen Sie sich. Legen Sie den rechten Fuß auf Ihren linken Oberschenkel. Ziehen Sie die

Fußzehen mit einer Hand leicht zurück, so daß sich der Fußspann angenehm gestreckt anfühlt. Reiben Sie dann mit der anderen Hand insgesamt fünfzigmal kräftig über den Spann. Das regt den Punkt der »Emporsprudelnden Quelle« an und verbessert den Qifluß durch den Körper. Wechseln Sie dann die Seiten. Der linke Fuß ruht nun auf Ihrem rechten Oberschenkel. Ziehen Sie die Zehen zurück, und massieren Sie die »Sprudelnde Quelle« fünfzigmal.

Wir beenden diese Übung mit einer Dantian-Massage namens *Yuanqi guiyuan,* »Rückführung des Primären Qi zum Ursprung«. Lassen Sie zunächst die Handrücken oder Fäuste leicht um die Nieren, den unteren Rücken und die Mingmen-Punkte kreisen. Männer legen hierauf die linke Handfläche auf den Nabel und die rechte Hand auf die linke. Frauen legen die rechte Hand auf den Nabel und die linke Hand auf die rechte. Vollführen Sie dann gegen den Uhrzeigersinn kleine Kreisbewegungen, die immer größer werden, auf dem Bauch. Der Nabel ist der Mittelpunkt des Kreises. Lassen Sie die Hände insgesamt sechsunddreißigmal kreisen. Am Ende sollte der Kreis von der unteren Spitze des Brustbeins bis zum oberen Schambein reichen. Ändern Sie dann die Richtung. Sie beginnen jetzt mit großen Kreisen, die allmählich kleiner werden. Auch hier lassen Sie Ihre Hände sechsunddreißigmal kreisen; am Ende liegen Ihre Hände reglos auf dem Nabel. Schließen Sie die Augen, entspannen Sie sich, und spüren Sie, wie der Atem ruhig unter Ihren Händen geht.

Übung 3: Aufwachen!
Diese Methode kombiniert Haltungstraining mit leichter Klopfmassage. Sie ist vorzüglich zum Aufwärmen vor einer Aerobic-Übung oder sportlichen Leistungen geeignet. In China führen Kampfkünstler diese Qigong-Übung häufig zu Beginn ihres Trainings durch. Manche halten diese Übung für eine Form des harten Qigong, weil sie den Körper gegen Verletzungen schützt.

Meditieren Sie zunächst im Stehen, wie in Kapitel zehn beschrieben, oder nehmen Sie *mabu*, die »Pferdestellung«, eine klassische Haltung der Kampfkunst, ein. Um die »Pferdestellung« einzunehmen, stellen Sie Ihre Füße mindestens zwei Schulterbreiten auseinander, und zwar parallel zueinander, wobei die Zehen nach vorn weisen. Die Stellung soll so niedrig wie möglich sein, aber Ihr Hintern nicht tiefer als Ihre Knie. Die Handflächen sind gebetsähnlich aneinandergepreßt, die Fingerspitzen weisen etwa 15 Zentimeter vor dem Brustbein nach oben. Ihr Atem geht so entspannt wie möglich. Führen Sie die »Pferdestellung« zehn Minuten täglich durch, und steigern Sie die Dauer allmählich bis zu einem Maximum von vierzig Minuten. Das Einnehmen der »Pferdestellung« erzeugt große Stärke und Stabilität. Sie ist jedoch nicht zu empfehlen, wenn Sie krank sind oder in den unteren Körperzonen an Arthritis leiden.

Zum Abschluß der Übung richten Sie sich langsam auf. Schlagen Sie dann sanft, aber kräftig, mit den Handflächen auf den Körper. Achten Sie darauf, daß es sich um einen Weckschlag und nicht um einen Schlag zur Strafe handelt! Ich pflege die Schultermuskeln, den oberen Rücken, den unteren Rücken, den Bauch, die Kniesehnen, Innen- und Außenseite der Schenkel und Waden zu schlagen. Diese besondere, schon sehr alte Form der Selbst-Massage verbessert die Blutzirkulation, scheidet toxisches Qi aus und erzeugt ein wohliges Gefühl. Praktizieren Sie diese Übung nicht öffentlich, da viele meinen könnten, Sie geißelten sich, statt sich zu kurieren!

Übung 4: Natürliche Selbstmassage.
Am Ende einer Übungsstunde, sei es in Qigong oder westlicher Gymnastik, sollten Sie Ihre Haut an einem Bereich, der sich verkrampft anfühlt, massieren und erwärmen. Ihre Massage kann in Reiben, Drücken, sanftem Kneten, Zwicken, leichtem Schlagen oder einfach darin bestehen, daß Sie eine Hand auf der Haut ruhen lassen. Das verbessert die Blutzirkulation, heilt angespannte oder kranke Muskeln und läßt Qi tiefer ins Gewebe eindringen.

Ihr Körper sagt Ihnen, wo er eine solche Massage braucht. Sie können diese natürliche Methode auch in die Ganzkörper-Qi-Massage einschalten. Während Sie die verschiedenen Körperzonen massieren, können Sie den beschriebenen noch eigene Methoden hinzufügen.

Kapitel 14
Die Energie der Emotionen

Ich bin niemals deprimiert.
Ich bekomme nur Magengeschwüre.

Woody Allen

Das Wort »Emotion« stammt vom lateinischen *e-movere*, »herausbewegen«, was bedeutet, daß eine innere Empfindung in Stimme, Mimik und Geste äußerlich ausgedrückt wird. Emotionen sind also etwas Psychisches und Physisches zugleich. Sie bedeuten einen Energiefluß im Menschen selbst und zwischen ihm und anderen Menschen. Qigong-Übungen können dazu beitragen, Hemmungen des Emotionsflusses zu beseitigen, so daß die Emotionen zwanglos ausgedrückt werden können, statt unterdrückt oder impulsiv abreagiert zu werden.

Diesen Beitrag zur Heilung und zum Ausgleich der Emotionen leistet Qigong, indem es dem Menschen die physischen Komponenten emotionaler Spannungen bewußtmacht – hochgezogene Schultern, schwere Verdauung, mißtrauisch flackernde Augen, flaches Atmen – und praktische Methoden lehrt, diese Probleme in energetischer Hinsicht zu lösen. Deshalb ist Qigong den westlichen Systemen der körperorientierten Psychotherapie ähnlich, etwa der Bioenergetik oder der Therapie nach Wilhelm Reich. Indessen kommen die Qigong-Übungen anders als diese westlichen Systeme ohne therapeutische Gespräche aus. Man befaßt sich mit den Emotionen nur insofern, als sie das Qi beeinflussen oder sich in schlechten Körpergewohnheiten, wie schlechter Haltung, schlechtem Atmen und Verspannungen, äußern. Trotzdem kann Qigong eine wichtige Ergänzung zu therapeutischen Gesprächen oder ein erster Schritt zur Heilung emotionaler Probleme sein.

Viele westliche Psychiater meinen, daß schwerere emotionale Störungen eine organische Ursache in chemischen Vorgängen im Gehirn haben und daher auch primär durch physische Eingriffe, zum Beispiel mit Hilfe von Drogen, behandelt werden müssen. Sie gehen davon aus, daß die Seele nicht mehr als der Körper ist. Was wir Seelenzustände nennen, sind für sie nur Manifestationen körperlicher Vorgänge. Diese Auffassung unterscheidet sich qualitativ von der holistischen Philosophie des Qigong, der zufolge sich Körper und Seele gegenseitig beeinflussen. Die Emotionen beeinflussen den Körper. Wir verankern zum Beispiel Ärger im Körper, indem wir die Schultern hochziehen, die Nackenmuskeln anspannen und den Qifluß von und zur Leber behindern. Umgekehrt beeinflußt der Körper die Emotionen. Bestimmte Atem- und Haltungsgewohnheiten oder Störungen der inneren Organe können entsprechende psychologische Einstellungen hervorrufen. Das Qi ist dabei das vermittelnde Prinzip, das verbindende Glied zwischen Körper und Seele, das uns ermöglicht, die Probleme beider Seiten gleichzeitig anzugehen. Und das Qi steckt nicht nur im Gehirn oder im Herzen, sondern zirkuliert durch den ganzen Körper. Ist das Qi gesund, ist auch das ganze System – Seele, Körper und Emotionen – gesund.

Psychoneuroimmunologie: ein kompliziertes Wort mit einfacher Aussage

Seit kurzem erst erkennt die westliche Medizin die alte Weisheit der chinesischen Medizin. Experten der Psychoneuroimmunologie erforschen die Beziehungen zwischen Psyche, Nervensystem und Immunsystem. Sie finden Bestätigungen dafür, daß Bewußtseinszustand und Gesundheitszustand einander bedingen, Seele und Körper einander beeinflussen.

Das Bindeglied zwischen beiden bilden die Neuropeptide[1], »die chemischen Stoffe des Bewußtseins«, die vom Körper in Reaktion auf Gedanken und Empfindungen aufgebaut werden. Neuropeptide fließen wie Qi durch den Körper und transportieren Informationen zwischen Gehirn, Nervensystem und anderen Körperteilen. Wie ein ins Schloß passender Schlüssel docken sie sie an Rezeptorbereiche auf bestimmten Geweben an und wirken dann als Informationsnetze, die alle Körperaktivitäten koordinieren. Wenn der Körper zum Beispiel Flüssigkeit braucht, dockt das Neuropeptid Angiotensin in dem Gehirnteil, der Emotionen und Gefühle steuert, die sogenannte Amygdala. Sobald das geschieht, haben wir das Gefühl, durstig zu sein. Angiotensin dockt ebenso an Rezeptorbereiche der Nieren und sagt so den Nieren, sie sollten Wasser speichern. Auf diese Weise vereinen die Neuropeptide Gefühl, Bewußtsein und Physiologie.

Gefühle bewirken den Aufbau spezieller Neuropeptide, die an bestimmte Körperstellen strömen und die Funktionen des Körpers beeinflussen. Auch Körpergefühle wie Schmerz, Hunger oder das Wahrnehmen von Blumenduft stimulieren die Produktion von Neuropeptiden und bewirken dadurch Stimmungsänderungen. Dr. Candace Pert, Professorin am Institut für Physiologie und Biophysik der Georgetown University, konnte zeigen, daß es praktisch überall im Körper Rezeptorstellen für Neuropeptide gibt. Über besonders viele solcher Stellen verfügen die inneren Organe, vor allem der Darm. Das könnte eine Erklärung dafür sein, weshalb wir sagen, wir fühlen uns »flau«, oder warum Angst negative Wirkungen auf Verdauung und Stoffwechsel hat. Die chinesischen Dichter sprechen von »gebrochenen Eingeweiden« statt von »gebrochenem Herzen«, wenn ein Mensch von großem Kummer heimgesucht wird.

Die Wirksamkeit der Neuropeptide erklärt auch, warum der

Atem den Bewußtseinszustand so stark beeinflußt. In ihrem Artikel »Die Weisheit der Rezeptoren« erläutert Dr. Pert, daß der Hirnstamm, der den Atem kontrolliert, »über und über mit Neuropeptid-Rezeptoren und Neuropeptiden übersät ist«.[2] Emotionen wirken direkt auf die Atmung (und Qi) ein, sie stören oder vertiefen sie. Umgekehrt können Atmung und Qigong positive Stimmungen erzeugen, Gefühle der Kraft und Vitalität, die einen Strom von Neuropeptiden (Qi) an andere Körperbereiche bewirken und dadurch die Gesundheit fördern.

Vielleicht die aufregendste Entdeckung der Psychoneuroimmunologie ist, daß auch die verschiedenen Immunzellen über Rezeptorstellen für Neuropeptide verfügen. Es hat den Anschein, als befänden sich an den Monozyten, den Immunzellen, die eindringende Fremdkörper erkennen und fressen sowie für die Heilung von Wunden und Wiederherstellung von Gewebe zuständig sind, Rezeptoren für tatsächlich sämtliche Arten von Neuropeptiden. Das bedeutet, daß viele emotionale Zustände direkten positiven oder negativen Einfluß auf die Funktion der Immunzellen und die Gesundheit ausüben. Wenn jemand zornig ist, werden die chemischen Stoffe des Zorns aufgebaut, fließen durch den ganzen Körper, legen sich an Millionen Zellen an und beeinflussen sie. Und schon bald ist auch die Leber zornig; die weißen Blutkörperchen sind zornig. Wenn es sich um ungesunden Ärger handelt – unterdrückt oder falsch ausgedrückt (im Gegensatz zur positiven, kathartischen Freisetzung angestauter Gefühle) –, können die weißen Blutkörperchen und die Leber rebellisch werden und sich weigern, ihre Aufgaben zu erfüllen. Fühlt sich jemand andererseits glücklich und sicher, fühlen sich auch all seine Zellen glücklich. Sogar die Knochen (eine wichtige Produktionsquelle für Immunzellen) sind glücklich. Nach Dr. Pert:

»Diese die Emotionen beeinflussenden biochemischen Stoffe (die Neuropeptide) steuern offensichtlich Richtung und

Wanderung der Monozyten, die eine so bedeutsame Rolle für das Immunsystem spielen. Sie kommunizieren mit B-Zellen und T-Zellen und wirken im gesamten System, um Krankheiten zu bekämpfen und die Unterscheidung zwischen Selbst und Nicht-Selbst zu ermöglichen. Sie entscheiden zum Beispiel, ob es sich bei einer gestörten Stelle im Körper um Tumorzellen handelt, die von den natürlichen Killerzellen getötet werden müssen, oder um wiederherzustellende Körperteile.«[3]

Überdies vollziehen sich diese psychosomatischen Änderungen anscheinend jenseits der gewöhnlichen Kausalgesetze. Es ist nicht so, daß das Gehirn eine Botschaft aussendet und der Körper darauf reagiert, wenn jemand eine bestimmte Empfindung hat, antworten viele Körperfunktionen zur selben Zeit. Das ist keine Angelegenheit von Ursache und Wirkung mehr, sondern das gesamte System verändert sich auf einmal. Jeder erlebt solche Beziehungen zwischen Körper und Seele. Wenn Sie zum Beispiel eine zornige Grimasse ziehen, rufen Sie unmittelbar Empfindungen des Zorns in sich hervor. Achten Sie einmal darauf, wie schwierig es ist, sich an ein freudiges Erlebnis zu erinnern und trotzdem zornig dreinzuschauen. Wenn Sie langsames Qigong-Atmen praktizieren, ändert sich Ihre Stimmung. Können Sie diese ruhige Stimmung beibehalten, wenn Sie das heftige Heben und Senken der Brust beim Weinen simulieren? Psychische und physische Gesundheit oder Krankheit treten immer gemeinsam auf, verbunden durch ein entsprechendes Kommunikationssystem: Neuropeptide in der westlichen Wissenschaft, Qi in der chinesischen Wissenschaft.

Im Sinne der Psychoneuroimmunologie läßt es sich also nicht mehr rechtfertigen, daß man sich die Seele entweder im Gehirn oder in einem unsichtbaren, mystischen Bereich vorstellt. Die Seele fließt vielmehr durch den Körper. Der daoistische Gelehrte Hidemi Ishida spricht ganz wie ein Wissenschaftler, wenn er erklärt, die Meridiane, die Energiekanäle, durch die Qi zu allen Körpergeweben und wieder zurückfließt, seien »auch die Wege, auf denen die Seele durch den Körper fließt«.[4]

Entspannter Körper, entspannte Seele

Lange Zeit unterdrückte Emotionen machen sich in Muskelspannungen und Haltungsschäden bemerkbar. Wenn wir uns zum Beispiel unglücklich fühlen und diese Spannung auf den Hals übertragen, statt den Leidensdruck durch Tränen abzureagieren, kann das zu chronischen Nackenschmerzen führen. Wenn wir in Reaktion auf Hohn und Spott unsere Brust einziehen, kann das schlechte Atmung und Atmungsprobleme zur Folge haben. Und ein Kind, das vor Schreck seinen Rücken verkrampft, entwickelt vielleicht eine schlechte, unelastische Körperhaltung.[5]

Leider haben solche Spannungen die Tendenz, uns zur zweiten Natur zu werden. Wir gewöhnen uns daran, und sie werden Teil unserer Realität und Identität. Dabei sinken die Spannung selbst sowie die Situation, die sie verursacht hat, ins Unbewußte ab. Das ist die Ursache für viele chronische, psychosomatische Leiden.

Durch Qigong-Praxis aber lernen wir, Spannungszonen des Körpers wieder ins Licht des Bewußtseins zu heben. Bewußtheit in dieser Hinsicht ist so stark, daß Bewußtwerdung manchmal schon ausreicht, ein fixiertes Verhaltensmuster aufzulösen. Auch in solchen Spannungen verschlüsselte Emotionen werden dann leichter bewußt. Alte Erinnerungen und Gefühle tauchen auf, freigesetzt aus dem »auftauenden« Gewebe. Und wenn dadurch das Problem nicht schon gelöst wird, kann es der Betreffende zumindest bearbeiten, sei es durch eigene innere Arbeit, sei es mit Hilfe eines Psychotherapeuten. Dies ist nicht nur meine Erfahrung, sondern auch eine Erkenntnis, die ich aus meiner fünfundzwanzigjährigen Arbeit mit vielen Tausenden Schülern gewonnen habe.

Als ich im Alter von sechzehn mit Qigong begann, war mir das Erlebnis entspannter Bauchatmung wie eine Offenbarung. Mein erster Qigong- und Taijiquan-Lehrer, Mr. Tom Downes, ist heute ein guter Freund und Berufskollege von mir. Als wir einmal gemeinsam unterrichteten, fragte ein Schüler Tom: »Kann denn Qigong wirklich auch Emotionen heilen?« Tom bejahte und zwinkerte mir dabei zu. Er mußte an den kränklichen, an Schlaflosigkeit leidenden, nervösen Halbwüchsigen denken, der vor dreißig Jahren zu ihm gekommen war, um Taijiquan-Unterricht zu nehmen. Sobald ich bei ihm gelernt hatte, wie man atmet, fühlte ich mich wieder in meiner Mitte und entspannt. Tiefes Atmen brachte mich in Berührung mit meinen tieferen Empfindungen. Ich konnte jetzt verstehen und nachfühlen, wie mich meine Kindheitsprobleme, geringes Selbstwertgefühl und Leistungsangst, physisch beeinträchtigt hatten. Aber als ich lernte, mit dem Bauch zu atmen, gewann ich für Körper und Seele die Freiheit der Wahl zurück. Ich erkannte, es gab eine Möglichkeit, eine andere Art, zu sein. Die durch die Qigong-Praxis hervorgerufenen Änderungen wurden noch durch intensive Arbeit mit Gestalt- und bioenergetischen Übungen sowie anderen Therapieformen verstärkt. Ich bin fest davon überzeugt, daß Qigong und Psychotherapie kongruente, gut miteinander zu vereinbarende Heilmethoden sind. Manchmal reicht schon eine dieser Techniken aus, um ein Problem zu lösen. Oft aber sind beide notwendig.

Die Grundlage des Qigong ist *song*, Entspannung und Ruhe. Nicht angestrengte zusätzliche Aktivität ist oft die Lösung, sondern einfach weniger tun! Durch regelmäßige Qigong-Praxis lernt man, einen entspannten, ruhenden Pol zu erzeugen. Und es wird dann auch in Fällen, wo man von Gefühlen überwältigt wird oder bestimmte Gedanken einfach nicht weichen wollen, leichter, diese Ruhe wieder hervorzurufen. Auf diese Weise besteht immer weniger die Chance, daß sich Ihre Emotionen zu Extremen aufschaukeln oder außer Kontrolle geraten. Manchmal genügt es schon, daß man sich fragt: »Atme ich? Stehe ich auf der Erde?« Daoisten nennen diesen psychischen Zustand *taiji*, dasselbe Wort, das in der Taijiquan-Form des Qigong auftaucht. Taiji bedeutet den Gleichgewichtspunkt zwischen Yin und Yang, den Ruhepunkt inmitten allen Wandels. Der Taiji-Zustand ist identisch mit dem Zustand, den Thoreau »Das Zeugen-Selbst« genannt hat, ein Aspekt des Selbst, der vom Chaos des Lebens nicht berührbar ist und als Zuflucht in Zeiten der Not dient.

Doch Entspannung ist gar nicht so leicht zu erlangen. Bedingung dafür ist eine körperliche und seelische Transformation. Körperliche Verkrampfung erzeugt immer auch seelische Verkrampfung und umgekehrt. Obsessive Denkmuster entsprechen immer wiederkehrenden körperlichen Spannungen. Manchmal sind diese Spannungen kaum merklich, zum Beispiel bei Spannungen im Kiefer, in der Zunge oder in den Tiefen des Bindegewebes. Menschen, die unaufhörlich grübeln, die vergessen haben, wo der Knopf zum Abschalten des inneren Fernsehers liegt, sprechen gewöhnlich mit sich selbst. Zunge und Kiefer ziehen sich zusammen, lockern sich wieder und machen unaufhörlich winzige, unsichtbare Bewegungen. Die Tatsache, daß die Anspannungen häufig unbewußt oder chronisch sind, macht sie nicht harmloser. Auch was Sie nicht wissen, kann Ihnen weh tun! Ständige Anspannung, ob bewußt oder nicht, ist aber ein kontinuierlicher Aderlaß der Vitalität und des Qi. Die chinesische Medizin betrachtet diese Verkrampfungen als Wurzel der meisten psychischen Probleme.

Manchmal wirkt aber die körperliche Verkrampfung noch weiter, auch wenn obsessive Gedanken oder Emotionen schon zur Ruhe gekommen sind, und erzeugt schließlich den pathologischen Seelenzustand erneut. Auf diese Weise entsteht ein Teufelskreis, ein negatives Feedback. Die Lage kann höchst kompliziert werden, wenn man noch bedenkt, daß Muskelspannungen auch das Funktionieren der inneren Organe, besonders der Leber, beeinträchtigen. Zum Beispiel kontrolliert die Leber, der chinesischen Medizin zufolge, die Spannung in Muskeln und Bändern und trägt auch zur Verbreitung von Qi im Körper bei. (Daraus erklärt sich die Führungsrolle der Leber unter den Organen. Qi kann man durch Qigong-Übungen wieder zurückerlangen. Wenn aber die Leber nicht gesund ist, kann sich das Qi nicht ausbreiten und an die Stellen gelangen, wo es benötigt wird.) Wenn der Körper angespannt ist, kann die Leber nicht optimal funktionieren. Und wenn die Leber nicht gesund ist, ist der Körper angespannt. Wieder ein Teufelskreis.

Mentale, emotionale Spannungen ↔ körperliche Verspannung ↔ Leber-Ungleichgewicht ↔ Qi-Stagnation.

Der einzige Weg aus diesem Teufelskreis heraus ist das Sammeln der Aufmerksamkeit. Diese ist das wesentliche Element der Entspannung. Sobald der Schüler aufmerksam ist, kann er spüren, was falsch läuft, und etwas dagegen unternehmen. Dies wird *tingjing* genannt, »Hören auf die Energie«. Hören auf die Energie führt zu *dongjing*, »Verstehen und Steuern der Energie«. Doch da Anspannung und Anstrengung Teil des Problems sind, sollten Gewahrsein und Entspannung, obwohl natürlich Konzentration und Willenskraft daran mitwirken, ohne Anstrengung geschehen. Entspannung sollte ein Vorgang der Hingabe sein. Können Sie sich Mühe geben, sich zu entspannen? Ich glaube nicht. Entspannung ist eine Sache des Gewahrseins, nicht des Tuns.

Als ich meine Lehrtätigkeit gerade erst begonnen hatte, machte ich Bekanntschaft mit der Macht der Entspannung. Ein Krankenpfleger in der Psychiatrie, M., wollte private Taijiquan-Stunden bei mir nehmen. Er war ein großer, muskulöser Mann, etwa vierzig und ohne körperliche Beschwerden oder auffällige Leiden. Aber es fiel ihm enorm schwer, selbst die einfachsten Bewegungen auszuführen. Sobald er eine Taiji-Übung durchführen wollte, verspannte er sich, wurde dyslexisch und verwirrt. Forderte ich ihn auf, sein Gewicht aufs rechte Bein zu verlagern, verlagerte er es auf das linke. Bat ich ihn, sich mit aufrechter Wirbelsäule hinzustellen, den linken Arm erhoben, lehnte er sich seitwärts und ließ beide Arme schlaff herabhängen. Doch er war immer fest davon überzeugt, daß er die Anweisungen richtig befolgte, bis ich ihn eines Tages sehr vorsichtig auf die Diskrepanz zwischen dem, was er tat, und dem, was er glaubte zu tun, hinwies. Offenbar lag hier eine neurologische oder kognitive Störung vor, die sich erst bei sehr langsamen choreographierten Bewegungen zeigte. Nach mehreren Monaten Übung hatte er sich erst so viele Techniken angeeignet wie ein Durchschnittsschüler in den ersten Stunden. Trotzdem machte ich ihm am Ende jeder Stunde die gesamte Taijiquan-Sequenz vor.

Eines Tages hatte ich eine Idee. Ich holte ein Paar Boxhandschuhe und bat M., sie anzuziehen. Er zog sie sich über seine großen Hände und blickte mich argwöhnisch und nervös an, da er wußte, daß ich ziemlich geübt in chinesischer Kampfkunst war. Ich verschränkte die Hände hinter dem Rücken und sagte zu ihm: »Versetzen Sie mir einen Schlag!« »Das geht doch nicht, Ken. Sie sind mein Lehrer und mein Freund.« Da erklärte ich ihm, es handle sich um eine Koordinationsübung. Ich würde ihm problemlos ausweichen und meine Hände immer auf dem Rücken behalten, also keinesfalls zurückboxen. Er sollte nur versuchen, mich zu treffen, bis er drei Schläge auf meinem Kopf oder meiner Brust gelandet hätte.

Zunächst zögerte M. noch und boxte nur sehr langsam und unsystematisch. Aber nach fünf Minuten legte er Tempo zu und bewies einen Hauch von Koordination, die ihm in all den vergangenen Monaten so gefehlt hatte. Nach ein paar weiteren Minuten waren M.s Gesicht und Körper schweißgebadet. Er hörte auf und fragte: »Darf ich jetzt aufhören? Ich bin ganz erschöpft.« »Noch nicht, Sie haben erst einmal getroffen. Wir können erst aufhören, wenn Sie mich dreimal getroffen haben, und sollte es die ganze Nacht dauern.« Wir machten also weiter, wieder zehn Minuten, bis M. den Punkt völliger Erschöpfung erreicht hatte. Jetzt erlaubte ich ihm, die Handschuhe wieder auszuziehen. Doch bevor er sich auf einen Stuhl fallenlassen konnte, bat ich ihn: »Wollen Sie jetzt bitte noch die Taijiquan-Übung versuchen?« Er sagte: »Aber ich habe bisher erst die ersten fünf Bewegungen gelernt.« »Macht nichts, tun Sie, was Sie können.« Da begann M. mit der Taijiquan-Sequenz. Zu meiner größten Verwunderung führte er die ganze Sequenz fast perfekt durch. Irgendwo im Unterbewußtsein hatte er Taijiquan gelernt, obwohl sein Bewußtsein es nicht hatte wahrhaben wollen.

Taijiquan ist eine höchst komplizierte choreographische Übung. Selbst für einen erfahrenen Tänzer ist es so gut wie unmöglich, es allein durch Beobachtung zu erlernen. Doch M. führte eine vorzügliche Qigong-Übung durch. Als er fertig war, war ihm noch gar nicht ganz klar, was passiert war, und er fragte mich: »War es richtig so?« Da fiel plötzlich der Groschen, und er rief aus: »Ich kann es ja! Ich habe es nicht bloß versucht! Ich habe es nicht bloß versucht!« Vielleicht war es stets sein Problem gewesen, nur immer versuchen zu müssen. Und er mußte erst in einen Zustand extremer Erschöpfung versetzt werden, in dem Versuche unmöglich wurden. An diesem Punkt galt der Satz: »Wenn die Not am größten, ist Gottes Hilfe am nächsten.« Qigong hatte sich ereignet!

Diese Erfahrung war der Durchbruch für M., eine Art *satori*, »eine plötzliche Erleuchtung«, wie es im Zen-Buddhismus heißt. Von da an war M. in der Lage, Taijiquan-Techniken ebensoleicht wie ein normaler Schüler zu erlernen. Aber das Interessanteste an dem Ganzen war, was ich erst später von M.s Kollegen erfuhr. Nach seinem Durchbruch schloß M., der immer als antisozial gegolten hatte, Freundschaft mit den anderen Krankenpflegern. Nachdem er gelernt hatte, wie man sich entspannt, wurde er auch seine Schlaflosigkeit und Trunksucht los.

Diese Veränderungen in M.s Leben waren dauerhafter Natur;

und als wir uns nach einem Jahr wieder trafen, erzählte er mir, daß ich ihm »viel Wichtiges übers Leben« beigebracht habe. Aber ich weiß, daß er mir ebensoviel beigebracht hat.

Sich entspannen zu lernen ist eine Aufgabe, die sich auf jeder Stufe des Qigong-Trainings stellt. Man hat immer das Gefühl, man könnte sich noch tiefer entspannen und es gäbe noch mehr Stellen, an denen man loslassen und weniger tun könnte. Der Übergang von Anspannung zu Entspannung läuft parallel zum Übergang von Zerstreuung und Konzentrationsmangel zu schweigendem Gewahrsein. Die Gehirnwellen verlangsamen sich und gehen von schnellen Beta-Wellen, die beim Sprechen und Denken auftreten, in die langsamen Alpha- und Theta-Wellen über, die einen gesammelten, wachen und intuitiven Zustand signalisieren. Aus der sehr deutlichen Anwesenheit langsamer Alpha- und Theta-Wellen, die sich normalerweise in den EEGs von Qigong-Übenden zeigen, läßt sich weiter schließen, daß sich in diesem Zustand unterdrückte Bilder und Empfindungen leichter zur Oberfläche des Bewußtsein hinaufarbeiten.

Es gibt also zwei sich ergänzende Aspekte in bezug darauf, wie Entspannung die Lösung und Auflösung emotionaler Probleme bewirkt. Einerseits werden bei sich lösender Spannung auch die in den angespannten Muskeln steckenden Emotionen gelöst. Andererseits erzeugt körperliche Entspannung einen langsameren Stoffwechsel, langsameren Puls, langsamere, entspanntere Atmung und langsamere Gehirnwellen. Die langsameren Gehirnwellen aber entsprechen der Öffnung starrer Grenzen zwischen dem Unbewußten und Bewußten, so daß wir uns unterdrückter und verdrängter Emotionen bewußt werden und sie dann hoffentlich auf die richtige Weise ausdrücken und freisetzen können.

Doch Entspannung, obwohl das Fundament des Qigong-Trainings, ist nicht das einzige physische Prinzip mit psychischen Implikationen.

Die Qigong-Haltung:
Position des emotionalen Gleichgewichts

Eine der verbreitetsten körperlichen Reaktionen auf Furcht oder emotionelle Traumata ist die spontane Krümmung des Rückens, wie es eine Katze bei Gefahr macht. Furcht verursacht ein inneres Sich-zusammen-Ziehen, einen Rückzug der Energie aus der Peripherie des Körpers, weg von der wahrgenommenen Bedrohung, zum Mittelpunkt hin. Steißbein und Nacken werden steif, und man hat das Gefühl, sie bewegten sich aufeinander zu. Das Rückgrat scheint merklich kürzer zu werden. Doch Qigong trägt dazu bei, diesen Vorgang zu meistern und zu korrigieren. Es legt Wert darauf, daß der Übende »durch Entspannung die Gelenke öffnet«, und zeigt Wege auf, die Wirbelsäule zu strecken und zu dehnen. Bei manchen Qigong-Techniken stellt sich der Schüler vor, das Steißbein werde nach unten gezogen, während gleichzeitig der Kopf hochgehoben wird. So wird das Rückgrat innerlich gedehnt. Die Kombination von indischem Yoga und Qigong führt zu einer noch größeren Offenheit und Dehnung des Rückens. Nur wenn das Rückgrat lang und biegsam ist, können wir auch Rückgrat zeigen. Ein entspanntes Rückgrat erzeugt eine selbstbewußte Haltung.

Auch das Brustbein ist entspannt und nicht vorgeschoben, als ob es sagen wollte: »Komm mir ja nicht zu nahe!« Ebensowenig ist es eingesunken und sagt nicht: »Ich bin deprimiert. Ich bin nicht würdig, geliebt zu werden.« Leute mit psychischen Problemen empfinden beim Einatmen oder Ausatmen oft einen Druck in der Brust. Depression, Angst und Minderwertigkeitsgefühle führen zu einer Körperhaltung, bei der die Brust chronisch eingesunken ist, was das Atmen sehr erschwert. Man ist dann auch körperlich deprimiert, unfähig, die Brust frei zu dehnen, um neue, frische Erfahrungen einzulassen.

Die entgegengesetzte Haltung ist die des Aufblasens. Dabei ist die Brust chronisch überspannt, als wäre sie beim Einatmen stehengeblieben und könnte nicht mehr zurück. Hier besitzt der Betreffende ein aufgeblasenes, unrealistisches Selbstbild. Er ist buchstäblich ganz von sich selbst erfüllt. Natürlich handelt es sich dabei um eine Form der Kompensation, unter der sich häufig ein Gefühl der Minderwertigkeit oder der Furcht vor zwischenmenschlichen Kontakten verbirgt. Wer sagt: »Ich genüge mir selbst, ich brauche niemanden sonst«, sagt vielleicht in Wirklichkeit: »Ich bin einmal verletzt worden und will es niemals wieder riskieren.« Die klassischen Qigong-Übungen geben den Rat: »Brust lockern, Rücken dehnen. Öffne durch Entspannung die Gelenke.« Dadurch entsteht ein Zustand fließenden Atmens, bei dem sich der Puls des Lebens, das Yin und das Yang, Einatmen und Ausatmen, im Gleichgewicht befindet. Wir klammern uns weder an alten Erfahrungen fest, noch vermeiden wir neue.

Bei allen Qigong-Techniken hängen die Schultern etwas herab. Denn die Schultern sind ein Körperbereich, der überaus rasch auf Ärger, Angst und Enttäuschung reagiert. Mit hochgezogenen, steifen Schultern wird das natürliche Ausgreifen der Arme behindert. Es ist dann schwierig, auszugreifen und sich Nahrung aus der Umwelt zu beschaffen. Wenn Versuche, geliebt zu werden, wiederholt enttäuscht wurden, verankert sich das oft als Schulterspannung im Körper. Steife, hochgezogene Schultern machen es auch schwer, Schläge auszuteilen (das ist der Grund, weshalb Boxer immer die Schultern entspannen müssen), und können symptomatisch für unterdrückten Zorn sein. Aber sei es, daß der aggressive Impuls explodiert, sei es, daß er in Form von Verspannungen implodiert – in beiden Fällen ist der Mensch nicht imstande, die geeigneten Wege zum Ausdrücken seines Zorns zu finden, oder hat Probleme damit, sein Temperament zu zügeln.

Wenn andererseits die Schultern zu sehr nach unten hängen und zu weit vorgebeugt sind, bringen sie zum Ausdruck: »Das Leben ist mir eine Last« oder: »Ich halte es nicht mehr aus«. Der Rücken krümmt sich, als müßte er eine schwere Last tragen. Verbindet sich das noch mit einem eingesunkenen Brustbein, so kann eine solche Haltung den durch andere Umstände verursachten Schaden erst recht verstärken. Sie drückt dann aufs Herz und erschwert es ihm, Blut zu pumpen – eine sehr gefährliche Situation, wenn bereits ein struktureller Herzschaden oder eine Tendenz zu Herzversagen vorliegen. Und ein gebeugtes Rückgrat beschleunigt die Haltungsschäden, die mit Osteoporose einhergehen.

Die Empfindung »ich halte es nicht mehr aus« drückt sich auch in durchgedrückten Knien aus, was das Gefühl für den Boden, auf dem man steht, abschneidet und die Mauer zwischen dem Bewußten und Unbewußten verstärkt. Durchgedrückte Knie verraten eine Unfähigkeit zu Vertrauen, die Angst, daß die Erde uns nicht tragen könnte, weshalb wir versuchen, uns von ihr abzustoßen. Aber das hat gerade die gegenteilige Wirkung, da es nur zu einem labilen Gleichgewicht führt. Können Sie sich vorstellen, mit durchgedrückten Knien auf einem Balancierbalken oder Seil zu gehen? Wenn sich die Knie beugen, wie es beim Qigong im Stehen oder beim Aktiven Qigong immer der Fall ist, lassen wir uns in unseren Mittelpunkt fallen: ins Gleichgewicht und in die vollere Wahrnehmung dessen, wer wir sind.

Beim Aktiven Qigong sind die Augen im allgemeinen offen, nehmen die Umwelt in sich auf und mustern sie, ohne sich jedoch auf ein bestimmtes Objekt zu fixieren. Sie sind auf mittlere Brennweite eingestellt; sie erlauben der Welt, hereinzukommen, ohne daß sie sie ergreifen wollten. Die Augen blicken weder auf das Geschehene zurück (die Vergangenheit), noch springen sie auf das zu, was noch nicht in Sicht ist (die Zukunft). Dadurch bleibt das Bewußtsein auf die Gegenwart konzentriert, so daß Ängste, unrealistische Erwartungen und das Bedürfnis, Reaktionen festzulegen, bevor die Ereignisse geschehen sind, beseitigt werden.

Der Aspekt der Qigong-Haltung, der den Menschen am meisten verändert, aber auch relativ schwierig ist, ist *chen*, »Sinken«.

Während sich der Körper entspannt und sein Gewicht durch die Füße hinabsinkt, sinkt das Qi ins Dantian hinab. Wie beim Bergsteigen, wo der Abstieg schwieriger ist und mehr Angst erregt als der Aufstieg, kann das Hinabsinkenlassen des Qi emotionelle Probleme mit sich bringen. Nach Alexander Lowen, Begründer der Bioenergetik-Therapie, leisten wir oft unbewußten Widerstand gegen ein Abwärtsfließen der Energie. Wir »fürchten, im Feuer der Leidenschaft, das in Bauch und Becken brennt, zu schmelzen oder zu vergehen«[6]. Sich fallenzulassen und zu entspannen bedeutet tatsächlich, loszulassen und sich einer Weisheit unterhalb der Bewußtseinskontrolle hinzugeben. Es bedeutet, das Wilde, Geheimnisvolle ins Auge zu fassen und zu akzeptieren.

Qigong ist stark von der daoistischen Philosophie des Natürlichen und Spontanen beeinflußt. Laozi sagt: »Werde zum unbehauenen Klotz.« Das heißt, versuchen Sie nicht, sich in eine Gußform zu pressen oder die Fülle dessen, was Sie sind, durch Regeln und Regulierungen – das sollst du, das sollst du nicht – zu nivellieren. Halten Sie sich vielmehr, wenn Sie durch die Qigong-Praxis erfahren, wo Ihre Schwierigkeiten liegen, zurück, und stürzen Sie sich nicht gleich darauf, um sie zu korrigieren. Kompensieren Sie Ihren Wunsch, alles sofort zu verbessern, durch eine starke Dosis Selbstakzeptanz. Das gibt Ihnen die Möglichkeit zu langsamem, stetigem Wachstum.

Der Zusammenhang zwischen Organen und Emotionen

Die chinesische Medizin unterscheidet zwischen folgenden Hauptemotionen: Angst, Trauer, Furcht, Zorn, Freude, Grübelei und Mitleid. Jede davon beschädigt, wenn sie exzessiv oder ausschließlich wird (also das Bewußtsein andauernd beschäftigt), ein inneres Organ und stört den Fluß des Qi auf ihre Art.

Angst und Kummer schädigen die Lunge. Das Wort »Angst« kommt von »eng« und bezieht sich auf die Verengung der Bronchialwege. In Zeiten der Angst schnüren sich Atem und Qi zusammen und fließen nicht mehr ungehindert in der Lunge ein und aus. Es ist allgemein bekannt, daß Angst die Entwicklung oder Verschärfung asthmatischer und anderer Bronchialleiden begünstigen kann. Auch Kummer greift die Lunge an, was sich daran zeigt, daß sie sich beim Weinen ausdehnt. Kummer deprimiert und schwächt die Lunge und beeinträchtigt, wie Angst, den leichten, vollen Atemfluß. Nach der chinesischen Medizin extrahiert die Lunge das Qi aus der Luft und reguliert so den Vorrat an innerer Heilenergie. Wenn die Lunge durch Kummer geschwächt wird, verschlechtern sich Allgemeinzustand und Vitalität. Doch soll damit nicht gesagt sein, daß wir Schmerz unterdrücken sollen. Es ist keineswegs gesund, bei einem aufwühlenden Ereignis die Tränen zurückzuhalten. Sowohl lang anhaltender als auch nicht zum Ausdruck gebrachter Kummer schwächen das Lungen-Qi.

In der traditionellen chinesischen Medizin bezeichnet das Wort *shen*, »Nieren«, nicht nur die Nieren, sondern auch die Nebennieren und manchmal auch das gesamte Reproduktionssystem. Das Shen wird am meisten von Furcht beeinflußt. Furcht verursacht Schmerz und Krankheit in Nieren, Nebennieren und unterem Rücken und schafft günstige Bedingungen für Störungen des Harntraktes und Harnfluß. Wenn jemand sich fürchtet, fällt das Qi zum Kreuzbein hinunter und strömt zur Körpermitte, also weg von der Peripherie des Körpers. Aus Selbstschutz zieht sich der Körper zusammen. Blut- und Atemzirkulation verlangsamen sich, was zu Überfluß und Stauung in der Körpermitte, aber Mangel an der Peripherie führt. Wohlbekannter Ausdruck dafür sind kalte Hände und Füße. Man erstarrt buchstäblich vor Furcht.

Chronische Furcht kann zu einer ganzen Reihe von Leiden führen. Furcht und Streß veranlassen die Nebennieren, große

Mengen der Streßhormone Adrenalin und Hydrocortison auszuschütten, die den Zellen signalisieren, Fett- und Eiweißvorräte zu Zucker (Glucose) aufzubrechen. Das stellt Energie zur Verfügung, um eine Bedrohung zu bekämpfen oder vor ihr zu fliehen – was bei kurzfristigen Bedrohungen lebensnotwendig, doch über einen längeren Zeitraum hinweg selbstzerstörerisch ist. Bei sinkendem Energieniveau werden wir schwach und müde, die Nebennieren sind wie ausgebrannt. Das Hormonreservoir des Körpers ist nicht unerschöpflich. Wenn uns die Zeit fehlt, auszuruhen und Vorräte wieder aufzufrischen, leidet unsere Fähigkeit, mit Streßsituationen fertig zu werden.

Die Ausschüttung von Nebennierenhormonen stoppt viele Körperprozesse, um die darin gebundene Energie zur Verteidigung gegen Bedrohungen freizusetzen. Unter anderem werden dadurch, daß die Produktion wesentlicher chemischer Stoffe und der Immunzellen behindert und gestoppt wird, Wachstums-, Wiederherstellungs- und Reproduktionsprozesse verlangsamt. Unter konstantem Streß vergißt der Körper vielleicht, wie er wieder gesund wird, und verliert seine Fähigkeit, sich wirksam gegen Krankheitserreger zu verteidigen und Verletzungen zu heilen.

Nach der Qigong-Theorie steuern Nieren und Nebennieren auch die Gehirnfunktionen, vor allem das Gedächtnis. Wissenschaftliche Forschungen haben bestätigt, daß Furcht und Streß das Gedächtnis schwächen und Lernprobleme hervorrufen können. Das Streßhormon Hydrocortison schädigt den Hippocampus, einen für Gedächtnis und Lernen zuständigen Gehirnbereich, der reich an Hydrocortisonrezeptoren ist. Auch in Tierexperimenten zeigte sich die enge Verbindung zwischen Nebennierenhormonen und Gedächtnis. In den sechziger Jahren fanden deutsche Physiologen heraus, daß diese Hormone das Gehirn von Meerschweinchen schädigten. Entfernte man andererseits Nebennierendrüsen aus Ratten mittleren Alters, blieben die Zellen des Hippocampus von den normalerweise zu erwartenden Alterungserscheinungen verschont.[7] Für den Menschen bedeutet dies, daß wir, indem wir Streßsituationen aus dem Weg gehen, sie lösen oder unsere Reaktionen auf sie ändern, das Shen, die Nieren und Nebennieren, wieder ins Gleichgewicht bringen und die Gesundheit von Körper und Seele wiederherstellen können.

Zorn schwächt die Leber und verursacht das Aufsteigen des Qi. Tatsächlich ist das übliche chinesische Wort für Zorn *shenqi*, »aufsteigendes Qi«. Andere Ausdrücke für einen zornigen Menschen sind zum Beispiel *huoqi da*, »starkes Feuerqi«, oder *yangqi tai gao*, »zu hohes Yang-Qi«. »Aufsteigendes Qi« führt zu überhöhter Muskelspannung und verschiedenen leber- und feuerbezogenen Krankheiten wie Kopfweh, Augendruck, Hämorrhoiden und unregelmäßiger Menstruation. Interessanterweise stellt das deutsche Wort »gallig« ebenfalls eine Verknüpfung zwischen Leber und Zorn her. Eine Schwäche des Leber-Qi trägt auch zu Stimmungstiefs bei, da dann die Leber ihre Funktionen der Ausbreitung des Qi und Harmonisierung seines Flusses nicht erfüllen kann.

Im Westen unterscheiden wir zwischen »gesundem« und »ungesundem« Zorn. Während die Chinesen schlicht behaupten, Zorn sei schädlich, haben westliche Psychosomatik-Experten festgestellt, daß angemessener Ausdruck auch »negativer« Empfindungen gut für die Gesundheit ist. Ungesunder Zorn ist unterdrückter, chronischer, grausamer, gewaltsamer Zorn. Diese Art Zorn ist auch nach einer Entladung nicht verraucht, und unweigerlich folgt ihm ein ganzer Rattenschwanz anderer Empfindungen wie Ressentiment, Enttäuschung und Schuldgefühl. Meiner Meinung nach ist es nur diese Art Zorn, die die Leber schädigt. Viele Wissenschaftler haben bestätigt, daß die Unfähigkeit, gesundem Zorn und anderen Emotionen, die normalerweise als negativ gelten, freien Lauf zu lassen, das Immunsystem beeinträchtigen und günstige Bedingungen für Krebs entstehen lassen kann.[8] Sogar Mäuse zeigen je nach ihrem Verhalten verschiedene immunologische Gegebenheiten. Aggressivere Mäuse haben eher kleinere virusbedingte Tumore.[9] Möglicherweise geht ein starkes kämpferisches (und leicht reizbares) Temperament Hand in Hand mit aggressiveren weißen Blutkörperchen. Doch sei hier angemerkt, daß ein kämpferischer Charakter etwas anderes ist als Hartnäckigkeit und Eigensinn. Die Aufgabe für jeden kranken Menschen ist es, einen Mittelweg zwischen Entschluß- und Willenskraft einerseits und der Einsicht in prinzipielle menschliche Schwäche und Unvollkommenheit andererseits zu finden.

Auch Laozi unterscheidet in seinen klassischen Zeilen aus dem Daodejing zwischen gesunder und ungesunder Emotion. »Die höchste Tugend ist nicht tugendhaft. Ebendadurch ist sie tugendhaft.« Das heißt, wahre Tugend ist sich ihrer selbst nicht bewußt und ebensowenig zwanghaft. Zwanghaft freundliche Menschen fürchten in Wirklichkeit ihre Aggressionen und Feindseligkeit und verdrängen sie. Sie versuchen immer, das Gute zu tun, und sind lieber ausgleichend, unterwürfig, ja selbstaufopfernd, statt ihre wirklichen Gefühle auszudrücken oder dafür zu kämpfen. Sie fürchten, damit nur Öl ins Feuer zu gießen. »Der Weise ist kein Wohltäter«, sagt Laozi. Der Weise ist nur seiner Natur treu und folgt Konventionen weder zwanghaft, noch rebelliert er gegen sie. Der Weise ist auch imstande, Emotionen einschließlich seines Zorns auszudrücken, falls sie einmal notwendig und angemessen sind. Er akzeptiert sich selbst und kann deshalb auch andere besser akzeptieren und verstehen. Der erste Schritt des Sich-selbst-Akzeptierens ist, daß man sich gestattet, zu empfinden, was man empfindet. Dadurch werden innere Widerstände und Reibungen gemildert, und ein gut Teil des Zorns hat sich bereits verflüchtigt.

Über die Aussage, auch Freude könne eine negative Emotion sein, stolpern die meisten westlichen Qigong-Schüler zunächst, bis ihnen klar wird, daß in der chinesischen medizinischen Literatur der Begriff »Freude« (*le*) Erregbarkeit bedeutet, eine Tendenz zum Leichtsinn, zur Geschwätzigkeit, zu Überschwang und überhaupt Übertreibung. In manchen Texten wird noch ein anderes Schriftzeichen für Freude verwendet, *xi* ausgesprochen. Etymologisch gesehen bedeutet dieses Schriftzeichen die Freude, die beim Essen entsteht. Kiiko Matsumoto und Stephen Birch, Experten für chinesische Medizin, schreiben aber: »Medizinisch gesehen bezieht sich Xi eigentlich mehr auf durch Überessen hervorgerufene Probleme ...«[10] Solche »Freude« zerteilt und zerstreut also das Qi. Sie kann ungleichmäßigen Pulsschlag verursachen und eine Neigung zu Herzstörungen hervorrufen.

Der erregbare, vor Freude übermütige Mensch ist der Gegensatz zum chinesischen Ideal des Weisen, der noch im heftigsten Sturm Ausgeglichenheit und Ruhe zu bewahren vermag. Es gibt einen chinesischen Spruch: »Mag auch der Tai-Berg vor deinen Füßen zusammenstürzen – das Qi bleibt ruhig, und die Gesichtsfarbe ändert sich nicht.« Erregung stellt plötzliche Anforderungen ans Herz. Die extremste Form der Erregung und somit die für das Herz schädlichste Emotion ist ein emotionaler Schock, ausgelöst durch ein negatives Ereignis, etwa den Tod eines lieben Menschen, oder ein positives Ereignis, zum Beispiel einen Lotto-Gewinn. Der Anstieg der Herzkrankheiten im Westen könnte symptomatisch für die Vorliebe unserer Gesellschaft für *le*, Freude im Sinne von Aufregung, sein. Das Herz wird durch die Hektik unseres Lebens, durch aufregende Nachrichtensendungen, Gewalt im Fernsehen und ein übersteigertes Interesse an Sex und Romantik überreizt.

Die Qigong-Philosophie dagegen geht davon aus, daß das Herz Frieden und Ruhe liebt. Es muß sich sicher fühlen, um gleichmäßig und ruhig Energie durch den Körper pumpen zu können. Wenn das Herz-Qi durch Aufregung und Exzesse gestört wird, leiden Geist und Seele darunter, was zu Schlaflosigkeit, unruhigen, verwirrten Gedanken oder in Extremfällen zu Halluzinationen, Hysterie und Psychosen führen kann.

Grübelei schädigt die Milz. Das Qi gerinnt und wird zäh. Grübelei bedeutet übertriebene Konzentration, obsessive Beschäftigung mit einer einzigen Vorstellung oder einem einzigen Thema. Es ist die intellektuelle Pedanterie, die normalerweise für Doktorarbeiten erforderlich ist. Unnötig zu sagen, daß Studenten häufig an Störungen leiden, die die chinesische Medizin mit der Milz in Verbindung bringt: Magenschmerzen, überhöhtem Blutdruck, Immunschwäche und einer Tendenz zu Phlegma und Erkältungen.

Auch übertriebenes Mitleid (*bei*) schädigt die Milz. Mitleid ist etwas Ähnliches wie Mitgefühl. Das *Wörterbuch der deutschen Gegenwartssprache* definiert »Mitleid« als »starke, innere Anteilnahme am Leid des anderen, starkes Mitgefühl«. Mitleid bedeutet, daß wir uns mit dem leidenden Menschen auch identifizieren. Diese Empfindung ist besonders stark, wenn wir Menschen begegnen, die sich in Schwierigkeiten befinden, welche wir selbst schon durchgemacht haben. Insofern ist Mitleid eine positive Eigenschaft und ruft heilsames Vertrauen in zwischenmenschlichen Beziehungen, besonders therapeutischen Beziehungen, hervor. Doch exzessives Mitleid ist immer dann schädlich für die Milz, wenn wir das Gespür für die Grenzen des Mitleids verlieren, wenn uns die Probleme eines anderen Menschen in Anspannung und Aufregung versetzen.[11] Grübelei und exzessives Mitleid, die beiden Eigenschaften, die die Milz schädigen, sind miteinander verwandt. Wir grübeln, wenn wir zu sehr mit uns beschäftigt sind; übertrieben mitleidig sind wir, wenn wir uns zu stark mit anderen beschäftigen.

Mitleid ist ein großes, schwieriges Problem für viele Therapeuten. Zuviel Mitleid erschwert eine objektive Behandlung des Patienten und/oder kann dazu führen, daß sich die körperliche und seelische Krankheit des Patienten auf den Therapeuten überträgt. Ein Qigong-Schüler erkennt allzu großes Mitleid daran, daß es ihm schwerfällt, sich entspannt, zentriert und verwurzelt zu fühlen. Zuviel Mitleid führt dazu, daß der Betreffende Kraft und den Kontakt mit der Erde verliert, dem Element, das der Milz entspricht. Ein solches Mitleid schwächt die Milz.

Umgekehrt kann eine schwache Milz Abgrenzungsprobleme hervorrufen.

Die Milz trägt das Qi der Erde. Qigong-Meister betonen stets, daß die Milz unbedingt eine Verwurzelung im Boden, den regelmäßigen Aufenthalt in der Natur braucht. Es gibt eine Therapie gegen die beiden Emotionalfaktoren, die die Milz krank machen können – Grübelei und Mitleid: »Lassen Sie Ihre Gedanken los und nur Ihre Sinne wirken.« Verbringen Sie mehr Zeit in der Natur und betrachten die Natur als Vorbild für Gesundheit und Ausgeglichenheit. Die Erde trägt unparteiisch alle Arten des Lebens, ohne sich daran zu binden. Lassen Sie die Gedanken zur Ruhe kommen und die Sinne sich für die Umwelt öffnen. Eine solche Therapie kommt Ihnen vielleicht allzu einfach vor, zu untechnisch, ja naiv. Aber der springende Punkt ist, daß sie wirkt! Ich erinnere mich daran, daß mein alter Freund Alan Watts einmal die Bemerkung machte: »Wir glauben gern, noch nicht genug über unsere Lebensprobleme nachgedacht zu haben. Aber vielleicht ist das Problem, daß wir schon zuviel darüber nachgedacht haben!«

Mit einem Wort, jedes wichtige innere Organ kann durch übertriebene Emotionen geschädigt werden. Andererseits gibt es auch positive Emotionen, die zur Heilung der Organe beitragen können. Diese sind identisch mit den Fünf Tugenden, die im Konfuzianismus einen Menschen zum »Edlen« machen. Das chinesische Wort für »Tugend« (*de*) wurde ursprünglich mit demselben Schriftzeichen wie das Wort »pflanzen« geschrieben, womit zum Ausdruck kam, daß Tugend entwickelbar ist. Auch im Deutschen kommt das Wort »Tugend« von »taugen«, womit auf eine Kraft oder ein Potential hingewiesen wird, das gesund macht.

Die Lunge wird von *yi* geheilt, oft mit »Rechtschaffenheit« im Sinne von Integrität und Ehrenhaftigkeit übersetzt. Als ich chinesische Philosophie studierte, hatte mein Professor ein Lieblingsbeispiel für einen Mangel an Yi – die Art, wie sich Leute im Berufsverkehr in gestopft vollen U-Bahnen herumschieben und

-schubsen. Yi bedeutet, daß man sich und anderen eine Art psychischen Spielraum läßt, Spielraum zum Leben und zum Atmen. Die Nieren werden von *zhi*, »Weisheit«, geheilt. Zhi bedeutet unter anderem klare Wahrnehmung und Selbsterkenntnis, ein wirksames Gegenmittel gegen irrationale Ängste. Der Zorn der Leber wird durch Freundlichkeit (*ren*) beschwichtigt. Die konfuzianische Tugend Ren wird durch ein Schriftzeichen dargestellt, das zwei Wanderer unterwegs zeigt. Es wird manchmal definiert als die natürlichen Empfindungen, die sich aus Kameradschaft ergeben: Wohlwollen und Menschlichkeit. In den »Gesprächen« (*Lunyü*) sagt Konfuzius: »Ren ist Liebe für andere.« (*Lunyü* XII, 22) Die Erregbarkeit des Herzens wird durch Frieden, Ruhe und Ordnung in Schach gehalten. Frieden, Ruhe und Ordnung sind auch im chinesischen Wort *li* enthalten. Li wird im allgemeinen mit »Ritus« übersetzt. Doch geht aus den konfuzianischen Texten hervor, daß Li nicht nur das Ritual meint, sondern auch den Bewußtseinszustand kennzeichnet, der zur angemessenen Durchführung von Ritualen erforderlich ist und umgekehrt durch diese Durchführung hervorgerufen wird. In Li ist auch »Ordnung« enthalten, das heißt, dem Verhalten des einzelnen werden als Voraussetzung für soziale Harmonie Grenzen gesetzt. Die Milz schließlich wird durch die Pflege von *xin* geheilt. Xin ist ein sehr umfassender Begriff und kann Vertrauen, Treue, Ehrenhaftigkeit, Zutrauen und Glauben bedeuten. Vertrauen ist Offenheit und Zuwendung, eine Empfindung, die auftritt, sobald man eine gemeinsame Basis mit einem anderen Menschen findet. Vertrauen ist die Therapie für ein zu zähes Qi, das aus Grübelei (innerer Verfestigung und Stagnation) und Mitleid (das Qi ist zu fest an einen anderen Menschen gebunden) hervorgeht.

Einen Überblick über die Entsprechungen zwischen den Fünf Elementen, den Organen und den schädlichen und positiven (heilsamen) Emotionen gibt Tabelle 9. Diese Entsprechungen bilden auch die Grundlage für eine starke Qigong-Meditation, die einfach »Heilung der Emotionen« heißt. Sie können diese Angaben entweder auswendig lernen oder auf Band aufnehmen, so daß Sie mit geschlossenen Augen üben können.

Tabelle 9: Zusammenhang zwischen Organen und Emotionen

Element	Metall	Wasser	Holz	Feuer	Erde
Organ	Lunge	Nieren	Leber	Herz	Milz
schädl. Emotionen	Angst, Kummer	Furcht	Zorn	Freude, Schock	Grübelei, Mitleid
Qi-Wirkung	Verkrampfung	Fallenlassen	Anstieg	Zerstreuung	Stauung
positive Emotionen	Yi (Integrität)	Zhi (Weisheit)	Ren (Freundlichkeit)	Li (Ordnung)	Xin (Vertrauen)

Heilung der Emotionen:
Bleiben Sie ein paar Minuten in Qigong-Körperhaltung sitzen, die Augen leicht geschlossen. Sorgen Sie dafür, daß Sie entspannt und natürlich atmen. Konzentrieren Sie sich jetzt auf die Lunge. Benutzen Sie Ihre inneren Sinne, um die Lunge im Körper zu spüren. Ziehen Sie beim Einatmen Integrität und Würde in die Lunge. Lassen Sie beim Ausatmen den Atem alle Sorgen, Angst und Kummer mit sich wegnehmen. Wiederholen Sie das mehrere Male. Integrität einatmen, Angst und Kummer ausatmen ...

Konzentrieren Sie sich jetzt auf die Nieren. Beim Einatmen füllen sich die Nieren mit Weisheit, mit der Zuversicht inneren Wissens. Atmen Sie alle Ängste aus. Wiederholen Sie dies mehrere Male.

Richten Sie nun Ihre Aufmerksamkeit auf die Leber. Ziehen Sie beim Einatmen Güte in die Leber, bis diese ganz voll ist. Beim Ausatmen setzen Sie Ihren Zorn frei und lassen ihn los. Atmen Sie mehrmals ein und aus.

Richten Sie dann Ihr Bewußtsein auf das Herz. Füllen Sie es beim Einatmen – alle Kammern, Ventile und den Herzmuskel – mit Frieden und Ruhe. Lassen Sie beim Ausatmen Aufregung,

Eifer und Übertreibung jeder Art frei. Atmen Sie dann wieder Frieden ein. Machen Sie so weiter ...

Suchen Sie jetzt die Milz auf. Lokalisieren Sie sie im Inneren, und spüren Sie sie. Füllen Sie sie beim Einatmen mit Vertrauen und Zuwendung. Beim Ausatmen lassen Sie Grübelei und Nachdenklichkeit entweichen. Lassen Sie auch übertriebenes Mitleid los, so daß Sie in sich ruhen können. Atmen Sie dann wieder Vertrauen ein. Atmen Sie mehrmals Vertrauen ein und Grübelei und Mitleid aus.

Führen Sie dann Ihr Bewußtsein zum Mittelpunkt Ihres Wesens, zur Ruhe und Stille gleichmäßiger Bauchatmung. Lassen Sie alle Bilder und Gedanken verschwinden. Verharren Sie in der Empfindung reinen Seins, »bleiben Sie bei sich selbst«, solange Sie mögen.

Sie können auch die »Inneren Nährenden Übungen« zur emotionellen Heilung benutzen. Denken Sie beim Atmen an einen heilenden Satz, zum Beispiel: »Meine Emotionen sind ausgeglichen und ruhig.« Atmen Sie ein, dehnen Sie den Unterleib langsam und denken dabei: »Meine Emotionen sind ...« Atmen Sie aus, der Unterleib entspannt sich wieder, und Sie denken »ausgeglichen und ruhig«. Wiederholen Sie dies etwa fünf Minuten lang.

Ich fühle, also bin ich

Wir sehen also, daß Qigong mit den Emotionen ganz anders umgeht als die traditionelle Psychotherapie. Qigong beschäftigt sich mit dem Weg, auf dem Emotionen die Haltung, Atmung und Gesundheit der Organe beeinflussen. Statt psychische Probleme dadurch zu lösen, daß man sich mit dem Einfluß der Vergangenheit auf die Gegenwart befaßt, konzentriert sich Qigong ausschließlich auf gegenwärtige Energieblockaden. Häufig verflüchtigen sich psychische Probleme einfach schon dadurch, daß sich Spannungen auflösen. Zwar verstecken sich unverarbeitete Erinnerungen oft in krankem Gewebe, doch muß man diese Erinnerungen nicht immer analysieren, um psychische Gesundheit zu erzielen. Viele Qigong-Schüler stellen nachträglich fest, daß emotionale Probleme, die sie zu Beginn der Übungen hatten, ein paar Jahre später einfach nicht mehr existieren.

Doch soll damit der Wert von einsichtsorientierten Gesprächstherapien keineswegs herabgesetzt werden. Ernste psychische Probleme erfordern tatsächlich häufig, daß man sich intensiv mit ihren Ursachen befaßt. Auch wenn eine Energieblockade aufgelöst ist, braucht der Patient vielleicht noch Hilfe, um einen gedanklichen Teufelskreis oder ein Verhaltensmuster, welches das Problem immer aufs neue hervorruft, zu durchbrechen. In dieser Hinsicht sind chinesische Medizin und Qigong-Übungen ergänzungsbedürftig und sollten sich der westlichen Psychotherapie bedienen, um die Lücke zu füllen. Dr. Mark Seems bedenkenswerte Ausführungen zur Akupunktur gelten in ähnlicher Weise für Qigong:

> Die Akupunkturtherapie setzt, wenn sie eine Energieblockade auflöst, gleichzeitig die seelischen Kräfte frei, die an dieser Stelle gebunden waren. Befaßt man sich dann nicht mit den entsprechenden psychischen Problemen, die aus dem Schicksal des Patienten resultieren, wird bald eine Störung in einem anderen energetischen Bereich auftreten. Das führt zu einer konstanten Verlagerung oder Wanderung von Symptomen, einer Art energetischer Hysterie, verursacht durch die Unfähigkeit oder mangelnde Bereitschaft des Behandelnden, sich mit der Seele ebenso wie mit dem Körper zu befassen.[12]

Vor einigen Jahren sprach ich mit einem bekannten chinesischen Qigong-Meister, der von Guangzhou (Kanton) in die USA gekommen war, über Qigong-Lerntechniken. Ich stellte ihm eine meiner Lieblingsfragen: »Wie helfen Sie einer Schülerin mit ernsten emotionalen Schwierigkeiten? Sagen wir, einer Schülerin, die jedesmal vor der Meditation im Stehen zu weinen anfängt.« Der Meister gab zur Antwort: »Ich würde ihr sagen, Fangsong, ›entspannen Sie sich‹«. »Aber was passiert, wenn dadurch alles nur schlimmer wird? Wenn eine Entspannung der Schultern auch zu einer Auflösung der Spannung führt, mit der sie ihre Emotionen beherrscht und die Tränen zurückhält?« Wieder sagte der Meister: »Sie braucht Entspannung.« Wie auch immer ich dieses Thema umkreiste, die Antwort blieb dieselbe, wie bei einer Platte mit einem Sprung. Dieselbe Antwort erhielt ich von mehr als 99 Prozent der chinesischen Qigong-Lehrer, denen ich diese Frage stellte.

Entspannung ist tatsächlich eine, aber nicht in jedem Fall die letzte Antwort. Im Westen pflegen wir psychische Probleme so aufzufassen, als hätten sie fast ausschließlich mit der Seele zu tun. In China ist es umgekehrt: Psychische Probleme werden somatisiert und als Körperempfindungen interpretiert und angesehen. Diese Einstellung hätte zur Herausbildung einer echten psychosomatischen Wissenschaft führen können, was aber nicht der Fall ist. Die Auffassung, Angst sei ausschließlich ein Problem der Lunge und könne durch Akupunktur, Massage, Kräuter oder andere physische Arzneistoffe geheilt werden, war fast in der gesamten chinesischen Geschichte vorherrschend. Wenn Sie in bestimmten Situationen eine Phobie entwickeln, sind Ihre persönlichen Kindheitserfahrungen irrelevant, da jeder weiß, daß die Angst in den Nieren steckt, und so weiter. Die Fünf-Elemente-Theorie wurde zu einer Einbahnstraße und zu einem alleserklärenden System. Es wirkt nachgerade paradox, daß ein System, ursprünglich zum Aufzeigen von Zusammenhängen und Beziehungen bestimmt, schließlich die Entwicklung kreativer Methoden, die zu psychosomatischer Gesundheit führen können, blockierte.

Die Fünf-Elemente-Einteilung konnte auf fast alles angewendet werden, manchmal auf groteske Weise. Litt jemand an Jähzorn, konnte es vorkommen, daß ihm der chinesische Arzt eine hübsche Dosis »Angst und Kummer« verschrieb, da Metall (assoziiert mit der Lunge = Angst) Holz (assoziiert mit der Leber = Zorn) angreift und zerstört. Oder wenn ein Patient zuviel grübelte und eine Tendenz zu Obsessionen aufwies, konnte »Zorn« die Therapie sein. Die Überlegung dabei war wieder, daß im Kreislauf der Fünf Elemente Holz (Zorn) Erde (Grübelei) durchdringt und zerstört. Auch heute noch wird dieses Therapiesystem, das »Austreiben einer Emotion durch die andere«, in China praktiziert.[13]

Diese Somatisierung drückt sich auch in der medizinischen Terminologie des modernen China aus.[14] Kummer ist *suan*, »Bitterkeit in den Gelenken«; Schlaflosigkeit und Reizbarkeit sind *touyun*, »Schwindel im Kopf«; Depression ist *men*, ein chinesisches Schriftzeichen, das ein in einer Toreinfahrt eingeklemmtes Herz zeigt, womit die Empfindung des Eingesperrtseins oder Erstickens angedeutet wird. Das allen psychischen Problemen aufgedrückte Schlagwort ist Neurasthenie, *shenjing shuairuo*, wörtlich »Nervenschwäche«[15], das unter anderem Angst, Depression oder Hysterie bedeuten kann. Dr. med. David Eisenberg bemerkte, daß zwischen einem Drittel und der Hälfte aller Patienten, denen er in der Dongzhimen-Klinik in Peking begegnete, über »Neurasthenie« klagten.[16] So werden die meisten Probleme, die ein Westler als psychisch bedingt ansehen würde, physisch erklärt und sollen ausschließlich durch physische Eingriffe geheilt werden.

Emotional labile Menschen werden in der chinesischen Gesellschaft auch aus historischen und gesellschaftlichen Gründen nicht genügend beachtet: Sie sind unberechenbar, schwer zu kontrollieren und kümmern sich wenig um Konventionen. Deshalb gelten sie als Bedrohung für Stabilität und Ordnung.[17] Im Konfuzianismus, der in der chinesischen Geschichte vorherrschenden Staatslehre, wurde der emotionale Faktor zugunsten der Schicklichkeit, der Ordnung und der sozialen Pflichten zurückgedrängt. Die soziale Rolle hatte Vorrang vor der individuellen Erfahrung und Lebenserfüllung.

In der heutigen Volksrepublik China werden emotionale Probleme wie in der Vergangenheit zunächst im Rahmen der Familie behandelt. Findet sich keine Lösung, wird das Problem dem örtlichen politisch Verantwortlichen vorgetragen, der den Überblick über die politischen und sozialen Aspekte seiner Gemeinschaft besitzt. Erst dann wird ein psychisch gestörter Mensch zum Arzt gebracht. Praktiziert der Arzt westliche Medizin, besteht die Behandlung im allgemeinen in der Verabreichung von Arzneien und/oder einer Elektroschock-Therapie. Ein Arzt dagegen, der sich der traditionellen chinesischen Medizin verpflichtet fühlt, greift zu Akupunktur, Heilkräutern, Massage und Qigong. Niemals aber werden die Gedanken und Empfindungen des Betreffenden angesprochen, die im Westen so im Vordergrund stehen. Man zieht sie einfach nicht in Betracht.

Dr. med. Arthur Kleinman berichtete über eine Untersuchung, die 1980 in der psychiatrischen Abteilung der medizinischen Fakultät in Hunan durchgeführt wurde. Die meisten depressiven Patienten »erlebten keine Besserung ihrer Krankheit, und ihre Schwierigkeiten in Familie, Schule oder am Arbeitsplatz blieben bei den allermeisten bestehen«.[18] In einer Folgeuntersuchung mit an chronischem Schmerz leidenden Patienten, die 1983 durchgeführt wurde, stellte Kleinman fest, daß kein Patient medizinisch therapiert worden war und keine psychiatrische Diagnose an ein positives Ergebnis der Behandlung gekoppelt war.[19] Glücklicherweise gibt es Anzeichen dafür, daß sich die Verhältnisse ändern und zunehmend bessere Behandlungsmethoden zur Verfügung stehen. Doch vollzieht sich der Wandel wegen der Übervölkerung und aufgrund bürokratischer Hindernisse nur im Schneckentempo. Fuß gefaßt haben in manchen Bereichen Einzel- und Gruppengesprächstherapie.[20] In der Forschung und allmählich auch in der klinischen Praxis werden Standard-Diagnosekategorien der westlichen Psychiatrie übernommen. Vielleicht können China und der Westen sich gegenseitig betrachten. Sie könnten die energetische Medizintechnik des Qigong mit den Einsichten und Methoden der Psychotherapie kombinieren, um ein neues, wirklich effektives System einer Heilung von Körper und Seele aufzubauen.

Kapitel 15
Äußere Qi-Heilung:
Chinesische therapeutische Berührung

*Stelle dich mitten in den Kraft- und
Weisheitsstrom, der alles von ihm
Durchströmte belebt, und du wirst von
selbst zur Wahrheit, zum rechten und
vollkommenen Glück gelangen.*

Ralph Waldo Emerson
Geistige Gesetze

Heilende Gegenwart

»Weißt du, Ken, man läuft mir die Bude ein! Ich habe so viele Patienten, daß ich sie manchmal auf ein bis zwei Wochen später vertrösten muß. Aber das kommt mir, wenn sie eine sofortige Behandlung brauchen, ungerecht vor. Ich muß hier eine Lösung finden.«

Mit diesen Worten begann mein alter Lehrer und lieber Freund, Dr. Wong, das Gespräch, als wir uns in unserem Lieblingsrestaurant niederließen. Mehrere Jahre waren seit meinem letzten Besuch vergangen, doch es war, als setzten wir ein tags zuvor begonnenes Gespräch fort. Wenn sich gute Freunde treffen, verliert die Zeit ihre Bedeutung. Sie nehmen den Faden dort wieder auf, wo sie aufgehört haben. Wie früher erhielt ich meinen Unterricht beim Essen oder in Dr. Wongs Wohnzimmer.

»Und haben Sie eine Lösung gefunden, Dr. Wong?«

»O ja«, sagte er mit einem Augenzwinkern. »Vorausgesetzt, die Patienten leiden an keiner ansteckenden Krankheit, bitte ich einfach eine ganze Gruppe, sich mit mir in einem Café zu einer Tasse Tee zu treffen.«

»Ja wirklich?«

»Dann schüttle ich ihnen allen die Hand. Und am nächsten Tag telefonieren immer ein paar und sagen: ›Dr. Wong, Sie können meinen Termin wieder streichen. Ich weiß nicht, was Sie beim Händeschütteln mit mir gemacht haben, aber ich fühle mich schon viel besser!‹«

Das war eine wunderbare Lektion. Sie bestätigte mir meine schon seit langem gewonnene Auffassung über natürliches Heilen. Jeder Kontakt mit einem Menschen (oder einem Tier, einer Pflanze, vielleicht sogar einem Naturgegenstand) kann heilsam oder schädlich sein. Allein schon unsere Gegenwart kann helfenden, positiven Einfluß auf Leute, an denen uns etwas liegt, ausüben.[1]

Als ich Dr. Wong nach Methoden fragte, die Heilwirkung der bloßen Gegenwart zu trainieren oder zu steigern, antwortete er: »Praktizieren Sie Qigong.« Wenn zwei Akupunkteure dieselbe Technik anwenden, wird jener, der Qigong trainiert, mehr Erfolg haben. »Wenn ich die Nadel halte«, sagte Dr. Wong, »ist die Nadel nicht mehr nur die Nadel. Mein ganzer Körper ist eine Nadel, eine Antenne für den universellen Atem von Himmel und Erde.«

Bei großer Akupunkturerfahrung ist es möglich, auf die Nadel überhaupt zu verzichten und einfach die Fingerspitzen auf den Akupunkturpunkt zu legen – mit demselben Ergebnis. Man kann Qi auch direkt zu einer gestörten Körperzone schicken, sei es mit, sei es ohne Berührung. Qi kann zusammen mit beliebigen anderen physischen Heilmethoden wie Massage, osteopathischer Anpassung, Chiropraxis, Rolfing, therapeutischer Berührung oder Handauflegen in den Körper geschickt werden. Es kann die Wirksamkeit dieser Techniken sehr steigern. Diese einzigartige Anwendbarkeit des Qigong zu Heilzwecken – also Qigong vom Körper des Heilers auf einen Patienten zu übertragen – heißt

»Äußere Qi-Heilung« (*External Qi Healing* [EQH], *wai qizhiliao* auf chinesisch).

In China versteht man unter »Äußerer Qi-Heilung« normalerweise eine therapeutische Berührung ohne Körperkontakt, wobei die Hand oder die Hände etwa fünfzehn Zentimeter über dem zu behandelnden Bereich gehalten werden. Chinesische Lehrbücher bezeichnen EQH als eine vorzügliche Therapie für dieselben Probleme, die auch mittels Akupunktur behandelt werden. So ist sie sehr wirksam bei der »Linderung von Schmerzen, der Behandlung von Infektionen und Schwellungen, der Abtötung von Krebszellen, dem Kampf gegen Arthritis, der Auflösung von Muskelkrämpfen, der Verbesserung des Hauttonus, der Stillung von Blutungen, der Kräftigung des Immunsystems, der Auffrischung der Vitalität usw.«.[2] Bezogen auf Akupunkturpatienten, werden mit Äußerer Qi-Heilung behandelte Kranke weniger häufig rückfällig.[3]

EQH ist auch die am leichtesten zugängliche Form der chinesischen Medizin, die sich ohne große Mühe erlernen läßt. Man kann die Methode zwar als Ergänzung zur Akupunktur-Therapie heranziehen, doch läßt sie sich auch von jedem nicht mit östlicher Philosophie vertrauten Heiler anwenden. Man braucht keine Kenntnisse über Meridiane, Akupunkturpunkte oder chinesische Medizintheorie. Anders als viele Qigong-Lehrer glaube ich nicht, daß EQH lediglich Fortgeschrittenen vorbehalten sein sollte. Ich bin nicht der Meinung, daß man zehn Jahre warten muß, bevor man einen Versuch mit EQH wagen kann, im Gegenteil. Wir alle strahlen jederzeit mit oder gegen unseren Willen Qi aus. Wir müssen nur lernen, diese uns angeborene Fähigkeit wirksam und klug anzuwenden.

Den Impuls, Äußeres Qi-Heilen zu erlernen, erhielt ich durch ein Erlebnis Anfang der siebziger Jahre. Als ich Qigong in einem Park praktizierte, fragte mich eine meiner Schülerinnen, eine Frau in den Zwanzigern: »Haben Sie jemals daran gedacht, Ihr Qi auch zur Heilung anderer einzusetzen?« Sie erklärte, sie habe eine Zyste am Eierstock. Ein Eierstock sei schon entfernt worden und am anderen bilde sich momentan eine große Zyste. Ich wußte zwar nicht, ob ich ihr helfen konnte, aber ich würde ihr sicher auch keinen Schaden zufügen. Ich bat sie also, sich mit dem Rücken ins Gras zu legen. Dann hielt ich beide Handflächen etwa fünfzehn Zentimeter über ihrem Unterleib und stellte mir vor, ich praktizierte Meditation-im-Stehen. Ich versuchte weder, heilendes Qi auszusenden, noch, ihre Energie zu verändern oder zu manipulieren. Ich stellte mich nur einfach auf sie ein.

Nach etwa fünfzehn Minuten hörte ich auf und fragte sie, wie sie sich fühle. Sie sagte, sie fühle eine gewisse Wärme und ein Prickeln im Unterleib. Das war ein Symptom dafür, daß Qi geflossen und sie dafür empfänglich war, mußte aber nicht bedeuten, daß eine therapeutische Wirkung erfolgt war. Einen Monat später erzählte sie mir, sie sei von ihrem Arzt untersucht worden. Es habe sich keine Spur von einer Zyste mehr gefunden! Natürlich kann ich nicht wissen, ob ich es war, der diese Wirkung erzielt hat. Doch bin ich sehr glücklich, daß sie jetzt, nach mehr als zwanzig Jahren, als gesunde und stolze Mutter durchs Leben geht.

Geschichte des Äußeren Qi-Heilens: Die Wurzel der chinesischen Medizin

Die Methode der Qi-Übertragung geht wahrscheinlich auf die schamanistischen Wurzeln der chinesischen Medizin zurück. Das Wort für Arzt oder Medizin im Chinesischen ist *yi*, ein Wort, das ursprünglich aus zwei Schriftzeichen bestand: einem Köcher mit Pfeilen oben und einem tanzenden Schamanen (*wu* im Chinesischen) unten. Die Pfeile bedeuten spirituelle Kraft, Qi – entweder vom Heiler in den Patienten geschicktes heilsames Qi oder Pfeile schädlichen Qis, die vom Heiler energetisch entfernt werden.[4]

Im alten China waren Ärzte Schamanen. Das *Yizhoushu* (»Die

Geschichte der Zhou-Dynastie«) zitiert den Herzog von Zhou (ca. 1020 v. Chr.), der berichtete, daß sich früher »in jedem Dorf eine Wu-Praxis befand«. Diese Schamanen-Ärzte waren wahrscheinlich die ersten Kräuterkundigen Chinas. In Kapitel 16 eines ebenso alten Textes, des *Shanhaijing* (»Der Klassiker der Berge und Meere«), findet sich eine Liste von zehn auf einem Berg lebenden Schamanen, »wo Zehntausende von Heilkräutern wachsen«. Die Namen dieser Schamanen lassen vermuten, daß sie auch Akupunktur praktizierten, wobei sie Knochen, Dornen oder Steinnadeln benutzten – zum Beispiel Wu Geng (Fischgräten-Schamane), Wu Di (Dornen-Schamane) und Wu Xian (Nadel-Schamane).[5] Die gleiche Beziehung zwischen Schamanismus und ärztlicher Praxis zeigt sich in den »Gesprächen« (*Lunyü*) des Konfuzius: »Wer nicht über genügend Ausdauer verfügt, kann weder Schamane noch Arzt werden.«[6] Auf einem Steinrelief im konfuzianischen Tempel in Qufu (Provinz Shandong) wird Bian Que, ein Arzt aus dem fünften oder vierten Jahrhundert v. Chr., als gefiederter Schamane dargestellt, als Vogelmensch, der sich über die Fesseln des Intellekts erhebt im Einklang mit der Natur. Diese Schamanen-Ärzte werden wohl gelegentlich auch Heilmittel wie Kräuter oder Akupunkturnadeln eingesetzt haben. Doch besaßen sie ebenso die Gabe, direkte Verbindung mit den Naturkräften aufzunehmen und sie willentlich durch Gebet oder energetische Berührung auf die Patienten zu übertragen.

Ein solcher Schamane war Minister des berühmten Gelben Kaisers, des Patriarchen der chinesischen Medizin. In dem *Inneren Klassiker des Gelben Kaisers über innere Medizin*, einer Schrift, die wahrscheinlich aus dem zweiten Jahrhundert v. Chr. stammt, ist nachzulesen, daß dieser Minister, Zhu You, Krankheiten lieber mit exorzistischen Gebeten als mittels Nadeln oder Kräutern behandelte. Manche Gelehrte glauben, daß Zhu You, während er für seine Patienten betete, zugleich Äußeres Qi-Heilen praktizierte.[7] Das erinnert stark an das Zusammenwirken von

Heilung ohne Körperkontakt und Gebeten bei den amerikanischen Ureinwohnern und den Heiltraditionen anderer Stämme. Der *Klassiker des Gelben Kaisers* stellt fest, daß in früheren Zeiten die meisten Krankheiten nach den Methoden Zhu Yous behandelt wurden. In Chinas großem etymologischen Lexikon, dem *Shuowen Jiezi*, steht, »berufliche Gebetsheiler« (*zhu*) seien einst in China weit verbreitet gewesen. Sie könnten ein Spezialzweig des Schamanismus gewesen sein.

Als aber der Schamanismus am chinesischen Hof in Ungnade fiel[8], verlegte sich die chinesische Medizin immer mehr auf Techniken mit Nadeln und Kräutern. Doch die konfuzianische Philosophie führte schamanistische Intuition und Energieübertragung wieder ein. Und im Daoismus blieben die spirituellen Dimensionen der chinesischen Heilkunst fast vollständig bewahrt.[9] Heute allerdings lehnen die meisten chinesischen Ärzte den Schamanismus als »Aberglauben« (*mixin*) ab. Und nur wenigen ist Zhu You und der von ihm begründete Zweig der Medizin bekannt.[10]

Ursprünglich wurde EQH »Verbreiten von Qi« (*buqi*) genannt. Die meisten Hinweise auf die Technik finden sich in den Werken von und über Daoisten. In der *Geschichte der Jin-Dynastie* (265 bis 317 n. Chr.): *Abhandlung über Formeln und Techniken*[11] steht: »Wer das Dao pflegt und das Qi nährt, kann, sofern er über eigenen Qi-Überfluß verfügt, es auch anderen mitteilen.« Diese Theorie wird in verschiedenen Texten aus der Ming-Dynastie (1368 bis 1644) im daoistischen Kanon weiter ausgearbeitet, zum Beispiel in *Meister Huan Zhens Geheimnis, ursprüngliches Qi zu absorbieren*: »Um den Kranken durch Ausbreitung von Qi zu heilen, stelle zuerst fest, in welchem der fünf Organe die Krankheit lokalisiert ist. Atme dann Qi ein und schicke es in den Körper des Kranken ... So werden Dämonen und Gifte ausgetrieben.« Ferner gibt es das *Buqijing* (»Klassiker über das Verbreiten von Qi«), dessen Entstehungsdatum unbekannt ist. In diesem Text wird eine auch heute noch von Äußeren Qi-Heilern benutzte Technik erwähnt: Um das Dantian zu kräftigen, lege man die eine Hand auf

Geschichte des Äußeren Qi-Heilens: Die Wurzel der chinesischen Medizin   407

den Nabel des Kranken und die andere gegenüber auf den unteren Rücken (*mingmen*). Den Daoisten war auch bekannt, daß ein Heiler das Qi entfernter Gegenstände beeinflussen konnte. Bei dem Alchimisten Ge Hong aus dem vierten Jahrhundert heißt es: »Wenn jemand in weiter Entfernung von einem giftigen Insekt gebissen ist, hauche auf deine Handfläche und bete: auf die linke Handfläche bei einem Mann, auf die rechte bei einer Frau. Der bzw. die Betreffende wird sofort geheilt sein, und wäre er (sie) auch hundert Kilometer weit entfernt.«[12] Solche Heilwirkungen des Gebetes und Willens auf weite Entfernung sind in den bahnbrechenden Werken Dr. Daniel Benors[13] und Dr. Larry Dosseys[14] für die westliche medizinische Forschung dokumentiert und scharfsinnig analysiert worden.

Viele EQH-Stile wurden in bestimmten daoistischen und buddhistischen Sekten und Klöstern entwickelt und überliefert. Manche Traditionen dieser Art werden auch heute noch nur mündlich weitergegeben und wurden kaum jemals schriftlich niedergelegt. So praktizierten die Daoisten zum Beispiel der Lang-men-Sekte auf dem heiligen Berg Luofu in der Provinz Guanzhu Meditationen zur Qi-Übertragung im Stehen und Sitzen und entwickelten eine besondere Methode der Diagnose.[15] Seit der Tang-Dynastie (618-907) waren Qigong-Techniken in buddhistischen Klosterhospitälern weit verbreitet, ja vorgeschrieben.[16] Auch buddhistische Adepten dürften EQH praktiziert haben.[17] Ebenso wurden EQH-Methoden per Zufall entdeckt, wenn zum Beispiel Qigong- oder Kampfkunst-Meister versuchten, Krankheiten oder Verletzungen ihrer Schüler zu heilen.

Das Interesse am Äußeren Qi-Heilen ist seit 1980 wiederaufgelebt, als der Qigong-Meister Lin Housheng demonstrierte, wie durch die Verwendung Äußeren Qis Patienten vor Operationen anästhesiert werden können. Lin legte seine Fingerspitzen an bestimmte Akupunkturpunkte, und der Patient blieb während einer operativen Schilddrüsenentfernung bei vollem Bewußtsein, fühlte jedoch keinen Schmerz. Von da an wurde EQH häufig zur

Schmerzreduzierung bei oder nach verschiedenen operativen Eingriffen eingesetzt. Äußeres Qi-Anästhesie und EQH im allgemeinen sind zu anerkannten Zweigen der chinesischen Medizin geworden. Wie Inneres Qigong hat auch das EQH an Glaubwürdigkeit und Achtung gewonnen, da es wissenschaftlich gemessen und getestet werden kann. Es wirkt auch bei Skeptikern, Versuchstieren und Zellkulturen und entkräftet somit Einwendungen, es handle sich hierbei nur um Placebo-Effekte. Wenn Tiere mit gebrochenen Knochen mit Äußerem Qi behandelt werden, heilen die Knochen schneller als bei Kontrollgruppen.[18] Wir können davon ausgehen, daß, wenn ein Äußerer Qi-Heiler das Wachstum von Krebszellen in Mäusen verhindern kann[19], diese Therapie bestimmt nicht deshalb wirkt, weil die Mäuse an die Kraft und Autorität des Therapeuten glauben!

Vorbereitung zum Heilen

Heiler, heile dich selbst

Die beste Vorbereitung für Äußeres Qi-Heilen ist regelmäßige Qigong-Praxis, besonders der Meditation-im-Stehen.[20] Dieses systematische Selbsttraining dürfte für eine gewisse Überlegenheit des EQH über westliche Methoden des Heilens durch Berührung verantwortlich sein. Denn wenn Sie die Meditation-im-Stehen durchführen, wird Ihr Qi-Feld stärker und Ihr Gespür für Qi-Ungleichgewichte besser. Das bedeutet wiederum, daß Sie stärkere therapeutische Wirkungen auf einen Patienten ausüben können. Sie führen ja bereits Meditation-im-Stehen durch, wenn Sie EQH praktizieren. Denn Sie befinden sich dabei im selben körperlichen und geistigen Zustand. Die Wirbelsäule ist gerade, das Gewicht durch die Füße nach unten gesunken, und Sie atmen mit dem Dantian. Die Hände sind mit Qi gefüllt. Daoistische Texte geben den Rat, man solle, um EQH zu beherrschen, auch die Embryonal-Atmung beherrschen lernen. Das liegt daran, daß Seele und Körper im Zustand der Ruhe die größte Empfänglichkeit und Fähigkeit besitzen, Qi zu speichern und zu übertragen. Wenn das Bewußtsein frei von Turbulenzen ist, wirkt es wie die Oberfläche eines stillen Sees: ein Spiegel, der die Dinge reflektiert, wie sie sind.

Ein dreißigjähriger amerikanischer Akupressur-Massagetherapeut namens Scott fragte mich einmal, wie er Qi einsetzen könne, um seine Behandlungsmethoden effizienter zu machen und zu verbessern. Er war noch nicht darauf gekommen, daß etwas mit seiner Technik nicht stimmte, doch war ihm klar, daß es immer Verbesserungsmöglichkeiten gab. Scott selbst sah aus, als litte er an Anorexie. Er war überaus mager und bleich. Seine Augen blickten trübe. Er sprach so leise, daß ich ihn kaum verstehen konnte, seine Bewegungen waren langsam und lustlos. Als ich ihn fragte, wie sich seine Patienten nach der Behandlung fühlten, gab er zur Antwort: »Sie sagen immer, sie seien sehr entspannt.« »Und wie fühlen Sie sich selbst nach einer Sitzung?« Da rief er ganz begeistert aus: »Wunderbar, voller Energie.« Das war sehr interessant. Seine Patienten konnten nicht zwischen Erschöpfung und Entspannung unterscheiden. Und der Therapeut war wahrscheinlich unbewußt von der Kraftaufladung abhängig, die er während der Behandlung seiner Patienten von diesen empfing. Aber das Problem war schnell aus der Welt geschafft, und zwar durch ein dreimonatiges Programm der Meditation-im-Stehen und Veränderung seiner Eßgewohnheiten, bei der er mehr Yang-Nahrung, also kräftigende Nahrung in Form von Fleisch und Gewürzen, zu sich nahm. Als ich Scott wiedersah, hatte er zwanzig Pfund zugenommen und sah viel gesünder aus. Ich bin sicher, auch seine Patienten profitierten davon.

Qigong-Praxis erhält das innere Qi rein und ausgewogen, ohne Maßlosigkeit (zuviel Yang) oder Mangelerscheinungen (zuviel Yin). So etwas ist für Energie-Heiler sehr wichtig. Wenn das Qi des Heilers giftig, stagnierend oder gestaut ist, kann er es unabsichtlich auf den Patienten übertragen, besonders wenn dieser schwach und erschöpft ist. Energie tendiert immer dazu, ein Vakuum zu füllen, sie fließt vom Positiven zum Negativen. Ist aber der Heiler seinerseits erschöpft, zieht er vielleicht die Krankheit des Patienten an und wird selbst krank oder, was noch ungünstiger wäre, bezieht heilendes Qi aus dem Vorrat des Patienten. (Damit soll aber nicht gesagt sein, daß etwas falsch gelaufen ist, wenn sich ein Heiler nach einer Heilsitzung besser fühlt als zuvor. Im Gegenteil, viele Studien haben bewiesen, daß der Heiler durch die Heilung selbst geheilt wird. Altruismus jeder Art stärkt die Immunabwehr.) Anders als bei manchen Formen des schamanischen Heilens hat jedoch der Äußere Qi-Heiler niemals den Wunsch, die Krankheit des Patienten zu übernehmen oder seinen eigenen Körper auf Kosten des Patienten von Krankheit zu befreien.

Alles in allem wird sich ein Heiler, der Qigong praktiziert, gegen folgende Risiken absichern:

- Er wird keine Gifte auf den Patienten übertragen.
- Er wird nicht selbst das kranke Qi des Patienten übernehmen.
- Er wird nicht selbst das Heil-Qi des Patienten übernehmen.

Und vielleicht der wichtigste Grund für Äußere Qi-Heiler, sich durch Qigong und Meditation vorzubereiten, ist, daß der Heiler, nach den Worten der Akupressur-Therapeutin Janet Murphy, »lernt, einen universellen Brunnen der Heilenergie anzubohren«.[21] Zwei der größten Geistheiler des zwanzigsten Jahrhunderts, Ambrose und Olga Worral, schrieben: »Viel zu wenig Heiler wenden sich an das große Reservoir von Gesundheit und Wohlbefinden, das uns rings umgibt, an das unendliche Meer, das uns zur Verfügung steht wie die Luft zum Atmen.«[22]

Die Quelle des Qi ist nicht persönlich, sondern transpersonal.

Sie schließt den Heiler in sich ein wie das unendliche Meer einen Wassertropfen. Der Heiler muß sich nur seines Ortes bewußt sein, ein Gespür dafür haben, wo er ist, nicht nur, wie er sich befindet. Er sollte stets die Harmonie mit der Natur suchen, ob er nun Inneres Qigong praktiziert oder EQH. Allein schon durch die Verbindung mit der Natur wird es möglich, daß das Qi durch den Körper statt aus dem Körper fließt. Der Heiler ist wie ein Qi-Schacht[23] für Qi. Qi kommt aus einer Quelle, die manchmal Natur, manchmal Dao, der Große Geist oder Gott genannt wird. Das ist ein universeller Glaube, der allen großen Heilern, im Osten wie im Westen, gemeinsam ist. In diesem Sinne schreiben die Worrals: »Ein Geistheiler ist ein Mensch, der, spirituell, physisch und biologisch gesehen, ein geeigneter Leiter zwischen der Energiequelle und dem Patienten ist. Unter geeigneten Bedingungen fließt Heilenergie von der Quelle durch den Heiler in den Patienten.«[24] Die meisten Heiler stimmen darin überein, daß eine dieser »geeigneten Bedingungen« Mitgefühl für den zu Heilenden und ein echter Wunsch, dienstbar zu sein, ist. Der Magus von Strovolos, ein angesehener Geistheiler auf Zypern, sagte: »Ich versichere Ihnen, je mehr Menschen Sie heilen, desto vitaler werden Sie, vorausgesetzt, Ihr Herz ist von Liebe erfüllt.«[25]

Die Qi-Maschine: Auch ohne sie läßt sich Verbindung halten

Zwar gibt es viele Qigong-Heiler, die sowohl von der Allgegenwart des Qi als auch von der Fähigkeit jedes Menschen, es anzuzapfen, ausgehen. Doch finden sich in China auch viele, die vom Gegenteil überzeugt sind. Man kann sich nämlich durch die Bewegungen des Inneren Qi – die Strömungen im menschlichen Körper – so faszinieren lassen, daß man sich nicht mehr um die Verbindung des menschlichen »Apparates« mit seiner Kraftquelle kümmert. In diesem Sinne weist Qigong-Meister Lin Housheng warnend darauf hin, daß es gefährlich sein könnte, Qi zu häufig auszusenden, da die Vorräte des Heilers dadurch erschöpft werden könnten.[26] Eine ähnliche Auffassung vertrat auch ein Äußerer Qi-Heiler und Akupunkteur der Schule für chinesische Medizin in Shanghai: »Wie Sie Qi aus der Natur beziehen können? Wo ist denn das Qi der Natur? Das ist nur ein Aberglaube. Wenn Sie Qi aussenden, senden Sie Ihr eigenes Qi aus. Aus diesem Grund behandle ich Patienten nur zweimal pro Woche mit Qi. Zu anderen Zeiten benutze ich die Qi-Maschine.«

Viele Äußere Qi-Heiler verlassen sich auf diese Qi-Maschine, einen Apparat, der ein qiartiges Feld infraroter und anderer elektromagnetischer Frequenzen erzeugt. Doch niemand behauptet, die Maschine produziere Qi. Sie erzeugt nur energetische Entsprechungen zu Qi. Wie diese bekannten Qi-Aspekte den Körper isoliert von den unbekannten Aspekten beeinflussen, das zu entscheiden ist jedem selbst überlassen. Zwar ist die Maschine bei Schmerzen, Kopfweh und anderen Leiden offensichtlich wirksam, doch ist sie im Vergleich zu EQH sehr unausgereift und mangelhaft, und zwar aus verschiedenen Gründen:

1. Anders als ein Mensch kann die Maschine die Stärke und Reichweite ihres Feldes nicht aufgrund eines Feedbacks, das sie während des Heilvorgangs vom Patienten empfängt, regulieren. Sie weiß nicht, ob der Patient mehr braucht oder schon zuviel bekommen hat.
2. Man ist bei der Entwicklung dieser Technik von falschen Voraussetzungen ausgegangen: daß die Ressourcen eines Menschen bei therapeutischen Behandlungen immer beschränkt seien und daß es stets einen Mangel an Heilern geben werde, da man solange brauche, sich die Fähigkeit zur Übertragung von Qi anzueignen.
3. Die Technik wird noch nicht lange genug angewandt. Es läßt sich deshalb nicht sagen, ob es schädliche Nebenwirkungen oder Kontraindikationen gibt.

4. Die Ergebnisse der wissenschaftlichen Forschung legen nahe, daß Heiler Resonanz-Effekte im Patienten hervorrufen, wie eine Stimmgabel, die eine andere zur gleichen Schwingung anregt. Wer aber möchte mit einer Maschine mitschwingen? Bereits im dritten Jahrhundert vor Christus warnte der daoistische Weise Zhuangzi davor, daß der Mensch ein Maschinenbewußtsein entwickelt.
5. Eine mechanische Heilvorrichtung kann, anders als ein wirklicher Heiler, nicht ihren Willen oder ihre Fähigkeit zur Visualisierung einsetzen, um Qi auf einen weit entfernten Patienten zu übertragen. Außerdem ist der Heilstrahl der Qi-Maschine weder so stark, noch läßt er sich so genau einstellen wie der eines Menschen.
6. Das menschliche Qi-Feld oder die vom Menschen ausgesandte Qi-Welle dürfte mit mentalen und emotionalen Inhalten besetzt sein und Informationen und positive Gedanken/Gefühle vom Heiler auf den Patienten übertragen. Wenn dem so ist, wäre keine Qi-Maschine zu ähnlichen therapeutischen Wirkungen imstande. Darüber hinaus mag zwar Energie in der Tat ein meßbares Korrelat zu Qi sein, doch könnten bestimmte Heilwirkungen auch durch das Bewußtsein selbst hervorgerufen werden, wobei also keine vermittelnde Energie notwendig wäre.

Ein Äußerer Qi-Heiler wird niemals Gefahr laufen, Qi zu verlieren, vorausgesetzt, er sorgt dafür, daß sein Qi-Stromkreis niemals unterbrochen wird, gut geerdet und isoliert ist. »Nicht unterbrochen« bedeutet Harmonie und Kommunikation zwischen dem Inneren und dem Äußeren (dem Selbst und der Umwelt), dem Oberkörper und dem Unterleib, dem Bewußten und Unbewußten und rechts und links (damit sind auch die intuitive und analytische Gehirnhälfte gemeint). »Geerdet« bedeutet, daß man mit beiden Beinen auf der Erde steht, lange Spaziergänge im Freien macht und die Natur genießt: den eigenen Körper und die

Welt. »Isoliert« bedeutet, sich Grenzen zu setzen und nicht zuzulassen, daß man sich verausgabt oder zerstreut. Man weiß, wann es notwendig ist, sich von Streßsituationen ab- und nach innen zu wenden. Isoliert bedeutet nicht, isoliert von etwas oder ohne Sensitivität für etwas zu sein, sondern es bedeutet, Sorge für sich selbst und seine innere Ernährung zu tragen.

Aber auch der ernsthafteste Versuch, diese Forderungen zu erfüllen, garantiert noch nicht, daß es einem zu hundert Prozent gelingt. Das ist nicht menschenmöglich. Immerhin wird die Hingabe an diese Ideale und die regelmäßige Bemühung, sie auch zu erreichen, sicherstellen, daß der Äußere Qi-Heiler optimal und ohne Schaden für sich und andere wirkt.

Heilende Umwelt

Der Heiler muß aber nicht nur sich selbst energetisch vorbereiten, sondern auch den ihn umgebenden Raum von schädlichem Qi reinigen. Die alten daoistischen Heiler wußten das sehr gut. Sie vollbrachten ihre Heilungen in schön gelegenen Einsiedeleien im Gebirge oder vor einem von wallendem Weihrauchduft umgebenen und gereinigten Altar. Heute achtet man kaum noch auf die Umgebung des Heilers und hält sie für unwichtig. Das gilt sowohl für moderne chinesische Akupunkteure als auch für westliche Ärzte und Therapeuten, seien es Mediziner oder Heilpraktiker. Die Allopathie konzentriert sich auf die Krankheit des Patienten, und die ganzheitliche Medizin brüstet sich ebenfalls damit, das Augenmerk vor allem auf den Kranken zu richten. Beide ignorieren damit tendenziell den Gesamtzusammenhang des Heilens, zu dem auch die Umwelt des Patienten gehört.[27]

Allein der gesunde Menschenverstand sagt einem schon, daß eine Beziehung zwischen Qi und dem Raum besteht. Jeder ist bereits im Haus eines Kranken oder schlecht gelaunten Menschen gewesen oder in einem Zimmer, in dem sich gerade zwei Menschen gestritten hatten. Er spürte dann, daß hier etwas nicht stimmte. Die Energie des Raumes war unausgeglichen und irgendwie giftig. Dasselbe kann passieren, wenn sich ein Patient zur EQH-Behandlung oder einer anderen Therapie in die Praxis eines Arztes begibt. Er kann dann von den Giften, die ein früherer Patient zurückgelassen hat, beeinflußt werden.

Aber es ist heute nicht mehr praktikabel, mit den Patienten Wallfahrten zu unternehmen oder ihnen zuzumuten, an weit entfernte Orte zu reisen. Das beste ist, man bringt die Heilkraft der Natur zu ihnen und benutzt diese dazu, die Behandlungsräume zu reinigen und zu energetisieren. Dafür gibt es zahlreiche Möglichkeiten. In China zum Beispiel läge es nahe, chinesischen Weihrauch abzubrennen. Denn nur Kräuter, die auch an Ort und Stelle wachsen, wirken auf das Qi eines bestimmten Gebietes. Sammeln Sie rücksichtsvoll die in Ihrer Heimat wachsenden Kräuter, trocknen Sie sie und verbrennen dann eine kleine Menge in einem Gefäß oder einer Schale. Sorgen Sie dafür, daß eine Tür oder ein Fenster offensteht, so daß negatives Qi entweichen kann. Um eine subtile Energieverschmutzung zu verhindern, sollten Sie sich dabei vorstellen, daß sich diese schädliche Energie in göttliches Licht verwandelt oder als Kompost in die Erde sinkt. Eine andere Art, ein Zimmer zu reinigen, ist, eine brennende Kerze darin zu schwenken. Leben Sie am Meer, können Sie Meereswasser in die vier Himmelsrichtungen sprengen, mit einem Baumzweig oder einem großen Blatt. (Diese Methode wurde mit einem Weidenzweig auch im alten China praktiziert.) Schließlich können Sie sich auch vorstellen, daß eine natürliche Heilkraft sich im Raum ausbreitet – zum Beispiel Sonnenlicht, Mondlicht oder ein Frühlingswind. Diese Methode ist aber im allgemeinen nicht so wirksam wie die erstgenannten, es sei denn, Ihre Fähigkeit zur Konzentration ist stark entwickelt.

Reinigen Sie also Ihren Raum, bevor Klienten kommen, und in den Pausen zwischen den Klienten, falls Sie Berufsheiler sind. Das ist eine Empfehlung, die ich allen mit Heilung befaßten Menschen geben möchte.[28]

Vertrauensbildung

In allen chinesischen Werken über EQH wird die Auffassung vertreten, der Patient könne Qi am leichtesten aufnehmen, wenn er entspannt und sorgenfrei ist. Doch wenn ein Patient angespannt ist, genügt es nicht, daß der Arzt zu ihm sagt: »Entspannen Sie sich!« Das wäre so, wie wenn man einem Ertrinkenden zuriefe: »Schwimm doch!« Entspannung ist etwas Ansteckendes. Der Patient wird zur Entspannung gelangen, wenn der Heiler selbst entspannt, zentriert und ruhig ist und mit dem Patienten eine Beziehung von Mensch zu Mensch aufbaut, statt ihm von oben herab und autoritär zu begegnen.

Chinesische Heiler könnten viel von einer Tradition der mexikanischen Volksmedizin, dem Curanderismo, lernen. In erster Linie muß der Patient selbst um Heilung bitten. Der Curandero (Heiler) darf nicht missionieren. Es ist ihm nicht gestattet, zu sagen: »Komm zu mir. Ich kann dich heilen.« Wenn der Patient nicht bittet, kann er auch nicht empfangen. Und was sehr wichtig ist: Wenn der Patient keine Erlaubnis zur Therapie gegeben hat, sollte die Energie des Curandero auch verborgen bleiben und nicht für Diagnose- oder Behandlungszwecke zur Verfügung stehen. Bei einer Curanderismo-Ausbildung wurde der Curandero gefragt: »Können Sie meine Aura lesen?« Er antwortete: »Wenn Sie mir Ihre Aura zeigen, kann ich sie lesen.« Handelt es sich dagegen bei dem Kranken um ein Kind oder einen Behinderten, der nicht fragen kann, braucht der Curandero keine ausdrückliche Erlaubnis. Er muß sich dann, wie bei jeder Heilung, auf seine Intuition verlassen und sich fragen: »Kann ich hier helfen? Sind meine Heilmethoden für diesen Patienten geeignet? Sollte ich ihn lieber an einen anderen Heiler überweisen?«

Ein Curandero begrüßt seinen Patienten mit herzlichem Händedruck oder einer Umarmung. Dann sprechen die beiden über Alltäglichkeiten. »Wie geht es Ihren Kindern? Fühlen Sie sich wohl bei Ihrer Arbeit? Möchten Sie einen Kaffee?« Unmerklich geht das Gespräch schließlich zum Thema der Heilung über. Heilung ist eher etwas Alltägliches als etwas Esoterisches, aber auf keinen Fall ein bloßes Geschäft, ein kalter Austausch von Waren und Leistungen. Der Heiler muß dafür sorgen, daß sich der Patient wohl, entspannt und gut betreut fühlt.

Denken Sie daran, bevor Sie eine Äußere Qi-Heilungssitzung beginnen:

- Machen Sie eine Qigong- oder Meditationsübung.
- Reinigen Sie den Raum.
- Bauen Sie eine Atmosphäre des Vertrauens auf.
- Der Patient muß Sie bitten (es sei denn, er ist dazu nicht in der Lage).

Diagnose von Störungen

Allgemeindiagnose

Beim EQH kann der Klient ganz angekleidet bleiben, es sei denn, die Methode wird mit Schwedischer oder anderen Massagetherapien verknüpft. Schmuck und Schuhe sollten jedoch immer abgelegt werden.

Ein chinesisches Sprichwort sagt: »Ein Meisterarzt schreibt das Rezept schon, während der Patient zur Tür hereinkommt.« Wie ist das möglich? Wenn der Arzt sein Qi-Gespür zu einem hohen Grad entwickelt hat, bekommt er einen sehr deutlichen ersten energetischen Eindruck. Diese erste Diagnose heißt *qise*, »Qi-Erscheinungsbild«. Der Heiler spürt ein eventuelles Ungleichgewicht beim Patienten so deutlich, als sähe er es (*toushi zhenduan*, »Diagnose mittels Durchschauen«). Die chinesische Tradition berichtet, der große Arzt Hua Tuo sei ein Meister in dieser Technik gewesen. Er konnte die inneren Organe seiner Patienten sehen (Röntgenapparate sind im Vergleich dazu primitiv!). Trotzdem glaube ich, daß der Arzt nicht sosehr »sieht« als spürt. Er spürt das Qise. Er spürt die Ausstrahlung des erkrankten Bereiches. Zudem kann er ein Unbehagen in derselben Zone seines eigenen Körpers empfinden. Das Gespür wird dann vom Denken interpretiert und in ein entsprechendes Bild übersetzt. Das ist zwar auch eine »Sicht«, aber im Sinne von Einsicht.

Viele Faktoren spielen eine Rolle beim Qise: die Farbe der Haut, die Art der Bewegung, des Atems und der Stimme, der Klang der Tritte und ein allgemeines Gefühl für Reichtum oder Mangel an Qi. Machen Sie sich das Qise des Patienten bewußt. Es ist der Indikator für seinen Allgemeinzustand. Ihre Fähigkeit zu diesem ersten Eindruck wird sich, je nach Ihren Qigong-Fortschritten, entwickeln. Später können Sie dann weitere Methoden benutzen, um die Genauigkeit dieses ersten Eindrucks zu bestätigen oder ihn weiter zu differenzieren und detaillierte Informationen zu erhalten.

Als nächstes gehe ich zum »Handauflegen« über. Ich lege die Hand auf Energiezentren oder besondere Körperbereiche des Patienten, um einen noch körperlicheren und stärkeren Eindruck vom Qi des Klienten zu gewinnen. In EQH-Texten wird es nicht eigens erwähnt, aber ich habe festgestellt, daß die Behandlung ohne direkten Körperkontakt wirksamer ist, wenn physischer Kontakt vorausgeht. Die Wärme der Hand des Therapeuten hilft dem Patienten, sich zu entspannen. Und so sonderbar es klingen mag, der Patient empfindet häufig (auch wenn er noch keine Erfahrung mit Energiemedizin gemacht hat) eine direkte Berührung als weniger aufdringlich als die Behandlung ohne

Körperkontakt. Denn mit Berührung assoziiert man Zuwendung. Behandlung ohne Körperkontakt dagegen ist viel offensichtlicher der Versuch, das energetische Programm des Körpers zu verändern oder zu korrigieren. Die einzigen Fälle, in denen der Therapeut jede Art des Körperkontaktes vermeiden sollte, sind Patienten, die körperliche, psychische und vor allem sexuelle Gewalt haben erdulden müssen. Solche Menschen empfinden Berührungen häufig als Bedrohung und unbefugtes Eindringen in ihre Privatsphäre.

An welchen Bereichen des Körpers lassen sich Störungen feststellen?

Mit Körper-Kontakt

Der Klient sitzt auf einem Hocker oder Stuhl, sein Rücken berührt die Lehne nicht. Versuchen Sie jetzt eine der folgenden Methoden oder alle nacheinander:

Methode 1: Berührung des Rückgrats.
Legen Sie eine Handfläche (egal welcher Hand) gegenüber dem Nabel (Mingmen-Punkt) aufs Rückgrat. Die andere Handfläche liegt direkt unterhalb des siebten Halswirbels (Dachui-Punkt) auf dem Rückgrat. Lassen Sie Ihre Hände ein paar Minuten dort ruhen, bis Sie die Temperatur und Schwingungsqualität des Qi sowie andere subjektive Eindrücke spüren. Liegt die Energie an der Oberfläche oder tief im Körper? Ist sie glatt oder rauh, stockend oder fließend, warm oder unangenehm heiß, kalt oder eiskalt? Stellen Sie auch fest, ob sich mehr Energie im Oberkörper oder Unterleib befindet. Je mehr Sie mit Klienten arbeiten und Ihre Ergebnisse mit den vom Patienten angegebenen Symptomen oder den medizinisch diagnostizierten Problemen vergleichen, desto stärker entwickelt sich Ihre Fähigkeit, Ihre subjektiven Eindrücke des Qi-Zustandes Ihrer Patienten richtig zu interpretieren.

Methode 2: Dantian.

Ein anderer Körperbereich, der Ihnen einen allgemeinen Überblick über das Qi-Niveau Ihres Klienten vermittelt, ist das Dantian. Legen Sie eine Handfläche direkt unterhalb des Nabels, die andere ihr gegenüber auf den Rücken. Spüren Sie, wie sich der Atem zwischen Ihren Händen bewegt oder nicht bewegt? Ist der Körper verkrampft oder entspannt? Sie spüren vielleicht auch die vitale Wärme und Qi.

Das Dantian ist der Ort, wo sich Kraft sammelt oder verlorengeht. Es ist eine sensitive, sehr verletzliche Zone und verbunden mit der Sexualität. Wenn Kinder verletzt werden, halten sie sich den Unterleib und verkrampfen ihn. Solche Verspannungen halten dann oft bis ins Erwachsenenalter an. Aus diesem Grund kann Ihnen die Berührung des Dantian Informationen über das Selbstwertgefühl des Klienten und sein inneres Kraftpotential geben. Meiner Erfahrung nach sollte man jedoch eine Feststellung des Qi-Niveaus an dieser Stelle nur bei Klienten durchführen, die man bereits kennt und die die Berührung dieses Bereichs nicht als Bedrohung und Einschüchterung empfinden.

Methode 3: Laogong.

Um ein Gespür für das Qi an der Peripherie und die Blutzirkulation zu gewinnen, drücken Sie leicht auf den Laogong-Punkt in der Mitte der Handfläche. Berühren Sie den Punkt mit Ihrem Daumen, die anderen Finger berühren den Handrücken des Klienten. Sie spüren dann die Temperatur und einen leichten Pulsschlag. Mit einiger Erfahrung ist es auch möglich, an diesem Punkt den emotionalen Zustand des Klienten intuitiv zu erfassen, denn er steht in direkter Verbindung zur Herzenergie.

Ohne Körper-Kontakt: Energie-Prüfung
Der Patient kann sitzen oder liegen. Halten Sie Ihre Handflächen etwa 15 Zentimeter von der Körperoberfläche Ihres Klienten entfernt. Versuchen Sie die Entfernung herauszufinden, bei der Sie die deutlichste Empfindung des Qi haben. Die Entfernung kann größer oder kleiner werden, je nachdem, wie Sie Ihre Hände über den Körper bewegen und den Konturen des Energiefeldes folgen. Ist ein Bereich zu sehr Yang, werden die Hände weggestoßen. Ist ein Bereich zu sehr Yin, spüren Sie, wie die Hände näher an den Körper herangezogen werden. Es spielt keine Rolle, ob Sie an der Vorderseite oder am Rücken, am Kopf, den Füßen oder mitten am Körper beginnen. Folgen Sie nur Ihrer Intuition. Denken Sie daran: Sie versuchen noch nicht, das Qi zu verändern oder zu korrigieren, sondern nur, es zu empfinden. Wenn Ihr Klient auf dem Rücken liegt, muß er sich auf den Bauch drehen, sobald Sie das Qi auf der anderen Körperseite prüfen.

Differential-Diagnose

Im Kapitel »Qigong-Wissenschaft« (Kap. 4) habe ich beschrieben, daß wissenschaftlichen Erkenntnissen zufolge Veränderungen in der Leitfähigkeit der Haut an bestimmten Akupunkturpunkten der Finger und Zehen gesunden oder kranken Zuständen der assoziierten Organe entsprechen. Bei diesen Punkten handelt es sich um die Anfangs- oder Endpunkte der Organmeridiane, also um Stellen, an denen die Meridianenergie am größten ist. Was aber diesen Wissenschaftlern sicher nicht bewußt war, ist, daß sie damit eine alte daoistische Diagnosemethode bestätigten.

Sie nehmen die Finger- und Zehenenden, eins nach dem anderen, leicht zwischen Daumen-, Mittel- und Zeigefinger, während Sie die andere Hand ein wenig von dem korrespondierenden Organ entfernt halten. Sie brauchen die genaue Position der Akupunkturpunkte gar nicht zu kennen. Sie berühren statt dessen nur den ungefähren Bereich dieses Punktes um den oder auf dem Nagel. Da die andere Hand direkt über dem Organ liegt, erfordert die Methode nur anatomische Allgemeinkenntnisse und kann auch praktiziert werden, falls jemand mit dem Verlauf der Akupunkturmeridiane nicht vertraut ist.

Stellen Sie die Diagnose bei einem Mann an der linken Seite (mit Hilfe seiner linken Hand und seines linken Fußes), bei einer Frau an der rechten Seite. Der Patient kann dabei liegen oder sitzen. Es spielt keine Rolle, welche Hand den Finger bzw. Zeh hält und welche über dem Organ gehalten wird. Achten Sie bei der Feststellung des Qi auf drei Faktoren:

1. **Temperatur:** heiß, kalt oder angenehm (angenehm warm). »Heiß« bedeutet zuviel, gestautes oder stagnierendes Qi. Das ist häufig ein Anzeichen für eine Infektion oder Entzündung. »Kalt« bedeutet schwach und mangelhaft. »Angenehme Temperatur« deutet im allgemeinen auf Gesundheit hin.
2. **Frequenz:** schneller oder langsamer Puls bzw. Vibration, glatt und gleichmäßig oder unstetig. Ideal ist natürlich ein glatter, gleichmäßiger Puls.
3. **Subjektive Qualität:** Sie kann fast jede Form annehmen. Die Energie kann sich spitz, eingesunken, rauh, zäh (gestaut), zornig, deprimiert, ruhig usw. anfühlen.

Reflexzonen an der Hand (Abb. 61)

- **Daumen – Lunge:** Halten Sie mit einer Hand, bei einem Mann die linke, bei einer Frau die rechte Daumenspitze. Die andere Handfläche liegt auf der Lunge. Führen Sie eine Energieprüfung an beiden Lungenflügeln durch.
- **Zeigefinger – Dickdarm:** Während Sie mit einer Hand die Zeigefingerspitze halten, bewegt sich die andere langsam über den Dickdarm. Sie können sich das Organ auch vorstellen. Dadurch wird Ihre Handposition genauer.

Diagnose von Störungen 423

Herzbeutel,
Reproduktionssystem

Drei Erwärmer
und Schilddrüse

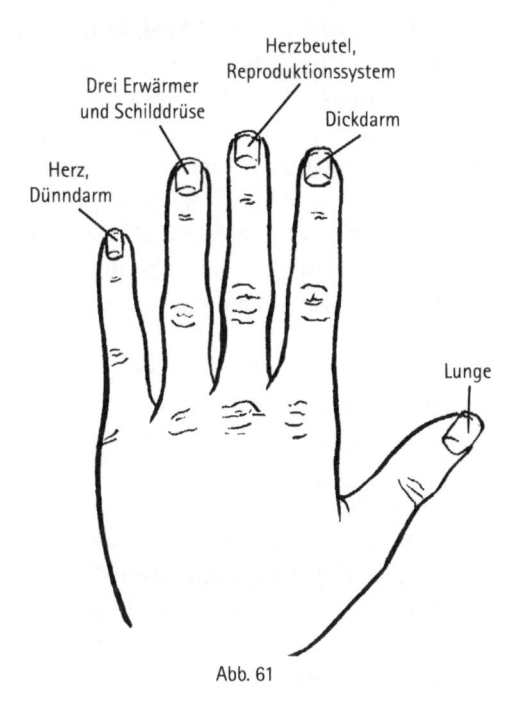

Dickdarm

Herz,
Dünndarm

Lunge

Abb. 61

- **Mittelfinger – Herzbeutel und Reproduktionssystem:** Mittels dieser Fingerspitze können Sie den Energiezustand zweier Körperzonen bestimmen. Während Sie die Mittelfingerspitze halten, bewegen Sie Ihre andere Hand zuerst zum Herzen. Dieser Akupunkturpunkt steht zwar nur mit dem Herzbeutel in Verbindung (dem membranartigen, mit Flüssigkeit gefüllten Sack, der das Herz und den Ansatz der großen Blutgefäße umgibt), doch ist es praktisch unmöglich, den Herzbeutel vom übrigen Herzen zu trennen. Diese Methode ist also einer von zwei Wegen, das Herz-Qi zu diagnostizieren. Am kleinen Finger befindet sich eine zweite Herzreflexzone. Führen Sie nun Ihre Handfläche über das Reproduktionssystem: Genitalien, Eierstöcke, Prostata – wo es angemessen ist.

- **Ringfinger – Drei Erwärmer und Schilddrüse:** Während Sie die Zone der Drei Erwärmer berühren, bewegt sich die andere Hand, von der Vorder- oder Rückseite des Körpers aus, langsam über den oberen, mittleren und unteren Rumpf. Stellen Sie die Wärme und Qi-Qualität dieser drei Bereiche fest und erkunden Sie, wo Überfluß oder Mangel herrscht. Führen Sie dann Ihre Handfläche über die Schilddrüse. Unangenehme Wärme oder Druck weisen auf eine Überfunktion der Schilddrüse hin. Zuwenig Energie hingegen kann auf eine Unterfunktion hinweisen.
- **Kleiner Finger – Herz und Dünndarm:** Während Sie die Spitze des kleinen Fingers berühren, erspürt die andere Hand zuerst das Herz-Qi, dann das des Dünndarms.

Reflexzonen am Fuß (Abb. 62 a)
- **Großer Zeh – Leber und Milz:** Sie halten das Ende des großen Zehs mit Daumen, Zeigefinger und Mittelfinger einer Hand, während die andere Handfläche auf der Leber liegt und deren Qi spürt. Bewegen Sie dann diese Hand zur Milz. Ähnlich verfahren Sie bei den anderen Zehen.
- **Zweiter Zeh – Bauch**
- **Vierter Zeh – Galle**
- **Kleiner Zeh – Blase**

Und was ist mit Zeh Nummer drei? Habe ich ihn vergessen? Am dritten Zeh liegt kein Meridian-Anfangs- oder Endpunkt, weshalb er zur Diagnose gesunder oder kranker Organe nicht benutzt wird.

Um sich schließlich auf das Nieren-Qi einzustellen, berühren Sie leicht den Punkt der »Sprudelnden Quelle« (Abb. 62 b) an der Fußsohle, ein Drittel der Strecke zwischen der zweiten Zehwurzel und der Rückseite der Ferse. Die andere Hand berührt den Patienten am Rücken und spürt das Nieren-Qi.

Blase
Galle
Bauch
Leber, Milz
Abb. 62 a

Sprudelnde Quelle
Abb. 62 b

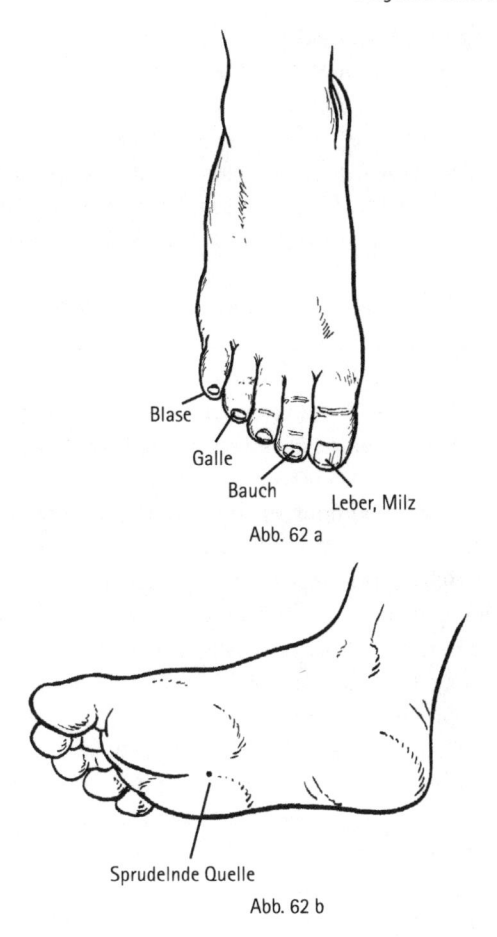

Zusammenfassung der Ergebnisse
Sie haben jetzt vier Methoden zur Feststellung von eventuellen Qi-Störungen kennengelernt.
1. Qise, um einen allgemeinen Eindruck zu gewinnen.
2. Leichter Kontakt mit einem oder mehreren von drei Körperbereichen (Rückgrat, Dantian, Handfläche).

3. Prüfung ohne Körperkontakt.
4. Differential-Diagnose unter Benutzung von Punkten an Hand und Fuß.

Wenn Sie in dieser Reihenfolge vorgehen, trägt jede Methode etwas zu Ihrem Datenreservoir bei und gibt Ihnen zusätzliche Einzelheiten zu den aus den vorhergehenden Techniken bezogenen Eindrücken.

Es kommt zum Beispiel ein männlicher Patient mittleren Alters in Ihre Praxis. Sofort stellen Sie fest, daß seine Bewegungen forsch und aggressiv sind, sein Gesicht leicht gerötet. Das Qise zeigt Hitze, Feuer an, vielleicht ein »falsches Yang«, das inneren Mangel kaschiert oder kompensiert. Wenn Sie Ihre Handflächen auf sein Rückgrat legen, zeigt sich viel Oberflächenwärme und noch weit mehr Wärme am oberen Teil des Rückens. »Aha«, sagen Sie sich, »hier liegt ein Überfluß an Yang vor, also, allgemein gesprochen, zuviel Energie im Oberkörper, zuwenig im Unterleib.« Ihre Hand spürt bei einer Prüfung ohne Körperkontakt einen Druck über Herz und Leber und Kälte um die Nieren. Die Fingerspitzenmethode bestätigt diesen Eindruck: Herz und Leber heiß und yang, Nieren, schwach.

Befassen Sie sich von Berufs wegen mit Gesundheit, werden Sie Ihre Ergebnisse mit anderen Diagnosemethoden vergleichen. Ein chinesischer Arzt zum Beispiel fühlt jetzt den Puls und untersucht den Zungenbelag, um sich ein Bild von der Gesundheit der Organe zu machen. Ein westlicher Arzt wird seine Qi-Diagnose durch Informationen ergänzen, die er sich mittels Stethoskop, EKG, Blutentnahme und andere Tests beschafft. Vielleicht stellt er fest, daß der genannte Patient einen erhöhten Streßhormonspiegel (Adrenalin-»Burnout«), Arteriosklerose, hohen Cholesterinspiegel (möglicherweise durch Leberinsuffizienz verursacht) aufweist und eine typische dominierende Persönlichkeit ist.

Je mehr Sie Ihre Qi-Diagnose mit der Krankengeschichte des Patienten und standardisierten Diagnosetests vergleichen – ob der allopathischen Medizin, der Chiropraxis, der chinesischen Medizin oder anderer Heilsysteme –, desto mehr können Sie Ihre Qi-Sensibilität und diagnostischen Fähigkeiten verfeinern. Dann stellt sich die Frage, wie behandeln Sie Ihren Patienten?

Behandlungsstrategien

Deqi : Das Erreichen des Qi

Bei allen Aspekten der Äußeren Qi-Heilung, ob in bezug auf Diagnose oder Behandlung, ist das *deqi,* das Erreichen des Qi, am wichtigsten. Das bedeutet, Ihre Hände müssen energetisch durch Kleidung, Haut und Gewebe hindurch die Lebensenergie im Körper, das Qi, erreichen. In China, wo die Patienten mit den »elektrischen« Empfindungen im Zusammenhang mit dem Qi-Fluß besser vertraut sind, fragt ein Akupunktur-Anfänger im allgemeinen seinen Patienten: *»Deqile, meiyou?«* (»Bin ich ans Qi herangekommen?«) Bleibt die Nadel zu sehr an der Oberfläche, trifft sie nur die Haut. Dringt sie zu tief, kann sie Nerven oder Gewebe treffen und beschädigen. Verfehlt sie den Akupunkturpunkt vollends, können Schmerzen, aber keine »Elektrizität« entstehen. Der Akupunkteur geht also langsam vor und bittet den Patienten um Rückmeldung; und fragt schließlich: »Bin ich am Ziel?« Später, wenn der Akupunkteur mehr Erfahrung mit der von der Nadel ausgehenden elektrischen, fast spürbar vibrierenden Energie besitzt, braucht er den Patienten nicht mehr zu fragen. Er spürt dann das Qi ohne weiteres.

Bei der Äußeren Qi-Heilung gibt es kein Instrument zwischen Heiler und dem zu Heilenden. Der Heiler spürt das Qi direkt mit den Händen. Will er mit seinen Berührungen tiefer in den Körper eindringen, so tut er das nicht durch Verstärkung des Druckes seiner Hände auf die Haut, sondern indem er im ruhigen, energetisch aufgeladenen Qigong-Zustand verharrt und einfach den Willen hat, das Qi zu erreichen.[29] Er weiß, wann er Deqi hat, weil er Vibrationen, Wärme und eine undefinierbare Energie am Körper des Patienten oder in dessen Qi-Feld spürt. Und wenn der Heiler spürt, daß er das Qi erreicht hat, spürt es der Patient im allgemeinen auch. Es ist nichts Ungewöhnliches, daß ein Patient ausruft: »Was haben Sie da gemacht? Ihre Hände fühlen sich ja wie ein Heizkissen an!«

Herstellung des Kontaktes:
Heilung durch Erspüren und Yin-Yang-Polarität

Die Hände auf oder über diagnostische Zonen zu legen ist natürlich schon mehr als nur eine Diagnose. Es ist der Beginn der Behandlung. Erspüren ist Heilen! Sobald der Heiler in einen Kräfteaustausch mit dem Patienten eintritt, gibt es keine Möglichkeit mehr, dessen Gesundheitszustand absolut festzustellen. Sobald er das Qi spürt, verändert es sich und bewegt sich auf einen Gleichgewichtszustand zu. Der Beobachter verändert das Beobachtete. Deshalb ist es so wichtig, den ersten Eindruck im Gedächtnis zu behalten und bewußt wahrzunehmen, wie sich dieser Eindruck ändert, wenn die Hände auf oder über diagnostischen Zonen liegen. Der Grad der Veränderung kann ein Hinweis darauf sein, wie der Patient auf die Therapie reagiert.

Spüren, Kontakt herstellen ist die erste, sicherste und wichtigste Behandlungsmethode. Nachdem Sie die Diagnose abgeschlossen haben, wenden Sie sich wieder den Stellen des gestörten Gleichgewichts zu – Zonen, wo Sie zuviel, zuwenig oder krankes Qi gespürt hatten. Legen Sie nun eine oder beide Hände entweder auf diese Zone oder auf das Qi-Feld darüber. Einer der wirksamsten Wege des Erspürens ist, die Hände an beide Seiten einer erkrankten Zone zu legen, als ob der Patient bei einer Meditation-im-Stehen zwischen Ihren Handflächen stehen würde. Diese Methode nenne ich die »Yin-Yang-Polarität«.

Leidet der Patient zum Beispiel an einer kranken Leber, kann die eine Handfläche vor, die andere hinter die Leber gehalten werden, und zwar mehrere Zentimeter vom Körper des Patienten entfernt (Abb. 63). Kümmern Sie sich nicht darum, ob Sie eventuell selbst Qi übertragen. Üben Sie nur Ihre Meditation-im-Stehen aus. Sie machen einfach eine Qigong-Übung gemeinsam mit dem Patienten. Ihr Qi-Feld, das mit dem des Patienten kommuniziert, überträgt eine Heilungsbotschaft. Anders als die westliche Bioenergetik erfordert diese Methode bewußte Wahrnehmung und Willenseinsatz auf seiten des Behandelnden. Je tiefer der Heiler zentriert und je besser er in der Lage ist, Verbindung mit dem Patienten und dem universellen Qi aufzunehmen, desto stärker ist die Heilungsbotschaft.

Richten Sie sich bei der Meditation-im-Stehen nach der Position Ihres Patienten. Sitzt oder liegt er auf einem Massagetisch, ist es schwierig, den Kontakt entsprechend herzustellen, es sei

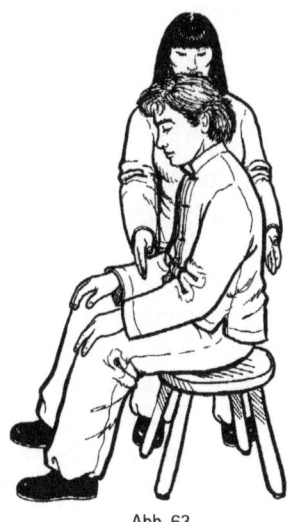

Abb. 63

denn, Sie kauern sich hin oder bücken sich sehr tief. Das aber ist unbequem und mühsam und reduziert die Menge des verfügbaren Qi. Setzen Sie sich statt dessen neben ihn. Überkreuzen Sie Ihre Beine nicht, setzen Sie die Füße flach auf den Boden, den Rücken gerade, den Atem im Innern des Körpers und die Arme im Halbkreis gehalten. Praktizieren Sie nun in Ihrer sitzenden Position alle Merkmale der Meditation-im-Stehen.

Wann sollten Sie die Methode des Heilens durch Erspüren oder der Yin-Yang-Polarität anwenden? Die Methode eignet sich unter allen Umständen bei gestautem Qi (Yang) oder fehlendem Qi (Yin). Sie ist immer die sicherste Behandlungsmethode, wenn Ihr erster Eindruck nicht eindeutig ist und Sie sich nicht sicher sind, worin das Problem besteht. Denn da Sie nicht versuchen, die Energie des Patienten auf bestimmte Weise zu verändern oder zu manipulieren, besteht kaum Gefahr, ihm Schaden zuzufügen. Bei manchen EQH-Patienten kann es sogar notwendig werden, nur mit Heilen durch Erspüren zu arbeiten. Ich pflege alle meine EQH-Sitzungen mit dem Erspüren des Qi zu beginnen und zu beenden.

Korrektur von gestörtem Gleichgewicht: Kreisende Handflächen

Um sich ein besseres Bild zu verschaffen, was bei der Übertragung von therapeutischem Qi eigentlich passiert, machen Sie folgendes Experiment. Bitten Sie einen Freund, seine linke Hand auszustrecken, Handfläche nach oben. Führen Sie Ihre Handfläche in einigen Zentimetern Abstand über seine Hand, bis Sie die Entfernung mit maximaler Qi-Empfindung gefunden haben. Lassen Sie jetzt, während die Hand Ihres Partners an Ort und Stelle bleibt, Ihre rechte Hand in ganz kleinen Kreisen gegen den Uhrzeigersinn rotieren, als wäre der Mittelpunkt Ihrer Handfläche ein Laserstrahl, der einen Kreis um den Handteller Ihres Freundes beschreibt. Vergrößern Sie dann den Umfang Ihres Kreises, so daß Ihre Handfläche ihr Licht auf die Fingerspitzen Ihres Partners wirft und sich dann zum Handgelenk hinunterbewegt. Wechseln Sie hierauf nach einigen Kreisen die Richtung, und bewegen Sie Ihre Hand im Uhrzeigersinn. Fragen Sie dann Ihren Freund, was er empfunden hat. War ein Unterschied zwischen den beiden Kreisen, dem im Uhrzeigersinn und dem gegen den Uhrzeigersinn, zu bemerken? Lassen Sie nun Ihren Freund das Experiment mit Ihnen machen. Ist Ihr Experiment wiederholbar? Versuchen Sie es auch mit anderen Freunden, und probieren Sie aus, ob Sie zu denselben Ergebnissen kommen. Welche Empfindung ergibt sich beim Kreisen gegen den Uhrzeigersinn und welche beim Kreisen im Uhrzeigersinn?

Damit haben Sie schon das erste Prinzip einer therapeutischen Behandlung ohne Körperkontakt entdeckt. Gegen den Uhrzeigersinn bedeutet Abkühlung (Yin) und reduziert Hitze, Entzündung, Fieber und Stauung. Kreisen im Uhrzeigersinn dagegen erzeugt Wärme (Yang) und führt geschwächten, kalten und erschöpften Zonen Energie zu und stimuliert sie. Fühlt sich ein Organ oder eine Zone zu heiß oder zu sehr mit Qi geladen an, machen Sie Kreise gegen den Uhrzeigersinn, und lassen Sie Ihre Hand mehrere Male darüber kreisen, bis Sie spüren, daß die Zone maximal reagiert und zu normaler Temperatur zurückkehrt. Fühlt sich andererseits das Organ zu kalt oder erschöpft an, lassen Sie Ihre Hand im Uhrzeigersinn kreisen. Sind Sie sich Ihrer Sache nicht sicher, so arbeiten Sie mit Heilung durch Erspüren.

Während die meisten EQH-Behandlungsmethoden mit beiden Händen gleichzeitig oder auch nur einer Hand durchgeführt werden können, sollte das Kreisen der Handflächen nur mit einer Hand erfolgen, der sogenannten Yang-Hand. Es spielt dabei keine Rolle, mit welcher Hand Qi übertragen wird. Manche Heiler bevorzugen die rechte, manche die linke, manche sind, zumindest was die Energie betrifft, beidhändig und benutzen ihre

Hände je nach Laune. Die andere Hand, die Yin-Hand, bleibt dabei relativ passiv. Sie wird nicht zur Behandlung des Patienten oder zur Qi-Übertragung eingesetzt, sondern ruht an der Seite des Heilers, die Finger weisen zur Erde. Die Yin-Hand hält so die Verbindung mit der Erdenergie aufrecht. Sie hilft dem Heiler, wie es auch seine Füße tun, im Erdboden verwurzelt zu bleiben. Durch diese Hand entlädt der Körper des Heilers auch automatisch giftiges Qi oder nimmt, falls notwendig, zusätzliche Energie im Körper auf. Aber es ist nicht nötig, daß der Heiler daran *denkt*, Qi mit der Yin-Hand auszustrahlen oder aufzunehmen. Das geschieht ganz von selbst, vorausgesetzt, der Heiler ist entspannt und verwurzelt. Beide Hände praktizieren Deqi gleichzeitig. Die Yang-Hand erreicht das Qi des Patienten, die Yin-Hand das der Erde (Abb. 64).

Die Behandlungsmethode der Kreisenden Hände ist identisch mit einer in Stammesgesellschaften üblichen Methode. Als ich einmal meinem Cherokee-Mentor, Keetoowah, die EQH-Metho-

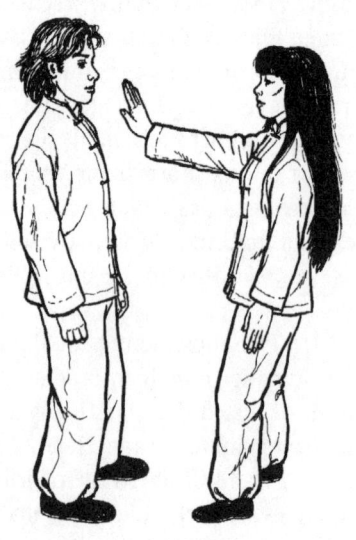

Abb. 64

den erklärte, schaute er mich ungläubig an: »Woher kannten die Chinesen die Cherokee-Medizin?« Keetoowah pflegte seine Hände vor und hinter dem Körper des Patienten zu halten, »wie die Pole eines Magneten, negativ und positiv«. Manchmal ließ er auch eine Handfläche kreisen – im Uhrzeigersinn, um den Körper zu erwärmen, und gegen den Uhrzeigersinn, um ihn abzukühlen. Seine andere Hand zeigte dabei im allgemeinen zur Erde.

Klopfen, Pulsieren, Wellenschlagen

Andere wirksame Behandlungsbewegungen sind Klopfen, Pulsieren und Wellenschlagen. Klopfen bedeutet, daß der Heiler mit der Handfläche oder den Fingerspitzen leicht und rhythmisch auf das Qi-Feld klopft oder tippt. Das löst Stagnationen und Stauungen und verbessert die Qi-Zirkulation. Bei *tuina*, der chinesischen Massagetherapie, wird, zum selben Zweck, direkt auf den Körper geklopft. Der Therapeut klopft entweder mit den Fingern, mit der Handfläche, dem Handrücken, der Handkante oder der Faust, um verschiedene Grade der Stimulierung hervorzurufen.

Pulsieren heißt, die Hand ganz langsam zu öffnen und wieder zu schließen. Strecken Sie die Finger, und öffnen Sie die Hand, dann entspannen Sie sie wieder. Wiederholen Sie das im gemächlichen Tempo. Das Qi strahlt dabei aus der Mitte Ihrer Hand. Das Pulsieren wirkt ähnlich wie das Klopfen. Es stimuliert und verbessert die Qi-Zirkulation. Das Pulsieren kann über jeder Körperzone, wo es erforderlich scheint, durchgeführt werden, auch an besonderen Akupunkturpunkten. Wenn Sie direkt über einem Akupunkturpunkt pulsieren, spüren Sie ein leichtes Prickeln und Wärme am Punkt selbst oder den Meridian entlang.

Wellenschlagen wirkt sehr gut bei Stauungen oder Schmerz. Die Fingerspitzen streicheln am Energiefeld des Patienten entlang, als bürsteten sie den Schmerz weg. Die Technik ist identisch mit dem »Fegen« (*barrida*), wie es die mexikanischen Curanderismo-Heiler durchführen.

Diese drei Methoden setzen Qi in Bewegung, ohne dem Patienten Wärme oder Kälte zuzuführen. Sie können jeweils einzeln oder kombiniert mit Kreisen im und gegen den Uhrzeigersinn angewendet werden. Wenn zum Beispiel die Nieren schwach und defizient sind, kann es notwendig werden, ein leichtes Qi-Pulsieren anzuwenden, gefolgt von Kreisen im Uhrzeigersinn. Sind die Schultern steif und heiß und schmerzen, können Sie Kreisen-gegen-den-Uhrzeigersinn zur Reduktion der Spannung anwenden, und Wellenschlagen, um den Schmerz zu lindern. Bei entzündetem, wundem Hals könnte es angebracht sein, gegen den Uhrzeigersinn über dem Hals zu kreisen und dann den Schmerz vom Körper wegzufegen.

Handstellung

Normalerweise wird die ganze, geöffnete Hand zur Qi-Übertragung verwendet. Qi wird von den Fingern und der Handfläche über einen breiten Bereich hinweg ausgestrahlt. Sie können den »Qi-Strahl« intensivieren, indem Sie Qi entweder aus allen Fingerspitzen zusammen oder aber aus einzelnen Fingerspitzen strömen lassen. Das empfiehlt sich, wenn Sie gezielt einen ganz bestimmten, kleinen Bereich, etwa eine Zyste oder eine Wunde, heilen wollen. Um den Strahl stärker zu intensivieren, lassen Sie Qi nur von der Handmitte, dem Laogong-Punkt her, ausstrahlen (manche Äußere Qi-Heiler lassen Qi auch noch von anderen Akupunkturpunkten ausströmen, etwa von den »Sprudelnden Quellen« in den Füßen oder dem Yintang-Punkt zwischen den Augenbrauen).

Akupunkteure oder mit der chinesischen Medizintheorie vertraute Heiler können sich auch einer ganz besonderen Fingerstellung bedienen, der sogenannten »Schwertfinger« (*jianzhi*), um Qi in spezielle Akupunkturpunkte zu leiten. Zeige- und Mit-

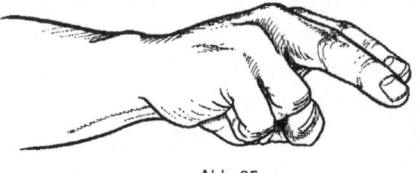

Abb. 65

telfinger sind dabei locker ausgestreckt, während sich der Daumen und die beiden anderen Finger zur Handfläche hin krümmen (Abb. 65). Hier vollzieht der EQH-Therapeut Akupunktur ohne Nadeln. Die Schwertfinger kreisen gegen den Uhrzeigersinn, um die Energie des Punktes zu beruhigen, oder im Uhrzeigersinn, um sie zu heben. Man kann mit den Schwertfingern auch klopfen, indem man sie rhythmisch zum Punkt hin und dann wieder weg bewegt. Auch ist es möglich, EQH mit Akupunktur zu kombinieren. Akupunkteure zwirbeln oder drehen die Akupunkturnadel im allgemeinen, wenn sie den Reiz an einem bestimmten Punkt verändern wollen. In EQH ausgebildete Akupunkteure dagegen lassen die Nadel an Ort und Stelle und steigern, beruhigen oder stimulieren den Punkt mit geeigneten EQH-Bewegungen, während sie ihre Schwertfinger einige Zentimeter über der Nadel halten.

Dauer und Häufigkeit

Die Behandlungsdauer kann von Patient zu Patient stark variieren. Das hängt davon ab, wieviel Qi der Patient aufnehmen kann. Für den einen reichen schon fünf Minuten, für den andern braucht man vierzig. Der Therapeut kann sich ein Bild von der Rezeptivität des Patienten und dem für ihn typischen Qi-Sättigungsgrad machen, indem er auf Veränderungen der Hautfarbe und Atmung achtet. Läuft die Haut stark rot an oder wird immer blasser und beschleunigt sich der Atemrhythmus konstant, so ist das ein Zeichen, daß sich der Patient schlecht fühlt. Wenn der Therapeut das Deqi beherrscht, wird er auch spüren, wann keine Energie mehr aufgenommen wird. Er hat dann das Gefühl, als seien die gleichnamigen Pole zweier Magneten zusammengebracht worden, statt das Qi des Heilers anzuziehen, stößt der Patient es ab. Dann sollte die Behandlung beendet werden. Der wichtigste Hinweis, ob Sättigung eingetreten ist, gibt der Patient selbst.

Fordern Sie Ihre Patienten dazu auf, Ihnen zu sagen, wann Sie eine Behandlung als nicht angemessen, zu stark oder zu schwach empfinden. Therapeut und Patient können erkranken, wenn der Therapeut gegen die ausdrückliche oder nicht ausdrückliche Erlaubnis des Patienten mit EQH weitermacht, weil er glaubt: »Ich weiß schon, was für Sie am besten ist.« Der Patient wird dann mit unassimilierbarem Qi vollgestopft, und der Therapeut erfährt den Rückstoß des eigenen, zu ihm zurückkehrenden Qi, das aber jetzt noch durch das giftige Qi-Feld des Patienten verschmutzt ist.

Manche Patienten fühlen sich schon nach der ersten Sitzung signifikant besser. Die meisten Patienten spüren eine merkliche Besserung nach vier oder fünf Sitzungen. Bei akuten Problemen ist die Wahrscheinlichkeit einer schnellen Reaktion hoch. Bei langfristigen, chronischen Erkrankungen dauert es länger, so haben zum Beispiel Verkehrsunfallopfer mit Gehirnverletzungen bereits nach wenigen Sitzungen subjektive Qi-Empfindungen, sie brauchen aber vier bis fünf Monate, bevor ihr Gesundheitszustand wieder objektiven Standards entspricht. Im allgemeinen werden Patienten einmal pro Woche behandelt, bei sehr ernsten Erkrankungen kann es auch häufiger sein.

Wie bei jeder anderen Therapie auch werden nicht alle Patienten geheilt. Doch empfinden, anders als allopathisch behandelte Patienten, die meisten mit EQH behandelten Menschen eine Verbesserung ihrer allgemeinen Lebensqualität. Sie schlafen besser, sind vitaler, haben größeren Appetit und eine bessere Verdauung und insgesamt eine gesündere Lebenseinstellung. Auf lange Sicht können solche qualitativen Verbesserungen bei einer schweren Erkrankung wirksamer sein als jede Behandlung am Einzelsymptom.

Kapitel 16
Das Qigong-Übungsprogramm

*Ihre Stabilität hängt von der Bereitschaft ab,
ebendiese Stabilität aufs Spiel zu setzen,
tatsächlich zu verlieren und sie voll Selbstvertrauen
in veränderter Lage wiederzugewinnen.*

Ruthy Alon
Mindful Spontaneity

In den vorhergehenden Kapiteln haben Sie sich ein großes Repertoir an Heilungstechniken angeeignet. Sollten Sie der Ansicht sein, vierundzwanzig Stunden am Tag reichten nicht aus, sie alle zu praktizieren, liegen Sie gar nicht so falsch. Man kann ohne weiteres all seine Zeit auf Übungen zur Persönlichkeitsentwicklung und Verbesserung der Lebensqualität verwenden, hätte dann aber keine Zeit mehr, das Leben zu genießen. Aus diesem Grund lege ich besonderen Wert auf Mäßigkeit als erstes von vier wichtigen Prinzipien beim Qigong-Training: Mäßigkeit, Allmählichkeit, Geduld und Ausdauer.

Sie beginnen am besten sehr langsam mit zehn Minuten Qigong pro Tag. Am Ende können Sie zwischen zwanzig Minuten bis zu einer Stunde ein- oder zweimal am Tag trainieren. Sind noch längere Sitzungen kontraproduktiv? Nicht notwendigerweise. Das hängt von Ihren individuellen Voraussetzungen ab. Ich habe Schüler, die eine optimale Qi-Entwicklung mit zwanzig Minuten Training am Tag erreichen, andere, die zwei bis drei Stunden brauchen.

Aber wie wählen Sie die für Sie geeignete Technik unter einer

Unzahl von Übungen aus? Wie organisieren Sie ein optimales Übungsprogramm zur Aufrechterhaltung und Verbesserung der Gesundheit, das sich ohne schädliche Nebenwirkungen und regelmäßig absolvieren läßt?

Methode 1:
Suchen Sie sich maximal drei Techniken aus, und konzentrieren Sie sich etwa drei Monate lang darauf. Setzen Sie dann diese Übungen weiter fort oder gehen zu anderen Techniken über. Indem Sie verschiedene Übungen miteinander kombinieren, werden Sie schließlich die für Sie günstigste Kombination herausfinden.

Methode 2:
Probieren Sie im Verlauf eines Jahres systematisch verschiedene Kombinationen von Qigong-Methoden durch. Unter der Überschrift »Empfohlene Übungsprogramme« habe ich weiter unten ein paar mögliche Kombinationen angegeben.

Ihre morgendlichen Qigong-Übungen sollten dynamisch sein und dem Körper etwas abverlangen. Nehmen Sie Aktive Qigong-Übungen, unter Einbeziehung folgender Elemente:

- **Entspannung und Zentrierung:** Beginnen Sie mit ein paar Minuten der Fangsonggong-Entspannung (Kapitel 8). Sammeln Sie sich dann mit Hilfe ruhiger Sitzmeditation, und praktizieren Sie das »In-die-Ruhe-Treten«, gefolgt von ein paar Minuten der Inneren Nährenden Übung.
- **Strecken:** Die Daoisten sagen, längere Muskeln bedeuten längeres Leben. Sie können hier ganz nach eigenem Ermessen vorgehen, steife Muskeln und eingerostete Gelenke lockern oder auch eine formale Technik wie Yoga durchführen.[1]
- **Entgiftung:** Man muß altes Wasser ausgießen, bevor man neues einfüllen kann. Befreien Sie sich von stagnierenden und giftigen Energien. Zu dieser Übungskategorie gehört zum Beispiel die Knochenmarkreinigung (Kapitel 12).

- **Sammeln und Speichern von Qi:** Sammeln Sie frisches Qi durch die Meditation-im-Stehen (Kapitel 10).
- **Qi zirkulieren lassen:** Nachdem Ihr Körper mit Qi geladen ist, lassen Sie Qi zirkulieren und verbreiten es im Körper durch eine dynamischere Qigong-Übung, etwa die Meditation-im-Gehen (Kapitel 10), Übungen aus dem Spiel des Kranichs oder dem Spiel des Bären (Kapitel 12) oder beiden. Danach können Kampfkunst-Schüler Taijiquan oder andere choreographierte Formen durchführen.
- **Auflösung von Stagnationen:** Gehen Sie am Ende des Übungsprogramms zur Selbstmassage über (*anmogong*), um erschöpfte Zonen wieder aufzuladen und noch übriggebliebene Stauungen und Stagnationen aufzulösen.

Und was ist mit der Qigong-Meditation? Führen Sie Qigong-Meditationen vor Ihrem Gesamtübungsablauf durch, oder reservieren Sie sie für eine zweite Abendsitzung. Qigong-Meditationen, die im allgemeinen in stehender Haltung durchgeführt werden (zum Beispiel »Kranich«, »Schildkröte« und »Hirsch«, Ausrichtung der drei Dantians oder Spontanes Bewegungs-Qigong), liegen irgendwo zwischen Aktivem und Passivem Qigong und können zusätzlich zu Ihren Morgenübungen oder zu jeder anderen Tageszeit absolviert werden.

Empfohlene Übungsprogramme

Beginnen Sie jede Morgenübung, indem Sie sich entspannen, meditieren (einschließlich der Inneren Nährenden Übung, wenn Sie das wünschen) und strecken. Gehen Sie dann zu den unten aufgelisteten Techniken über. Die Zahlen in Klammern beziehen sich auf die Minutendauer der Übung. Es handelt sich aber nur um grobe Annäherungen, die Sie Ihrem individuellen Tempo anpassen können. Ist Ihre Zeit begrenzt, können Sie eine oder mehrere Übungen in einer Spalte auch weglassen und die übrigen in der angegebenen Reihenfolge durchführen. Aber ich empfehle, bei der Morgenübung auf keinen Fall die Meditation-im-Stehen wegzulassen.

Morgenübungen sind zum Aufbau von Qi essentiell. Abendübungen sind nützlich, aber nicht absolut notwendig.

1. Woche
Vormittags: Meditation-im-Stehen (10)
Abends: In-die-Ruhe-Treten (10)

2.–3. Woche
Vormittags: Acht Brokate (5)
Meditation-im-Stehen (15)
Abends: Abwechselndes Atmen durch die Nasenlöcher (5)
In-die-Ruhe-Treten (10–15)

4.–12. Woche
Vormittags: Acht Brokate (5)
Reinigung des Knochenmarks (7)
Meditation-im-Stehen (10–20)
Spiel der Tiere (7)
Ganzkörper-Qi-Massage (5)
Abends: Sechs-Qi-Methode (5)
Abwechselndes Atmen durch die Nasenlöcher (5)
In-die-Ruhe-Treten (20 +)

Gesamtdauer der Übungen:
Vormittags: 24 Minuten + Meditation-im-Stehen
Abends: 30 Minuten

13.–25. Woche
Vormittags: Acht Brokate (5)

Knochenmarkreinigung (7)
Meditation-im-Stehen (20–40)
Meditation-im-Gehen (5)
Taiji-Lineal (7)
Spiel der Tiere (freiwillig)
Ganzkörper-Qi-Massage (5)
Abends: Sechs-Qi-Methode (5)
Lichtfarben-Meditation (10)
Abwechselndes Atmen durch die Nasenlöcher (5)
Qi für die vier Gliedmaßen (5)
Kleiner Himmelsumlauf (10)
In-die-Ruhe-Treten (10)

Gesamtdauer der Übungen:
Vormittags: 29 Minuten + Meditation-im-Stehen und freiwillige Übungen
Abends: 45 Minuten

26.–38. Woche

Vormittags: Acht Brokate (5)
Knochenmarkreinigung (7)
Meditation-im-Stehen (20–40)
Meditation-im-Gehen (5)
Taiji-Lineal (freiwillig)
Spiel der Tiere (freiwillig)
Kranich-, Schildkröten-, Hirsch-Atmung (9)
Angleichung der Drei Dantians (3)[2]
Ganzkörper-Qi-Massage (5)
Abends: Sechs-Qi-Methode (5)
Lichtfarben-Meditation oder
Die-Inneren-Planeten (10)
Abwechselndes Atmen durch die Nasenlöcher (5)
Großer Himmelsumlauf (10)
In-die-Ruhe-Treten (10)

Gesamtdauer der Übungen:
Vormittags: 34 Minuten + Meditation-im-Stehen und freiwillige Übungen
Abends: 40 Minuten

39.- 52. Woche

Vormittags: Acht Brokate (5)
Knochenmarkreinigung (7)
Meditation-im-Stehen (20-40)
Meditation-im-Gehen (5-10)
Taiji-Lineal (freiwillig)
Spiel der Tiere (freiwillig)
Kranich, Schildkröte, Hirsch (freiwillig)
Angleichung der Drei Dantians (freiwillig)
Vereinigung von Himmel und Erde (10)
Ganzkörper-Qi-Massage (5)
Abends: Embryonal-Atmung (30+)

Gesamtdauer der Übungen:
Vormittags : 32 Minuten + Meditation-im-Stehen und freiwillige Übungen
Abends: 30 Minuten

Nach diesem ersten Jahr können Sie selbständig weitermachen (oder noch besser: mit einem Qigong-Lehrer arbeiten, während Sie die in diesem Buch beschriebenen Techniken weiter durchführen). Finden Sie heraus, was für Sie am besten ist. Bilden Sie kreative Kombinationen. Praktizieren Sie vor allem immer die Meditation-im-Stehen und das In-die-Ruhe-Treten.

Es kann sein, daß Sie Ihr Training aufteilen wollen in täglich ein Grundübungsprogramm, das Sie mit wechselnden anderen Qigong-Techniken abwechseln. Diese zusätzlichen Methoden können Sie täglich oder zu beliebigen Zeiten durchführen. Oder Sie entscheiden sich auch zweimal die Woche für ein ganz anderes Übungsprogramm. Zum Beispiel gibt es Schüler, die gern zweimal pro Woche nur Spontanes Bewegungs-Qigong machen. Solche wechselnden Übungsabläufe sorgen dafür, daß Sie nicht in Routine verfallen, denn Abwechslung hält den Geist frisch und wach. Sie verhindert auch, daß irgendein Aspekt Ihrer Gesundheit und Ihres psychischen Potentials über- oder unterfordert wird.

Je nach Bedarf können Sie auch therapeutische oder spezielle Qigong-Techniken mit hinzunehmen, sei es als Teil Ihrer regelmäßigen Übungen oder zu einer anderen Tageszeit. Für besondere gesundheitliche Probleme gibt es auch besondere Techniken. Zum Beispiel Innere Nährende Übungen gegen Geschwüre und zur Streßreduktion, Gehirnreinigung gegen Kopfschmerzen, Armschwingen zur Verbesserung der Blutzirkulation, »Heilung der Emotionen« bei emotionellen Problemen oder »Bewußtsein lenkt Qi« bei den verschiedensten gesundheitlichen Schwierigkeiten. Behinderte können Variationen fast aller Qigong-Techniken im Sitzen durchführen und sollten sich Extrazeiten für Qigong-Meditationen reservieren.

Als ein bekannter japanischer Buddhist von einem Besuch Chinas zurückkehrte, fragte man ihn: »Was haben Sie als Wichtigstes gelernt?«, und er antwortete: »Gelassenheit.« Das ist ein wichtiger Begriff für Qigong-Schüler. Halten Sie Ihr Bewußtsein immer flexibel und entspannt. Versuchen Sie nicht, rigide oder gar mit militärischem Drill an Qigong heranzugehen. Denken Sie immer daran, der Zweck von Qigong ist die Verbesserung Ihrer Lebensqualität. Und der Zweck des Lebens ist es, Qigong überflüssig zu machen. Ich erwähne das, weil manche Menschen so sehr auf ihre Persönlichkeitsentwicklung fixiert sind, daß sie Qigong aus Pflichtgefühl und mit fast verbissener Entschlossenheit durchführen statt aus Spaß an der Freude. Erlauben Sie mir in diesem Fall den Hinweis, daß Sie, wenn Sie so verzweifelt an Ihrer Persönlichkeitsentwicklung arbeiten, eine sehr schlechte Meinung von sich selbst haben müssen. Bereinigen Sie dieses

Selbstwertproblem unmittelbar. Suchen Sie professionelle Hilfe bei einem Therapeuten. Dann werden Sie auch in der Lage sein, Qigong frei und freudig durchzuführen statt in Selbstzwang.

Sind Sie ein aufgeschlossener Mensch, so kann Qigong sehr zur Belebung Ihrer anderen Aktivitäten beitragen. Versuchen Sie zum Beispiel, bevor Sie sich Ihr Gesicht massieren lassen, die Selbstmassage des »Jugendlichen Aussehens«. Dann wird Ihr Gesicht schon vor Beginn der Sitzung entspannt und sensibel sein. Wenn Sie gern schwimmen gehen, machen Sie zuvor die Aufwach-Selbstmassage-Übung. Sie werden sich wundern, wie viele Runden mehr Sie schwimmen können! Wenn ich einen Waldspaziergang mache, führe ich gern die Übung »Absorption von Qi aus der Natur« oder bei klarem Sternenhimmel die »Meditation des Großen Schöpflöffels« durch. Und meine Lieblingsstelle bei der Meditation-im-Stehen ist eine Bergwiese an einem klaren Bach. Sie werden feststellen, daß viele Qigong-Techniken aus dem Moment heraus praktiziert werden können, je nach Bedarf und Phantasie.

Kapitel 17
Vorteile und Gefahren von Qigong

Das Leben beginnt mit Siebzig.
Es ist herrlich!
Meister T.T. Liang

Anzeichen für Erfolg

Woran erkennt man, ob man Qigong korrekt durchführt? Was sind die Anzeichen dafür, daß Sie auf dem richtigen Weg sind? Die vier Anzeichen für richtigen Qi-Fluß, die *qigan* (Qi-Empfindungen), sind Wärme, Gleichgewicht, Schwingung und Ausdehnung. Der Übende spürt sie normalerweise schon während und unmittelbar nach der Qigong-Praxis.

Sie empfinden erstens eine angenehme Wärme, am deutlichsten in den Extremitäten und im Unterleib oder am unteren Rücken. Das ist ein Zeichen für verbesserte Qi- und Blutzirkulation. Anfänger schwitzen vielleicht sogar, auch wenn sie ein sehr entspanntes, zwangloses Qigong praktizieren, doch hört das gewöhnlich nach ein paar Monaten wieder auf.

Sie werden auch ein Gefühl für Gewicht, Gleichgewicht und Zentriertheit haben, wie ein Baum mit tiefen Wurzeln. Ihr Kopf ist kühl, aber Ihr Herz ist warm. Das Gravitationszentrum hat sich nach unten verlagert. Der Körper wird wie ein Berg und das Bewußtsein klar wie der Himmel darüber.

Schwingung bezieht sich auf das Prickeln, das sich so häufig beim Qigong einstellt. Es ist ganz normal, wenn man das Gefühl hat, Finger, Handflächen und andere Körperteile seien mit pulsierender oder fließender Elektrizität gefüllt. Doch ist das kein jähes Gefühl wie bei einem Stromschlag. Solche Vibrationen sind vielmehr Begleiterscheinungen eines ruhigen, meditativen Bewußtseins. Der *Taiji-Quan-Klassiker* sagt: »Das Qi vibriert wie eine Trommel, und der Geist wird darin aufbewahrt.«

Ausdehnung bedeutet, daß sich Ihr Körper offen und frei fühlt, ohne Verkrampfung oder Hindernisse. Es ist, als hätten sich die Dimensionen Ihres physischen Seins verwandelt. Einige dieser Veränderungen können ganz konkret sein. Der Rücken strafft sich, die Gelenke lockern sich. Sie werden größer beim Stehen. Doch für gewöhnlich verstehen wir hier unter Ausdehnung das subjektive Empfinden, in die Umwelt eingepaßt zu sein. Ihre Füße reichen durch den Boden bis in die Erde. Ihr Kopf vereinigt sich mit dem Himmel. Ihre Haut atmet das Qi der Natur ein.

Es gibt auch zahlreiche allgemeinere Qigong-Auswirkungen auf Gesundheit und Wohlbefinden. Schon während der ersten paar Übungswochen müßten Sie einige davon erleben.

1. Bessere Gesundheit:

Das erste Zeichen ist schon, daß Sie sich wohler fühlen und Ihr Gesundheitszustand sich bessert. Sogar Langzeitprobleme wie hoher Blutdruck und schlechte Verdauung sind nicht mehr absolut unlösbar. Schmerz wird reduziert, Sie haben weniger Beschwerden. Sie sind vitaler, fühlen sich lebendiger und haben mehr Freude am Leben.

2. Gesünderer Schlaf:

Gesünderer Schlaf ist ein zweiter, sehr häufig auftretender Effekt, besonders von Senioren geschätzt. Ich pflege zu meinen Schülern zu sagen: »Wenn Sie nicht einschlafen können, zählen Sie keine Schafe, sondern Atemzüge.« Wenn der Atem tiefer und langsamer geht, entspannt sich der Geist und gleitet leicht in den Schlaf hinüber. Die meisten Leute empfinden diese Wohltat schon sehr bald.

Aber achten Sie darauf: Ich sage gesünderer Schlaf, nicht notwendigerweise weniger Schlaf. Ich glaube, dem chinesischen Mythos gegenüber, daß Qigong-Fortgeschrittene nur ein bis zwei Stunden Schlaf pro Nacht brauchen, ist durchaus Skepsis angebracht. Natürlich, wenn jemand genügend übt, in einer schönen Umgebung lebt und sich emotional ausgeglichen fühlt, braucht er höchstwahrscheinlich auch weniger Schlaf. Aber ein bis zwei Stunden, das ist zwar nicht unmöglich, aber ich bezweifle es. Qigong-Meister, die eine solche Askese befürworten, missionieren vielleicht nur und rationalisieren Schlafstörungen weg.

Je mehr Qigong zum Bestandteil des Lebens wird, desto leichter hören wir auch damit auf, zuviel zu arbeiten und unseren Körper überzubeanspruchen. Wir ziehen uns von jeder Hektik zurück und entspannen uns im natürlichen Rhythmus des Körpers. Dadurch wird auch der Schlaf ruhiger und erfrischender.

3. Mehr Kraft:

Es ist eine sonderbare, aber unbezweifelbare Tatsache, daß Sie sich nach ein paar Monaten weichen Qigong-Übens auch körperlich kräftiger fühlen. Vielleicht haben Sie es früher mit Gewichtheben versucht, um mehr Kraft aufzubauen. Gehen Sie jetzt einmal ins Studio zurück und stellen fest, um wieviel mehr Sie jetzt stoßen können. Oder gehen Sie wieder auf Ihren Golfplatz und schauen, wieviel weiter Sie Ihren Golfball schlagen!

Die chinesische Medizin sagt, daß innere Stärke äußere Stärke erzeugt. Das Paradox ist: Je entspannter Sie sind, desto stärker werden Sie. Qigong pumpt Qi in die Muskeln, was die Blutzirkulation verbessert, die Assimilation von Nährstoffen steigert und Erschöpfung der Muskeln durch chronische Spannung und Streß verhindert. Qigong trainiert auch den Willen, so daß Sie alle verfügbare Kraft gezielt einsetzen können. Der Qigong-Übende lernt, seine Kräfte zu bündeln. Haltung, Muskeln und Atem, alles wirkt zusammen.

4. Reinere Haut:
Das erste, was einem bei Qigong-Lehrern auffällt, ist ihre reine Haut. Sie ist weich und geschmeidig, fast wie die eines Babys. Denn Qigong bewirkt, daß Qi sowohl tief in den Körper hinein als auch unter die Haut fließt, wodurch diese feucht und elastisch bleibt und mit Abschürfungen und Wunden gut zurechtkommt.

Reine, gesunde Haut ist ein Ergebnis von Bauchatmung. Lunge und Haut sind die Organe des Kontaktes zwischen Körper und Außenwelt. Lungenatmung und Hautatmung sind miteinander verknüpfte Prozesse, denn die Lunge absorbiert frisches Qi aus der Luft und stößt altes Qi aus, die Haut absorbiert Qi-Strahlen aus den drei Leuchtkörpern (Sonne, Mond und Sterne) und Umwelt-Qi aus der Natur und gibt Gifte in Form von Schweiß und unsichtbarem toxischen Qi wieder ab. Lunge und Haut verhalten sich wie Innen zu Außen, wobei das innere Organ primäre Bedeutung besitzt: Eine gesunde Lunge und richtiges Atmen erzeugen eine gesunde Haut. Umgekehrt produziert unnatürliches Atmen (zum Beispiel Hyperventilation) günstigere Bedingungen für Hautkrankheiten.

5. Wirksamerer, aktiverer Stoffwechsel:
Nach längerer Qigong-Praxis ist die Stoffwechselrate im allgemeinen niedriger. Der Körper ist zu einer anderen Energiespeicherungsmethode übergegangen, was sich in langsamerem Atemrhythmus, Herzschlag und Gehirnwellen zeigt. Doch bestimmte Aspekte des Stoffwechsels werden auch beschleunigt. Der Körper heilt seine Wunden schneller. Die Verdauung geht rascher und wirksamer vor sich. Die Speichelsekretion steigt während und manchmal nach der Übung an. (Wenn Ihr Hals nach einer Übung trocken und heiser ist, forcieren Sie vielleicht

den Atem oder machen den Mund zu häufig auf – möglicherweise atmen Sie auch bei Übungen, die nur Nasenatmung erfordern, durch Nase und Mund.)

Eins der am häufigsten beobachteten Anzeichen für eine dem Qigong zu verdankende physiologische Änderung ist das beschleunigte Wachstum von Haaren und Nägeln. Qigong-Schüler merken, daß sie Haare und Nägel zweimal so oft schneiden müssen wie früher. Man führt das darauf zurück, daß der Körper seine toten Zellen schneller abstößt. Manche Daoisten sind davon überzeugt, daß der Körper eines verstorbenen Weisen verschwindet und sich mit dem Qi des Weltalls vermischt. Alles, was von ihm übrigbleibt, sind seine Kleider, sein Haar und seine Nägel.

6. Gesteigerte Libido:

Qigong vermehrt die Qi-Vorräte des Körpers und seine Vorräte an Jing, also sexueller Essenz, und beseitigt Blockaden, die den Fluß dieser Vitalenergien behindern. Nach ein paar Monaten Qigong fühlt sich der Übende in der Regel sexuell schneller erregt und sensitiver. Daoistische und buddhistische Mönche versuchten stets, diesen gesteigerten Geschlechtstrieb durch Sublimierung der Sexualenergie und -impulse zu neutralisieren. Zu diesem Zweck machten sie Übungen, die das Jing von den Genitalien abzogen und ins Innere des Körpers zurückführten. Menschen, die ein normales modernes Leben führen, sollten sich vorsehen und ein aufgrund der gesteigerten Libido zu impulsives oder unkonventionelles Leben vermeiden.

7. Psycho-physiologische Selbstkontrolle:

Qigong-Studenten lernen ihr Bewußtsein und ihre Muskeln willkürlich zu entspannen. Stellen Sie sich einmal vor, wie es wäre, wenn man über diese Fähigkeit während des Berufsverkehrs verfügte! Ein chinesischer Qigong-Lehrer bemerkte einmal zu mir: Als er während des zur Einwanderung in die USA erforderlichen Interviews habe ruhig bleiben können, sei ihm klargewesen, daß sein Qigong-Training Früchte trage. Größere Muskelkontrolle führt zu einer verbesserten Haltung, zu besserer Koordination und Ausgeglichenheit. Dies ist besonders für die ältere Generation wichtig, da man festgestellt hat, daß zum Beispiel in den Vereinigten Staaten ca. 30 Prozent der Menschen über fünfundsechzig mindestens einmal im Jahr stürzen und in 10 bis 15 Prozent der Fälle ein solcher Sturz ernste Verletzungen nach sich zieht. 1995 berichtete das *Journal of the American Medical Association* (Zeitschrift der Amerikanischen Ärztevereinigung), daß eine Gruppe von Siebzigjährigen und älter, die Taijiquan praktizierten, »ein signifikant niedrigeres Risiko, zu stürzen (P = 0,01) ...« im Vergleich zu einer Kontrollgruppe liefen.[1]

8. Funkelnde Augen:

Nach ein paar Wochen Qigong beginnen die Augen zu funkeln. Das kann auch auf mehr Heiterkeit und bessere Laune zurückgehen. Doch wenn wir lernen, Qi zu spüren, senden auch die Augen Qi aus. Daoisten behaupten, die Augen eines Meisters glühen im Dunkeln wie die einer Katze.

9. Mystische Anzeichen:

Qigong stärkt die Intuition. Synchronizität wird für Sie fast zu einer Selbstverständlichkeit, da Sie sich immer häufiger zur richtigen Zeit am richtigen Ort befinden. Sie werden feststellen, daß Ihre Träume bedeutungsvoller werden und Sie sich leichter an sie erinnern, vielleicht weil die Entfernung oder Spannung zwischen Bewußtsein und Unterbewußtsein geringer wird. Daoismus und Yoga-Systeme vergleichen spirituelle Weisheit mit einer süß duftenden, aus dem Schlamm hervorwachsenden Blume. Wenn diese Blume blüht, das heißt, wenn der Geist klar und heiter ist, werden Sie etwas wie Blumenduft um Ihren Körper spüren und einen süßen Geschmack im Mund haben, wie Honig.

In den ersten paar Monaten Qigong-Übung können Schüler aber auch unangenehme Empfindungen haben, etwa ein ungewöhnliches Jucken, Zittern, Schwanken und Zucken, knackende Gelenke, Schweißausbrüche und schmerzende Muskeln. Schüler mit solchen Symptomen sollten prüfen, ob bei ihnen nicht eine Hautkrankheit oder neurologische Störung vorliegt. Es kann auch kurze Perioden der Benommenheit und Unruhe geben. Der Magen knurrt öfter, und Blähungen stellen sich ein. Solche zeitweisen Nebenwirkungen können aber weder als Erfolgs- noch als Mißerfolgssymptome gewertet werden. Es sind einfach Anzeichen dafür, daß der Körper Gifte ausstößt und sich auf ein neues Energieniveau einpendelt.

Gefahrensignale

Da die meisten Qigong-Techniken weich und meditativ ablaufen, handelt es sich um eine der sichersten Heilmethoden der Welt. Qigong kann auch unangenehme Nebenwirkungen haben, wenn es falsch angewendet wird. Negative Reaktionen können Sie dadurch vermeiden, daß Sie die Anweisungen sorgfältig befolgen und mit Mäßigkeit, Geduld und intuitivem Gespür üben. Bei jedem Qigong-Stil können abnormale Wirkungen auftreten, falls Sie weiter ein krankmachendes Leben führen oder zu begierig auf Resultate sind. Machen Sie immer nur einen Schritt nach dem anderen. Ein Quantensprung beim Qigong führt dazu, daß Sie unbedingt auf den Bauch fallen!

Schwindel, Kopfweh, Übelkeit

Falls Sie Qigong üben, während Ihre Kinder schreien, weil sie noch nicht gefrühstückt haben, während Sie sich die Morgennachrichten anschauen oder Ihr Telefon nicht abgestellt beziehungsweise den Anrufbeantworter nicht eingeschaltet haben, werden Sie sich nur Kopfschmerzen, Schwindel und Übelkeit statt Zufriedenheit einhandeln. Der einzige Weg zum Erfolg beim Qigong ist der feste Entschluß, sich jeden Tag mindestens zwanzig Minuten zu reservieren. Das steht Ihnen auch zu! Möglicherweise läuft das darauf hinaus, daß Sie früher aufstehen müssen, ein bißchen länger in den Morgen hinein üben, in einen Park gehen oder sich mehrere Male in der Woche ein Tanzstudio mieten.

Zu starke Konzentration kann dieselben Symptome hervorrufen wie zuviel Ablenkung. Exzessive Visualisierung oder erzwungenes Festhalten von Bildern und Gedanken über ein erträgliches Maß hinaus preßt zuviel Qi in den Kopf und trocknet das Dantian aus. So etwas kann auch bei übergroßer Sorge oder Ängstlichkeit passieren. Infolgedessen bekommen Sie Kopfschmerzen, es wird Ihnen schlecht, oder Sie empfinden Schwäche und Unwohlsein im Magen. Forcieren Sie andererseits den Atem mit zuviel Druck und Anstrengung ins Dantian, werden Sie sich eine »Qi-Verstopfung« zuziehen. Sie fühlen sich dann schwindlig und haben unangenehme Empfindungen im Bauch, etwa Blähungen oder Übelkeit. Die Lösung besteht hier darin, weniger zu tun und sich wieder daran zu erinnern, daß man zwanglos und entspannt üben sollte.

Kopfweh kann auch dadurch entstehen, daß man Qigong bei starkem Wind im Freien praktiziert. Wind zerstreut das Qi und verhindert, daß es sich auf geeignete Weise sammelt und festigt. Wind verursacht auch, daß sich das Qi, besonders das Leber-Qi, unstetig bewegt. Der chinesischen Medizin zufolge kann Unausgeglichenheit in der Leber zu unerträglichem Kopfweh führen.

Haarausfall

Während entspanntes, meditatives Qigong das Haar schneller wachsen läßt, hat ein obsessives, exzessives Qigong den gegenteiligen Effekt. Das Haar fällt an den unmöglichsten Stellen aus, und doch läßt sich keine Haut- oder Kopfhautkrankheit feststellen.[2] (Ich spreche hier nicht von genetisch determinierter Glatzenbildung oder sich zurückziehendem Haaransatz beim Mann.) Der poetische chinesische Name für diesen Vorgang ist *huo shao shaolinsi*, was wörtlich übersetzt »Feuer verzehrt den Shaolin-Tempel« bedeutet. Dieser Ausdruck ist ein Wortspiel mit den Silben »shao« und »lin«, die sowohl ein bestimmtes Kloster bezeichnen als auch »der kleine Wald« bedeuten können. Huo shao shaolinsi will also sagen, daß das Qi wie ein Waldbrand wütet und die Haarfollikel (den »kleinen Wald«) verzehrt. Warum dieses »Feuer« (das Qi) außer Kontrolle geraten ist? Weil es vom Nierenwasser, das durch ruhiges, meditatives Atmen gepflegt wird, nicht in Schach gehalten wurde. Aber Huo shao shaolinsi ist reversibel. Ich habe Fälle von durch inkorrektes Qigong ausgelöstem Haarausfall gesehen, der durch sechs Monate gemäßigter, korrekter Praxis rückgängig gemacht wurde – die Haare wuchsen wieder nach.

Atemprobleme

Auch Atemprobleme, unter anderem flacher, stockender, verkrampfter oder einfach schwerer Atem, können während oder nach der Qigong-Praxis auftreten. So etwas wird möglicherweise durch zu große Ablenkung oder exzessive Konzentration oder auch dadurch verursacht, daß zwischen den Mahlzeiten und den Übungszeiten zu kurze Pausen liegen. Auch Verspannungen und emotionale Probleme haben Einfluß auf das Atmen. Wenn solche Probleme auftreten, achten Sie zunächst immer auf die naheliegendste Ursache und ihre Auflösung. Atemprobleme können zum Beispiel einfach aus ungleichgewichtiger oder gespannter Haltung entstehen. Bei gebeugtem, verdrehtem oder zusammengedrücktem Rücken oder wenn die Brust zu sehr herausgedrückt bzw. eingesunken ist, wird das Atmen erschwert.

Einzelprobleme

Unter bestimmten Bedingungen besteht Kontraindikation gegen Qigong-Übungen. Einige Vorsichtsmaßnahmen habe ich schon in früheren Kapiteln behandelt. Machen Sie Ihre Übungen mit gesundem Menschenverstand. Wenn Sie Zweifel haben, ob Sie eine bestimmte Technik durchführen sollten, können Sie auch Ihren Arzt um Rat fragen. Hier einige Regeln:

- Führen Sie kein anstrengendes Qigong durch und nehmen Sie, falls Sie schwanger sind oder menstruieren, keine niedrigen Stellungen ein.
- Üben Sie keine Stellungen, die arthritische oder beschädigte Gelenke beanspruchen könnten.
- Praktizieren Sie keine Qigong-Übungen, die Hitzeempfindungen erzeugen, falls Sie an einer Entzündung oder Infektion leiden (heiß, Yang-Bedingungen).
- Greifen Sie Ihre Reserven nicht an, besonders wenn Sie an chronischen Ermüdungserscheinungen leiden, sich von einem chirurgischen Eingriff erholen müssen oder sich in einer Verfassung befinden, bei der Sie mehr Ruhe als Bewegung brauchen.
- Verbringen Sie nicht zuviel Zeit mit Meditationen, wenn Sie eher Sport brauchen. Bei Qi- oder Blutstagnation sind sanfte Bewegungen besser als statische Stellungen: Hierzu gehören schmerzhafte Schwellungen wie Krampfadern, Hämorrhoiden, geschwollene Brüste oder Unterleibs- und Organaufblähungen.
- Zwingen Sie sich nicht zu langsamer Bauchatmung, wenn Sie

sich in einem Zustand befinden, der Stoffwechselazidose in Form von Diabetes oder Nierenversagen verursachen könnte. (Zur Definition siehe Kapitel 9.)

Und denken Sie immer an folgende Grundprinzipien:

- Wenn der Bauch voll ist, hat Qi keinen Spielraum. Praktizieren Sie Qigong nicht gleich nach dem Essen.
- Gutes Wetter begünstigt gutes Qi. Üben Sie bei schlechtem und extremem Wetter nicht im Freien.
- Schmerz beim Sport nimmt Nutzen fort. Ignorieren Sie bei Ihren Übungen niemals eventuelle Schmerzen, und machen Sie nicht mit Willenseinsatz weiter, besonders, wenn der Schmerz allem Anschein nach durch die Übungen selbst hervorgerufen wird.[3]
- Niemals »anstelle von«, sondern immer »in Ergänzung zu«.[4] Ersetzen Sie erforderliche therapeutische Formen anderer Art, ob allopathisch oder alternativ, niemals durch Qigong. Qigong soll Flexibilität fördern, nicht Eigensinn.

Qigong-Psychose

Ende der siebziger Jahre prägte ich die diagnostischen Ausdrücke »Qigong-Psychose« und »Psychotische Qigong-Reaktion« als Übersetzungen für den chinesischen Ausdruck *zou huo ru muo*, »Feuer (Qi) wild, Teufel kommen herein«. Damit werden Wahnvorstellungen gekennzeichnet, die aus unkorrektem, exzessivem Training entstehen. Aber erst 1994 wurde der Ausdruck »Psychotische Qigong-Reaktion« ins »Glossar der kulturbedingten Syndrome« im DSM IV, dem »Diagnostischen Handbuch der amerikanischen psychiatrischen Vereinigung« aufgenommen.

Psychotische Qigong-Reaktion. Der Ausdruck bezeichnet eine akute, zeitlich befristete Episode, charakterisiert durch dissoziative, paranoide oder sonstige psychotische und nichtpsychotische Symptome, die nach Ausübung der chinesischen Volksmedizin-Praxis Qigong (»Vitalenergie-Übung«) auftreten können. Besonders gefährdet sind Menschen, die sich in diese Praxis hineinsteigern.[5]

Manchmal ist weniger mehr. Starke Arzneien können bei zu hoher Dosis schädlich sein. Hier zwei Beispiele:

Ein dreißigjähriger Taijiquan-Lehrer, ich nenne ihn Bill, kam zu mir und wollte Privatunterricht nehmen. Bill hatte seit zehn Jahren Taijiquan praktiziert, drei bis fünf Stunden täglich. Doch seine Bewegungen waren angespannt, abrupt und unkoordiniert. Während der Übungen wanderten seine Augen unstet umher. Er schien keinen Mittelpunkt zu besitzen, weder körperlich noch seelisch. Ich konnte seine Taijiquan-Stellungen erkennen, doch ein anderer Beobachter hätte denken können, Bill stehe unter Drogeneinfluß. Als er zu Ende war, fragte ich ihn, ob er während des Übens einen bestimmten Konzentrationspunkt habe. Er sagte: »Ja, wenn ich Taijiquan mache, bin ich in meiner dritten Aura.« Im Qigong gibt es den Begriff einer »dritten Aura« nicht. Als ich Bill bat, mir zu erklären, was er damit meine, sagte er, die dritte Aura sei die Aura seiner Aura. Für ihn hatte das offenbar eine tiefe, mystische Bedeutung, doch für mich war die »dritte Aura« nur das Indiz einer Wahnvorstellung, ausgelöst durch exzessives und inkorrektes Qigong. Besorgniserregend war aber nicht so sehr, was er sagte, sondern wie er es sagte. Bills Gedanken waren ebenso unzusammenhängend wie seine Körperbewegungen. Er sprach von seinem Wunsch, mittels Taijiquan auf Dauer in seiner dritten Aura zu leben. Statt durch Qigong mehr über seinen Körper zu lernen, schien er entschlossen zu sein, sich ganz von ihm zu lösen!

Auf diese groteske Art hatte Bill viele Jahre lang Taijiquan praktiziert. Er nahm jedoch keine Drogen und bewältigte seinen Alltag gut. In seinem Fall glaubte ich nicht, daß Wahnvorstellungen ihn zu seiner Art des Taiji veranlaßten. Nein, es war umgekehrt. Seine exzessive, höchst inkorrekte Taijiquan-Praxis erzeugte das Problem. Ich sagte Bill, er müsse mindestens für ein Jahr damit aufhören, Taiji zu lehren und zu praktizieren. Er war damit einverstanden, als Ersatz nicht mehr als zwanzig Minuten jeden Morgen Meditation-im-Stehen zu üben und dann eine Selbstmassage des Unterleibs, des Rückens und der Füße durchzuführen.

Ein Jahr später suchte ich Bill wieder auf und bat ihn, einige Taijiquan-Übungen zu machen. Bill machte die Übungen wunderbar, ohne die früheren Störungen. Seine Bewegungen waren entspannt, fließend und verwurzelt. Täglich praktiziert er seine Meditation-im-Stehen als Aufwärmübung, gefolgt von moderaten Taijiquan-Übungen. Er nahm seinen Lehrberuf wieder auf und wurde ein immer besserer Lehrer.

Reverend Feng, ein buddhistischer Qigong-Meister, verbrachte fünfundzwanzig Jahre übend einsam in einer Höhle. Von Buddhisten wurde er wegen seiner Kenntnis der Meditationspraxis, der Atemübungen und Mantras sehr verehrt. Als ich ihn traf, war ich, offen gesagt, nicht sehr beeindruckt. Ein Gespräch mit ihm zu führen, kostete große Anstrengung. Dauernd berief er sich auf irgendwelche Götter. Er wußte, wie man mit Gott redete, nicht aber mit einer Manifestation Gottes, einem weltlichen Freund oder Kollegen. Buddhistisch ausgedrückt: Er stank vor Buddhismus. Durch seine übertriebenen Qigong-Bemühungen, die Wahrheit zu finden, hatte er jeden Kontakt mit der Wirklichkeit verloren!

Der Taijiquan-Lehrer und der buddhistische Meister sind keine Einzelfälle. In meinen mehr als fünfundzwanzig Jahren Lehrtätigkeit sind mir fünf oder sechs Qigong-Lehrer und mindestens fünfzig Qigong-Schüler begegnet, die aufgrund exzessiver Praxis ähnliche Probleme entwickelten, sei es, daß sie zu schnell vorgingen, sei es, daß sie Anweisungen mißachteten oder ihren gesunden Menschenverstand ausschalteten. Auch in China sind die Gefahren übertriebener Qigong-Praxis gut bekannt.[6] Dr. Zhang Tongling, Professorin für Psychiatrie an der medizinischen Universität Pekings, leitet eine Klinik für obsessiv Qigong-Praktizierende. In einer Untersuchung mit 145 Patienten fand sie heraus, daß fanatische Qigong-Praxis latente psychische Probleme manifest machen und zu Halluzinationen führen kann.[7]

Qigong hat andererseits Millionen Menschen zu körperlicher und seelischer Gesundheit verholfen. Der kleine Prozentsatz derer, die sich selbst Schaden zufügen, stellt eine Warnung für Schüler des Qigong, Yoga und anderer Heilmethoden dar, die hier noch einmal wiederholt seien: Gehen Sie stufenweise vor, Schritt für Schritt. Schließen Sie Ihren Qi-Stromkreis nicht kurz und überlasten ihn nicht dadurch, daß Sie zuviel zu schnell zu erreichen suchen. Bleiben Sie im Gleichgewicht. Mißachten Sie die Freuden des Alltags nicht.

In der *Erklärung der Dreizehn Bewegungen*, einem Taijiquan-Klassiker, ist zu lesen: »Der ganze Körper soll sich nicht auf Qi, sondern auf den Geist konzentrieren. Fixiert man sich aufs Qi, wird das Qi blockiert.« Das bedeutet, für Qigong-Schüler sollte Klarheit des Denkens und Entspannung absoluten Vorrang haben. Bei der Visualisierungs-Übung ist es natürlich richtig, das Qi willentlich zu lenken. Aber denken Sie nicht obsessiv an Qi, wenn keine Notwendigkeit dazu besteht. Solche Obsessionen können den natürlichen Fluß des Qi beeinflussen und Schwierigkeiten für Körper und Seele verursachen.

Bedeutet dies, daß Qigong eine riskante Angelegenheit ist? Keineswegs. Ich habe in diesem Buch über Qigong-Techniken berichtet, die ungefährlich sind, Spaß machen und von einer großen Anzahl Schüler, sowohl in den Vereinigten Staaten als auch in China, viele Jahre lang mit Erfolg angewendet worden sind. Jede Übung kann schädlich sein, wenn sie den Geist völlig mit Beschlag belegt oder falsch praktiziert wird.[8] Schwingen Sie Ihren Baseball-Schläger mit steifem Kopf und Hals, und ich garantiere Ihnen, daß Sie nach ein paar Jahren Hals- und Rückenprobleme haben. Mit ein bißchen gesundem Menschenverstand werden Sie immer gut fahren.

TEIL IV

Qigong-Lebensweise

Kapitel 18
Das Dao der Ernährung

Wer auf seinen Magen keine Rücksicht nimmt, wird auch auf andere keine Rücksicht nehmen.

Samuel Johnson

Die Verdauung: Das Nahrungs-Qi verwerten

Luft und Nahrung sind die Quellen und die Rohstoffe für das Qi des menschlichen Körpers; sie werden durch Atmung und Verdauung gereinigt und in Qi umgewandelt. *Wie* Sie atmen und *was* Sie atmen entscheidet darüber, welche Qualität das Ihnen zur Verfügung stehende Atem-Qi (*zongqi*) hat. Flache Atmung bedeutet weniger Sauerstoffaufnahme und weniger Zellenergie. Verschmutzte Luft liefert ebenfalls weniger Qi, da sie angefüllt ist mit Giftstoffen und giftiger Energie, mit Blei, Kohlenmonoxyd und anderen chemischen Stoffen, die den Körper belasten und die Aufnahme wichtiger Nahrungsstoffe behindern.

Überdies entsteht gesundes Nahrungs-Qi (*guqi*) durch das Zusammenwirken eines gesunden Verdauungsapparates mit nahrhafter, belastungsfreier und ausgewogener Ernährung. Qigong-Meditation und -Übungen können viel zur Verbesserung der Verdauung, Assimilation und Eliminierung von Schadstoffen beitragen. Manchmal reichen Entspannung und Bauchatmung, um streßbedingte Verdauungsprobleme zu beheben. Doch ein gesundes Verdauungssystem hilft Ihnen nichts, wenn Sie nicht wissen, wie Sie es versorgen sollen. Der beste Motor läuft nicht ohne Sprit. (Benzin heißt interessanterweise im Chinesischen *qiyou*, »Qi-Öl«!) Hier paßt der Satz des Biotechnikers Dr. Barry Sears: Zum »Eintritt in die Zone« der optimalen Gesundheit benötigt man oktanreiches Essen in angemessener Menge.

Nahrung ist jedoch mehr als Sprit, und der Körper ist keine Maschine. Wenn das Auto fertig ist, sitzt jedes Teil am vorgeschriebenen Platz. Teile können ausgewechselt werden, die Struktur des Autos verändert sich dadurch nicht. Obwohl die Lebensdauer einer Maschine durch richtige Wartung und regelmäßige Ölwechsel erhöht werden kann, vermag das Auto sich selbst nicht zu reparieren oder seine Funktionsweise zu verbessern. Der menschliche Körper dagegen wird nicht nur durch Nahrung am Leben erhalten, er verdankt sein Leben der Nahrung und wird durch sie »repariert«. Eine gute Ernährung stärkt das Verdauungssystem. Nahrung ist eine Qi-Quelle, und Qi nährt jede Körperzelle, auch die Zellen des Magens und des Darms.

In der chinesischen Medizin gibt es ein einleuchtendes Modell, das den Vorgang erklärt, wie durch die Verdauung Qi gewonnen wird. Magen und Milz sind paarige Organe, Yang und Yin; beide werden von der Wandlungsphase (dem Element) Erde regiert. Die Erde steht im Mittelpunkt der Fünf Wandlungsphasen (Elemente). Machen Sie sich nun folgendes Bild von den anderen Wandlungsphasen: Metall (Lunge), Wasser (Nieren), Holz (Leber) und Feuer (Herz) umgeben die Erde: Metall im Westen, Wasser im Norden, Holz im Osten und Feuer im Süden.

```
           Wasser
   Metall   Erde   Holz
           Feuer
```

Die Erde ist das Mutter-Element, die mit ihr verbundenen Organe, der Magen und die Milz, stellen Energie für den gesamten Körper zur Verfügung.[1]

Nahrung und Flüssigkeiten gelangen als erstes in das Hohlorgan Magen. Der Magen fungiert als Kochtopf, mischt die Nahrungsbestandteile mit Verdauungsenzymen und verwandelt das Ganze in eine warme, breiige Masse. Der bekannte Erforscher chinesischer Medizin, Dr. Bob Flaws, drückt dies so aus: »Die Milz fungiert als Feuer unter diesem Topf und auch als Reinigungsmechanismus, mit dem dieser Topf in Berührung kommt.«[2] Nachdem der Brei im Magen »gereift und verwest« ist, hat die Milz die Aufgabe, das reine Nahrungs-Qi in die Lungen zu schicken, wo es sich mit dem Atem-Qi vermischt und das »wahre Qi« (*zhenqi*) produziert, das den gesamten Körper ernährt. Die Milz transportiert außerdem die gereinigten Flüssigkeitsbestandteile zum Herzen und ist so an der Herstellung des Blutes beteiligt. In Dr. Flaws' hervorragendem Leitfaden zur chinesischen Ernährungstheorie, *Arisal of the Clear*, heißt es: »Das Hinaufschicken der reinen Nahrungs- und Flüssigkeitsbestandteile durch die Milz wird Aufsteigen des Klaren genannt.«[3] In der Zwischenzeit ist der Magen für den »Abstieg des Trüben« verantwortlich und schickt die unreinen Nahrungs- und Flüssigkeitsbestandteile in den Darm. Im Darm wird die restliche reine Energie (»das Reine aus dem Unreinen«) ausgefiltert und in Nierenenergie und verschiedene dicke Flüssigkeiten umgewandelt, in Hirnrückenmarksflüssigkeit etwa. Der dann noch verbleibende Rest wird mit dem Stuhlgang und Urin ausgeschieden.

Es wird klar, warum Verdauung im Chinesischen *xiaohua* heißt. *Xiao* heißt »zerstreuen«, *hua* heißt »umwandeln«, also »Zerstreuung und Umwandlung«, genauer die Umwandlung der Rohstoffe, Nahrung und Flüssigkeiten in Qi und Blut und die Zerstreuung des unreinen Überrests. Wenn die Verdauung nicht richtig funktioniert, werden Reines und Unreines miteinander vermischt. Der Körper erhält dann nicht die notwendige reine Energie und erstickt in einem Sumpf aus verdorbener Energie und Substanz.

Die Grundprinzipien, die erklären, wie es zur Stärkung des

Verdauungssystems und des gesamten Körpers durch Nahrung kommt, sind denkbar einfach:

- Energiezuführende Nahrung ist gesund; Nahrung, die Qi verbraucht, den Körper belastet oder verstopft oder die viel Energie für die Verdauung verbraucht, ist schädlich. (Daher gilt: Belasten Sie Ihren Körper niemals durch spätes Essen, unmittelbar vor dem Schlafengehen. Sie sind dann mit der Verdauung beschäftigt und schlafen nicht entspannt.[4]
- Das Nahrungs-Qi ist abhängig sowohl von der Qualität als auch der Quantität der Nahrung.
- Jede Nahrung oder Nahrungsmischung hat eine jeweils andere Wirkung auf die Gesundheit.
- Auch die Art der Nahrungszubereitung beeinflußt die Nahrungsenergie.
- Die Menschen haben bestimmte Grundnahrungs- und Grundenergiebedürfnisse. Jeder Mensch ist jedoch biochemisch einzigartig, besitzt ererbte und erworbene Stärken und Schwächen und hat daher auch spezifische Bedürfnisse.

Ihr tägliches Qi-Tonikum

Ob im Westen oder Osten, man ist sich einig, daß Nahrung Medizin ist. Nahrung ist die einzige Arznei, die wir in großen Dosen mehrere Male täglich, an jedem Tag des Jahres, ein ganzes Leben lang zu uns nehmen. Die kumulative Wirkung, die die Nahrung auf die biochemischen Vorgänge unseres Körpers und das daraus gewonnene Qi hat, übertrifft in ihrer Bedeutung jede Arznei.

In einem 1990 veröffentlichten Untersuchungsbericht des United States Public Health Service wird festgestellt, daß jeder dritte US-Bürger Krebs bekommt[5], und im *Journal of the National Cancer Institute* wird konstatiert, daß (falsche) Ernährung wahrscheinlich bei 35 Prozent aller Krebstode ein wichtiger Faktor sei.[6] Die heutige Ernährungsweise beispielsweise der Amerikaner, die auf tierischen Fetten und einfachen Kohlenhydraten beruht, wird für den Anstieg chronischer, nichtinfektiöser Krankheiten verantwortlich gemacht, für Herzkranzgefäßerkrankungen, Diabetes, Schlaganfall, Krebs, Arthritis, Gallensteine, Karies und Magen-Darm-Probleme.[7] Infektionskrankheiten sind ebenfalls auf dem Vormarsch, da neue, gegen Antibiotika resistente Bakteriengenerationen unser Fleisch und den Boden bevölkern.

Wenn ungesunde Nahrung Krankheiten verursacht, gilt umgekehrt, daß gesunde Ernährung Krankheiten heilen kann. Ich bot einst meinem Qigong-Lehrer eine Flasche stärkenden Weins aus China an, ein mit Wodka versetztes Getränk aus Ginseng und Kräutern, das angeblich Qi im Körper stärken und förderlich für ein langes Leben sein sollte. Er tadelte mich und sagte: »Das brauche ich nicht. Ich habe meinen eigenen ›Langlebigkeits-Wein‹ – meine tägliche Nahrung.«

Die Ost-West-Synthese

In der westlichen Medizin herrscht eine mechanistische Körperbetrachtung vor: Der Körper wird als Maschine gesehen, die allein funktionstüchtige Teile, eine Energiequelle und eine gute Mechanik benötigt. Die Nahrung gilt als Rohstoff für die einzelnen chemischen Bestandteile, die den Körper ernähren und bestimmte biologische Effekte auslösen. Vitamine, Mineralien und ein exakt zu bestimmendes Nährstoffverhältnis passen zu dieser analytischen Sichtweise. Die chinesische Medizin hingegen betont das Gleichgewicht, sie fragt danach, wie Geschmack, Temperatur und das Nahrungs-Qi den Gesundheitszustand des einzelnen beeinflussen. Leitlinien der Ernährung sind Nahrungseigenschaften und nicht wissenschaftlich definierte Bestandteile, Intuition gilt genausoviel wie Sachverstand.

Ich empfehle als Ernährungsleitlinie eine Synthese aus östlicher und westlicher Betrachtungsweise, aus traditioneller Qigong-Theorie und moderner westlicher Ernährungswissenschaft. Ich meine, heutzutage ist es nicht mehr ausreichend, allein auf die chinesischen Theorien von Gleichgewicht und eigener Intuition zu bauen – nach dem Motto »der Körper weiß, was ihm guttut«. Unser Körper weiß dies vielleicht, nur wir wissen es nicht. Wir haben uns über die natürlichen Prozesse im Körper zu lange keine Gedanken gemacht oder sogar gegen sie gearbeitet. Versetzen Sie einen Menschen in die Umgebung eines Naturvolks, geben Sie ihm einen Bogen, eine Angelrute und einen Grabstock, und er wird sich gesund ernähren. In unseren Lebensmittelläden gibt es heutzutage eine viel zu große Auswahl. Die angebotene Nahrung ist nicht frisch und von unsichtbaren Giftstoffen verseucht. Unsere Zivilisationskrankheiten und unser kranker, ausgelaugter und verschmutzter Boden fordern eine wissenschaftliche und eine intuitive Betrachtungsweise. In ihrem aufschlußreichen Buch *Secrets of the Soil* lenken Christopher Bird und Peter Tompkins unsere Aufmerksamkeit nicht allein auf unsere Gesundheit, sondern auf unser Überleben:

> »Kein Lebewesen, nicht einmal das Schwein, beschmutzt sein Nest mit derartiger Hingabe wie der *Homo sapiens* ... Heute sind die Böden ermüdet, überbeansprucht, ausgelaugt, krank, mit künstlicher Chemie verseucht. Die Qualität der Nahrung hat sich verschlechtert und damit auch unsere Gesundheit. Fehlernährung beginnt im Boden. Gesundheit hängt von der Gesamternährung ab, und diese wiederum kann nur aus fruchtbaren und ertragreichen Böden kommen.«[8]

Letztlich altern wir, weil unser Planet altert, und ich muß gestehen, daß, unter diesem globalen Blickwinkel betrachtet, Qigong allenfalls ein Pflästerchen ist. Es muß eine ökölogische, landwirtschaftliche und individuelle Lösung gefunden werden.

Was ich über Heilmethoden gesagt habe, gilt gleichermaßen für die Ernährung: Keine Tradition oder Kultur hat die alleinige Lösung parat. In Anlehnung an die chinesische Maxime »Das Gute nutzen, das Schädliche aussondern« habe ich eine auf die heutigen Bedürfnisse und den heutigen Lebensstil abgestimmte Ernährungstheorie entworfen.

Regel 1:
Frische, saisonale und regionale,
natürliche Nahrung essen

Qigong teilt mit der Makrobiotik und mit beinahe allen Schulen der Naturmedizin die Auffassung, daß Nahrung so frisch und naturbelassen wie möglich (nicht nährstoffbereinigt oder bearbeitet) sein sollte. Wer einen Garten besitzt, kennt den Unterschied zwischen frisch gepflückten Tomaten und in der letzten Woche gepflückten oder in einem Supermarkt gekauften Tomaten. Allein der Gedanke an frisches Gemüse oder frisch gepflückte reife Äpfel läßt uns das Wasser im Mund zusammenlaufen. Fleisch und Meeresprodukte schmecken ebenfalls frisch am besten. Die traditionelle Qigong-Ernährung ist nicht vegetarisch. Ich empfehle, ungefähr 70-80 Prozent des Kalorienbedarfs aus vegetarischer Nahrung zu beziehen – aus Hülsenfrüchten, Naturkörnern, Obst, Gemüse (darunter auch Meeresprodukte: zum Beispiel ein oder zwei Eßlöffel Seetang täglich[9]) – und 20-30 Prozent aus magerem Fleisch und/oder Meeresprodukten. Beschränken Sie Ihren Konsum von Milchprodukten, denn die Nährstoffe darin werden schlecht vom Körper verarbeitet.[10]

Versuchen Sie, so viel wie möglich saisonale und regionale Produkte zu verzehren, um Ihr Qi mit Ort und Jahreszeit zu harmonisieren. Wenn ich in Colorado bin, esse ich gern Büffelfleisch und Forellen, in Seattle Lachs und Heilbutt. Spargel und Mais schmecken am besten und sind am nahrhaftesten im Frühling beziehungsweise Herbst. Wenn Sie keinen eigenen Garten besitzen, kaufen Sie am besten so ein, als ob Sie Ihren Garten durchstreiften. Fragen Sie sich: »Was wächst zu dieser Jahreszeit? Welche Tiere oder Fische sind hier heimisch?« In vielen Städten gibt es heute Bauernmärkte, die regionale und der Saison entsprechende Produkte feilbieten. Das heißt aber nicht, daß Sie sich, sollten Sie in Alaska leben, ausschließlich von Seehundfleisch ernähren und niemals wieder einen Schokoladenkuchen aus gehaltvoller mexikanischer Schokolade genießen sollen. Kombinieren Sie vielmehr einige Lokalprodukte mit Ihrer normalen Kost.

Es steckt sehr viel Wahres in dem Glauben der Indianer, eine an einem bestimmten Ort aufgetretene Krankheit könne mit einer heimischen Heilpflanze kuriert werden. Das Problem unserer Zeit besteht jedoch darin, daß die meisten Krankheiten nicht mehr nur lokal auftreten. Wegen der heutigen weltumspannenden Transportmöglichkeiten überqueren Mikroorganismen genauso problemlos die Ozeane wie unsere Koffer, und die Zöllner können mikroskopisch kleine Terroristen nicht am Betreten unseres Landes hindern. Auch das Abwehrsystem unseres Körpers vermag sich den Strategien dieser fremden »Eroberer« nicht anzupassen. Darum müssen wir auf multikulturelle und vielschichtige Heil- und Ernährungsmethoden bauen.

Pflanzen und Tiere sollten in einer angenehmen und nicht verschmutzten Umwelt gezogen werden. Sehr nährstoffreiche Produkte gedeihen in besonders energiegeladenen Landschaften, das heißt in der Nähe klarer Flüsse, hoher Berge und stiller Ebenen. Mit fortschreitender Qigong-Erfahrung wird es Ihnen gelingen, Qi in Landschaft und Nahrung genauso zu erspüren wie im Menschen. Je stärker das Erd-Qi der Region ist, desto größer wahrscheinlich auch der Gehalt ihrer Produkte an Heilenergie.

Wir kennen die Langzeitwirkung der meisten unserer Nahrung hinzugefügten Chemikalien nicht. Am besten meiden Sie daher verarbeitete Produkte oder solche mit Zusatzstoffen. Finden Sie einen Markt, auf dem es gesundes Bio-Gemüse gibt, frei von Pestizidrückständen, Farbstoffen, Konservierungsmitteln und anderen Chemierückständen sowie mit chemiefreien oder naturgedüngten Produkten. Diese dürfen auch nicht mit Mist von antibiotikaverseuchten Tieren gedüngt worden sein. Wichtig ist außerdem, Meeresprodukte aus verseuchten Gewässern zu meiden, weil sie hohe Konzentrationen an hormonschädigenden Chemikalien enthalten können, die sich nicht zersetzen oder abbauen lassen.[11] Sie sollten außerdem weniger von den Fleischsorten essen – oder ganz auf den Verzehr verzichten –, von denen Sie nicht zuverlässig wissen, daß sie »frei von Antibiotika oder Hormonen« sind. Auf Bauernhöfen gehaltene Tiere werden normalerweise mit Antibiotika gefüttert, und dies meist nicht als Therapie bei Infektionskrankheiten, sondern weil die Tiere dann schneller wachsen und an Gewicht zulegen. Diese Praxis ist deshalb gefährlich, weil es dadurch zu Auslese und Wachstum tödlicher Bakterien kommt, die sich genauso gut im Körper des Menschen wie im Körper des Tieres vermehren.

Gesundes Fleisch wird auch »biologisches Fleisch« oder »Fleisch von freilaufenden Tieren« genannt. Freilaufende Tiere dürfen sich frei bewegen und sind nicht in Käfige oder Pferche eingesperrt. Tiere sind ebenso wie Menschen gesünder, je mehr Bewegung sie haben. Ihr Fleisch ist magerer und besitzt mehr Protein als Fett. Der chinesischen Medizintheorie zufolge nehmen alle auf Bauernhöfen gehaltenen Tiere, insbesondere Hühner und Enten, Energie über ihre Füße auf. Werden sie hingegen eingepfercht, besitzt ihr Fleisch einen geringen Qi-Gehalt, es ist durchdrungen von ungesundem emotionalen Qi (Streßhormonen), eine Folge der beengten und unhygienischen Haltung.

Krankheitserregende Arzneimittel

Wo liegt das Problem der Fütterung mit Antibiotika? Seit mehr als 40 Jahren werden dem Tierfutter Tetrazyklin und andere Antibiotika in kleinen Mengen zugesetzt, da sie extrem schnelles Wachstum bewirken und damit größere Profite versprechen. Durch diese regelmäßige kleine (therapeutisch irrelevante) Dosis wird das Immunsystem des Tieres geschwächt. Wenn auch einige Bakterien in Schach gehalten werden, beginnen viele andere, insbesondere die starken und aggressiven, sich zu vermehren. Schlimmer noch: Einige oder alle Bakterien werden resistent gegen Antibiotika.

Tier-Bakterien sind wie die der Menschen sehr anpassungsfähig und erfindungsreich. Sie lernen zu überleben, indem sie die Wirkung des Antibiotikums neutralisieren, sie greifen den Körper auf andere Weise an oder mutieren und ändern ihre Struktur, so daß das Antibiotikum sie nicht länger identifizieren kann. Die gegen Antibiotika resistent gewordenen Gene werden an die Nachkommen weitergegeben, und schon bald sind alle sich schnell teilenden und vermehrenden Bakterienstämme gegen Antibiotika resistent. Diese Massen können auch nicht mit den besten Waffen aus unserem medizinischen Arsenal bekämpft werden. Dr. Jeffrey A. Fisher, Pathologe und Berater der Weltgesundheitsorganisation, drückt dies so aus: »Wenn ein Mikrobiologe ein sorgfältigst kontrolliertes Laborexperiment durchführen würde, um eine größtmögliche Zahl gegen Antibiotika resistenter Bakterien auszusondern, könnte er keine bessere Methode finden als die, mit der täglich Tiere behandelt werden.«[12]

In England starben 1965 sechs Menschen an den Folgen einer Lebensmittelvergiftung. Sie litten an einer antibiotikaresistenten Salmonellenart, die auch unter Kälbern eine Epidemie ausgelöst hatte. 1993 starben drei Kinder, und 500 Personen erkrankten, nachdem sie mit E-Koli-Bakterien infizierte Hamburger in einem

Schnellrestaurant im US-Staat Washington verzehrt hatten. Dr. Fisher schreibt weiter:

»Es gibt keine ›Kuh-‹, ›Schweine-‹ oder ›Hühnerbakterien‹. Mikrobiologisch betrachtet gehören wir Menschen mit dem Rest der Erdenbewohner zu einem einzigen riesigen Ökosystem. Die gleichen resistenten Bakterien, die im Darm einer Kuh oder eines Schweins wachsen, können schließlich auch in unseren Körper gelangen, was auch passiert.«

Ebenso besorgniserregend ist, daß resistente Gene dieser Bakterien an andere Bakterienstämme andocken können und schließlich zu Streptokokken-, Staphylokokken-Befall, Lungenentzündung und zahlreichen anderen Krankheiten führen können, gegen die die meisten wenn nicht alle Therapien machtlos sind.

Regel 2:
Warm essen und kalt sein!
Ausgleich zwischen der Heiß-kalt-Nahrungsenergie

Eines der wichtigsten Qigong-Prinzipien heißt Gleichgewicht. Für die Qigong-Ernährung bedeutet dies, daß man die wärmenden (*yang*) oder kühlenden (*yin*) Effekte berücksichtigt, die die aufgenommene Nahrung auf das Körper-Qi hat. Die Nahrungsmittelpalette reicht von kalt bis heiß. Beispielsweise sind Muscheln kalt und wirken fiebersenkend; Lammfleisch wärmt und ist eine hervorragend geeignete Nahrung bei allgemeiner Schwäche und Anämie. Gesunde sollten Speisen in ihrer täglichen Ernährung bevorzugen, deren energetischer Kumulativeffekt zwischen neutral und leicht warm schwankt. Wenn man dies beachtet, kann die normale Körpertemperatur leichter auf 37° Celsius gehalten werden.

Die fünf Wesensarten der Nahrung sind: kühl, kalt, neutral, warm und heiß (siehe Tabelle 10). Gemüse und Obst sind im allgemeinen kühlend. Äpfel, Birnen, grüner Salat, roher Sellerie, Gurke und Tofu gelten als kalt. Die kältesten Nahrungsmittel gedeihen an kühlen, dunklen Orten, Pilze und Bohnensprossen etwa und einige Schalentiere, insbesondere Muscheln, die auf dem Meeresgrund leben. Weitere kalte Nahrungsmittel sind Seetang, Zuckerrohr und Wassermelone. Wer eine Aversion gegen Kälte und ein starkes Bedürfnis nach Hitze oder kalte Gliedmaßen hat, sollte als »kalt« eingestufte Nahrungsmittel ganz meiden.

Die meisten Getreidearten gelten als neutral und sind in der Mitte der Skala angesiedelt. Sie fördern die Aufrechterhaltung des Gleichgewichts und den Stoffwechsel, indem sie Yin- und Yang-Energien ausgleichen. Wenn Sie übermäßig viel energetisch heiße Nahrung zu sich nehmen, wird die Körperhitze abgeschwächt, wenn Sie gleichzeitig Getreide essen, so daß es weniger schnell zu einer Unausgewogenheit kommt. Daher betrachtet man Getreide als Grundnahrungsmittel, das man als Beilage zu den meisten Mahlzeiten essen sollte. In der ausgewogenen Ernährung sollten Getreide und andere komplexe Kohlenhydrate als Makronährstoff-Bausteine – neben Kohlenhydraten, gehören Proteine und Fette zu den Makronährstoffen – den größten Prozentsatz ausmachen.

Weißer Reis ist fast ganz neutral, weder wärmend noch kühlend. Die meisten Nudeln stehen energetisch gesehen dem Reis nahe, obwohl sie durch Zugabe von Gewürzen wärmer werden. Brauner Reis, Hirse und Buchweizen liegen zwischen neutral und warm, so daß sie in einer kalten Umgebung die bessere Getreidenahrung darstellen. Als neutral werden auch Trauben, Milch, Hühnereier, Mais und Chinakohl eingestuft.

Zu den leicht warmen Nahrungsmitteln gehören: Schalotten, Kümmel, brauner Zucker, rote Datteln und einige Wurzelgemüsearten, Yamwurzel und rote Beete etwa. Zu den wärmeren Nahrungsmitteln zählen auch: Krabben, Geflügel[13] und Schweinefleisch. Die roten Fleischarten, Rind und Lamm, liegen zwischen warm und heiß.[14] Rehfleisch und andere Wildarten gehören ebenfalls in diese Kategorie. Das Fleisch wildlebender Tiere wird jedoch, da diese so viel Bewegung haben und so große Vitalität besitzen, als beinahe 100 Prozent Yang klassifiziert, was seine Qualität als Energiebaustein und -spender angeht. Diese Einstufung ist sinnvoll, denn bekanntermaßen besitzt Wild im Vergleich zum Fleisch domestizierter Tiere sehr viel weniger Fett und sehr viel mehr Protein, Vitamin C und andere Nährstoffe. Zu den heißen Nahrungsmitteln gehören Zimt und scharfe Gewürze, Cayenne-, schwarzer oder weißer Pfeffer. Menschen mit fiebrigen Entzündungen, etwa Halsschmerzen mit Fieber oder Neigung zu Blutungen (Nasenbluten), sollten Zimt und andere energetisch heiße Nahrungsmittel meiden. Jede Speise wird durch Hinzufügung von scharfen Gewürzen heiß.

Drei Faktoren – Konstitution, Jahreszeit und Kondition – entscheiden, ob Sie wärmere oder kältere Speisen essen sollten.

Konstitution: Menschen, die sich bei kaltem Wetter sehr unwohl fühlen oder die häufig frieren, haben eine »kalte« Konstitution und sollten sich an wärmere Speisen halten. Wenn Sie eine Aversion gegen Hitze haben und dazu tendieren, mit wenig Decken zu schlafen, haben Sie eine warme Konstitution und sollten eher kältere Speisen essen.

Jahreszeit: Essen Sie im Winter wärmere, im Sommer kältere Speisen.

Kondition: Haben Sie Hitzesymptome – Entzündung, Infektion, Fieber, Erregung, eine rote Hautfarbe, extremen Durst –, müssen Sie kalt essen. Bei Symptomen innerer Kälte – Durchfall, Anämie, extremes Ruhebedürfnis, Introversion, ungewöhnlich weiße oder blasse Hautfarbe – sind warme Speisen angezeigt. Heiße und warme Symptome sind allerdings nicht immer offenkundig, daher ist manchmal die Diagnose und Beratung eines in chinesischer Medizin erfahrenen Arztes notwendig. Das generelle Prinzip jedoch lautet: Bei Kälte Ausgleich mit Wärme schaffen, bei Wärme für Ausgleich mit Kälte sorgen.

Regel 3:
Dünsten, Sautieren, Braten, Kochen –
Aber keine fettigen Löffel bitte!

Die Qigong-Ernährung bevorzugt gekochte Nahrung statt roher Speisen; Getränke werden warm bis heiß serviert. Erinnern Sie sich an das Bild vom Magen als Kochtopf? Wenn Sie mit dem Kochen der Speisen bereits beginnen, bevor diese in den Magen gelangen, hat dieser später weniger zu tun. Die Nahrung wird durch Kochen zergliedert, so daß sie leichter verdaut und vom Körper aufgenommen wird. Kochen tötet auch schädliche Keime, die die Nahrung eventuell verunreinigt haben. Aus dem gleichen Grund sollte die Nahrung auch gut gekaut werden, dabei wird sie im Mund vollständig durchgewärmt, in kleinere Stücke zerlegt und mit Verdauungsenzymen vermischt. Sie essen dann auch langsamer und bewußter und lernen außerdem, Ihr Essen nicht mehr hinunterzuschlingen.

Kalt servierte Speisen und Getränke weichen derartig stark von unserer inneren Körpertemperatur ab, daß sie wie ein Schock auf das Qi wirken und die Verdauungshitze der Milz beeinträchtigen. Darum sollte jeder geschwächte Mensch oder jemand, der Blut verloren hat – nach einer Geburt oder Operation –, rohe, kalte Speisen und Flüssigkeiten meiden. Warmes Essen stärkt jedoch Magen und Milz. (Für die meisten Menschen ist es unbedenklich, täglich etwas Rohes zu verzehren, im Sommer darf es sogar mehr sein. Essen Sie jedoch nicht überwiegend rohe Speisen, kein Rohkost-Fasten für Qigong-Praktizierende!)

Vier Zubereitungsarten werden empfohlen: Dünsten, Sautieren (insbesondere Garschwenken) Braten, Kochen (Suppenzubereitung und Kochen im geschlossenen Topf). Am besten vermeiden Sie Frittieren, insbesondere Ausbacken. Frittierte Speisen enthalten viel Fett und Cholesterin, sie führen schnell zu pathologischer Hitze, Feuchtigkeit und Schleim. In der chinesischen Medizin ist feuchte Hitze ein Hauptfaktor bei Störungen wie Beckenentzündung, Hämorrhoiden und Genitalherpes. Im *Inneren Klassiker des Gelben Kaisers* heißt es, daß fettige, schmierige und ölige Speisen Körperenergie verschwenden und unter Umständen zu Diabetes führen.

Frittieren erhöht im Vergleich zu anderen Zubereitungsarten den Fettgehalt jeder Speise erheblich. Beispielsweise haben 100 Gramm Backkartoffeln 1/10 Gramm Fett, 100 Gramm Pommes frites 39,6 Gramm Fett; 100 Gramm geschmorter Mais 1 Gramm Fett, ebensoviel Mais-Chips jedoch 33,4 Gramm Fett. Dr. S. Boyd Eaton schreibt: »Seit Tausenden von Jahren kocht der Mensch seine Nahrung, vielleicht sogar schon seit mehr als einer Million Jahren, Schmoren, Dämpfen und Backen waren wohlbekannte Techniken, Frittieren kannte der Mensch jedoch nicht.«[15] Unser Organismus ist genetisch nicht darauf eingerichtet, frittierte Speisen zu verdauen. Wir zahlen mit Herzkrankheiten und Fettsucht für diese Eßgewohnheit.

Gemüse wird am besten leicht gedünstet. Es schlüsselt die Nährstoffe auf, macht das Gemüse etwas weich und konserviert dabei die Struktur, den Geschmack, die Nährstoffe und das Qi. Meeresfrüchte und verschiedene Arten von Mehlklößen (etwa die russischen Pirogen) schmecken gedünstet ebenfalls köstlich.

Ich muß Ihnen an dieser Stelle unbedingt ein Rezept für eine gedünstete Speise verraten: *Dr. Wongs Geheimnis für die Unsterblichkeit.* (Er ist natürlich nicht unsterblich, trotzdem ein verführerischer Name!) Dieses Rezept bekam ich von meinem verehrten Lehrer und Freund Dr. K. S. Wong, einem daoistischen Abt, Akupunkteur und Qigong-Meister. Es ist ein Rezept für ein einfaches und köstliches Essen, das reich an Qi ist.

Kochen Sie ein wenig Basmati-Reis, eine duftende, natürliche weiße Reissorte. Dünsten Sie gleichzeitig ein Potpourri aus Ihren Lieblingsgemüsearten. Ich nehme am liebsten Broccoli, einen bitteren Kohl, etwa Schweizer Grünkohl, einige Pilze und Karottenscheiben. Sie können auch Tofu dazugeben. Bereiten Sie in einem separaten Dampfkochtopf einen ganzen Fisch zu, oder backen Sie einen Fisch oder ein Huhn in einem Tontopf im Ofen. Und nun das Geheimnis: Mixen Sie zwei bis drei Eßlöffel Miso (fermentierte Sojabohnenpaste) mit so viel Wasser, daß daraus ein cremiger Brei wird, und fügen Sie den Saft von einer oder zwei Limonen hinzu. Reiben Sie ein wenig frischen Ingwer hinein und fügen noch zwei Teelöffel kalt gepreßtes, extra reines Olivenöl hinzu, dann mischen Sie alles. Diese Sauce wird über Gemüse und Reis gegeben, aber sie ist auch köstlich zum Fisch. Kinder mögen sie besonders gern. Ich glaube, die gesunden Eßgewohnheiten meiner Tochter sind darauf zurückzuführen, daß ich ihr als Kleinkind köstliche und gesunde Saucen vorgesetzt habe. Ein guter Koch verwendet Saucen, um den Geschmack leckerer Gerichte noch zu verbessern, und nicht, um den schlechten Geschmack von langweiligem oder ungesundem Essen entweder zu kaschieren oder aufzuwerten. Meisterköchin Mary Taylor schreibt in ihrem anregenden Buch *New Vegetarian Classics: Entreés*: »Saucen verbinden die verschiedenen Bestandteile einer Speise zu einer Einheit, und Zutaten wie Öl, Nußbutter, Milch oder Sahne glätten Unebenheiten. Vereint verwandeln sie ganz gewöhnliche Gerichte in bemerkenswerte, ausgewogene Kunstwerke.«[16]

Verwenden Sie beim Sautieren nur sehr wenig Canola- oder Olivenöl. Nehmen Sie zudem wenig andere Ölsorten, da diese Entzündungen verstärken und den Cholesterinspiegel erhöhen können. Zur chinesischen Methode des Sautierens, des Garschwenkens im Wok, gehört auch das Dünsten. Für das Kochen in einem bauchigen Wok benötigt man nur wenige Teelöffel Öl. Die kleingeschnittenen Zutaten werden im sehr heißen Öl weniger als eine Minute geschwenkt, so werden Struktur und Geschmack bewahrt.

Dann wird vorsichtig ein wenig Wasser hinzugefügt und das Ganze bei geschlossenem Wok gedünstet. Bei Bedarf fügt man noch etwas mehr Wasser hinzu. Die größte Kunst beim Kochen im Wok besteht darin, ein Gefühl dafür zu bekommen, wieviel Wasser hinzugefügt und wann der Deckel geöffnet werden muß, um die Zutaten zu schwenken. Bei zu wenig Wasser verdampft dieses im heißen Öl, bei zu viel verkocht alles zu einer Suppe, und die köstlichen Bestandteile lösen sich auf. Nicht zu langes Kochen ist das A und O. Garschwenken im Wok geht sehr schnell, die meisten Gerichte sind in ungefähr fünf Minuten fertig.

Braten und Backen sind weniger gebräuchlich, man bedient sich dieser Methoden meist, um größere Stücke Fleisch oder Fisch zuzubereiten. Die wohl am häufigsten empfohlene Methode der Qigong-Küche heißt Kochen im Tontopf, entweder auf dem Herd oder im Backofen. Keramik-Kasserollen konservieren Qi in den Speisen und reichern es an. Tontöpfe werden auch fürs Kochen nach Rezepten der chinesischen Kräutermedizin empfohlen: Das Fleisch, etwa Huhn oder Lamm, wird mit Heilkräutern wie Ginseng oder Engelwurz (Angelika) gekocht. Auch Suppen, Eintöpfe und Reisporridge (Congee) werden häufig mit Kräutern angereichert. Reisporridge hat eine so lange und denkwürdige Geschichte in der Qigong-Ernährungslehre, daß es hier gesondert erklärt werden soll.

Reisporridge (*xifan* oder *zhou* im Hochchinesischen, *jook* im Kantonesischen) ist sehr nahrhaft, magenberuhigend, leicht verdaulich und billig. Es ist die wichtigste Nahrung, wenn man krank ist oder eine Krankheit überstanden hat. Sehr empfohlen wird es auch zur Stärkung der Milz und des Magens, gleichzeitig verbessert es die Verdauung und erhöht das Qi. Xifan kann zu jeder Tageszeit gegessen werden, es ist ein nahrhaftes und herzhaftes Frühstücksgetreide. Dr. Bob Flaws hat den Heileffekten des Reisporridge ein ganzes Buch gewidmet.[17]

Reisporridge wird zubereitet, indem man auf ein Teil Reis fünf bis acht Teile Wasser gibt und das Ganze drei bis vier Stunden bei kleiner Hitze leicht köcheln läßt, bis es die Konsistenz von wäßriger Hafergrütze bekommt. Man kann Porridge auch aus anderem Getreide oder einer Getreidemischung herstellen, Hirse oder Gerste. Häufig werden andere Zutaten zusammen mit dem Porridge gekocht, Aduki- und Mung-Bohnen, Yamwurzeln, Ingwer, Lamm, Huhn, Kastanien und eingelegte japanische Pflaumen. Bei Bedarf kann das Porridge auch mit etwas Salz, Zucker, Sojasauce oder Miso gewürzt werden. Chinesische Ärzte empfehlen beim ersten Anzeichen einer Erkältung Porridge aus klebrigem Reis mit Schalotten und Ingwer. Ich finde, es ist wirksamer als Mutters altes Hausrezept Hühnersuppe.

Tabelle 10: Die fünf Wesensarten der Nahrung

Kalt	Kühl	Neutral	Warm	Heiß
Bohnensprossen	Äpfel	Mandeln	Rindfleisch	schwarzer
Muscheln	Gerste	Barsch	Rote Beete	Pfeffer
Krabben	Sellerie (roh)	schwarzer Tee	brauner Zucker	Cayenne-
Grapefruit	Gurken	Blaubeeren	Kümmel	pfeffer
Pilze	grüner Tee	Kohl	Kirschen	Zimt
Salz	Zitronen	Karpfen	Kastanie	Ingwer
Seetang	grüner Salat	Karotten	Hühnerfleisch	(getr.)
Zuckerrohr	Birnen	Käse	Kaffee	Sojaöl
Wassermelone	Rettich	Mais	Ingwer (frisch)	weißer
Banane	Spinat	Eier	Knoblauch	Pfeffer
	Tofu	Trauben	grüner Pfeffer	
	Tomaten	grüne Bohnen	Lammfleisch	
	Wasserkresse	Hering	Muscheln	
	Weizen	Honig	Schweinefleisch	
	(ungemahlen)	frz. Bohnen	rote Datteln	
		Milch	Lachs	
		Hirse	Schalotten	
		Oliven	Garnelen	
		Erdnüsse	Kürbis	
		Erbsen	Forelle	
		Pflaumen	Truthahnfleisch	
		Kartoffeln	Wild	
		Reis	Essig	
		Sardinen	Wein	
		weißer Zucker	Yamwurzel	

Regel 4:
Schmackhafte Speisen sind gesund

Viele Menschen verbinden »gesundes Essen« mit dem Gedanken an dünne, schmalbrüstige Menschen, die lustlos in faden Gerichten aus Tofu, Bohnensprossen, Tempeh-(Sojabohnen-Pilzpaste-) Fleischersatz, Mengen von braunem Reis und nichts Schmackhaftem herumstochern. Dies hat überhaupt nichts mit der Qigong-Vorstellung von gesundem Essen zu tun. Qigong-Ernährungstheorien hatten vielmehr einen bedeutenden Einfluß auf die Entstehung der chinesischen Küche, die so viel Köstliches bietet. Geschmack und Aroma sind wichtig für Ihr Wohlbefinden und können Sie dazu verlocken, besonders gesunde Nahrung zu sich zu nehmen. Im Leitfaden des Shanghaier Instituts für Traditionelle Chinesische Medizin, *Gesundheit und Rehabilitation*, ist nachzulesen: »Gutes Essen soll auch gut schmecken. Schmackhaftes Essen wird von Patienten problemlos angenommen, es läßt sie ihre Therapie genießen, sie merken nicht einmal, daß es sich um eine Therapie handelt.«[18] Krankenhäuser im Westen können von diesem Grundsatz nur lernen!

Geschmackvolle Speisen regen außerdem die inneren Organe an, dies zu beachten ist ähnlich wichtig für die Gesundheit wie die Berücksichtigung der wärmenden (Yang-) und kühlenden (Yin-)Eigenschaften der Speisen. Unsere Mahlzeiten sollten abwechslungsreich sein und interessante, unterschiedliche Aromen haben, so daß kein Organ zuviel oder zuwenig bedacht wird. In der chinesischen Medizin gibt es fünf Geschmacksrichtungen: süß, salzig, sauer, beißend und bitter. Jede ist mit einem bestimmten Organ verbunden und hat zudem noch allgemeine gesundheitsfördernde Wirkungen. Viele Speisen haben mehr als nur eine Geschmacksrichtung und sprechen daher nicht nur ein Organ an. So ist Gerste süß und salzig, Äpfel und Aprikosen sind süß und sauer, Zimt ist scharf und süß. In der chinesischen Küche werden oft verschiedene Geschmacksrichtungen kombiniert, um interessantere und gesündere Gerichte herzustellen: Suppe scharf-sauer, Huhn süß-sauer, süße Klöße mit Schweinefleischfüllung in Soja-(salzig)Essig-(sauer)Sauce, bitteres Frischgemüse mit salziger Sauce aus schwarzen Bohnen.

Der wichtigste Grundsatz der Fünf-Aromen-Theorie für gesunde Ernährung heißt: Bei Mahlzeiten grundsätzlich nicht zuviel oder zuwenig von einzelnen Geschmacksrichtungen zu sich nehmen. Wenn chinesische Ärzte ihren Patienten bestimmte Speisen aus Therapiegründen verordnen, dann ist in diesem Fall mehr von einer bestimmten Geschmacksrichtung zu essen, damit das mit dieser Geschmacksrichtung in Verbindung gebrachte Organ behandelt wird.

Süß beeinflußt Milz und Magen positiv. Zuwenig oder zuviel Süßes schadet diesen beiden Organen. Da süßer Geschmack die Verdauungshitze der Milz stimuliert, wirkt er auch sanft stärkend (Qi aufbauend) und hat eine gute Wirkung bei einigen Mangelerscheinungen. Viele Menschen empfinden Süßes auch als entspannend und vitalisierend. Allerdings kann zuviel süßes Aroma auch die mit Wasser verbundenen Organe schädigen: die Blase und die Nieren – auch wenn die Erde das Wasser vernichtet (weil sie es absorbiert). Die von schlechter Nierenfunktion verursachten Symptome bei zuviel Süßspeisenkonsum sind Haarausfall und Gliederschmerzen. Es empfiehlt sich also bei einem Blasen-Nierenproblem weniger süße Speisen zu essen. Zur süßen Nahrung zählen: Äpfel, Bananen, Gerste, Rindfleisch, Kastanien, Hühnerfleisch, Mais, Datteln, Honig, Ahornsirup, Milch, Sirup, Zucker, Yamwurzel und Tofu. Süße in Form von Zucker ist auch ein Hauptbestandteil von Snacks und Desserts: Bonbons, Kuchen, Plätzchen, Torten und Eis. Ich selbst habe überhaupt keinen Zucker zu Hause und benutze ihn daher auch nicht. Aber ich scheue mich nicht, geringe Mengen des künstlichen Süßstoffs Saccharin in meinem Gebäck zu verarbeiten. Ich beschränke mich meist auf ein oder zwei Süßspeisen-Desserts pro Woche. Gott sei Dank wohne ich nicht neben einer französischen Konditorei, sonst würde ich sicher nicht von kulinarischen Sündenfällen verschont bleiben.

Salziger Geschmack wirkt günstig auf die mit Wasser verbundenen Organe Nieren und Blase. Salzige Speisen lösen auch harte Knötchen wie Zysten, entzündete Lymphdrüsen oder verknotete Muskeln. Vorsicht jedoch, da zuviel salziges Essen für Nieren und Blase schädlich sein kann und unter Umständen bei einigen Nierenstörungen überhaupt gestrichen werden sollte. Die meisten Menschen wären gut beraten, ihren Verbrauch von Speisesalz zu reduzieren, da Salz beinahe jedem Supermarktartikel zugesetzt ist, ob in der Dose, gefroren oder getrocknet. Wasser löscht Feuer, das heißt, zuviel salzige Speisen können die mit dem Feuer assoziierten Organe schädigen: das Herz und den Dünndarm. Übermäßiger Salzkonsum bewirkt auch eine Neigung zur Blutgerinnung und führt zur Entstehung von Blutgerinseln und steigert so bei einigen Menschen das Risiko von Herzerkrankungen. Zu salzigen Nahrungsmitteln zählen: Gerste, Muscheln, Entenfleisch, Austern, Schweinefleisch und Seetang.

Saure Speisen, Limonen etwa, werden mit Holz assoziiert und wirken sich günstig auf Leber und Gallenblase aus, sie wirken zusammenziehend und absorbierend. Sie können außerdem die Fließgeschwindigkeit der Flüssigkeiten verlangsamen – eine Behandlungsmöglichkeit bei Durchfall und übermäßigem Schwitzen. Holz dringt in die Erde ein und bricht sie auf, daher kann übermäßiger Konsum saurer Speisen die mit der Erde verbundenen Organe schwächen, den Magen und die Milz. Wenn Sie bereits ein Magenproblem haben, ein Geschwür etwa, essen Sie am besten wenig saure Speisen. Zu den sauren Nahrungsmitteln gehören: Äpfel, Trauben, Limonen, Birnen, Pflaumen, Erdbeeren, Tomaten und Essig.

Beißend heißt scharf und würzig. Beißende Speisen sind scharf wie Metall und wirken sich günstig auf die mit Metall verbundenen Organe aus: Lunge und Dickdarm. Beißende Speisen regen außerdem das Schwitzen an, verbessern die Zirkulation des Qi und des Blutes und fördern die Verdauung. Ein Übermaß an beißenden Speisen schädigt, wie jedes Zuviel eines bestimmten Aromas, die gleichen Organe und deren Funktionen. Metall fällt Bäume, daher kann das beißende Metall-Aroma die Holz-Organe schädigen: die Leber und die Gallenblase. Daher meiden oder reduzieren Sie am besten scharfe Speisen in Ihrer Ernährung, wenn Sie bereits eine Leber- oder Gallenschwäche haben. Essen Sie zuviel scharfe Speisen, können Symptome wie brüchige Nägel, verspannte Muskeln und Sehnen auftreten. Außer den bekannten scharfen Gewürzen – Cayennepfeffer, Knoblauch, schwarzer und weißer Pfeffer sowie Ingwer – zählen auch noch Zimt, Nelken, Lauch, Pfefferminze, Rettich und Schalotten zu den scharfen Nahrungsmitteln.

Bitter essen die meisten Menschen im Westen vermutlich am wenigsten. Diese Geschmacksrichtung heilt die Feuer-Organe Herz und Dünndarm. Bittere Speisen kontrollieren auch das Feuer, sie reduzieren Fieber und das Gefühl zu starker Körperhitze. Viele chinesische Ärzte führen die Häufigkeit von Herzkrankheiten im Westen auf das Fehlen von bitteren Speisen zurück. Das einzige regelmäßig konsumierte Bitteraroma befindet sich im Kaffee. Jedoch die Heilwirkungen für das Herz werden durch die schädlichen Einflüsse des Koffeins wieder zunichte gemacht. In wissenschaftlichen Studien hat man nachgewiesen, daß Kaffee den Cholesterinspiegel im Blut erhöht und das Nervensystem überreizt. Chinesen bevorzugen immer noch Tee, wenn sie noch nicht vom Fieber »den Westen imitieren« infiziert sind, ein Bittergetränk, das nur die Hälfte des Kaffee-Koffeingehalts hat.

Bittere Speisen sind äußerst gesund für das Herz und können die Verdauung anregen, sie steigern nicht die Körperhitze wie einige scharfe Speisen. Feuer bringt Metall zum Schmelzen, daher können zuviel bittere Speisen die Lungen und den Dickdarm schädigen. Jedoch ist dies wohl nicht besonders gefährlich, da wir in der Regel zu wenig Bitteres essen. Zu den bitteren Speisen zählen: Spargel, bittere Melonen (*kugua*, in China populär), Sellerie, die Schale von Zitrusfrüchten, Kaffee, frischer Löwenzahn, Hopfen, Tee und Essig.

Vergessen Sie niemals die Regel der Ausgewogenheit. Erfreuen Sie sich aller Geschmacksrichtungen, ohne von einer zuviel zu essen. Obwohl es herrlich ist, von Zeit zu Zeit stark gewürzte Speisen zuzubereiten – Linguine mit frischem Pesto etwa –, werden für den täglichen Speisezettel gehaltvolle Nahrungsmittel mit viel Qi, doch nicht zu viel Würze empfohlen. Chinesen nennen dies Qingdan-Kost. *Qing* heißt rein, klar, unvermischt, erfrischend. *Dan* bedeutet leicht, schlicht, mild. »Dan«-Wasser (*danshui*) bedeutet frisches Wasser. »Dan«-purpurrot (*danci*) bedeutet leicht oder blaß purpurrot. Die Qingdan-Ernährung ist nahrhaft, stärkend und wohlschmeckend.[19] Sie ist nicht fett und nicht zu stark aromatisiert, mit wenig Salz, Zucker, Gewürzen oder fermentierten Produkten (d.h. Soja, Essig) zubereitet. Sie ist aromatisch, aber delikat aromatisch.

Wenn Sie aus Gesundheitsgründen eine besondere Geschmacksrichtung vermehrt verwenden oder intensive Aromen einsetzen, sollten Sie das maßvoll tun. Sie dürfen bestimmte Geschmackseigenschaften zwar bevorzugen, sollten sich aber nicht auf sie beschränken, es sei denn, ein qualifizierter und in der chinesischen Medizinpraxis erfahrener Arzt rät Ihnen dieses.

Ich habe die Gefahren der Selbsttherapie am eigenen Leibe kennengelernt, als ich etwas über Zwanzig war. Ich war damals gerade nach Montreal umgezogen und kam in die dortige Grippe-Saison. Mich erwischte eine schwere Infektion mit einem langwierigen trockenen Husten. Mein Arzt empfahl mir einen rezeptfreien Hustensirup. Ich versuchte ihn zu überzeugen, daß ich mit scharf gewürztem Essen und zusätzlich Knoblauch und Cayennepfeffer in den meisten Gerichten mein Lungen-Qi stärken und meinen Zustand verbessern würde. Ich lernte sogar ziemlich gut, indische Curries zuzubereiten. Nach einem Monat bekam ich leichtes Fieber, und mein Husten wurde schlimmer. Mein Arzt diagnostizierte »chronische Bronchitis« und verschrieb mir eine Antibiotika-Kur. Der Husten wurde noch schlimmer, so daß ich auf eine stärkere Hustenmedizin mit Kodein und Guafenesin umgestellt wurde. Als ich mich in einer Lungenklinik untersuchen ließ, sagte ein Facharzt zu mir: »Mein Rezept lautet: Umziehen nach Arizona.« Ich folgte diesem Rat nicht.

Zwei Monate später ging ich – immer noch hustend – zu einem chinesischen Akupunkteur. Nachdem er mich nach meiner Ernährung gefragt hatte, schüttelte er den Kopf. Der Arzt klärte mich auf: »Beißende Nahrung in Maßen kann positiv auf die Lungen wirken. Da Sie aber Symptome innerer Hitze haben, benötigen Sie maßvolle Mengen kühlender beißender Nahrung wie Rettich und Pfefferminze, nicht Hitze erzeugende beißende Speisen wie Cayennepfeffer und Knoblauch.« Meine Lungen waren ebenfalls geschwächt und »heiß« wegen des Streß und der Sorge, nach meinem Umzug keinen Job zu finden. (Erinnern Sie sich: Sorge ist ein Auslöser für Lungenschwäche.) Die heißen, beißenden Speisen hätten mir möglicherweise nicht geschadet, wenn ich sie in kleinen Mengen verzehrt und weiterhin ausgewogene Mengen der anderen Geschmacksrichtungen zu mir genommen hätte. Außerdem waren die mit Butter zubereiteten Curries nicht hilfreich. Butter erzeugt normalerweise Hitze und Schleim. Gedünstete Speisen sind sehr viel gesünder.

Ich wurde einmal akupunktiert, bekam eine Wochenration chinesischer Kräutertees, die gleichzeitig bitter, astringierend und süß schmeckten. Ich stieg auch auf eine im wesentlichen milde, gedämpfte Kost um. Am Ende der Woche war mein Husten für immer verschwunden.

Regel 5:
Kalorien reduzieren, Nährwert erhöhen

Glaubt man traditionellen Schriften, bevorzugten die *xianren*, die daoistischen Weisen des Altertums, eine reine Nahrung aus Atemluft und Morgentau. Wie läßt sich dieses Asketentum mit der phantasiereichen, von Daoisten kreierten chinesischen Küche[20] und der Eßleidenschaft der Chinesen in Einklang bringen? Lin Yutang behauptet, seine Ahnen habe beim Anblick eines Tieres stets nur die eine Frage bewegt: »Wie mag es wohl schmecken?« Und dies sei der Grund dafür, daß die Chinesen so spät die wissenschaftliche Zoologie entwickelt hätten. »Vom Atem leben ...« – so im »Laozi« nachzulesen – ist denn auch nur ein Appell, »sich der Einfachheit zu befleißigen, Eigensucht abzubauen und Wünsche zu mäßigen«. Man kann es auch so ausdrücken: Zufrieden wird, wer lernt, sich mit weniger zu bescheiden, anstatt stets nach dem Mehr zu greifen.

Zhang Hua, er lebte während der Jin-Dynastie von 232 bis 300 n. Chr., schreibt in seinem *Bowuji* (»Berichte über Absonderliches«): »Je weniger man ißt, desto klarer der Geist und desto länger das Leben.« Wissenschaftlich ist hinreichend erwiesen, warum man weniger essen, auf Quantität und Qualität achten sollte: Die einzig empirisch erwiesene Methode, eine maximale Lebensspanne zu erreichen, ist eine Kombination aus maximalem Nährwert und minimaler Kalorienzufuhr. Dr. Roy Walford, Pathologieprofessor an der UCLA School of Medicine, nennt dies die »Hoch/Niedrig-Kost« oder »Unterernährung ohne Fehlernährung«. Einige Daoisten mögen versucht haben, von Luft zu leben, doch sie waren sicher nicht erfolgreicher als die Daoisten, die ihren Elixieren Quecksilber und Blei zusetzten. Die meisten Qigong-Schüler des Altertums folgten wahrscheinlich den Ernährungsgrundsätzen, die mit Walfords gerontologischen Forschungen übereinstimmen, dies wird jedenfalls von einigen heutigen Qigong-Autoren auch so gesehen. Dr. Liu Zhengcai, ein Qigong-Gelehrter und Klinikarzt in Chengdu, unterstreicht in seinem Buch über Qigong und Langlebigkeit die Wichtigkeit kleiner Nahrungsmengen und richtiger Nährwertaufnahme.[21]

Die Hoch/Niedrig-Kost hilft, altersbedingte Gesundheitsprobleme zu vermeiden oder deren Eintritt enorm zu verzögern – auch Krebs und andere Immunsystem-Leiden –, Herzkrankheiten, Arthritis, Osteoporose, Vergeßlichkeit und andere Gehirnprobleme, Nierenschwäche sowie abnehmende sexuelle Potenz.

Super-Gesundheit auf Herz und Nieren geprüft

Die Vorteile einer kalorienarmen Kost sind sorgfältig und überzeugend in Walfords *The 120 Year Diet*[22] und in Dr. Richard Windruchs Artikel »Caloric Restriction and Aging« (»Kalorienreduzierung und der Alterungsprozeß«) dokumentiert, der 1996 in der Januar-Ausgabe der Zeitschrift *Scientific American* erschien. Nachfolgend die Zusammenfassung einiger Fakten:

1935 setzte Dr. Clive McCay von der Cornell University eine Gruppe von Ratten auf kalorienarme, aber nährstoffreiche Nahrung. Nach 1000 Tagen waren alle Ratten noch am Leben und aktiv, die meisten Tiere der Kontrollgruppe hingegen waren tot, sie hatten normale Kost bekommen. Die auf reduzierte Kost gesetzten Ratten wurden maximal 1800 Tage alt, das entspricht beim Menschen einem Alter von 150 bis 180 Jahren. Die Versuchsratten waren »supergesund«. Ihre Herzen waren stärker, die Weibchen konnten noch im fortgeschrittenen Lebensalter Junge bekommen, und die Männchen hatten einen hohen Testosteron-Spiegel. 1982 gelang es Wissenschaftlern am National Institute on Aging, die durchschnittliche Lebensspanne der kalorienarm ernährten Ratten um mehr als 83 Prozent zu verlängern.[23] Natürlich konnte bei den langlebigen Stämmen der Labortiere – mit guten Genen – die größte Lebensverlängerung erzielt werden.

Bei einem Mausstamm bekamen 58 Prozent der normal ernährten Tiere Lungenkrebs, verglichen mit 32 Prozent kalorienreduziert ernährter Tiere. Bei diesen so ernährten Tieren trat Brustkrebs überhaupt nicht auf, alle anderen Krebsarten entwickelten sich weniger häufig oder verspätet, im Durchschnitt zwei bis fünf Monate später. Das entspricht einer Verzögerung von fünf bis dreizehn Jahren beim Menschen. Andere Tierversuche haben gezeigt, daß die Hoch/Niedrig-Ernährung altersbedingten Degenerationserscheinungen des Bindegewebes und der Knochenmuskulatur vorbeugt und für gesündere Insulin- und Cholesterinspiegel im Blut sorgt. Als Rajindar S. Sohal und seine Kollegen an der Southern Methodist University in Dallas Mitochondrien, die Stoffwechselfabriken der Zellen, aus Gehirn, Herz und Nieren von Mäusen untersuchten, stellten sie fest, daß die kalorienreduziert ernährten Tiere weniger freie Radikale besaßen und weniger zellulare Zerstörungen aufwiesen als die normal gefütterten Kontrolltiere. Die Hoch/Niedrig-Ernährung hat auch Auswirkungen auf die Intelligenz. Kalorienreduziert ernährte Tiere können Probleme besser lösen und sich besser in verwirrenden Labyrinthen zurechtfinden.

Die Hoch/Niedrig-Ernährung hat erwiesenermaßen vergleichbare Wirkungen beim Menschen. Bei Personen mit gleichen Voraussetzungen – insbesondere Ernährung, Umwelt und Vererbung – stellte man fest: Wer weniger Kalorien zu sich nimmt, ist normalerweise gesünder. Fettleibigkeit ist dagegen ein Risikofaktor im Hinblick auf alle häufig auftretenden Krankheiten, insbesondere Diabetes, Herzkrankheiten und Arthritis. 1992 veröffentlichte die Zeitschrift *Proceedings of the National Academy of Science* das Ergebnis eines Erfahrungsberichts. Dr. Walford hatte mit einer Gruppe – acht Freiwillige, darunter er selbst – zwei Jahre lang seine Theorien getestet. Die Gruppe lebte in einer hermetisch abgeriegelten »Biosphäre«, einem 3,15 Hektar großen Experimentierareal, auf dem sie ihre eigene Nahrung anbaute und wieder aufbereitete. Trotz regelmäßigen dynamischen Körpertrainings aßen die Teilnehmer eine kalorienreduzierte Kost von 1700 bis 2400 kcal pro Tag. Am Ende der zwei Jahre waren augenfällige physiologische Veränderungen eingetreten, unter anderem waren ein verminderter Blutzuckergehalt, Cholesterinspiegel und Blutdruck festzustellen.[24]

Nicht auf Qualität verzichten

Wenn Kalorien reduziert werden, muß man unbedingt auf einen hohen Nährwert der Speisen achten. Obwohl die Frage des Nährwerts für Menschen aller Altersgruppen von Bedeutung ist, gilt die Kalorienreduktion nur für Erwachsene. Kinder haben andere Nährwertbedürfnisse, man muß ihnen die Möglichkeit geben, auf natürliche Weise zu wachsen und sich zu entwickeln. Auch Schwangere sollten besonders vorsichtig mit der Kalorienreduktion sein.

Kalorien reduzieren bedeutet nicht, auf notwendige Vitamine, Mineralien, Fette, Proteine und Kohlenhydrate zu verzichten. Wenigstens die Hälfte aller US-Bürger hat ein Defizit an zumindest einem wesentlichen Nahrungsbestandteil.[25] Beispielsweise konsumieren 50 Prozent der Frauen in den USA nur die Hälfte der eigentlich benötigten Menge Kalzium und Magnesium pro Tag; 25 Prozent nehmen weniger als ein Drittel des notwendigen Kalziums zu sich. Bei Vitamin E liegt der mittlere Wert in den USA bei weniger als der Hälfte der notwendigen Tagesration, also dem durchschnittlichen Bedarf, um ernährungsbedingten Mangelerscheinungen vorzubeugen. Die Ernährung ist allgemein unausgewogen, es werden zu wenig Nährstoffe und zu viele andere Nahrungsbestandteile konsumiert – Kohlenhydrate und Fette. Zu viele Kalorien ohne Nährwert in Form von Nudeln, Brezeln, Gebäck und Pommes frites sorgen für einen Zustand der Überfluß-Fehlernährung.

Es ist daher möglicherweise gefährlich, Kalorien oder die Nahrungsmenge zu reduzieren, wenn Sie nicht gleichzeitig Ihre Ernährung umstellen. Denn dies könnte Mangelerscheinungen, Überfluß und Unausgewogenheit Ihrer Ernährung noch verschlimmern. Wenn Sie mit der Qualität Ihrer Nahrung zufrieden

Kalorien reduzieren, Nährwert erhöhen

sind, sollten Sie mit dem Kalorienzählen beginnen und, wenn notwendig, die Menge reduzieren. Für eine größtmögliche Qi-Entwicklung müssen Sie wenig, aber gehaltvoll essen. Die Kalorienaufnahme sollte allmählich auf einen Mittelwert von 2000 Kalorien pro Tag für Männer und 1800 Kalorien für Frauen reduziert werden, abhängig von Körperbau und Aktivität. Es ist nicht schwierig, die Kalorien- und Nährwerte zu berechnen. Bei abgepackten Lebensmitteln finden sich diese Informationen auf dem Etikett. Es gibt Kalorien-Tabellen, die über die Kalorien- und Nährwerte der wichtigsten Lebensmittel informieren. Wenn Sie normalerweise zu viel Kalorien zu sich genommen haben, nehmen Sie unter Kalorienreduktion ab. Es ist jedoch nicht gesund, wenn Sie pro Woche mehr als ein Prozent Ihres Gewichtes verlieren. Die meisten Ernährungswissenschaftler stimmen darin überein, daß es gesundheitsschädlich ist, wenn Sie Ihrem Körper plötzlich eine veränderte Ernährungsweise zumuten. Schnell-Diäten verkürzen wahrscheinlich Ihr Leben eher, als daß sie es verlängern. Das Ziel der Qigong-Ernährung heißt: verbesserte Gesundheit, erhöhtes Qi und die Erzielung eines Ihrem Alter und Ihrem Körperbau entsprechenden Idealgewichts auf Dauer. Wir Menschen haben offenbar einen genetisch bestimmten »Fixpunkt«, von Dr. Walford definiert als »das Gewicht, auf das man natürlich zusteuert, wenn man weder zu wenig noch zu viel ißt«.[26] Was für den einen Menschen dünn ist, muß nicht notwendigerweise auch für einen anderen dünn sein. »Was also zählt«, sagt Dr. Walford, »ist nicht das absolute Gewicht oder wie dünn man absolut gesehen ist, sondern das Gewicht gemessen am Fixpunkt einer Familie oder eines Individuums.«[27] Als Qigong-Meister müssen Sie nicht unbedingt dünn sein, jedoch das für Sie angemessene Gewicht besitzen. Wenn ich Kalorienbeschränkung empfehle, meine ich damit also langsame und bedachte Reduzierung.

Regel 6:
Weniger Kohlenhydrate – auch wenn dies den Anhängern der Makrobiotik weh tut!

Das rätselhafte Prinzip »Die Fünf Getreidearten meiden (*bi gu*)«[28] taucht in wohl allen alten Texten über Qigong-Ernährung auf. In der daoistischen Mythologie werden die drei Dantians, das dritte Auge zwischen den Augenbrauen, das Dantian in der Brust am Herzen und das im Unterbauch, von drei Würmern heimgesucht. Diese leben vom unsauberen Atem (*qi*), der durch schlechtes Verhalten, verderbte Nahrung und die »Fünf Getreidearten« der chinesischen Küche entsteht, das sind Reis, Hirse, Weizen, Gerste und Bohnen. In einem daoistischen Text heißt es: »Die Fünf Getreidearten sind die Schere, die das Leben durchschneiden, sie zerstören die fünf inneren Organe, sie verkürzen das Leben. Wenn eine Getreideart in deinen Mund gelangt, hoffe nicht mehr auf ein ewiges Leben! Wenn du nicht sterben willst, sorge dafür, daß dein Darm damit nicht belastet ist!«[29] In einem daoistischen Meditationsklassiker aus dem 4. Jahrhundert, dem *Inneren Klassiker des Gelben Hofs*, wird gewarnt, der Gestank dieser Getreidearten verärgere die Seele und stoppe die Embryonal-Atmung.

Auf den ersten Blick scheint uns diese Philosophie ebenso abstrus wie den meisten Chinesen. Wir sympathisieren vielleicht mit den Daoisten des Altertums, weil sie Mystik und Magie zugetan waren und Bevormundung, Begierden und Despotismus verachteten. Aber Kohlenhydrate ablehnen, keine Croissants, Spaghetti und kein Reis – ist das nicht ein Affront gegen die Franzosen, Italiener und nicht zuletzt die Chinesen? Gibt es eine Rechtfertigung für eine derartige »Pasta-Phobie«?

Hier haben wir es mit einem Widerspruch zu tun, der in Abhandlungen über die chinesische Ernährungslehre zumeist übergangen wird. Einige Daoisten, die das Getreideverbot predigten, verlangten gleichzeitig fünf Scheffel Reis Aufnahmegebühr in ihre Sekte.³⁰ Andere Daoisten, etwa die auf dem heiligen Berg Hua, wohnten zwar weit entfernt von Reisfeldern in der Ebene, doch sie ergänzten ihren Speisezettel mit wild wachsendem *Shanmai*, Gebirgsweizen. Wenn die Daoisten als älteste Qigong-Meister Getreide aßen, wie ist dann das angeblich heilsame Getreideverbot zu verstehen?

Betrachten wir die chinesische Geschichte. Die meisten Chinesen waren arme Bauern, die große Mengen Getreide aßen, beispielsweise Reis und Hirse, andere Nahrungsmittel gab es kaum. Fleisch war Luxus. Dem Konzept des »Getreideverbots« liegt die Erkenntnis zugrunde, daß die optimale Qi-Versorgung für Körper und Geist nicht sichergestellt ist, wenn man zuviel Getreide oder andere Kohlenhydrate ißt. Mitgespielt haben kann bei diesem Konzept auch die Vorstellung, daß landwirtschaftliche Erzeugnisse im allgemeinen das Qi schwächen sollen.³¹ Sie sind mit Sicherheit Auslöser für eine Reihe von Nahrungsallergien.³² Ich bin jedoch nicht der Meinung, daß wir auf *jegliches* Getreide verzichten sollten.

Die alten Chinesen kannten nicht das Problem verarbeiteter Kohlenhydrate, keinen minderwertigen weißen Reis, kein Mehl oder Zucker. Wir sollten den Konsum dieser verarbeiteten Produkte einschränken. Jedoch ist auch ein Zuviel an naturbelassenen Kohlenhydraten ungesund, das trifft etwa auf ungemahlenes Getreide zu. Kurzfristig führen Kohlenhydrate Energie zu und sind sicher gesünder als zuviel Fleisch oder Fett. Langfristig gesehen machen zu viele Kohlenhydrate – mehr als 45 Prozent der Nahrung³³ – müde und dick, sie führen zu Fehlernährung und schlechtem Allgemeinbefinden. Vergegenwärtigen wir uns daher einige Grundlagen der Biochemie, um den Sinn eines reduzierten Kohlenhydratkonsums zu verstehen, den schon die alten Chinesen empfahlen.

Wenn Sie eine Kohlenhydrat-Speise oder einen Kohlenhydrat-Imbiß zu sich nehmen, wird das Konsumierte zu reinem Zucker, Glukose, abgebaut, die von den Zellen sofort verwertet werden kann. Glukose ist der Brennstoff, der für jeden energieverbrauchenden Prozeß im Körper benötigt wird. Wenn sich Glukose mit dem durch die Atmung aufgenommenen Sauerstoff verbindet, entstehen Kohlendioxyd, Wasser, Hitze und Adenosintriphosphatase (ATPase). Kohlendioxyd wird dann vom Blut in die Lungen transportiert, wo dieses ausgeatmet wird. Das Wasser wird zu einem Teil der Zellflüssigkeit und zur lebensnotwendigen Stoffwechselflüssigkeit. Die Hitze trägt zur Aufrechterhaltung der normalen Körpertemperatur bei. Die ATPase sorgt für die Energie, die für Muskelkontraktionen und andere wichtige Lebensprozesse benötigt wird, für die Zellteilung und Proteinsynthese etwa.

Die Bauchspeicheldrüse scheidet das Hormon Insulin aus, um dem Körper bei der Glukoseverwertung und bei der Reduzierung der Blutzuckerwerte zu helfen. Das Insulin lagert sich an Rezeptoren der Zellmembranen ab, wodurch die Zellen in die Lage versetzt werden, Glukose aufzunehmen. Insulin wird auch benötigt, um Glukose in Glykogen und Triglyzeride umzuwandeln, Substanzen, die in der Leber, der Knochenmuskulatur und als Fett gespeichert werden. Bei Energieverbrauch wird die gespeicherte Glukose von einem anderen Bauchspeicheldrüsenhormon, dem Glukagon, in Blutzucker zurückverwandelt. Idealerweise halten sich Insulin, Glukagon und Blutzucker in gesunden Grenzen, jeder chemische Bestandteil wird in gerade ausreichender Menge produziert.

Dieses empfindliche chemische Gleichgewicht wurde vor Einführung der Landwirtschaft in unsere Gene programmiert. Unsere Körper wurden dazu geschaffen, nur die Menge der Grundnährstoffe – Kohlenhydrate, Proteine und Fette – zu verwerten, die unsere Vorfahren als Jäger und Sammler in der Natur vorfanden. Das Verhältnis von Protein zu Kohlenhydraten war ziemlich konstant ungefähr 3:4, das heißt rund 30-35 Prozent Protein und 40-45 Prozent Kohlenhydrate, der Nährstoffrest wurde vom Fett (20-30 Prozent) zur Verfügung gestellt.[34] Dieses

Mischungsverhältnis sorgte dafür, daß der Körper unserer Vorfahren schlank und stark war und sie Energie und Ausdauer genug hatten, um mit Speeren auf die Jagd zu gehen und sich gegen Raubtiere zur Wehr zu setzen.

Nach der Einführung des Landbaus vor zehntausend Jahren stieg die Menge der Kohlenhydrate in der menschlichen Ernährung um ein vielfaches. Unsere Organismen sind genetisch jedoch nicht darauf eingestellt, angemessen auf diesen diätetischen und biochemischen Streß zu reagieren. In ihrem aufschlußreichen Artikel im *New England Journal of Medicine* schreiben Dr. S. Boyd Eaton und Dr. Melvin Konner: »Die genetische Konstitution des Menschen hat sich seit der Entwicklung des heutigen Menschen, Homo sapiens sapiens, vor ungefähr 40 000 Jahren wenig verändert ... Daher bestimmt die dem präagrikulturellen Menschen zur Verfügung stehende Nahrungspalette die Nahrungspalette, welche Männern und Frauen im 20. Jahrhundert bekömmlich ist – also der Nahrung, für die die Menschen im großen und ganzen genetisch geschaffen sind.«[35]

Wenn wir zu viele Kohlenhydrate im Verhältnis zu Protein und Fett essen, steigen unsere Blutfettwerte enorm an. (Dies ist besonders problematisch für die vielen Menschen, die eine genetische Prädisposition haben, zuviel Insulin zu produzieren, gemessen an der Menge der konsumierten Kohlenhydrate.) Verzehren wir bei jeder Mahlzeit und zwischendurch als Snack in der Hauptsache Kohlenhydrate, kann unser Insulinspiegel im Blut nicht fallen.

Und dann können drei Dinge passieren: Erstens, eine Insulin-Überproduktion kann ein abnormes Absinken des Blutzuckerspiegels (Hypoglykämie) bewirken, was einen Absturz der Gehirnleistungen bewirkt und zu geistiger und körperlicher Müdigkeit führt (die zwei Stunden nach dem Verzehr von Nudeln auftretenden Symptome, kommt Ihnen das bekannt vor?). Zweitens: Ein hoher Kohlenhydrat-Konsum bewirkt, daß der Körper mehr Fett speichert. Drittens: Bei konstant hohem Insulinspiegel, besonders wenn der Körper viel Fettgewebe besitzt, können die Zellen gegen Insulin resistent werden. Sie produzieren keine Insulin-Rezeptoren mehr in ausreichender Menge, oder die Rezeptoren funktionieren nicht mehr normal. Die Glukose kann nicht mehr in die Zellen gelangen, und diese leiden Energiehunger, da sie nicht mehr in der Lage sind, ausreichend Glukose-Brennstoff zu »verbrennen«. Man hat Heißhunger auf immer mehr Brot, Nudeln und Süßigkeiten. Das kann zum Ausbruch der häufigsten Diabetesart führen, Typ-II-Diabetes mellitus, auch nicht-insulinabhängige Diabetes mellitus oder »Alters-Diabetes« genannt.

Zusammengefaßt: Bestenfalls führt ein Zuviel an Kohlenhydraten zu Fettleibigkeit, Müdigkeit und ungesundem Heißhunger, ein Zustand, den die Ärzte Rachael und Richard Heller »Kohlenhydrat-Abhängigkeit«[36] nennen; im schlimmsten Fall können zu viel Kohlenhydrate den Menschen für eine schwere Krankheit disponieren. Die Daoisten hatten recht: Ein hoher Getreidekonsum nährt nicht. Im Gegenteil, er »unterbindet die Embryonal-Atmung« und schwächt und vermindert das Qi.[37]

Ich schließe mich Dr. Barry Sears' moderner Form »paläolithischer Ernährungsweise« an und empfehle sie auch Qigong-Schülern: 40 Prozent Ihrer Kalorien sollten Sie aus Kohlenhydraten beziehen, 30 Prozent aus Protein und 30 Prozent aus Fett.[38] Dieses Verhältnis entspricht der traditionellen Qigong-Philosophie, den Konsum von Getreide zu vermindern, und berücksichtigt die gesundheitsfördernden Eigenschaften von Fleisch, die auch in der chinesischen Medizin gewürdigt werden. In Liu Jinlins Buch *Chinese Dietary Therapy* heißt es, Fleisch sei »nahrhaft und kann Qi und Blut anreichern oder Leber und Nieren stärken«.[39] Liu unterstreicht auch die Bedeutung von Protein und führt aus, Fleisch sei reich an »gehaltvollen Proteinen, Fett, unorganischen Salzen (Kalzium, Phosphor und Eisen) und Vitaminen (hauptsächlich Vitamin B)«. Ein richtiges Nährwertverhältnis wird Ihnen helfen, Qi schneller aufzubauen, Ihre Gesundheit und Vitalität zu stärken und Ihre höchstmögliche Leistungsfähigkeit zu erreichen, dem Klub der paläolithischen Jäger, Olympia-Athleten und Qigong-Meister beizutreten.

»Ist es nicht widernatürlich, Kalorien zu zählen und Nährwerte zu kalkulieren? Wie kann ich mittels der linken Gehirnhälfte einen ganzkörperlichen Gesundheitszustand erreichen?« Ich rate Ihnen, einige Wochen mit Nährwertverhältnissen und Rezepten zu experimentieren. Sie bringen damit Ihren Biocomputer auf den neuesten Stand, wechseln das alte »verfaulte« Programm aus und installieren ein neues, gesundes. Am Anfang ist dies etwas mühsam. Aber wenn Sie erst einmal ein Gefühl für gesundes Essen bekommen haben, können Sie Ihrer Eingebung folgen und die Expertenmeinungen vergessen! Ihre spontan getroffenen Einfälle sind dann die intelligenteren, da ihnen bessere Gewohnheiten und eine genauere Kenntnis Ihres Körpers zugrunde liegen. Sie können zwar immer noch die Nachschlagewerke benutzen, aber nur zum Nachschlagen, betrachten Sie sie nicht als sakrosankt. Wenn eine Ernährung auf vorgefertigten Erkenntnissen beruht, wird sie unnatürlich und bereitet Verdruß. Auf Dauer wäre sie schlechter für Ihre Gesundheit als »schlechte« Speisen in Maßen. Es gibt ein Gedicht des chinesischen Lyrikers Bo Juyi (772-846 n. Chr.) über daoistische Meister des Altertums, die alle möglichen Heilkräuter aßen und doch jung starben: »Ich, der ich mich niemals um Diätvorschriften kümmerte, habe es zu einem reifen, hohen Alter gebracht ... Ich trinke den Wein aus vollem Glas, alles andere vertraue ich dem Himmel an.«

Regel 7:
Ein Loblied auf Vitamine und Mineralien

Ich empfehle, Vitamine und Mineralien in die heutige Qigong-Ernährung einzubeziehen. Die chinesischen Ärzte des Altertums hatten nichts gegen die Verwendung von Kräutern, Gewürzen, Tierkörperteilen und Mineralien aus fremden Ländern einzuwenden. Diese Substanzen wurden oft in aufwendigen chemischen und alchimistischen Verfahren verfeinert und angereichert. Ebenso sind vielfach Heilmethoden und Theorien aus dem tibetischen Buddhismus, dem indischen Yoga und in jüngerer Zeit aus der westlichen Medizin in die Qigong-Theorien eingeflossen. Bob Flaws, ein in östlicher Medizin ausgebildeter Arzt, bestätigt mich in meiner Meinung. Er schreibt: »Daher war den Chinesen schon immer der Gedanke fremd, daß ein Heilkundiger der sogenannten chinesischen Medizin ausschließlich in China hergestellte Medizin verschreiben sollte ... oder in der Natur vorkommende Substanzen in ihrer natürlichen oder unverarbeiteten Form.«[40] Viele chinesische Ärzte verschreiben pharmazeutische Substanzen *und* Heilkräuter und empfehlen eine Kost, die auf westlichen und östlichen Ernährungstheorien basiert.

China hat seit einiger Zeit ein großes Interesse an westlicher Ernährungswissenschaft. 1993 beendeten das Nationale Krebs-Institut und das Krebs-Institut der chinesischen Akademie der Medizinwissenschaften eine gemeinsame Studie über die Wirkungen von Vitamin- und Mineral-Zusatznahrung bei 29 584 im Kreis Linxian der Provinz Henan lebenden Erwachsenen.[41] Linxian ist eine der Regionen der Welt, in der der Speiseröhrenkrebs sehr häufig auftritt, die Zahl der Erkrankungen liegt zehnmal höher als im übrigen China und hundertmal höher als unter Amerikanern weißer Hautfarbe. Eine Kombinationsgabe aus Beta-Carotin, Vitamin E und Selen in zwei- bis dreifacher Menge des Tagesbedarfs reduzierte das Auftreten von Speiseröhren-, Magen- und Lungenkrebs und die Gesamttodesrate enorm. Im allgemeinen konnte das verminderte Erkrankungsrisiko zwei Jahre nach Einsetzen der Zusatzernährung registriert werden.

Es gibt mehrere Gründe, warum unsere normalen Nahrungsquellen nicht alle für unsere Gesundheit notwendigen Vitamine und Mineralien liefern können:

1. Seit Einführung des Ackerbaus vor mindestens 10 000 Jahren leiden wir unter einem Nährwertmangel.[42] Der Grund ist die vermehrte Verwendung von Getreide und die Tatsache, daß das Fleisch domestizierter Tiere und die angebauten Feldfrüchte weniger Vitamine und Mineralien besitzen als das Fleisch wildlebender Tiere oder Produkte aus wildwachsenden Pflanzen. Vor Einführung des Ackerbaus waren die Menschen größer[43] und stärker, hatten ein gesünderes Immunsystem und weniger »Zivilisationskrankheiten« – Bluthochdruck, Herzkrankheiten, Diabetes und Krebs –, ob in der Jugend oder im Alter. Dies sind nicht, wie allgemein angenommen, romantische Idealvorstellungen, sondern wissenschaftlich erwiesene Fakten.[44]

2. Heutzutage wird ein Großteil unserer Nahrung auf ausgelaugten Böden angebaut und anschließend aufwendig verarbeitet und gereinigt, so daß wenig Vitamine außer den künstlich zugesetzten übrigbleiben. Vitamine werden im allgemeinen in kleinen Mengen zugesetzt, gerade genug, um Ernährungsmangelerscheinungen vorzubeugen, aber nicht genug, um eine optimale Nährwertversorgung sicherzustellen. Die Lagerung von Nahrungsmitteln zerstört zusätzlich wichtige Vitamine und Mineralien.

3. Wir konsumieren oder sind abhängig von Substanzen, die wesentliche Nährwerte zerstören, die Nährwertaufnahme blockieren und gleichzeitig unsere Nährwertbedürfnisse steigern. Zu diesen Substanzen gehören Alkohol, Tabak, Raffinade-Zucker, einige Arzneien und die giftigen Substanzen unserer Umwelt.

4. Nahrungsmittelallergien beeinträchtigen ebenfalls die Aufnahme von Nährstoffen und sind möglicherweise die Ursache für viele Formen psychischer Krankheiten.

5. Der Evolutionsprozeß des Menschen führte dazu, daß wir Ernährungsbedürfnisse haben, die niemals allein durch Nahrungsaufnahme sichergestellt werden können. Wir haben möglicherweise für ein komplexeres Nervensystem unsere Fähigkeit

geopfert, bestimmte Nährstoffe aufzunehmen oder im Körper selbst herzustellen. Beispielsweise besitzen fast alle Säugetiere, Vögel, Amphibien und Reptilien ein Enzym, mit dem sie Vitamin C in ihrer Leber oder in ihren Nieren synthetisieren können. Menschen und andere Primaten können dies nicht. Ein Affe ist so intelligent, große Mengen grüner Blätterpflanzen zu verzehren, um diesen Mangel auszugleichen. Es gibt Hinweise, daß unsere Vorfahren der Steinzeit dies ebenfalls taten. Leider ist der moderne Homo sapiens nicht so aufgeweckt.

Orthomolekular-Medizin nennt man den medizinischen Zweig, der sich auf den Einsatz von Vitaminen und Mineralien zur Vorbeugung und Behandlung von Krankheiten spezialisiert hat. *Ortho* bedeutet korrekt oder vorschriftsmäßig, das heißt, dieser Zweig widmet sich der Aufgabe, dem Körper die richtigen Nährstoffmoleküle in angemessener Menge zu verabreichen, um Krankheiten vorzubeugen oder sie zu therapieren. Ich stimme Dr. Linus Pauling zu, daß »im allgemeinen die Behandlung von Krankheiten mit Substanzen wie Ascorbinsäure [Vitamin C], die normalerweise im menschlichen Körper vorhanden und lebensnotwendig ist, der Behandlung mit starken chemischen Substanzen oder pflanzlichen Produkten vorzuziehen ist, da diese unerfreuliche Nebenwirkungen haben können und meist auch haben.«[45]

Nehmen Sie täglich ein gutes Multivitamin-Mineral-Präparat mit einer ausreichenden Menge Zink und Spurenelementen. Es ist außerdem vernünftig, täglich eine Extra-Dosis Vitamin C (zwei oder drei Gramm gepuffert und in mehreren Dosen) zu nehmen, sowie Vitamin E (allgemein 400 B.E.). Wenn Sie Vitamine und Mineralien auf Ihre Konstitution und Gesundheit abstimmen wollen, fragen Sie einen Arzt oder einen in Orthomolekular-Medizin Geschulten. Überschreiten Sie niemals die empfohlene Dosierung der Vitamine oder Mineralien.

Regel 8:
Machen Sie sich mit der Funktionsweise einzelner Nahrungsmittel vertraut

Ein anderes Prinzip der Qigong-Ernährung lautet: Richtung, das heißt, läßt die Nahrung das Qi im Körper steigen oder sinken, tiefer in den Körper eindringen oder sich nach außen zur Haut bewegen? Wenn Sie darüber Bescheid wissen, können Sie Zustände besser bekämpfen, die zu blockiertem Qi in einer bestimmten Körperregion führen. Beispielsweise können Speisen, die das Qi sinken lassen, Benommenheit und Aufstoßen lindern. Speisen, die das Qi von innen nach außen fließen lassen, können im Körper festgehaltene Hitze und Fieber reduzieren. Die Nahrungs- und Qi-Richtung wird auch dadurch bestimmt, welcher Teil einer Nahrung verzehrt wird. Wurzeln können das Qi sinken lassen. Blätter und Blüten lassen das Qi steigen. Innereien, etwa Hühnerleber oder Schweinenieren, schicken das Qi in die gleichen menschlichen Organe.[46]

Es ist außerdem nützlich, die Funktionsweisen und Kontraindikationen einzelner Nahrungsmittel zu kennen, sie ergänzen unsere Kenntnisse über heiße und kalte Speisen, Aroma und Richtung. Welche Nahrung eignet sich am besten bei Kopfschmerzen, welche Nahrung verschlimmert sie? Auf diesem Gebiet haben chinesische und westliche Medizin viel zu bieten. Die westliche Ernährungswissenschaft ist unübertroffen in ihrer Kenntnis, was die Wirkweise der einzelnen chemischen Nahrungsbestandteile angeht. Die chinesische Medizin beschäftigt sich vor allem mit den energetischen Wirkungen von Nahrungsmitteln, jahrtausendealten Erkenntnissen, die durch Versuch und Irrtum und Befragung des Körpers gewonnen wurden.

Birnen und Birnensaft etwa reinigen die Lungen, beide werden bei fieberhaften Infektionen mit Husten verwendet. Sie sollten jedoch gemieden werden, wenn der Patient Schüttelfrost hat. Limonen kühlen, und ihr Saft ist daher ein ausgezeichnetes Getränk bei Sommerhitze. Chinesen trinken Limonensaft manchmal mit Zuckerrohrsaft versetzt. Limonade, kandierte Limonen oder salzig eingelegte Limonen gelten als therapeutisches Mittel bei Erbrechen und Appetitlosigkeit. Auch Sojabohnen helfen bei einem aufgewühlten Magen. Sie stärken den Magen und die Milz und fördern die Ausscheidung der Gifte aus dem Körper. Sojamilch wird manchmal bei leichter Nahrungsmittelvergiftung getrunken. Chinesischer weißer Rettich (Japanisch: *daikon*) wirkt ebenfalls entgiftend, schleimreduzierend und reinigt den Körper von Verunreinigung und Drogen. Wegen dieser Eigenschaft sollte man ihn nicht verzehren, wenn man Medikamente einnehmen muß. Pinienkerne lindern trockenen Husten und sorgen, in Reisporridge gekocht, für Feuchtigkeit im Dickdarm und helfen daher bei Verstopfungen. Getrocknete chinesische Chrysanthemenblüten, dem Tee zugesetzt, helfen bei Kopfschmerzen und Augenüberanstrengung. Hühnerfleisch ist Milz und Nieren wesensverwandt, es kann das Qi verstärken und die sexuelle Energie steigern. Da es den Körper aufwärmt und das Qi-Reservoir der Leber füllt, sollte es bei Fieber, Kopfschmerzen oder Leberschwäche jedoch gemieden werden. Sellerie als Gericht und als Gewürz kühlt, heilt und lindert Schmerzen bei heftigen Entzündungszuständen, Krebsgeschwüren und Hämorrhoiden. Die spezifischen Eigenschaften der Nahrungsmittel sind in den Werken von Henry Lu und Liu Jilin (siehe Qigong-Bibliographie) kenntnisreich aufgelistet.

Regel 9:
Das Wasser des Lebens trinken

Die beiden wichtigsten Getränke in der Qigong-Diätetik sind Wasser und Tee. Heißer Tee, ein wichtiger Bestandteil der chinesischen Medizin, harmonisiert das Qi und ist ein exzellentes Getränk nach Qigong-Übungen. Das gesamte nächste Kapitel ist

Das Wasser des Lebens trinken 503

dem Tee gewidmet. Im Westen hält man allgemein Wasser für das gesündeste Getränk. Wenn wir krank sind, empfiehlt der Arzt: »Viel Ruhe und viel Flüssigkeit.« Wasser senkt Fieber, zersetzt Gifte und ist Gedankennahrung. Ich empfehle Qigong-Schülern, mindestens acht Gläser Wasser täglich zu trinken. Wasser ist das verträglichste Getränk für den Menschen, da unser Körper zu 60-75 Prozent aus Wasser besteht. Es gibt zwei Kategorien von Wasser im Körper, intrazellulare Flüssigkeit (Zell-Wasser, es macht 65 Prozent der gesamten Körperflüssigkeit aus) und extrazellulare Flüssigkeit wie Plasma, Lymphflüssigkeit, interstitielle Flüssigkeit (zwischen den Zellen) und viele spezielle Flüssigkeiten (z.B. Hirnrückenmarks-Flüssigkeit und Gelenkschmiere, sie verhindert die Reibung der Knochen). Wir müssen ständig viel Wasser trinken, um diese lebenswichtigen Flüssigkeiten aufzufüllen.

Wichtig ist das lebensnotwendige Wasser aus drei Gründen:
1. Es ist ein Lösungsmittel. Wasser löst Nährstoffe und bewirkt so, daß diese in die Zellen transportiert werden können. Es löst Abfallstoffe im Urin und toxische Substanzen, auch Chemikalien, die Gallensteine verursachen können.
2. Wasser ist ein Schmiermittel, das Verdauung, Sex und die Bewegung der Gelenke ermöglicht und Atemwegsreizstoffe (mittels Schleim) auffängt.
3. Wasser reguliert unsere Körpertemperatur, denn es verändert seine Temperatur nur langsam. Das kann jeder bestätigen, der am Meer lebt.

Wasser besitzt auch spirituelle Eigenschaften. Es ist das älteste Arzneimittel und bildet die Brücke zu traditionellen Heilenergien. Tom Heidlebaugh, ein Lehrer der Algonquin und Geschichtenerzähler, formuliert vielsagend: »Der Kreislauf aus Verdampfung und Verflüssigung bedeutet, daß schon die Dinosaurier von dem Wasser lebten, das heute in unserem Körper fließt.«[47]

Zusammenfassung: Gesund Essen

Ich kann Ihnen nur allgemeine Regeln der Qigong-Ernährung skizzieren, denn es gibt eine große Palette an Variationsmöglichkeiten, wie diese auf die spezielle Biochemie und die Ernährungsbedürfnisse einzelner Menschen umzusetzen sind. Ich lernte den Präsidenten einer großen Firma für orientalische Heilkräuter kennen, die Kräuter-Gesundheitstees angeblich nach Originalrezepten buddhistischer Klöster verkaufte. Doch diese waren sehr viel teurer als die »natürlichen« Tees, deren Heilkräuter in Wäldern zu finden sind. Ich machte mich bei diesem Herrn äußerst unbeliebt, als ich bemerkte: »Sicher erzählen Sie Ihren Kunden auch, daß die Rezepte ausschließlich für unverheiratete Mönche geeignet sind!«

Qigong macht sich den Grundsatz der Flexibilität zu eigen. Es gibt keine Medizin, die für jeden geeignet ist. Die Ernährung sollte individuell zugeschnitten sein, Kenntnisse, Einfühlung und Sebstbeobachtung sollten dabei zusammenfließen. Folgende Grundsätze sind zu beherzigen:

- Frische, natürliche und der Saison und der Region entsprechende Nahrungsmittel konsumieren.
- 70-80 Prozent vegetarisch, 20-30 Prozent Fleisch oder Meeresprodukte essen.
- Fleisch oder Meeresprodukte, die Hormone oder Antibiotika enthalten, meiden.
- Auf Ausgewogenheit zwischen heiß, kalt und den Fünf Geschmacksrichtungen achten.
- Dünsten, sautieren, braten, kochen, nicht frittieren.
- Porridge essen.
- Kalorien (allmählich!) reduzieren und Nährwerte erhöhen.
- Das Kalorienverhältnis beachten: 30 Prozent Protein, 40 Prozent Kohlenhydrate, 30 Prozent Fett.
- Zusätzlich Vitamine und Mineralien zu sich nehmen.

Zusammenfassung: Gesund essen 505

- Sich mit den Eigenschaften einzelner Nahrungsmittel vertraut machen.
- Wasser und Tee trinken.
- Spaß haben am Kochen und Essen. Langweiliges Essen macht verdrießliche Menschen.

Die Qigong-Mahlzeit ist schmackhaft gewürzt, wird ansprechend serviert und ist nie langweilig. Alan Watts, der daoistische Gelehrsamkeit mit Kochkunst verband, sagte gern: »Jedes Huhn, das schlecht zubereitet und nicht mit Genuß verzehrt wird, hat sein Leben umsonst gelassen.«

Durch gesundes Kochen und Essen verstärkt man nicht nur den Effekt von Qigong, nein, beide sind Qigong! Kochen und Essen gelten als körperliche und geistige Betätigungen. Ein Mönch fragte einmal Zen-Meister Yunmen: »Was heißt, mit jeder Faser unseres Seins Erleuchtung zu erlangen?« Der Zen-Meister erwiderte: »Essen in der Schale haben und Wasser im Kübel.«[48]

Kapitel 19
Gönnen Sie sich eine Tasse Tee!

Die erste Schale befeuchtet meine Lippen und meine Kehle;
die zweite Schale besiegt alle Einsamkeit;
die dritte Schale vertreibt Gedanken und Bücherwissen.
Bei der vierten Tasse beginne ich zu schwitzen –
meine Sorgen verflüchtigen sich durch meine Poren.
Die fünfte Schale erleuchtet mein ganzes Sein.
Sechs Tassen, und ich bin in göttlichen Gefilden.
Sieben Tassen – oh, ich kann nicht mehr trinken:
Ich fühle nur einen sanften Hauch an meinen Schläfen,
er trägt mich fort zur Insel der Seligen!

Lu Tong, 8. Jahrhundert:
Voller Dankbarkeit für eine frische Tasse Tee

Tee ist die wichtigste und populärste Medizin in China. In den Klassikern der chinesischen Kräutermedizin finden sich im allgemeinen nur wenige Abschnitte über Ginseng, die Ausführungen über Tee hingegen füllen viele Kapitel. In China trinkt wohl jeder regelmäßig Tee, der Qi zu beeinflussen trachtet – egal ob Akupunkteur, Anhänger der Kampfkünste, Kalligraph oder Qigong-Praktizierender. Und es gibt gute Gründe dafür.

Was ist Tee?

Ich spreche über Tee, nicht Kräutertee, sondern richtigen Tee. Ob schwarzer oder grüner Tee, beide stammen von der gleichen

Pflanze, *Camellia sinensis*. Die Franzosen benutzen das Wort Tee (*thé*) ausschließlich für Aufgüsse aus dieser Pflanze. Andere Kräuter-»Teearten« – Kamille, Pfefferminze, Hagebutte – heißen im Französischen Tisane.[1] Farbe, Geschmack und Qualität des »richtigen« Tees richtet sich danach, wo und wie er angebaut wird, nach der Qualität des Bodens, dem Alter des Teeblattes und dem Grad der Gärung. Am weitesten verbreitet und am meisten getrunken werden grüne, halbgegorene und schwarze Tees, womit jeweils der Gärungsgrad des Teeblatts und damit die Farbe beschrieben wird. Grüner Tee, das bevorzugte Getränk in Asien, ist Tee in seinem natürlichen, unvergorenen Zustand. Bei hundertprozentiger Gärung wird grüner Tee schwarz. Schwarzer Tee wird auch für die meisten Teesorten der amerikanischen und europäischen Marken verwendet, zum Beispiel für den Englischen Frühstückstee und Earl Grey. Die berühmten chinesischen Oolong-Sorten sind nur leicht vergoren und liegen zwischen grünem und schwarzen Tee, was Geschmack und Farbe betrifft. Die Blätter haben eine Rottönung an den Spitzen, sind in der Mitte jedoch noch grün. Die halbgegorenen Teesorten verfügen über die größte Bandbreite, was ihr Aroma und die Blume angeht, sie pendeln zwischen einem leicht blumigen Bouquet und einem schweren »Bordeaux«. Varianten im Teegeschmack erzielt man auch, wenn man die Blätter dämpft, röstet, räuchert, preßt, faltet oder rollt.

Dichtung und Wahrheit

Tee gibt es, seit es chinesische Medizin gibt. Vor mehr als zweitausend Jahren soll der legendäre Göttliche Landmann (*Shennong*) alle bekannten chinesischen Medizinpflanzen katalogisiert und jede einzelne Pflanze selbst getestet haben, anschließend trank er jedesmal, so heißt es, zur Neutralisierung eventueller toxischer Wirkungen eine Tasse Tee. (Machen Sie das nicht nach, das gilt nur für Göttliche Landmänner.) Er testete die Wirkung, die jede Pflanze auf sein Qi hatte, und schrieb das Ergebnis in die erste Ausgabe des Werkes *Shennong bencaojing* (»Shennongs Klassiker der Kräutermedizin«). Der uns überlieferte Text in der Redaktion des daoistischen Alchimisten Tao Hongjing (452-536) ist heute noch eine wichtige Informationsquelle über Tee.

Tee wird seit langem mit Meditation in Verbindung gebracht. Eine buddhistische Legende erzählt, daß der berühmte Mönch Bodhidharma (5. Jahrhundert n. Chr.) einst während seiner neun Jahre dauernden Meditations-Wache einschlief. Als er wieder aufwachte, war er so zornig mit sich, daß er sich seine Augenlider abschnitt. Sie fielen zu Boden, und aus ihnen wuchs die erste Teepflanze in China. Seit dieser Zeit trinken meditierende Mönche Tee, um wach zu bleiben und sich ihre Aufmerksamkeit zu bewahren. (In Wirklichkeit ist Tee sehr viel älter als Bodhidharma, denn er wird mindestens 800 Jahre früher im *Shijing*, dem »Buch der Lieder«, erwähnt.) Der daoistische Heilige Laozi wird auch als einer der Väter des Tees verehrt. Als er China auf der Suche nach dem Dao verließ, soll der Grenzbeamte für ihn die erste Teezeremonie veranstaltet haben.

Göttliche Medizin

Tee wird eingeteilt in Sorten mit süßem und solchen mit bitterem Aroma, er besitzt daher eine positive Wirkung auf Milz, Magen, Herz und Dünndarm. Die grüne Farbe des frischen Blattes wird mit der Leber assoziiert. Tee bewirkt, daß die Leber das Qi gleichmäßig durch den Körper fließen lassen kann. Dies ist ein großer Vorteil für Qigong-Schüler. Grüne Tees wirken leicht kühlend, schwarze Tees leicht wärmend. Daher trinkt man grüne Tees meist im Sommer, schwarze im Winter. Dr. Ma Shouchun vom

Northwest Institute of Acupuncture and Oriental Medicine in Seattle schreibt: »Tee erzeugt Flüssigkeiten im Körper, löscht den Durst, vertreibt Hitze, eliminiert Giftstoffe, bekämpft Feuchtigkeit, fördert Harnabsonderung und Verdauung, stoppt Durchfall, bereinigt Herzfeuer und hebt die Stimmung.«[2] Zu den feinsten Teesorten zählen die Vor-dem-Regen-Tees, die im Vorfrühling vor Beginn der Regenzeit eingebracht werden. In der *Bencao*-Literatur (Enzyklopädien über Heilkräuter, wie das *Bencao gangmu*) heißt es, daß diese Teesorten »das frische Qi des Frühlings absorbieren, das Primär-Qi des Körpers stärken und die Augen klar und gesund machen«. Ich würde hinzufügen, daß alle guten Tees eine heiter-gelassene Stimmung erzeugen, die aufgeschlossen macht für die Schönheiten der Natur, und dies lang anhaltend, wie auch der Teegeschmack lang nachwirkt. Je besser der Tee, desto feiner das *Huiwei* (wörtlich: zurückkommendes Aroma), der köstliche und nachhaltige Nachgeschmack. (Unterbrechen Sie hier Ihre Lektüre, markieren Sie sich die Stelle und machen sich vor dem Weiterlesen eine Tasse Tee.)

Puerh, ein halbgegorener Oolong-Tee aus der Provinz Yunnan, ist wahrscheinlich der bekannteste Tee in China für medizinische Zwecke. Man trinkt ihn seit mindestens tausend Jahren in Yunnan und im benachbarten Tibet. Die Puerh-Teeblätter sind ungewöhnlich breit und ähneln wahrscheinlich den ältesten bekannten Arten der Teepflanze. Puerh zeichnet sich durch einen reifen Erdgeschmack aus, er schmeckt ein wenig geräuchert oder torfig. 1986 erhielt der Tuocha aus Yunnan, eine Puerh-Sorte, bei der Neunten Internationalen Preisverleihung für Lebensmittel im spanischen Barcelona den ersten Preis. Mein Qigong-Lehrer Dr. Wong hatte immer Puerh-Teebeutel dabei, wenn er unterwegs war. In chinesischen Restaurants fragte er nach einer Kanne mit heißem Wasser und brühte sich seinen Tee selbst auf.

Puerh ist für Gewichtsabnahme und Verdauung zu empfehlen und fördert die Zersetzung von fettigen und öligen Speisen. Außerdem konnte wissenschaftlich nachgewiesen werden, daß er den Cholesterinspiegel senkt. 1967 berichtete das britische Wissenschaftsmagazin *Nature* von einem Experiment, bei dem Ratten mit sehr fetter und cholesterinhaltiger Nahrung gefüttert und in zwei Gruppen geteilt wurden: Die eine Gruppe bekam Wasser, die andere schwarzen Tee zu trinken. Die Hauptschlagadern der Tee-Gruppe wurden viel weniger in Mitleidenschaft gezogen als die der anderen Gruppe.[3] Nach diesem Test führte man eine Versuchsreihe in Kalifornien durch, bei der man feststellte, daß amerikanische und chinesische Teetrinker weniger Probleme mit Herz-und Gehirnarterien hatten als Kaffeetrinker aus dem Kaukasus.[4] Auch das Erste Krankenhaus des Medizinischen Instituts von Kunming stellte fest, daß Puerh-Tee den Cholesterinspiegel von Patienten um 17 Prozent und den Triglyzerin-Spiegel um 22 Prozent senkte.[5] In Paris gab man 20 Patienten mit abnorm hohen Blutfettwerten einen Monat lang drei Tassen Puerh zu trinken, ihre Werte sanken um 25 Prozent.[6]

Man kann davon ausgehen, daß alle Tees eine gesundheitsfördernde Wirkung auf die Arterien haben. Jean Carper, ein führender Experte für Ernährungsfragen, schreibt: »Die im Tee enthaltenen Chemikalien können die Gerinnungsneigung des Blutes reduzieren, Aktivierung und Koagulieren der Blutplättchen verhindern, bei der Auflösung von Gerinseln helfen und Cholesterin-Ablagerungen in den Arterienwänden vermindern – all dies vermeidet Schäden in den Arterien.«[7] Japanische Wissenschaftler entdeckten, daß Catechine, das im grünen Tee enthaltene Polyphenol (manchmal fälschlich Tannin genannt) genauso wie Aspirin die Enstehung von Blutgerinseln verhindert (und wahrscheinlich mit sehr viel weniger schädlichen Nebenwirkungen).[8] 1993 veröffentlichte *The Lancet* eine wichtige Studie über den Zusammenhang zwischen Teetrinken und gesunden Koronargefäßen. Man hatte 805 ältere Männer über einen Fünf-Jahres-Zeitraum hinweg beobachtet und herausgefunden, daß die Probanden, die regelmäßig schwarzen Tee getrunken hatten, nur halb so häufig unter ernsthaften Herzerkrankungen litten wie die, die weniger Tee getrunken hatten.[9]

Tee besitzt auch wichtige Antikrebs-Wirkungen. 1994 veröffentlichte das *Journal of the National Cancer Institute* Testergebnisse über die Auswirkungen des Konsums von grünem Tee auf Speiseröhrenkrebs beim Menschen. Diese Tests waren im National Cancer Institute in Bethesda, im US-Bundesstaat Maryland, und im Shanghaier Krebs-Institut durchgeführt worden.[10] Man hatte 734 Speiseröhrenkrebs-Patienten einer Kontrollgruppe von 1552 Personen unterschiedlichen Alters und Geschlechts gegenübergestellt und die verschiedensten Faktoren wie Ernährungsgewohnheiten, Alkohol- und Zigarettenkonsum in Rechnung gestellt. Die Wissenschaftler stellten fest, daß die Männer und Frauen, die sechs Monate lang mindestens eine Tasse grünen Tee pro Woche getrunken hatten, ein um 20 bzw. 50 Prozent verringertes Risiko hatten, an Speiseröhrenkrebs zu erkranken. Dr. Allan Conney, Direktor des Laboratory of Cancer Research an der Rutgers University, konstatierte, daß die im Tee enthaltenen Polyphenole »in Zukunft von großer Bedeutung für die chemische Vorbeugung von Krebs sein werden«.[11] Dr. Conney hatte festgestellt, nachdem er Mäusen grünen Tee in der normalerweise von Menschen getrunkenen Konzentration verabreicht hatte, daß bis zu 87 Prozent weniger an Hautkrebs, 58 Prozent weniger an Magenkrebs und 56 Prozent weniger an Lungenkrebs erkrankten.[12] 1991 berichteten Wissenschaftler auf einem Kongreß der American Chemical Society, daß japanische Raucher, die grünen Tee trinken, ein um 45 Prozent geringeres Risiko als andere haben, an Lungenkrebs zu erkranken. Magenkrebs, die Haupttodesursache in Japan, tritt am seltensten in Shizuoka auf, einem Teeanbaugebiet, in dem regelmäßig grüner Tee getrunken wird. Auch in China hat eine Erhebung erbracht, daß die Häufigkeit von Magen- und Leberkrebs in denjenigen Regionen vergleichsweise niedrig ist, in denen mehr Tee als anderswo getrunken wird. Der wichtigste chemische Antikrebs-Bestandteil im Tee ist das Epigallo-Catechine-Gallat (EGCG), das sich hochkonzentriert im grünen Tee befindet. Wissenschaftler am japanischen Nationalen Genetik-Institut fanden heraus, daß EGCG die Entstehung von Krebs in den Zellen verhindert, indem es die Mutation der DNS unterbindet.[13] Das bedeutet, bei einem regelmäßigen Teetrinker führen krebserregende Substanzen weniger schnell zu einer Krebserkrankung.

Und es gibt noch mehr zu berichten: Tee stärkt das Immunsystem. Forscher am Institut für Traditionelle Medizin in Fujian stellten bei Versuchen mit Mäusen fest, daß Tee die Aktivität der weißen Blutkörperchen erhöhte. Im Körper des Menschen hat Tee die gleiche Wirkung. Im chinesischen Teeforschungsinstitut in Hangzhou entwickelten Wissenschaftler sogar ein Tee-Extrakt gegen die immunsystemschwächenden Wirkungen der Krebs-Bestrahlungstherapie.

Tee wirkt außerdem antibakteriell. Im alten China verwendete man Pulver oder gemahlene Blätter grünen Tees zur Herstellung einer Paste, die bei Wundinfektionen oder Insektenstichen auf die Haut gestrichen wurde. Bei Laborversuchen hat man festgestellt, daß Teepulver das Wachsen von Staphylokokken-, Salmonellen-, Choli-, Ruhr- und anderen Bakterien unterdrückt. Dr. Laurence E. Wolinsky, Privatdozent für orale Biologie am UCLA-Institut für Zahnmedizin, betont, daß Teetrinker weniger Zahnprobleme haben. Tee tötet Mundbakterien und verhindert auf diese Weise Zahnschäden, denn das Fluorid im Tee stärkt den Zahnschmelz.

Die desoxidierenden Eigenschaften des Tees sind eine Erklärung für viele seiner gesundheitsfördernden Wirkungen und den seit alters bekannten Zusammenhang zwischen Tee und Langlebigkeit. Desoxidatoren zerstören oder deaktivieren freie und hoch empfängliche Sauerstoffmoleküle. Diese sogenannten »freien Radikale« bewirken in unserem Körper, was Sauerstoff bei Ölen und Fetten im Haushalt auch bewirkt, sie machen uns ranzig und schal. Desoxidatoren wie Tee jedoch halten uns frisch und jung. Ein Mitarbeiter des Nationalen Instituts für Ernährung in Rom, Mauro Serafini, berichtete in einer 1994 erschienenen Ausgabe von *The Lancet*, daß er eine Zunahme der Desoxidatoren-Aktivität im Blut seiner Probanden um 41 bis 48 Prozent festgestellt habe, und das nur weniger als eine Stunde nachdem seine Probanden eine Tasse starken grünen oder schwarzen Tees getrunken hatten.

Tee ist außerdem reich an Nährwerten, obwohl die mit einer Tasse Tee konsumierte Menge natürlich ziemlich gering ist. Das Teeblatt enthält 36 Prozent nichtlösliches Protein. Teetrinker im Westen verzehren selten die Blätter beim Teetrinken, es sei denn, sie trinken einen Aufguß aus Teepulver wie bei der japanischen Teezeremonie. Man kann Nahrungsprotein auf effizientere Weise zu sich nehmen. Tee enthält außerdem nichtlösliches Vitamin A (80 Milligramm pro 100 Gramm) und Chlorophyll (3 Prozent), das wir beim Teeaufguß nicht aufnehmen, und kleine Mengen an Vitamin B_1, B_2, Niacin und Folsäure. Tee besitzt ausreichend Mangan und Jod, was die angeblich entsäuernden Wirkungen des Tees erklären könnte. Grüner Tee hat außerdem ziemlich viel Vitamin C (250 Mikrogramm Vitamin C pro 100 Gramm), schwarzer Tee hingegen verliert durch die Gärung etwas davon. Die für eine normale Tasse grünen Tees ausreichende Menge Tee (ungefähr 1 Teelöffel Blätter) setzt nach drei Aufgüssen rund sechs Milligramm Vitamin C frei. Der aufgegossene Tee besitzt ebenfalls nicht unerhebliche Mengen Kalium, rund 58 Milligramm pro Tasse schwarzen Tees.[15]

Und wie steht es mit Koffein? Das Koffein im Kaffee reizt die Nerven. Einige Menschen nennen dies »anregend«. Ich nenne es »aufregend«. Kaffee macht angriffslustig. Das Medizinische Institut der Nationalen Akademie der Wissenschaft hat empfohlen, den Essensrationen von Soldaten Koffein zuzusetzen. Es sollte statt dessen lieber Tee empfehlen! Soldaten, die Tee konsumieren, denken höchstwahrscheinlich mehr nach und handeln bewußter, sie werden nicht zum Angriff getrieben. Diese Eigenschaften werden auch in den chinesischen und japanischen Kampfkünsten hoch bewertet. Die unterschiedlichen Wirkungen von Kaffee und Tee – beide enthalten Koffein – erklären sich daraus, daß Tee zusätzlich Substanzen enthält, die die Wirkung des Koffeins verändern oder abschwächen. Außerdem enthält Kaffee bedeutend mehr Koffein als Tee. Eine normale Tasse aufgebrühten Kaffees besitzt 100 Milligramm Koffein, eine normale Tasse des auf dem Markt befindlichen (schwarzen) Tees dagegen nur 50 Milligramm – ein bißchen weniger als ein Kännchen des sogenannten »Bergtau« (Mountain Dew) mit 54 Milligramm.[16] Grüner Tee hat sogar noch weniger Koffein, 22 Milligramm pro normale Tasse.

Einige Vorsichtsmaßregeln sollte man beim Trinken dieser Wunderdroge jedoch beachten. Trinken Sie niemals abgestandenen Tee, der einen Tag lang in der Tasse oder in der Teekanne war. Tee muß frisch aufgegossen werden, damit er seine Heilwirkungen entfalten kann. Wenn Sie unter Schlaflosigkeit und Herzrhythmusstörungen leiden oder schwanger sind, sollten Sie Ihren Teekonsum einschränken. Jedes koffeinhaltige Getränk kann negative Wechselwirkungen mit anderen Medikamenten haben, etwa mit Antibaby-Pillen, Medikamenten gegen Magengeschwüre, Beruhigungstabletten wie Valium oder Antidepressiva, die auf sogenannten MAO-Hemmern wie Marplan basieren. Sie sollten Ihren Arzt fragen, wieviel Tee Sie bedenkenlos trinken dürfen, wenn Sie ein Problem haben, bei dem Koffein-Konsum nicht empfehlenswert ist, oder wenn Sie Medikamente einnehmen.

Teezubereitung

Drei Dinge sind für die Zubereitung einer köstlichen und gesunden Tasse Tee zu beachten: Man nehme guten Tee, gutes Wasser und wähle die richtige Technik.

Ich bevorzuge reine Teesorten aus ganzen Teeblättern, »Tee aus einer Region«, statt zerkleinerte und gemischte Tees, die für Teebeutel verwendet werden. Die feinen, ganzen Blätter werden von Hand gepflückt, zwei Blätter gleichzeitig – mehr als 2000 Blätter ergeben ein Pfund Tee. Ich rate vom japanischen »Bancha-Tee« ab, einer Sorte, die bei amerikanischen Studenten der Naturheillehre beliebt ist. Es ist ein Irrtum, zu glauben, daß Bancha ein »Tisane« sei, das heißt ein Kräutertee und kein normaler Tee. Bancha besteht im wesentlichen aus alten, trockenen und brüchigen Blättern – der Überschuß nach der Ernte wertvoller Teeblätter. Der japanische Teekenner Kida Taiichi warnt, daß Bancha aus »während des Bearbeitungsprozesses ausgesonderten Blättern und kleinen Zweigen besteht. Bancha ist ein Gattungsname für qualitativ schlechten Tee.«[17]

In vielen Supermärkten findet man guten Tee in Dosen: Ceylon-, Darjeeling-, russischen Caravan-Tee und andere Sorten, alle gibt es als Teebeutel und als Teeblätter. Auch in asiatischen Lebensmittelläden findet man meist ziemlich gute Teesorten aus ganzen Blättern. Halten Sie nach japanischen oder chinesischen grünen Tees Ausschau, nach indischem Darjeeling, chinesischem Oolong (zwei bekannte Sorten sind Tikuanyin und Shuixian) und Puerh. Wollen Sie wirklich exquisite Teesorten kaufen, müssen Sie einen Spezialitäten-Importeur finden.

Wenn Sie Tee im Versandhandel beziehen oder in der glücklichen Lage sind, neben einem guten Teegeschäft zu wohnen, halten Sie Ausschau nach den folgenden exzellenten Teesorten: Unter den grünen Tees bevorzuge ich den japanischen Sencha oder die feineren Tees Jade-Tau und Gyokuro. Zu meinen Lieblingssorten gehören jedoch einige chinesische grüne Tees: Longjing (Drachenbrunnen-Tee) aus Hangzhou; der appetitlich duftende Bilochun (Jadespirale-Frühling); Shoumei (Augenbraue der Langlebigkeit) oder Baihao (Weiße Daune), die beiden letztgenannten werden aus sonnengetrockneten Teeblütenknospen hergestellt. Unter den Oolong-Tees sollten Sie Tungting aus Taiwan mit dem reichen Bouquet, Puerh, Tikuanyin und Shuixian aus den Wuyi-Bergen wählen. Es gibt ausgezeichnete schwarze Importtees aus Indien, Südostasien und China, darunter Assam-Tee (der häufig für den »Irischen Frühstückstee« verwendet wird), Cameronian – ein wundervoll fruchtiger Tee aus dem malaysischen Hochland – feine Darjeeling-Tees und der leicht rauchige chinesische Keemun-Tee.

Im *Tee-Klassiker* (*Chajing*) des 18. Jahrhunderts wird empfohlen: Das beste Wasser für die Teezubereitung ist das aus Bergquellen und Bergbächen gewonnene, als nächstes in der Qualität kommt Wasser aus einem Fluß abseits von Wohngebieten, gefolgt von Brunnenwasser. Diese Empfehlungen müssen wir heute modifizieren. Als bestes Wasser wird sorgfältig auf chemische und organische Verunreinigungen untersuchtes Gebirgsquellwasser empfohlen, gefolgt von sauberem Brunnenwasser und schließlich gefiltertem Leitungswasser, das wenigstens 30 Sekunden kalt abgelaufen ist.

Erhitzen Sie Ihr Teewasser immer in einem Edelstahl- oder Jenaer Glaskessel, niemals in einem Aluminiumkessel. Lassen Sie das Wasser für grünen oder halbgegorenen Tee niemals bis zum Siedepunkt kochen. Tee-Experte David Lee Hoffmann schreibt: »Kochendes Wasser ›kocht‹ die Blätter dieser Teesorten und zerstört dadurch ihr Aroma.«[19] Die beste Wassertemperatur für grünen Tee ist 70 bis 75°, für halbgegorenen Tee 80 bis 90°. Bei schwarzem Teeaufguß sollte das Wasser »blubbern«, also fast kochend sein. Für den Puerh-Tee ist siedendes Wasser richtig.

Gießen Sie das Wasser über den Tee, sobald es die richtige Temperatur hat. In alten chinesischen Texten heißt es, daß zu lang gekochtes Wasser langweilig und schal schmeckt und sein Qi verliert. Halten Sie das Wasser auf kleiner Flamme oder einem Stövchen für die folgenden Aufgüsse warm.

Die Technik

1. Zunächst die einfachste und bequemste Art der Teezubereitung: Ich nenne sie den chinesischen Alltagsstil. Benutzen Sie eine große Keramiktasse, idealerweise die chinesische Gaiwan mit einem Deckel zum Warmhalten des Tees. Wenn Sie keinen Deckel haben, können Sie eine kleine Untertasse benutzen, um die Tasse beim Ziehen des Tees abzudecken. Füllen Sie einen Teelöffel Blätter auf den Boden des Gefäßes und füllen dieses dann mit heißem Wasser auf. Die Teeblätter schwimmen an die Wasseroberfläche. Sobald die Blätter wieder auf den Boden gesunken sind, wobei sie ihre reife Farbe und ihr ausgereiftes Aroma verbreiten, ist der Tee fertig. Wenn Sie den Tee ausgetrunken haben, füllen Sie wieder Wasser auf, gute Teeblätter können dreimal aufgegossen werden, bevor sie ihr Aroma und ihren Duft verlieren. Häufig ist der zweite Aufguß am köstlichsten. Wenn Sie einen Tee mit fein gemahlenen Blättern oder ein grobes Pulver haben, brauchen Sie ein Tee-Ei oder ein Sieb für den Tee. Für Blätter, Pulver oder Teebeutel gilt: Ein Teelöffel oder ein Teebeutel pro Tasse Tee. Lassen Sie den aufgegossenen Tee ungefähr drei, nie mehr als fünf Minuten ziehen, da der Tee sonst bitter wird.

2. Wenn Sie nach westlicher Methode eine Teekanne benutzen, müssen Sie diese, auch den Deckel, zunächst mit heißem Wasser vorwärmen. Dann füllen Sie einen Teelöffel Tee (oder Teebeutel) pro Tasse Wasser hinzu. Lassen Sie das aufgegossene Wasser mit dem Tee ungefähr drei Minuten ziehen.

3. Teezubereitung ist auch eine Kunst und Meditationsübung, ob allein oder in Gesellschaft von Gästen. Bei chinesischen Teekennern heißt die Zubereitung feinen Tees *chashu*, »Teekunst«, oder *chadao*, »Dao des Tees«, oder, förmlicher, »*Gongfu*-Tee«. Der Terminus *gongfu* wird nicht nur für die Kampfkünste verwendet, sondern für jede andere Disziplin, für die Geduld, Ausdauer und Praxis erforderlich ist. Beim Gongfu-Tee wird ein kleines, halb mit Teeblättern gefülltes Kännchen benutzt. Der Tee wird aus

winzigen Teetäßchen getrunken. Nicht große Mengen sollen getrunken werden, sondern das Teegefühl soll richtig ausgekostet werden.

Gongfu-Tee-Zeremonie

Utensilien:

Das wichtigste Gerät ist eine kleine Keramik-Teekanne von der Größe einer Orange oder Grapefruit – ausreichend für ein oder zwei Täßchen Wasser. Geschirr höchster Qualität kommt aus Yixing in der chinesischen Provinz Jiangsu. Der rote Ton aus Yixing wird seit 1500, wenn nicht früher, zu Teekannen verarbeitet. Diese sind für gewöhnlich unglasiert, damit die weichen Erdtöne des Tons zur Geltung kommen und das Teearoma sich voll entfalten kann. Sie halten die Wärme, das Aroma und das Qi wie kein anderes Gefäß. Yixing-Geschirr erhält man meist in asiatischen Tee- und Kunsthandwerksgeschäften. Wenn Sie keine Yixing-Teekanne finden, bitten Sie einen Keramiker, eine kleine Teekanne für Sie zu töpfern.

Des weiteren braucht man für den Gongfu-Tee Täßchen in der Größe von Schnapsgläsern (japanische Sake-Becher aus Porzellan eignen sich hervorragend), einen Keramikkelch ohne Deckel mit einem schmalen Ausguß als Karaffe, eine Schale (die »Teeschüssel«), so groß, daß das Teekännchen hineinpaßt, und ein Tuch, um verschüttete Flüssigkeit wegzuwischen.

Die Hauptschritte:

- Erhitzen Sie Täßchen und das Äußere des Teekännchens sorgfältig mit heißem Wasser.
- Füllen Sie das Kännchen bis zur Hälfte mit Teeblättern. Benutzen Sie stets einen Löffel, vorzugsweise einen aus Holz,

zum Einfüllen des Tees, nehmen Sie niemals die Hände! (Das Fett an Ihren Händen kann den Geschmack und die Frische des Tees beeinträchtigen.) Mit der Zeit lernen Sie, welches die richtige Menge ist, so daß die Teeblätter beim Aufquellen nicht den Ausguß blockieren.

- Gießen Sie heißes Wasser hinein und dieses nach zehn Sekunden als verbrauchtes Wasser wieder ab. Sie haben richtig gelesen. Das erste Wasser soll nur etwas Blatt-Aroma lösen. Nun ist alles für die eigentliche Teezubereitung fertig.
- Gießen Sie abermals heißes Wasser auf. Verschließen Sie das Kännchen mit dem Deckel, setzen Sie es in die Teeschüssel (Schale) und gießen Sie weiteres Wasser über den Deckel, um Wärme und Aroma zu versiegeln. Die Schale fängt das heiße Wasser auf und hält das Kännchen warm. Das Wasser soll insgesamt 2,5 bis 3 Zentimeter hoch in der Schale stehen, je nach Größe Ihres Teekännchens.
- Lassen Sie den Tee etwa eine Minute ziehen. Rühren Sie den Tee niemals um. Statt dessen nehmen Sie das Teekännchen aus der Schale, sobald der Tee fertig ist und machen mit ihm kleine, leichte Kreisbewegungen um den Rand der Teeschale. Dadurch wird die Flüssigkeit geschwenkt, Teearoma und Farbe entfalten sich ausgewogen.
- Gießen Sie den Tee nun in die Täßchen Ihrer Gäste. Der übrigbleibende Tee wird in die Karaffe gegossen.

Während Sie und Ihre Gäste Tee trinken, gießen Sie weiteres heißes Wasser in das Kännchen und lassen den Tee eine oder eineinhalb Minuten ziehen. Wenn Sie für die zweite Runde Tee bereit sind, gießen Sie zunächst den restlichen Tee aus der Karaffe aus oder gießen den Tee direkt in die Täßchen, wenn die Karaffe leer ist. Jedesmal wenn Sie weiteres Wasser in die Teekanne gießen, dürfen Sie ein bißchen länger ziehen lassen, jedoch niemals länger als insgesamt drei oder vier Minuten.

Bereiten Sie Tee auf die beschriebene Weise zu – eine große

Menge Teeblätter in einem winzigen Kännchen nur sehr kurz ziehen lassen –, können Sie sieben oder mehr Aufgüsse machen, bis das Aroma verlorengegangen ist. Dies ist eine einfache und angenehme Weise, Tee zu trinken. Die chinesische Gongfu-Zeremonie ist nicht annähernd so kompliziert wie die japanische Tee-Zeremonie, und trotzdem hat man ein wundervolles, erfrischtes, ausgeglichenes und zufriedenes Gefühl. Tee-Meister Soshitsu Sen XV. meint, Teetrinken führe zu Beschaulichkeit, einer Beschaulichkeit, die man mit anderen Menschen teilen kann und die die Basis legt für ein besonderes Lebensgefühl und eine friedlichere Welt.[20]

Kapitel 20
Die Kunst des Liebens – Wolken und Regen

*Yin und Yang vereint –
das nennen wir »Dao«.*

Yijing

Daoistische Grundlagen

Spitze Granitnadeln über Wolken schwebend, in der Ebene, so weit das Auge reicht, Reis- und Hirsefelder, zauberhafte Wasserläufe winden sich Drachenleibern gleich vorbei an strohgedeckten Hütten und verschlafenen Siedlungen. Eine Landschaft – so scheint es – wie geschaffen für Anhänger der reinen Lehre, für Männer und Frauen auf der Suche nach dem wahren Sinn unseres Daseins, die sexuelle Enthaltsamkeit üben, um offen zu sein für die Vereinigung von Yin und Yang in ihrem Innern. Weit gefehlt! An der Schönheit der beschriebenen Landschaft ist nicht zu zweifeln, doch alles andere sollte nicht wörtlich genommen werden. Angesichts einer Bevölkerung von mehr als einer Milliarde Menschen bezweifle ich stark, daß man Chinesen einen ausgeprägten Hang zum Klosterleben bescheinigen kann.

Einst soll der mythische Gelbe Kaiser seine sexuelle Mentorin Sunü (das »Einfache Mädchen«) gefragt haben, ob es ratsam für ihn sei, sich der Sexualität zu enthalten. Diese belehrte ihn: »Wenn du keinen Geschlechtsverkehr pflegst, werden Shen [Geist] und Qi stocken und blockiert sein; wie willst du auf diese

Weise vollkommene Gesundheit erlangen?«[1] Auch Peng Zu, ein anderer legendärer Qigong-Patriarch, wurde einst nach seiner Einstellung zur Sexualität befragt und antwortete: »Ein Mann möchte nicht ohne Frau sein; wenn er auf sie verzichten muß, werden seine Gedanken starr; sind seine Gedanken starr, wird sein Geist müde; wird sein Geist müde, verkürzt sich seine Lebenserwartung.«[2]

Der Daoismus, die chinesischste aller Glaubensvorstellungen Chinas, gehört zu den wenigen bedeutenden religiösen Systemen der Welt, in denen Essen und Sexualität wichtige Aktivitäten sind, um auf den Pfad der Erleuchtung zu gelangen.[3] Wir lesen in einer Passage des daoistischen Klassikers *Yangxing Yanminglu* (»Bericht über das Nähren der Natur und die Verlängerung des Lebens«), übersetzt von Professor Douglas Wile in seinem Buch *Art of the Bedchamber*:

»Wer das ›große Elixir‹ einnimmt, sich um Atemübungen und inneren Kreislauf kümmert ... jedoch nichts über die Wurzel des Lebens weiß, gleicht einem Baum mit ausladenden Ästen und üppiger Belaubung, der jedoch keine Wurzeln besitzt. Das Leben im Schlafzimmer ist die Wurzel des Lebens.«[4]

Laozi, der erste bedeutende daoistische Philosoph, sah in der mystischen Vereinigung (*baoyi*, »das Eine umfassen«) den Weg zu Langlebigkeit und Gesundheit. Im Mikrokosmos vollzieht sich diese durch die harmonische Vereinigung der Geschlechter. Wie viele Wissenschaftler unterstrichen haben, fehlen bei Laozi jegliche altväterliche Attitüden und konfuzianisch-puritanische Moralvorstellungen, die so charakteristisch für die späteren Jahrhunderte sind. Laozi spielt häufig auf die Kraft des Weiblichen an. Das Dao wird als Mutter beschrieben: »Man kann es nennen die Mutter der Welt. Ich weiß nicht seinen Namen. Ich bezeichne es als Dao.« Daoisten werden ermahnt, vom weiblichen Prinzip zu lernen, das Yin über das Yang zu stellen, Aufnahmebereitschaft und Bescheidenheit zu üben, um zu werden wie ein Tal.

Sexuelle Yoga-Übungen und -Riten gehörten seit alters zum Daoismus und zum Qigong. Im 2. Jahrhundert n. Chr. erlebte das Ritual des *Heqi*, »das Qi harmonisieren«, seine Blütezeit. Dabei bemühten sich die Partner, den vitalen Atem nicht nur in ihrem eigenen Körper zirkulieren zu lassen, sondern durch die sexuelle Vereinigung auch zwischen beiden Körpern, und zwar beim Vorspiel, bei wechselnden Stellungen und bei der abschließenden gegenseitigen Massage.[5] In den frühen daoistischen Sekten waren Männer und Frauen gleichberechtigt und besaßen gleichen politischen Einfluß. Es gab sowohl männliche als auch weibliche Gottheiten.[6]

Das Beste aus Ost und West

Leider war dieser paradiesische Zustand nicht von Dauer. Das daoistische Ideal einer klassenlosen und egalitären Gesellschaftsordnung wurde verdrängt von konfuzianischen Wertvorstellungen, geprägt von sozialer und politischer Hierarchie, strikter Arbeitsteilung von Mann und Frau und Dominanz des männlichen Geschlechts. Das führte schließlich dazu, daß Frauen mit gebundenen Füßen buchstäblich an das Haus gefesselt wurden – ein Auswuchs konfuzianischer Ethik, in der Frauen als minderwertig angesehen wurden. Als um das 4. Jahrhundert die chinesische Form des Buddhismus in der breiten Bevölkerung und am Kaiserhof immer mehr Fuß faßte, entstand als Reaktion darauf ein zölibatäres daoistisches Priestertum.[7] Seit dieser Zeit hielten die Daoisten im allgemeinen Meditation und sexuelle Abstinenz für wertvoller als sexuelle Praktiken. Obwohl die daoistische Philosophie lehrt, daß grundsätzlich Männer und Frauen *xian* werden können, daoistische Heilige, eröffnete die chinesische Gesellschaft im Laufe ihrer Geschichte Frauen wenig Möglichkeiten, Bildung zu erwerben oder spirituelle Erfahrungen zu sammeln. Die kommunistische Partei bemühte sich, einige dieser üblen Auswüchse abzuschaffen. Doch der konfuzianische Geist blieb lebendig, obwohl sich die Staatsführung seine Ausmerzung auf die Fahnen geschrieben hatte. Frauen werden immer noch danach beurteilt, ob sie »gute Hausfrauen« sind. Li Yuning schreibt in ihrem Buch *Chinese Women Through Chinese Eyes*: »Das höchste Ziel der bedeutendsten Frauenbewegungen im heutigen China ist die Verjüngung der Nation und das wirtschaftliche Wohl der Frauen, jedoch nicht die Interessenvertretung der Frauen in ihrer gesellschaftlichen Stellung.«[8] Die Kommunisten betrachten wie einst die Konfuzianer Sexualität mit Argwohn, denn sie befürchten, daß die Menschen ihre sexuelle Erfüllung auf Kosten einer stabilen Gesellschaftsordnung suchen und so die staatliche Autorität untergraben.

In vielerlei Hinsicht herrschen in östlichen und westlichen Gesellschaftsordnungen sehr unterschiedliche Einstellungen zur Sexualität, und Einsichten aus der jeweils fremden Welt könnten zu einer gesünderen Sichtweise beitragen. Im heutigen China wird derjenige schief angesehen, der sexuelle Andeutungen macht, so als ob es die traditionellen Vorstellungen der Heilung durch Sexualität überhaupt nicht gäbe; unter Gebildeten ist das Thema Sexualität tabu.[9] Männlichen Touristen wird empfohlen, niemals allein mit einer chinesischen Frau in einem Taxi zu fahren, da dies als »ehrenrührig« gilt, das heißt, als sexueller Antrag aufgefaßt wird, der die sofortige Ausweisung aus China zur Folge hat. Im Westen gibt es umfassende Erhebungen über sexuelle Gesundheit und Störungen aus wissenschaftlicher und psychotherapeutischer Sicht, und man weiß, welche Bedeutung das Ausleben sexueller Wünsche in Liebesbeziehungen hat. Die Kehrseite ist, daß im Westen sexuelle Freiheit als selbstverständlich gilt. Sex wird kommerziell ausgeschlachtet, er ist allenthalben in den Medien präsent. Eine unerfreuliche Begleiterscheinung der westlichen Politik wissenschaftlich untermauerter Sexualaufklärung ist fernerhin, daß der Sexualität das Geheimnisvolle, ihr Reiz und ihre Faszination genommen wird. Eine Folge ist, daß Sexualität häufig triebhaft und nicht natürlich von innen heraus gelebt wird, zur Zwangsvorstellung wird und nicht mehr ein Ausdruck erotischer Liebe ist. Diese Einstellung schadet häufig mehr, als daß sie eine heilsame Wirkung hat.

Ost und West haben viel voneinander und von einer tiefen Einsicht in ihre eigene Kultur und Geschichte zu lernen.

Doch Vorsicht: Die unten beschriebenen Qigong-Sexualpraktiken sind nur für gesunde und miteinander harmonisierende erwachsene Paare geeignet, die einander tief verbunden sind und die notwendigen Vorkehrungen gegen die Übertragung von Krankheiten durch Geschlechtsverkehr und unerwünschte Schwangerschaft getroffen haben. Obwohl die unten aufgeführten Anleitungen aus heterosexueller Sicht gegeben werden, gilt vieles auch für Paare mit anderen sexuellen Neigungen.

Qigong-Sexualpraktiken

Die wichtigste Voraussetzung für Wolken und Regen (*yunyu*; Wolken: Vaginal-Sekretion; Regen: Samenerguß) ist gute Gesundheit. Interesse an Sexualität, Libido, regelmäßige Menstruation, Fruchtbarkeit, Orgasmus- und Erektionsfähigkeit sind stark gestört, wenn jemand krank oder gestreßt ist.[10]

Alle Qigong-Übungen und -Meditationen können sich förderlich auf die sexuelle Gesundheit auswirken. Die sanften Qigong-Techniken, die die Dantian-Atmung betonen, haben einen stärkenden (energieaufbauenden) Effekt auf die Nebennieren (diese besitzen, wie beschrieben, eine energetische Bedeutung in der chinesischen Medizin). Chinesischer Medizin-Theorie zufolge speichern die Nebennieren Jing, sexuelle Energie. Westlicher Medizin-Theorie zufolge können gesunde Nebennieren die Libido und Erregung steigern. Robert M. Sapolsky, Professor für Neurologie an der Stanford University, schreibt: »Das sexuelle Verlangen geht nach Entfernung der Nebennieren zurück und kann durch Gaben synthetischer Androgene [männliche Geschlechtshormone, die normalerweise von den Nebennieren produziert werden] wiederhergestellt werden.«[11]

Erfahrungen mit der Qigong-Entspannung steigern außerdem das Empfinden für unsere sexuellen Bedürfnisse und unsere Fähigkeit, uns dem sexuellen Erlebnis hinzugeben. Wenn man lernt, Erregung und Entspannung zu beherrschen, führt dies zur notwendigen Ausgeglichenheit, die für die Bewahrung der Erektion und Kontrolle der Ejakulation unverzichtbar ist. (Technisch gesehen wird die Aktivität des sympathischen und parasympathischen Nervensystems beeinflußt.) Vermehrter Blutfluß in die peripheren Körperregionen verbessert ebenfalls die Erektionsfähigkeit und führt zu größerer sexueller Gesundheit bei Mann und Frau.

Der Hirsch ist die bekannteste Qigong-Technik zur Förderung der sexuellen und reproduktiven Gesundheit. Die Hirsch-Übung stimuliert und sammelt das Jing und sorgt für seine Zirkulation, wodurch Stagnation und Krankheit vermieden werden. Praktiziert wird sie als Solo-Übung, das heißt ohne Partner; sie ist ebenso wichtig für Mönche wie für sexuell aktive Menschen. Auch wenn die sexuelle Energie sich nicht auf einen Partner übertragen kann, muß sie dennoch ausgelebt werden, ansonsten nimmt unsere Gesundheit Schaden.

Der Hirsch taucht als immer wiederkehrendes Urbild im Qigong auf. Hirsch heißt eine der Meditationsübungen in der Qigong-Technik »Die Drei Schätze« (siehe Kapitel 11), eine der Übungen im Rahmen der Technik »Das Spiel der Fünf Tiere« (siehe Kapitel 12) und eine der unten beschriebenen sexuellen Übungen. In der traditionellen Qigong-Philosophie werden Anmut, Schönheit und Beweglichkeit des Hirsches mit dessen Übermaß an sexueller Energie in Zusammenhang gesehen. Der Hirsch konserviert und steigert seinen Jing-Haushalt, indem er in zusammengerollter Position schläft, wobei er einen Huf in der Nähe seines Genitals an den Körper preßt. Dies verhindert, daß das wäßrige Jing nach unten fließt oder entweicht. Jing wird im Gegenteil angeregt, nach oben zu fließen, die Nieren, die Knochen, das Blut, die Nerven und das Gehirn selbst zu stärken. Bei den Daoisten heißt es daher: »Wenn es abfließt, bedeutet dies Tod; wenn es in umgekehrter Richtung fließt, bedeutet das Unsterblichkeit!«[12]

Die Hirsch-Übung bewirkt eine ähnliche Umkehrung des Jing-Flusses und hat heilende Wirkung auf das Fortpflanzungs- und Endokrinal-System. Da die Nieren Jing speichern, kann das konservierte Jing diese stärken, und damit werden alle Funktionen verbessert, die – nach chinesischer Medizin-Theorie – von den Nieren kontrolliert werden, unter anderem die Knochenstruktur (verhindert Osteoporose), das Blut (verhindert Anämie)[13], die allgemeine Vitalität und das Gehirn. Das Gehirn soll nach chinesischer Auffassung mit zunehmendem Alter Jing verlieren, wodurch es zu Gedächtnisverlust und Senilität kommt – eine interessante Parallele zur wissenschaftlich erwiesenen Tatsache, daß die Gehirnzellen ab dem 35. Lebensjahr mit großer Geschwindigkeit absterben. Glaubt man der Qigong-Theorie, ist diese Abnahme der Gehirnleistung nicht unumstößlich. Wenn der Qigong-Anhänger die Hirsch-Übung trainiert, ist er in der Lage, »das Jing zurückzuholen und das Gehirn wiederherzustellen«, *huanjing bunao*.

Der Zusammenhang zwischen Nieren, Gehirn und Sexualität ist auch in westlichen Forschungen nachgewiesen worden. Das für die Synthese des Sexualhormons notwendige Hormon DHEA ist in den Nebennieren – hier wird es produziert – und im Gehirn anzutreffen. Der im Blut nachzuweisende Hormonspiegel läßt Rückschlüsse auf die Nebennierenfunktion und die allgemeine

Vitalität zu. Ein hoher Hormonspiegel zeugt von einem überdurchschnittlichen Gedächtnis, ein niedriger Spiegel deutet auf die Alzheimersche Krankheit. Jake Fratkin, ein in chinesischer Medizin ausgebildeter Arzt, äußerte sich mir gegenüber so: »Der DHEA-Spiegel [Dehydroepiandrosteron-Spiegel] entspricht dem von den Chinesen so genannten Nieren-Yin«[14], gemeint ist die energetische Reserve der Nebennieren und die Widerstandsfähigkeit gegen Streß. DHEA ist das biochemische Korrelat von Qi und Jing.

Die nitrogenhaltige Verbindung Spermin (ein Polyamin) wurde zunächst im menschlichen Samen entdeckt, es existiert aber auch im Blut und Gehirn von Männern und Frauen, und es könnte ein weiteres meßbares Jing-Korrelat sein. Spermin aktiviert die RNA-Polymerase, das für die Synthese von RNA notwendige Enzym. Viele Wissenschaftler sind überzeugt, daß die Gedächtnisleistung von der Fähigkeit des Körpers abhängt, RNA zu produzieren. Wenn also der Spermin-Spiegel niedrig ist, kann man daraus schließen, daß auch der RNA-Spiegel niedrig ist und der Patient vergeßlich und senil wird. Dr. Carl Pfeiffer von der Princeton University stellt fest: »Fast alle im Brain Bio Center behandelten präsenilen und senilen Patienten mit Altersschwachsinn haben, verglichen mit Kontrollpatienten, einen außergewöhnlich niedrigen Spermin-Blutspiegel.«[15] Dr. Pfeiffer konnte auch nachweisen, daß der Spermin-Spiegel im Blut während des normalen Alterungsprozesses sinkt.

Es ist anzunehmen, daß die Hirsch-Übung sowohl den DHEA- als auch den Spermin-Spiegel erhöht und ein altersbedingtes Absinken hinausgezögert werden kann.[16]

Es gibt unterschiedliche Hirsch-Versionen für Mann und Frau, beide sind unbekleidet durchzuführen.

Hirsch-Übung für den Mann

Die Hirsch-Übung für den Mann sollte möglichst einmal täglich durchgeführt werden, am besten frühmorgens. Es ist ratsam, sie mit einer Erektion durchzuführen, masturbieren Sie also, wenn notwendig. Idealerweise üben Sie mit der Morgen-Erektion, vorausgesetzt Sie müssen die Blase nicht entleeren. Ein alter Daoist sagte einmal zu mir: »Jedes Land stellt seine Fahnenstange am Morgen auf. Zu dieser Tageszeit ist Yang-Qi vorhanden. Denken Sie nicht andauernd daran, Ihr ›Geld‹ auszugeben. Bringen Sie besser mehr davon auf die Bank, dann brauchen Sie nicht andauernd Angst zu haben, es zu verlieren oder später Schulden machen zu müssen.«

Setzen Sie sich bequem entweder mit gekreuzten Beinen auf den Boden oder auf einen Stuhl. Reiben Sie Ihre Handflächen gegeneinander, damit sie warm werden. Legen Sie nun Ihre rechte Hand um die Hoden und halten sie sanft umfaßt. Ihr rechter Daumen ruht unten an Ihrem »Jade-Stengel«-(Penis-)Schaft, unweit des Ansatzes. Mit der linken Handfläche massieren Sie nun mit 81 Kreisbewegungen Ihre Dantian-Region zwischen Nabel und Schambeinknochen. Wärmen Sie dann abermals Ihre Hände auf, umfassen Ihre Hoden mit der linken Hand, der Daumen Ihrer linken Hand ruht am Penisansatz. Machen Sie 81 Kreisbewegungen mit der rechten Hand unter Ihrem Nabel. (Die jeweiligen Kreisbewegungen werden in unterschiedlicher Richtung ausgeführt, unerheblich ist, ob Sie im oder gegen den Uhrzeigersinn beginnen.)

Dann legen Sie die Hände in den Schoß, machen Fäuste, indem Sie die Daumen mit den anderen Fingern umschließen. Diese Meditations-Haltung, *zhangwo*, »fest umfassen«, bewahrt oder versiegelt das Qi in Ihrem Körper. Kinder praktizieren Zhangwo ganz ungezwungen. Kontrahieren Sie nun Ihren Damm, die weichen Muskeln zwischen After und Hodensack. Halten Sie sie solange wie möglich angespannt, im allgemeinen ungefähr eine Minute lang. Halten Sie Ihren Atem dabei nicht an, atmen Sie natürlich weiter. (Wenn es Ihnen nicht gelingt, die Damm-Muskeln separat anzuspannen, können Sie auch die Muskeln um Steißbein und Afterschließmuskel mit anspannen. Wenn Sie dabei Ihren Zeige- und Mittelfinger auf den Damm legen, lernen Sie allmählich, nur die Damm-Muskeln anzuspannen.) Dann lassen Sie los und entspannen sich für ein oder zwei Minuten, bevor Sie mit anderen Qigong-Übungen fortfahren oder etwas anderes machen.

Chinesische Ärzte glauben, daß die Hirsch-Übung für den Mann – abgesehen von den allgemeinen Heil-Wirkungen – Impotenz und vorzeitigen Samenerguß heilen kann. Sie verbessert die Erektionsfähigkeit und fördert die Körperbeherrschung während des Geschlechtsverkehrs, Ausdauer und Sensibilität. Es heißt außerdem, daß sie vorbeugend gegen Prostata-Erkrankungen wirkt und daß sie in einigen Fällen auch Sterilität heilen kann, möglicherweise durch die Steigerung der Samenproduktion und -mobilität.

Den Dreifuß heben

Das Dreifuß-Heben ist eine andere Qigong-Technik für den Mann mit ähnlichen gesundheitsfördernden Eigenschaften wie die Hirsch-Übung. Sie gehört zum System des Achtzehn-Mönche-Qigong (*shiba luohanqigong*). Sie können diese Übung bekleidet oder unbekleidet zu jeder Tageszeit machen.

Stehen Sie mit leicht gebeugten Knien, die Zehen zeigen geradeaus, die Füße stehen etwas weiter als schulterbreit nebeneinander. Atmen Sie nur durch die Nase. Lassen Sie Ihre Arme am Körper so hängen, daß Ihre Hände an der Innenseite der Oberschenkel liegen. Ihre Finger halten Sie locker ausgestreckt. Machen Sie dann beim Einatmen eine Faust und heben die Fäuste bis in Nabelhöhe, als ob Sie einen Wassereimer am Henkel anheben würden. Versuchen Sie gleichzeitig, Ihre Hoden nach oben zu ziehen. Vielleicht haben Sie dabei das Gefühl, daß sie enger in den Körper hineingezogen würden; wenn nicht, stellen Sie es sich einfach vor. Als nächstes öffnen Sie beim Ausatmen die Fäuste, rollen die Finger lang aus und lassen die Hände wieder in ihre Ausgangsposition sinken. Gleichzeitig entspannen Sie Ihre Hoden und lassen sie wieder sinken. Weiter: Einatmen, Energie nach oben ziehen, Fäuste anheben. Ausatmen, Hoden sinken lassen und Hände öffnen. Diese Übung wiederholen Sie neunmal.

Hirsch-Übung für die Frau

Die Hirsch-Übung für die Frau kann einmal oder zweimal täglich ausgeführt werden (morgens oder morgens und abends), jedoch *nicht während der Menstruation oder bei Schwangerschaft.* Führten Sie die Übung während dieser Zeit regelmäßig aus, dann könnte die Hirsch-Übung die natürlichen Hormonschwankungen beeinflussen. Machen Sie sich keine Sorgen, wenn Sie merken, daß Sie schwanger sind, nachdem Sie die Hirsch-Übung schon mehrere Wochen lang praktiziert haben. Beenden Sie einfach Ihr Training zu diesem Zeitpunkt.

Setzen Sie sich auf den Boden oder auf ein Kissen und drücken Sie eine Ferse gegen die Öffnung der Vagina und üben einen leichten Druck auf die Klitoris aus (»die leuchtende Perle auf den jadenen Stufen«). Der andere Fuß bleibt am Schienbein. Diese Variante des Schneidersitzes ist im indischen Yoga gebräuchlich und heißt dort Siddhāsana, »die Position der Perfektion«. Wenn Sie in Beinen oder Hüften steif sind, so daß Sie mit Ihrer Ferse nicht an die Klitoris kommen, legen Sie einen kleinen Gummiball zwischen Ferse und Klitoris, um die gleiche sanfte Stimulierung zu erzielen.

Wärmen Sie Ihre Handflächen durch starkes Reiben, und legen

Sie sie dann auf Ihre Brüste. Massieren Sie diese durch 36 Auswärtskreise. Halten Sie Ihre Brüste nicht fest, und bewegen Sie diese nicht beim Kreisen. Reiben Sie vielmehr die Haut mit zarten Kreisbewegungen, die Brustwarzen bilden die Mitte der Kreise. Die Hände beschreiben einen Kreis von der Brustinnenseite Richtung Gesicht, gehen dann nach außen und nach unten, von dort wieder nach innen. Danach lassen Sie die Hände auf den Oberschenkeln in der Zhangwo-Haltung ruhen, wie in der Hirsch-Übung für den Mann, und spannen die Muskeln Ihrer Vagina an, als ob Sie sie verschließen wollten. Die Kontraktion sollten Sie so lange halten, wie es Ihnen angenehm ist, etwa eine Minute bis zwei Minuten lang (das ist besser als wiederholt anspannen und loslassen wie in der bekannten Kegel-Übung). Bei der Kontraktion fühlen Sie normalerweise eine angenehme Wärme im Innern Ihres Körpers aufsteigen. Der Atem wird nicht gehalten. Bleiben Sie in Brust und Bauch so entspannt wie möglich. Dann lösen Sie die Kontraktion, entspannen sich und nehmen sich einen Augenblick Zeit nachzuspüren, wie Sie sich fühlen, bevor Sie Ihr Tagewerk beginnen.

Die Hirsch-Übung für die Frau erzeugt ein sinnliches Wohlgefühl im gesamten Körper, sie stärkt das Potential für klitorale und vaginale Orgasmen und für den Gesamtkörper-Orgasmus. Sie erhöht die Leistungsfähigkeit und Spannkraft der Vaginalmuskeln und die Empfindsamkeit der Brüste und kann vorbeugend oder heilend wirken bei unregelmäßigen Menstruationszyklen, Serumgonadotropin (PMS), Vaginal-Ausfluß, Harnwegsinfektionen, Eierstockzysten, Fibromen, Anämie und Sterilität. Die Hirsch-Übung ist auch bekannt für ihre positiven Wirkungen auf die Empfängnisbereitschaft.[17] Wenn Sie nicht schwanger werden wollen, treffen Sie bitte geeignete Vorkehrungen.

Menstruation ist natürlich und gesund!

In vielen Qigong-Texten wird den Frauen empfohlen, »den roten Drachen zu durchschneiden«, das heißt eine Variante der Hirsch-Übung zu praktizieren, die die Menstruation vollständig unterbindet. Die Brüste werden täglich zweimal 360mal gerieben.[18] Nach einigen Monaten Übungszeit setzt normalerweise die Menstruation völlig aus, obwohl es bei einigen Frauen sechs Monate bis zu einem Jahr dauern kann. Wenn die Frau ihre Menstruation reaktivieren möchte, muß sie einfach mit den Übungen aufhören. Wissenschaftlich gesehen, aktiviert die Hirsch-Übung eine Reflexschleife, die den Hypothalamus mit den Brustwarzen verbindet. Der Biologe Robert M. Sapolsky sieht das so: »Wenn die Brustwarzen (beim Mann und bei der Frau) aus irgendeinem Grund stimuliert werden, signalisiert der Hypothalamus der Hypophyse, Prolaktin (ein Hormon, das die Milchabsonderung während der Stillzeit anregt) zu produzieren. Wir wissen heute, daß Prolaktin in größerer Menge die Reproduktionsfähigkeit zum Stillstand bringt.«[19] Das ist auch der Grund, warum häufiges Stillen Empfängnis verhindert.

Ich empfehle im Unterschied zu vielen meiner Kollegen nicht, »den roten Drachen zu durchschneiden«, weder für das Nähren von Qi noch zur Geburtenregelung. Um zu verstehen warum, muß ich dem Leser erklären, wie der Menstruationszyklus in der chinesischen Medizin gesehen wird. In der chinesischen Medizin betrachtet man Menstruationsblut als eine Mischung aus Blut vom Herzen und Sexualenergie Jing aus den Nieren. Wenn man den roten Drachen durchschneidet, verhindert man angeblich, daß einmal im Monat Lebensenergie verlorengeht, und dadurch soll sich der Qi-Vorrat im Körper erhöhen. Dies bewirkt einen umgekehrten Energiefluß, der dem Energiefluß in der Menopause gleicht. Dr. Bob Flaws versteht dies folgendermaßen: »Während der Menopause fließt Jing aus den Nieren zum Herzen. Die Frau verliert nicht mehr jeden Monat Blut, statt dessen wächst ihr geistiges Potential. Sie wird zur weisen Frau, der Heiligen.«[20]

Doch ist es ratsam, die Menopause früh herbeizuführen, auch wenn sie später wieder rückgängig gemacht werden kann? Wenn der rote Drache durchschnitten wird, kann kein Blut nach unten fließen. Dies wäre vielleicht eine sichere Methode, wenn die Frau in der Lage wäre, mit alchimistischen Methoden Blut in Weisheit zu verwandeln, ein Prozeß, der sich auf natürliche Weise mit dem Altern in der Menopause vollzieht. Wenn dieser Umwandlungsprozeß jedoch nicht eintritt, weil der Geist durch emotionalen oder sonstigen Streß geschwächt ist, tritt ein Blutstau ein. Wenn das Blut jedoch nicht richtig zirkuliert, wird dem Körper Blut und Nahrung entzogen, und dies führt eventuell zu Blutarmut, einem schnelleren Alterungsprozeß, der sich manchmal in Altersflecken und/oder runzliger und trockener Haut äußert. Zeichen für einen geglückten Umwandlungsprozeß hingegen, das richtige Durchschneiden des roten Drachen, sind Jugendlichkeit, Vitalität, eine weiche, blühende Haut und das Gefühl allgemeinen Wohlbefindens. Dr. Flaws empfiehlt daher pragmatisch: »Die Periode zu unterbrechen kann dann sicher sein, wenn die Lernende unter Aufsicht eines qualifizierten Meisters steht, der Abhilfe weiß, sollte etwas schieflaufen.«[21]

Die bewußte Unterbrechung der Menstruation halte ich für *yuwei*, »aufgezwungen, künstlich«, im Gegensatz zum daoistischen Ideal *wuwei*, »natürlich, mit dem Strom fließen lassen«. Es ist eine Sache, wenn die Menstruation wegen hormoneller Umstellung in der Menopause oder beim Stillen aussetzt, und eine ganz andere Sache, wenn eine Qigong-Anhängerin diesen Prozeß erzwingt.[22] »Man sollte nicht in die Natur eingreifen«, mahnte bereits der Daoist Zhuangzi. Die Menstruation stellt sich als ein Vorgang mit fließendem Übergang von Yin zu Yang dar: Yin baut sich bis zum Eisprung auf, dann baut sich Yang bis zur Periode auf. Sollte man ohne Not in diesen Zyklus eingreifen?

Viele eingeborene Indianerstämme in Amerika teilen eine elementare Einsicht der chinesischen Medizin: Solange das alte, im Uterus befindliche Blut nicht ausgestoßen wird, kann sich das neue nicht bilden. Welche Auswirkungen hätte die Unterbrechung und anschließende Reaktivierung der Periode auf die Gesundheit des Neugeborenen? Eine abschließende Bemerkung: Es drängt sich mir die Frage auf, wieviel gewisse Männlichkeitsapostel zur Entstehung dieser Variante der Hirsch-Übung beigetragen haben, da sie sich entweder von der Periode der Frau »gestört« fühlten oder von der Überlegenheit ihrer eigenen (kaum wahrnehmbaren) biologischen Zyklen überzeugt waren.

Der Kegel

Im Westen wird der Kegel weithin als eine für die sexuelle Gesundheit der Frau förderliche Übung betrachtet. In China gilt die gleiche Übung als eine einfache und sichere Variante der Hirsch-Übung. Trainieren Sie Ihr »Jadetor« (die Vagina) stehend oder sitzend durch wiederholtes Zusammenziehen und Loslassen, Schließen und Öffnen. Beim Zusammenziehen sollte das Gefühl des Ausdrückens und Hochziehens entstehen, als ob Sie den Urinstrom unterbrechen wollten. Diese Übung stärkt die Vaginalmuskeln und trainiert die Einflußmöglichkeiten auf den Beckenbodenmuskel, den Muskel, der »die Nervenenden umschließt, die für das Lustgefühl im äußeren Drittel der Vagina verantwortlich sind« (*Merck Manual* 15. Ausgabe, Bd. II, S. 70). Der Kegel wird von Ärzten als Therapie bei Orgasmusblockaden empfohlen. Da der Beckenbodenmuskel häufig durch Entbindungen geschwächt wird, ist der Kegel auch hervorragend für werdende Mütter geeignet. Die vom *Merck Manual* gegebenen Trainingsanweisungen entsprechen denen im Qigong: Kontrahieren Sie dreimal täglich 10- bis 15mal. Sie werden in zwei bis drei Monaten bemerkenswerte Fortschritte feststellen.[23]

Vorbereitung und Zeitpunkt

Neben einem guten Gesundheitszustand ist Körperhygiene eine unabdingbare Voraussetzung für Wolken und Regen. Waschen Sie sich mit einer natürlichen, nicht parfümierten Seife. Der natürliche Körpergeruch ist extrem wichtig für die sexuelle Stimulation. Ornstein und Sobel schreiben in ihrem Buch *Healthy Pleasures*[24], angenehmer Geruch und guter Sex hingen unmittelbar zusammen. »Somerset Maugham erkundigte sich einmal bei einer von H. G. Wells' Mätressen, warum ein so dickleibiger und häßlicher Autor so großen Erfolg bei Frauen habe. ›Er riecht nach Honig‹, war ihre Antwort.«[25]

Ein amerikanischer Soziologie-Professor sagte einmal zu mir: »Ich glaube, ein Grund für die hohe Scheidungsrate in westlichen Ländern sind die Deodorants. Wenn wir den Körpergeruch des anderen nicht wahrnehmen können, wählen wir leicht einen Partner, der nicht zu uns paßt.« Es fällt auf, wie häufig Dichter ihre Geliebten mit duftenden Blumen, Moschus, Sandelholz oder dem salzigen Geschmack und Geruch von Meeresschaum vergleichen.

Das Liebesnest sollte ansprechend, sauber und gut durchlüftet sein. Wichtig sind Fenster und natürliches Licht, Sonnenschein, Mondlicht oder Sternenglanz, selbst wenn diese Lichtquellen durch Vorhänge gefiltert werden.

Sie und Ihr/e Sexualpartner/in sollten guter Stimmung sein, auch sollte störungsfreies Wetter herrschen. Wenn Yin und Yang in der Atmosphäre durcheinandergeraten sind, harmonieren auch Yin und Yang im Mikrokosmos nicht so ohne weiteres. Mit Wetterstörungen sind gemeint: extreme Klimaverhältnisse wie

Vorbereitung und Zeitpunkt 537

Hitze oder Kälte, Sturm, Gewitter und Sonnen- oder Mondfinsternis.

Meiden Sie auch Geschlechtsverkehr, wenn Sie:
- vor weniger als zwei Stunden eine schwere Mahlzeit gegessen haben;
- zu viel Alkohol getrunken haben;
- rastlos gearbeitet haben (und zu erschöpft sind, Ihrem Partner/Ihrer Partnerin Aufmerksamkeit oder sexuelle Befriedigung zu schenken);
- vor weniger als 24 Stunden eine Akupunkturbehandlung hatten;
- akut krank sind;
- emotional erregt sind;
- Ihre Menstruation haben.

Die beiden letzten Punkte müssen näher erläutert werden. Betrachten Sie Geschlechtsverkehr niemals als Fluchtmöglichkeit aus emotionalen Problemen oder Frustrationen. In einem Klassiker der chinesischen Medizin, dem *Qianjin yaofang* (»Wertvolle Rezepte«) wird nachdrücklich gewarnt, daß sich Ärger besonders schädlich auf die sexuelle Energie und ihre ungezwungene Äußerung auswirke.[26] Sprechen Sie mit Ihrem Partner/Ihrer Partnerin, um Probleme vor der sexuellen Vereinigung auszuräumen.

Während der Menstruation stößt der Körper der Frau alte Zellen ab und ordnet sich so den naturgegebenen Zyklen unter. In vielen traditionellen Kulturen gilt diese Zeit des Monats als natürliche Periode des Nachdenkens und der Meditation. Die Partner gönnen sich einmal pro Monat eine sexuelle Auszeit und nehmen den Geschlechtsverkehr anschließend mit frischer Energie und neuer gegenseitiger Wertschätzung wieder auf. Es zahlt sich für die sexuelle Gesundheit aus, wenn man sich dieser von der Natur vorgegebenen Weisheit beugt. Die Zyklen werden ausgeglichener, und man bekommt gesündere Kinder – so will es wenigstens die traditionelle Meinung.[27]

Vorspiel

«Wenn man das Verlangen nach Geschlechtsverkehr verspürt», so der daoistische Heilige Lu Dongbin,»muß man zunächst die Feuerprobe bestehen: Ihre beiden Brüste streicheln und inbrünstig ihre Lippen und Zunge einsaugen. Wenn man so ihre Leidenschaft entfacht hat, kann das Yang in das Yin eingeführt werden, und es kommt zur langsamen Vereinigung.«[28]

Die beiden Liebenden erkunden ihre Körper mit allen Sinnen, durch sanftes Streicheln und Berühren, durch Liebkosen mit den Lippen, durch Riechen und Belauschen des Atems. Jeder sollte sich an der Essenz der »drei Blüten« des Partners laben: am Mund, an den Brüsten und an den Genitalien.

Sobald Ihr Partner/Ihre Partnerin sexuell erregt ist, füllt sich der Mund (die obere »rote Lotusblüte«) mit Speichel,»dem süßen Weinquell«. Wenn Speichel unter der Zunge hervorquillt, saugen Sie ihn an und schlucken ihn zum Dantian hinunter, um die inneren Organe zu stärken, das Qi, das Blut und das Dantian. Inbrünstiges Küssen steigert die Erektion und die Schleimabsonderung in der Vagina. Der Speichel ist die Manifestation sexueller Vitalität, Jing. Wenn man ihn trinkt, wird die sexuelle Erregung einerseits angefacht, andererseits wird der Pegel der Leidenschaft reguliert. Das Qi im Speichel fungiert als Wind, der das Feuer anfacht. Das Wasser im Speichel zügelt das Feuer. Küssen kann die sexuelle Erregung stimulieren, wenn sie schwindet. Es kann aber auch, sofern notwendig, das Maß der Erregung drosseln, um den Geschlechtsakt zu verlängern. In der chinesischen Medizin wird die Zunge mit dem Herzen und dem Geist assoziiert. Beim inbrünstigen Küssen werden Herz und Geist angezündet. Aus allen diesen Gründen ist Küssen ein wesentlicher Teil von Wolken und Regen.

Die mittlere Blüte, die Brust, heißt »das Wasserkastanien-Paar« und die aus ihr fließende heilkräftige Flüssigkeit »weißer Schnee«. Die Bezeichnung weißer Schnee ist eine Anspielung auf die unsichtbare Energie, die nur in den weiblichen Brüsten vorhanden ist, gemeint ist keine konkrete Substanz. Obwohl auch der Mann Lust empfinden kann, wenn seine Brustwarzen stimuliert werden, sind seine Brüste nicht so empfänglich für heilsame Lustgefühle, und sie bereiten auch keinen so heilsamen Lustgewinn. Während der Erregung und beim Geschlechtsakt ist weißer Schnee wie ein süßer honigartiger Nektar. Wie der Speichel soll auch der weiße Schnee eingesogen und zum Dantian hintergeschickt werden. In einem Qigong-Klassiker über die Sexualität, »Ausführungen über das Nähren der wahren Essenz«, den Douglas Wile übersetzt hat, heißt es, daß weißer Schnee »die Fähigkeit besitzt, Milz und Magen zu nähren und den Geist zu stärken. Wenn man ihn einsaugt, werden auch alle Meridiane der Frau geöffnet, und dadurch entspannen sich ihr Körper und Geist.«[29]

Die untere Blüte heißt »Jadestengel« beim Mann und bei der Frau »Blüte des Purpurpilzes« oder »Jadetor«. Wenn die Frau erregt ist, öffnet sich die Vagina wie eine Lotosblüte, wobei ihr süßer Tau, die »Mondblüte«, hervortritt. Ihre Klitoris sieht aus wie ein kleiner Penis. Der Mann stimuliert mit seiner Zunge die Vagina und die »strahlende Perle« (die Klitoris). Er saugt auch die »Mondblüte« ein und schluckt sie bis zum Dantian hinunter. Wenn der Mann erregt ist, wird sein Jadestengel steif und von Yang-Qi durchpulst. Der Penis besteht aus Muskeln, Knochen, Blut, Atem und Nervenenergie. Traditionell verglichen die Daoisten den Mund mit einer Vagina. Die Frau stülpt ihren Mund über den Jadestengel und saugt dessen Energie ein, die sie dann zu ihrem Dantian hinunterfließen läßt. Vergessen Sie nicht, Sie saugen Energie ein. Der Mann muß nicht ejakulieren, damit die Frau in den Genuß der Heilwirkung seines Jing kommt. Mann und Frau können auch die »69-Stellung« einnehmen, damit sie die Energien der unteren Blüte untereinander austauschen können. Die Heilwirkung der unteren Blüte ist Langlebigkeit und Vitalität.

Der Tanz des Drachen

Sobald die Frau verbal oder nonverbal das Zeichen ihrer Bereitschaft gegeben hat, sollte der Mann nach dem Vorspiel langsam und gefühlvoll seinen Jadestengel einführen, wobei er zunächst vor dem Eingang spielt. Wichtig ist, daß er beim Eindringen Winkel, Tiefe und Geschwindigkeit häufig wechselt. Laut *Dongxuanzi*, einem Sexual-Handbuch aus dem 7. Jahrhundert, »sollte der Mann nicht unflexibel bei einer Vereinigungsmethode verweilen«. Der Text beschreibt in poetischer Form verschiedene Methoden der Bewegung des Jadestengels: »Stoßen und Ziehen wie spielende Möwen bei Ebbe und Flut; schnell wechselnde Stöße, wie ein Reis pickender Spatz; flache und tiefe Bewegungen in gleichmäßigem Rhythmus, als ob schwere Steine im Meer zu Boden sinken würden.« Probieren Sie spielerisch verschiedene Stellungen aus. Von jeder geht eine unterschiedliche Stimulation aus, und das bewirkt, daß die sexuelle Energie in verschiedene Körperteile fließt.

Das Feuer kontrollieren, das Wasser zum Sieden bringen

Das männliche Sexualverhalten wird ganz natürlich mit Feuer verglichen, das der Frau mit Wasser. Feuer lodert schnell und kann leicht gelöscht werden. Wasser kommt langsam zum Siedepunkt und braucht lange, bis es wieder abkühlt. Das bedeutet, vom Mann wird eine größere Disziplin verlangt, da er das Feuer so lange lodern lassen muß, bis das Wasser zum Sieden kommt. Es gibt zwei Geheimnisse, wie die sexuelle Leidenschaft und die Erektion bewahrt werden können. Der Mann sollte durch Qigong einen großen Vorrat an Qi aufbauen und seine Energie nicht durch exzessives Ejakulieren verschwenden.

Die Ejakulationshäufigkeit ist unabhängig von der Häufigkeit des sexuellen Verkehrs. Selbst wenn ein Mann täglich Verkehr hat, sollte er nicht täglich Samen ergießen. Dieser Verzicht stärkt Gesundheit und Leistungsfähigkeit, und trotzdem ist der Verkehr für den Mann lustvoll, denn er hat den Genuß des Vorspiels und während des Geschlechtsaktes die intensive erotische Erregung im gesamten Körper. Die Häufigkeit des Samenergusses hängt vom Gesundheitszustand, von der Jahreszeit und vom Alter ab. Wenn ein Mann bei schlechter Gesundheit ist, sollte er nur selten ejakulieren. Im Frühling und Sommer soll er öfter ejakulieren, während es ratsam ist, im Herbst und Winter Energie und Samen zu konservieren. Der im 7. Jahrhundert lebende chinesische Arzt Sun Simo mahnte, mit zunehmendem Alter weniger Samen zu ergießen.[30] Ich empfehle für eine optimale Qi-Entwicklung und Gesundheit, im Alter von 20 alle drei oder vier Tage, im Alter von 30 jeden fünften oder sechsten Tag, im Alter von 40 jeden siebten oder achten Tag Samen zu ergießen usw. Es gibt jedoch individuelle Unterschiede. Wenn Sie eine feste Sexualpartnerin haben, können Sie Ihren eigenen Rhythmus finden, wenn Sie notieren, wann Ihr sexuelles Verlangen während einer ein- bis zweiwöchigen Enthaltsamkeit am stärksten ist. Erklären Sie Ihrer Partnerin liebevoll und behutsam, daß es sich dabei nur um ein Experiment von kurzer Dauer handelt.

Qigong lehrt, daß ein Paar, wann immer es ihm danach verlangt, den Geschlechtsakt vollziehen soll. Dabei ist Disziplin für den Mann unerläßlich, da er nicht jedesmal zum Samenerguß kommen und doch versuchen soll, stets seine Partnerin zu befriedigen. Während es die Gesundheit des Mannes fördert, wenn er den Samen zurückhält, sobald der »Regen« sich ankündigt, wird das Qi der Frau durch Orgasmus oder mehrere Orgasmen genährt. Denken Sie daran, gemeint ist nicht, je länger der Mann seinen Samen zurückhält, desto besser. Zu häufige Unterdrückung führt zu einem Stau, zu häufiger Erguß zu Leere. Wann es an der Zeit ist zu ejakulieren, sollte der Mann ganz seiner Erfahrung vertrauen.

Ejakulationskontrolle: Bevor Sie beim Beischlaf zum Höhepunkt kommen, müssen Sie das Stoßen unterbrechen und sich ganz darauf konzentrieren, die sexuelle Energie nach oben in den Scheitel zu lenken. Atmen Sie ein, und kontrahieren Sie den gesamten Damm, das Steiß- und Kreuzbein und den Penis. Einige Männer finden es hilfreich, auch das Gesäß einzuziehen. Mantak Chia beschreibt diese Technik der »umfassenden Kontraktion« klar in seinem Buch *Taoist Secrets of Love: Cultivating Male Sexual Energy*.[31] Das »Feuer« kann auch durch Zusammenziehen nur des Damms kontrolliert werden. Ziehen Sie während des Verkehrs wiederholt die Dammuskeln zusammen und lassen sie anschließend wieder los, während Sie sich darauf konzentrieren, Qi in das Dantian zu leiten. Sie können dies entweder während des Stoßens oder in einer Pause tun. Eine noch feinere Methode ist das Zusammenziehen und Loslassen eines bestimmten Punktes auf dem Damm, der Huiyin heißt, »Zusammenkunft des Yin«. Huiyin ist eine kleine empfindliche Vertiefung in der Mitte zwischen Genitalien und After. Je größer Ihre Fortschritte beim Qigong und bei der Energiekontrolle, desto leichter fällt es Ihnen, die sexuelle Energie aufsteigen zu lassen, indem Sie diesen Punkt kontrahieren oder sich auf ihn konzentrieren.

Wenn die sexuelle Energie nach oben gesogen wird, ist die Aktivität des sympatischen Nervensystems blockiert, so daß kein Samenerguß erfolgt. Energetisch gesehen wird die sexuelle Energie im Rückgrat nach oben und aus den Genitalien abgepumpt. Dies vermindert zwar die Erregung der Genitalien, erhöht jedoch das Lustgefühl im gesamten Körper.

In vielen Qigong-Schulen wird empfohlen, unmittelbar vor der Ejakulation den Huiyin-Punkt mit einem Finger fest zu pressen, um den Samen zu blockieren, bevor er durch die Harnröhre abfließt. Der Gedanke dabei ist, Jing in sein internes Reservoir zurückfließen zu lassen oder in höhere Energieformen umzuwandeln. Im alten China sollen manchmal die Mätressen diesen

Punkt bei entsprechendem Signal vom Mann zusammengedrückt haben. Durch das Pressen des Huiyin soll der Mann angeblich auch ohne Samenerguß zum Orgasmus kommen und seine Erektion halten, so daß sich der Beischlaf verlängert. Ich empfehle diese Methode nicht. Akupunkteure betonen aufgrund ihrer Erfahrung mit Anhängern dieser »Injakulationstechnik«, diese führe unter Umständen zu Jing-Stagnation, Prostata-Entzündungen und Zysten. Wenn die Ejakulation bevorsteht, sollte man besser zu einem harmonischen Energieaustausch mit der Partnerin finden und nicht versuchen, den natürlichen Prozeß zu unterbinden. Auf diese Weise geht keine Energie verloren, die beiden Akteure gewinnen vielmehr hinzu: Der Mann speichert Yin, und die Frau erwirbt Yang. Vergessen Sie auch nicht die von Wile so genannte »Ausnahmeregel«[32] der klassischen Sexualliteratur Chinas. Je mehr Mann und Frau harmonieren und je besser ihre Chemie stimmt, desto weniger muß sich der Mann um den Verlust seines Samens sorgen.

Austausch von sexueller Energie

In den 30er Jahren reiste einer meiner daoistischen Lehrer mit seinem Freund, einem buddhistischen Priester, zum Kloster des daoistischen Heiligen Jianxian, »Unsterblicher des Schwertes«. Sie erreichen das Kloster am heiligen Berg Emei in der chinesischen Provinz Sichuan nach zwei Tagesreisen. Am ersten Abend nach ihrer Ankunft ließ sich der Meister überreden, »daoistischen Sex« zu demonstrieren, zur Freude meines daoistischen Lehrers und zum Entsetzen des enthaltsamen Buddhisten.

Alle Lichter im Kloster waren gelöscht mit Ausnahme von zwei Kerzen auf dem Altar. Der Meister saß auf einem Stuhl, als eine Daoistin den Raum betrat und ihm gegenüber Platz nahm. Beide waren in lange, fließende Gewänder gehüllt, die ihnen bis zu den Knöcheln reichten. Sie schlossen die Augen, und ein Zustand tiefer Ruhe schien sich ihrer zu bemächtigen. Dann – so mein Lehrer – hörte man plötzlich ein windähnliches Rauschen: Ein Lichtstrahl schoß vom Genitalbereich des Meisters zum Jadetor der Frau, tauchte einen Augenblick später aus den Augen der Frau wieder auf und schoß zu den Augen des Meisters hinüber. Der Strahl kreiste auf diese Weise mehrmals und zirkulierte dann in umgekehrter Richtung. Aus den Augen des Meisters zur Frau, dann, im Genitalbereich der Frau wieder auftauchend, hinüber zum Meister, jedesmal begleitet von diesem windähnlichen Geräusch.

Mein jugendlich wirkender neunzigjähriger Lehrer begeisterte sich mit einem Funkeln in den Augenwinkeln: »Das ist unser daoistischer Sex. Energie zirkuliert, beide lächeln. Beide sind glücklich. Und dabei haben sie ihre Unschuld nicht verloren!«

Sollen wir diese Geschichte glauben und wörtlich nehmen? Mir kommen leise Zweifel. Doch die Botschaft ist eindeutig, man kann sie leicht auf die uns vertrauten Varianten des Sexualverkehrs übertragen.

Das Wesentliche beim daoistischen Sex oder Qigong-Sex ist Energieaustausch und -zirkulation. Die Drei Schätze werden über die drei Kontaktstellen Genitalien, Lippen und Augen ausgetauscht. Jing fließt beim genitalen Kontakt von einem zum anderen. Beim Küssen und Einsaugen des Speichels und Atems des anderen wird Qi ausgetauscht. Wenn Sie Ihrem Partner tief in die Augen schauen, fließt Shen, die spirituelle Energie, von einem zum anderen.

Möglich ist auch eine Variante der Meditation Kleiner Himmelsumlauf (siehe Kapitel 11). Hier einige Beispiele:

a) Die Frau kontrahiert ihr Jadetor und saugt das Yang-Qi vom Mann ein. Sie läßt dieses durch ihr Lenkergefäß und ihr Dienergefäß zirkulieren: den Rücken hinauf, über den Scheitel, an der vorderen Mittellinie des Körpers hinunter, durch die Mitte des Brustbeins, am Nabel und an den Genitalien vorbei wieder zurück zum Rücken. Der Mann kann das gleiche tun, sich vorstellen, das Yin einzusaugen und es dann zirkulieren zu lassen. Dies kann gleichzeitig geschehen, oder die Energie fließt vom einen zum anderen: Die Frau saugt Qi aus dem männlichen Jadestengel, schickt es ihren Rücken hinauf, vorn wieder hinunter und bittet anschließend den Mann, die Energie einzusaugen. Er saugt sie aus dem Jadetor in seinen Penis, schickt sie auf die Runde und gibt sie anschließend wieder an die Frau ab. So zirkuliert ein ununterbrochener Qi-Strom zwischen den beiden.

b) Der Mann trinkt den Speichel seiner Partnerin, schickt ihn zu seinem Dienergefäß hinunter und anschließend über seinen Rücken wieder nach oben. Er gibt dann den Speichel an seine Partnerin ab. Sie tut das gleiche mit seinem Speichel, schluckt ihn vorn hinunter und schickt ihn am Rücken wieder nach oben, um ihn dann wieder dem Mann zurückzugeben. Der Zyklus beginnt von neuem.

c) Der Mann saugt Qi aus dem Jadetor der Frau in seinen Jadestengel. Er schickt es über seinen Rücken und Scheitel und bittet dann seine Partnerin, die Energie einzusaugen. Sie trinkt seinen Speichel und schickt ihn durch ihr Dienergefäß abwärts, bis er durch ihr Jadetor wieder austritt. Der Mann saugt die sexuelle Energie abermals über sein Rückgrat nach oben und läßt sie durch seinen Mund wieder austreten. Sie saugt diese ein, und so setzt sich der Umlauf eine Weile fort und beginnt dann in umgekehrter Richtung: Dieses Mal saugt die Frau mit ihrem Jadetor das Yang-Qi des Mannes ein, läßt es über ihr Rückgrat und ihrem Scheitel zirkulieren und über ihren Mund wieder austreten. Nun saugt der Mann es von dort ein, schickt es über seine Körpervorderseite nach unten und läßt es über seinen Jadestengel austreten. Der Umlauf setzt sich fort.

Mit etwas Phantasie können Sie eigene Varianten für sich entdecken.

Der Geist steuert das sexuelle Qi

Die Erfahrungen aus Ihrer Meditationspraxis können Sie leicht auf die Partner-Energiearbeit übertragen. Mit Erlaubnis Ihres Partners/Ihrer Partnerin können Sie sexuelle Energie auf jeden heilungsbedürftigen Punkt Ihres Körpers lenken. Wichtig ist, daß Sie um Erlaubnis bitten; so lassen Sie ihn/sie wissen, daß Liebe und Energie schenken, nicht nehmen, das Wichtigste für Sie ist.[33]

Sie und Ihr Partner/Ihre Partnerin stellen sich jeweils vor, die sexuelle Energie sei ein heilkräftiger Lichtstrahl, der den gesamten Körper zu heilen vermöchte. Saugen Sie ihn aus dem Genital ihres Parters/Ihrer Partnerin und lassen ihn aus dem Scheitel austreten und sich über Ihre Haut ergießen. Am besten gelingt dies während des gleichzeitigen Orgasmus. Wenn der Mann seinen Samen ergießt, saugt die Frau Jing und Qi in ihrem Körper nach oben. Unmittelbar nach der Ejakulation fällt die Eichel ganz natürlich ein wenig in sich zusammen. Der Mann sensibilisiert sich für diesen Augenblick und schickt die orgastische Energie der Frau in seinem Körper nach oben.

Wie bei anderen Qigong-Techniken sollten Sie Ihre »Meditation« mit einer Massage beenden. Anstelle der Selbstmassage massieren Sie jedoch Ihren Partner/Ihre Partnerin. Streicheln Sie seinen/ihren gesamten Körper, und vergessen Sie nicht den Kopf, den Bauch, den unteren Rücken und die Füße (insbesondere die beiden Yongyuan-Punkte, »die Sprudelnden Quellen«). Wenden Sie die Techniken der Äußeren Qi-Heilung an. Wenn Sie Ihre Handflächen auf die bedürftigen Stellen legen, kommen Sie an das Qi heran (*deqi*), indem Sie feinfühlig und liebevoll mit der heilenden Energie in Kontakt treten.

Vergessen Sie Ihre Gefühle nicht!

Die Qigong-Sexualtechniken können Ihre sexuelle Harmonie und Ihr sexuelles Glück steigern, sie sind jedoch kein Selbstzweck. Vergessen Sie daher all diese Techniken zu Beginn einer Beziehung. Das ist ernst gemeint. Praktizieren Sie diese nicht! Lassen Sie vielmehr Ihrer Liebe freien Lauf, lassen Sie Ihre Zuneigung sich entwickeln und lernen zunächst einmal, die Bedürfnisse Ihres Partners/Ihrer Partnerin zu verstehen. Später ergibt sich vielleicht die Gelegenheit, verschiedene Qigong-Techniken anzuwenden. Wenn Sie beide eine Technik als unnatürlich oder für Körper und Psyche als abträglich empfinden, setzen Sie sie nicht fort. Denken Sie niemals: »Das *soll* doch gut für mich sein.« Entweder eine Technik ist gut, oder sie ist es nicht. »Soll« existiert nicht!

Es mag Ihnen seltsam erscheinen, daß das Wort Liebe kaum in der klassischen Qigong-Literatur über Sexualität auftaucht – in den von Wile übersetzten Texten nur viermal. Wir lesen von Leidenschaft und Ekstase, von wünschenswerter Harmonie und Übereinstimmung, doch selten taucht das Wort Liebe auf. Das heißt nicht, daß Chinesen die Liebe nicht kannten. Märchenhafte romantische Liebesgeschichten spielen im östlichen Kulturkreis eine viel geringere Rolle als im Westen. Doch wer in einem chinesischen Lyrik-Band liest, stellt fest, daß sich menschliche Gefühle überall auf der Welt gleichen. Vielleicht gab es zu wenig Lyriker unter den Sexual-Patriarchen Chinas oder zu wenige, die ihre Erfahrungen aufschrieben.

Die Qigong-Sexualtechniken können uns moderne Menschen vor allem lehren, unserem Partner/unserer Partnerin als Ausdruck unserer Liebe größere Befriedigung zu schenken. Liebe unterscheidet sich von Jing dadurch, daß sie nicht gespeichert werden muß. Sie ist die unergründlichste Form von Qi, je mehr davon verschenkt wird, desto stärker wird sie.

Kapitel 21
Der Kreis schließt sich: Meisterschaft und Dummheit

*Ich machte mich dorthin auf und kehrte zurück;
nichts Außergewöhnliches sah ich:
Der Berg war regenverhangen,
der Fluß führte Hochwasser.*

Zenrinkushu (Spruchweisheiten aus dem Zen-Wald),
ein klassisches Buch des Buddhismus, 17. Jahrhundert

Gibt es im Qigong Ränge oder Gürtel wie in den Kampfkünsten? Wie wird man Qigong-Meister? Antworten auf diese Fragen sind hilfreich, damit Sie Ihre eigenen Fortschritte und das Können eines Lehrers beurteilen lernen.

Was heißt »Meister«?

Ich verwende den Begriff »Meister«, um meinen Respekt vor jemandem zu bezeugen, der eine Fertigkeit erworben hat, und dies unabhängig davon, ob er eine große Autorität ist oder »meisterlich« andere überflügelt. Das chinesische Wort *laoshi*, Lehrer oder Professor, übersetze ich als »Meister«. Also: Zhang Laoshi, Professor Zhang, Lehrer Zhang oder Meister Zhang. Einige Chinesen der älteren Generation verwenden noch immer den Terminus *sifu* (Kantonesisch See-foo ausgesprochen; Mandarin: *shifu*). Wörtlich übersetzt: »Lehrer-Vater«. Im Zusammenhang mit Qigong und den Kampfkünsten bezieht sich »Sifu« oft auf das alte Schüler-Lehrer-Verhältnis, in welchem der Schüler sich lebenslang an einen bestimmten Meister und eine bestimmte Qigong-Familie band. Die Chinesen haben den Spruch: »Ein Lehrer für einen Tag ist wie ein Vater, den man das ganze Leben hat.« Ich bin jedoch kein Anhänger des Guru-Schüler-Verhältnisses und bevorzuge daher das weniger zweideutige Laoshi.

Intensität des Lernens

Im Qigong hängt das erreichte Niveau oder der Rang mehr von der Lernintensität und vom Trainingsstand ab und nicht davon, ob man eine bestimmte Anzahl neuer Techniken beherrscht. Diese Tatsache wird bei bekannten Qigong-Autoren häufig mißverständlich dargestellt – sie kommen damit dem Erwerbstrieb und dem hierarchischen Erziehungsmodell in den westlichen Industrieländern entgegen sowie der Neigung der Menschen, Quantität über Qualität zu stellen. Qigong gleicht einem Kunstwerk. Ein schwungvoller Pinselstrich ist sehr viel eindrucksvoller als ein peinliches oder häßliches Gemälde. Die Chinesen sagen: »Wenn du einen Tiger zeichnen willst, den Pinsel jedoch falsch hältst, ähnelt dein gezeichneter Tiger einem Hund.«

Curly, der lebenserfahrene und betagte Cowboy in dem sehenswerten Film *City Slickers – Die Großstadt-Helden* erklärt seinem jungen Schützling, das Geheimnis des Lebens liege darin, »eine Sache« wirklich zu beherrschen. Ich verkenne nicht die Bedeutung einer umfassenden Ausbildung. Viele Rezepte verhindern Überdruß und ermöglichen es dem Koch, geschmackvollere Kombinationen zu kreieren und zusammenzustellen. Durch Experimentieren mit unterschiedlichen Qigong-Techniken können wir uns ein tieferes Verständnis für die Qi-Eigenschaften und -Funktionsweise erwerben. Besonders wichtig ist Vielseitigkeit für den professionellen Qigong-Therapeuten (oder -Lehrer), da dieser in der Lage sein muß, für seine einzelnen Patienten die jeweils richtige Methode zu finden.

Vielseitigkeit ist jedoch keine Garantie für Qualität und Meisterschaft. Wer ein Meister werden will, muß sich immer wieder mit »einer Sache« beschäftigen, und zwar der wichtigsten Voraussetzung oder den Voraussetzungen für alle Qigong-Übungen: Wie kann ich mich entspannen? Wie atme ich? Wie gelingt es mir, mit meiner ganzen Person – mit Geist, Körper und Seele – zu lieben, ohne daß ich in einzelne Teile auseinanderfalle? Bin ich mir meines Selbst und meines Platzes im Universum bewußt? Wie kann ich Liegen, Sitzen, Stehen, Gehen beherrschen? Für die »Großstadt-Helden« heißt dieses eine nicht, die Technik des Reitens oder Rinderhütens zu beherrschen, sondern richtig leben zu lernen, um das Leben in volleren Zügen zu genießen.

Nicht nur Chinesen werden Meister!

Ein wirklicher Meister ist ein bescheidener Führer und Berater. Zeigt er in Richtung Mond, will er seinen Schüler veranlassen, auf den Mond zu schauen und nicht auf ihn selbst! Ein Meister heischt niemals nach blindem Gehorsam oder erwartet diesen gar. Wenn er oder sie etwas fordert, dann gleichzeitig auch von sich selbst, immer bereit, mehr zu lernen, Fortschritte zu machen. Aus diesem Grund begrüßt der Meister gesunden Skeptizismus seines Schülers und Fragen, die dieser stellt.

In dieser Überzeugung unterscheide ich mich von vielen meiner chinesischen Kollegen. In China versteht man Fragen oft als Zweifel an der Autorität des Lehrers oder der von ihm erwarteten Fähigkeit, die Bedürfnisse eines jeden Schülers genau zu kennen. Über dieses Problem sprach ich einmal mit Frau Gao Fu, einer in den Vereinigten Staaten zu Gast weilenden chinesischen Qigong-Meisterin. Mitten in unserer Unterhaltung rief sie plötzlich aus: »Oh, jetzt verstehe ich. Amerikaner fragen, weil sie ernsthaft an einer Antwort interessiert sind!« Nachdem ihr dies klargeworden war, bemühte sie sich immer öfter, die Wißbegierde ihrer westlichen Studenten zu befriedigen. Dies kam ihr und ihren Schülern zugute. Am Ende ihrer fünfmonatigen Lehrtätigkeit in den Vereinigten Staaten gestand sie mir, daß einige ihrer westlichen Schüler fortgeschrittener seien als die von ihr bereits sehr viel länger unterrichteten chinesischen Schüler. Sie haben es vielleicht schon erraten – man muß nicht unbedingt Chinese sein, um Meisterschaft im Qigong zu erlangen! Wenn einer Ihrer Lehrer/innen Vorurteile hat und die »Geheimnisse« den Schülern einer bestimmten Volksgruppe, Nationalität, Religion oder einem Geschlecht vorbehält, verlassen Sie auf Nimmerwiedersehen den Raum. Derlei Geheimnisse sind bestimmt nicht dazu angetan, Ihnen den Weg zu geistiger, körperlicher oder spiritueller Harmonie zu weisen.

Suche und Auswahl eines Qigong-Lehrers

Leider gibt es kein zuverlässiges und umfassendes Adreßbuch der Qigong-Lehrer. Einige Lehrer annoncieren in Zeitschriften und Zeitungen, andere findet man durch persönliche Empfehlung über Studenten, Qigong-Anhänger oder Ausbildungszentren für chinesische Medizin. In den meisten größeren Städten Europas und Nordamerikas gibt es mittlerweile Qigong-Lehrer, und es werden jedes Jahr mehr.

Das Können der Lehrer ist sehr unterschiedlich. Ich empfehle, bei der Suche nach einem Qigong-Lehrer westliche Kritikmaßstäbe anzuwenden. Stellen Sie die gleichen Anforderungen an Können und Professionalität eines Qigong-Lehrers wie an Lehrer anderer Disziplinen, Mathematik oder Kunst etwa. Der Lehrer sollte sich nicht nur auf seine Kunst verstehen, sondern auch auf die Vermittlung seiner Kunst. Halten Sie Ausschau nach jemandem, der kenntnisreich, kreativ, anpassungsfähig und bescheiden ist und seit wenigstens vier Jahren Vollzeit-Studenten unterrichtet. Halten Sie sich von Lehrern fern, die sich nach einigen Wochenendseminaren oder einem einwöchigen Aufenthalt in China als »Experten« bezeichnen. Die Qigong-Ausbildung gleicht der medizinischen Ausbildung. Nach rund vier Jahren hat man die Befähigung eines »praktischen Arztes«, und nach einigen zusätzlichen Ausbildungsjahren ist man Spezialist, ein echter Meister wird man jedoch erst nach sehr vielen Jahren klinischer Erfahrung.

Lassen Sie ein rüdes, egoistisches oder sonstiges unangemessenes Verhalten nicht als »exotisch, geheimnisvoll oder mystisch« durchgehen, weil Sie wegen der anderen Sprache oder des fremden kulturellen Hintergrunds des Lehrers unterschiedliche Maßstäbe an dessen Verhalten anlegen. Unterstellen Sie auch nicht, ein Qigong-Lehrer, ob Chinese oder Abendländer, habe eine ganz andere, möglicherweise sogar unergründliche Lebensphilosophie.

Wir Menschen gleichen uns alle in Grundzügen, schon deshalb, weil heute die Welt geographisch und kulturell immer näher zusammenrückt. Wir alle empfinden Liebe und Enttäuschung, Freude und Schmerz. Wir mögen zwar über unterschiedliche Scherze lachen, doch wir alle wissen, wie gesund herzhaftes Lachen sein kann. Das wichtigste Kriterium für die Kompetenz eines Lehrers ist möglicherweise seine oder ihre *Menschlichkeit*. Verkehrt der Lehrer mit Ihnen von gleich zu gleich, ist er für Sie ein Reisegefährte auf dem weiten Weg, der zu Weisheit und Wohlergehen führt?

Ein schwarzer Gürtel für Qigong? Beinahe

Welches sind nun die Stufen und Stationen auf dem Weg zur Qigong-Meisterschaft? An dieser Stelle möchte ich meinem Freund, Qigong-Meister Paul Gallagher, und dessen Lehrer, Meister T. T. Liang, für die unten abgedruckte originelle Klassifizierung danken.

Stufe 1: Großer Experte

Nach einigen Monaten Qigong-Training entdecken die Studenten normalerweise so viel angenehme Veränderungen an sich und Fortschritte in ihrer Gesundheit und Geistesverfassung, daß sie ein wenig zu Selbstüberschätzung neigen. Sie wissen etwas und glauben viel zu wissen. Dies ist verständlich und verzeihlich. In unserer Gesellschaft gibt es wenig Vorbilder für hervorragende menschliche Größe. Die Übenden sind sich daher noch nicht bewußt, daß sie noch am Anfang stehen und es noch so viel zu lernen gibt.[1]

Stufe 2: Hohes Tier

In diesem Stadium hat der Student die grundlegenden Qigong-Übungen gelernt. Er kann endlich allein üben und mit seinen Kenntnissen seine Freunde und Familie beeindrucken. Wenn diese genausowenig von Qigong verstehen wie er, werden sie ihn ob seiner Kenntnisse so schwieriger und esoterischer Dinge loben. Vielleicht benutzt er jetzt statt 10 Prozent seiner grauen Zellen 15 Prozent. Kein Grund zum Prahlen, hohes Tier!

Stufe 3: Dummkopf

Dem Dummkopf dämmert: »Ich weiß doch noch nicht allzuviel.« Wie Sokrates weiß er, daß er nichts weiß, und ist ziemlich beschämt über seine einstige Wichtigtuerei. Ein bekanntes chinesisches Sprichwort lautet: »Auch wenn ich es zu einem reifen und hohen Alter bringe und ununterbrochen lerne, gibt es immer noch etwas hinzuzulernen.« Die Differenziertheit der Qigong-Philosophie und -Übungspraxis ist einschüchternd und fesselnd zugleich. Sobald Sie sich perfekter Gesundheit und höchster Weisheit nahe glauben, entschwinden beide in weite Ferne. Sie glauben sich am Ziel und sind es doch nicht. Sie haben jedoch etwas begriffen, wenn Ihnen klargeworden ist, daß Sie noch nicht am Ende sind!

Stufe 4: Nichts Besonderes

Im körperlichen Bereich lautet das Ziel, Qigong-Theorie und -Praxis zu meistern. Auf der geistigen Ebene gilt es, ein tiefes Gefühl für die Zusammengehörigkeit mit dem Universum zu entwickeln, ein Gefühl für das Einssein mit dem Lebensatem (»Primär-Qi von Himmel und Erde«). Qigong ist nichts Besonderes und doch etwas ganz Einzigartiges. Ich stehe, ich atme. Was ist natürlicher oder tiefgründiger? Qigong ist der Weg, das Dao, das uns in die Lage versetzt, das Geheimnis und die Schönheit im ganz Alltäglichen wahrzunehmen.

In China glaubt man leider immer noch zu oft, Qigong sei eine Technik, mit der man sich besondere Kräfte aneignen könne. Qigong-Meister und -Magier demonstrieren, wie sie eine Stahlstange an ihrem Hals biegen, Steine auf ihrem Schädel zertrümmern und Gegenstände bewegen, ohne diese zu berühren.[2] Ich lernte einmal einen Qigong-»Meister« kennen, der behauptete, er könne – allerdings nur unter »richtigen Voraussetzungen« – Nebel auflösen, was ihm nur einmal unter hundert Versuchen gelang. Wer sich mit solchen Show-Effekten befaßt, entfernt sich vom eigentlichen Ziel des Qigong – dem Ziel, die Lebenskraft zu steigern. Was ist wundervoller als die Heilung einer Verletzung oder Krankheit? Unser Körper ist immer noch geheimnisvoller als alles andere. Der verstorbene John Blofeld, ein anerkannter Autor und Fachkenner der chinesischen Glaubenswelt, sagte mir einmal: »Qigong kann Kräfte freisetzen: Unsichtbarkeit – unerkannt in einer Menschenmenge sich bewegen; Astralleib-Reise – wissen, daß das eigentliche Selbst überall ist; Schweben – sich selbst leichtnehmen.«[3]

So schreiten wir fort vom Großen Experten über das Hohe Tier und den Dummkopf zum Nichts-Besonderen. Am Ende führt uns der Weg über die Vielschichtigkeit des Qigong wieder zurück zu Einfachheit und Bescheidenheit. Wir werden uns immer mehr der grundlegenden Fragen unseres Lebens bewußt und begreifen, daß unser rastloser Intellekt nicht auf alles eine Antwort weiß.

Meinen Freund Paul Gallagher faszinierten immer einige meiner Anekdoten über Qigong-Meister, die »innere Kraft« erlangt hatten, die Fähigkeit, Faustschläge und Fußtritte ohne Verletzungen einzustecken. Als er seinen Lehrer Meister Liang über diese Fähigkeiten befragte, sah ihn Liang mit einem ernsten, durchdringenden Blick an und antwortete: »Ja, wenn eine da ist, sind viele da.« Er wiederholte: »Wenn eine da ist, sind viele da. Was heißt das?« Paul wunderte sich über diese tiefgründige Bemerkung, zweifellos war damit die essentielle Kraft des Qi gemeint. Bezog sich Meister Liang vielleicht auf das eine und das Ungezählte, die Einheit in der Vielfalt, die Komplexität der Meridiane und die Bündelung im Dantian? Oder gab es eine andere Antwort auf dieses Rätsel? Paul schüttelte den Kopf: »Ich weiß nicht, Meister Liang, was das bedeutet.« Meister Liang klärte ihn auf: »Kakerlaken, Paul, Kakerlaken! Fragen Sie nicht soviel. Üben Sie.«

ANHANG

Anhang A
Zeittafel

Xia (legendär):	ca. 2000-1600 v. Chr.
Shang:	ca. 1600-1028 v. Chr.
Zhou:	1028- 221 v. Chr.
Qin:	221-206 v. Chr.
Han:	206 v. Chr.-220 n. Chr.
Die Drei Reiche:	220-280
Westliche Jin:	232-300
Östliche Jin:	317-420
Die Sechs Dynastien:	420-581
Sui:	581-618
Tang:	618-907
Die Fünf Dynastien:	907-960
Nördliche Song:	960-1126
Südliche Song:	1127-1279
Jin:	1115-1234
Yuan (Mongolen):	1260-1368
Ming:	1368-1644
Qing (Mandschu):	1644-1911
Republik China (seit 1949 auf Taiwan):	ab 1912
Volksrepublik China:	ab 1949

Anhang B
Ein technischer Hinweis zum Konzept »Dantian«

Im Dantian, dem Elixier- oder Zinnober-(*dan*-)Feld (*tian*) und energieträchtigen Teil des Körpers, kann das Elixier der Gesundheit, der Weisheit und des langen Lebens angesiedelt werden. Dan läßt sich auch mit »Alchimie« übersetzen. In der Äußeren Alchimie (*waidan*) wurde traditionell das Elixier durch Reinigen und Erhitzen von Kräutern, Mineralien und anderen Stoffen hergestellt. Beim Qigong, einer Lehre, die sich mit Innerer Alchimie (*neidan*) befaßt, werden alle notwendigen Komponenten für das Elixier im Körper selbst hergestellt. Der alchimistische Schmelztiegel ist der Unterbauch.

Der Begriff Dantian findet sich zum ersten Mal in einem bedeutenden Klassiker der daoistischen Alchimie und Meditation aus dem 3. Jahrhundert n. Chr., im *Huangting waijingjing* (»Kanon des äußeren Leuchtens des Gelben Kaiserhofs«): »Durch die Atmung gelangt das Primär-Qi in das Dantian. Das Dantian, drei Zoll unter dem Nabel, ist das Tor für Yin und Yang.« Glaubt man dem *Taixijing* (»Klassiker der Embryonal-Atmung«), einem Text im Daoistischen Kanon (*Daozang*), gibt es eine Anspielung auf das Dantian in dem sehr viel älteren Werk *Daodejing* (»Klassiker von Weg und Wirkkraft«) des Laozi (4. Jh. v. Chr.). Dort lesen wir in Kapitel 6 die Zeilen: »Das Tor des dunklen Weibs (*xuanpin*) ist die Wurzel von Himmel und Erde.« Im späteren *Klassiker der Embryonal-Atmung* heißt es dann: »Das Dantian ist das dunkle Weib.« Es ist weiblich, da man es sich als Mutterleib vorstellt, in dem das Innere Yin und Yang zu einem neuen Sein ausflocken, zu einem »unsterblichen Fötus« in daoistischer Terminologie.

Ein technischer Hinweis zum Konzept »Dantian« 561

Es gibt drei Dantians: im Unterbauch, in der Brust und als drittes Auge zwischen den Augenbrauen. Das untere Dantian ist das wichtigste. Es ist das Zentrum der Schwerkraft des Körpers, des Atems und der Energie. Normalerweise meint man dieses Zentrum, wenn man vom Dantian spricht. Es liegt ungefähr drei Zoll unter dem Nabel im Körperzentrum, bei jedem Menschen verschiebt sich – je nach Körperproportion – die Lage des Punktes etwas.

Es heißt in der daoistischen Mythologie, diese drei Dantians würden von drei Würmern geplagt. Der untere Wurm schädige das Fortpflanzungssystem, der mittlere Wurm nage an den inneren Organen und der obere Wurm verzehre das Gehirn. Diese Würmer können – so der Mythos – durch ethisches Verhalten, gute Taten, eine ausgewogene Diät und heilendes Qi ausgehungert werden. Für die Daoisten gibt es kein Warten auf ein zukünftiges Leben, will man das »Karma« seiner Taten oder die Früchte spiritueller Betätigung ernten.

Qigong-Meister Jiao Guorui weist korrekterweise darauf hin, daß auch bestimmte Akupunkturpunkte als Dantian gelten und man sich auf sie während der Qigong-Meditation konzentrieren kann. Das vordere Dantian liegt auf der Körpervorderseite am Nabel. Wenn man sich auf diesen Punkt konzentriert, werden Verdauung und Bauchatmung verbessert. Viele Daoisten konzentrieren sich auf diesen Punkt mit der Begründung, daß der Nabel auch für den Erwachsenen eine Primär-Qi-Quelle sei, da der Fötus seine Nahrung ja aus ihm beziehe. Das mittlere Dantian (ich bezeichne es meist entweder als Dantian oder unteres Dantian) liegt drei Zoll unter dem Nabel, im Körperzentrum auf der Leitbahn Chongmai (Breite Troßstraße). Bei einigen Autoren liegt dieser Punkt auf Nabelhöhe und nicht unterhalb des Nabels. Durch Konzentration auf das mittlere Dantian lassen sich Qi nähren, das Fließen des Qi in den Meridianen verbessern, die Atmung, Verdauung und der Blutkreislauf stärken. Das hintere Dantian ist identisch mit dem Akupunkturpunkt Mingmen

(Pforte des Lebens), auf der Wirbelsäule zwischen dem zweiten und dritten Lendenwirbel gelegen, gegenüber dem Nabel. Die Konzentration auf das Mingmen gilt als sehr stärkende Qigong-Technik und ist äußerst populär. Sie verbessert die Nierenfunktion, stärkt Jing (Wachstums- und Sexualenergien) und Qi und stimuliert die Fähigkeit des Körpers, Primär-Qi aus dem Universum zu absorbieren.

In einigen Qigong-Texten wird das untere Dantian mal mit dem einen, mal mit dem anderen der drei folgenden Akupunkturpunkte gleichgesetzt: Guanyuan (das erste der Paßtore), 3,5 Zoll unterhalb des Nabels, an der vorderen Außenfläche des Körpers; Qihai (Meer des Qi), zwei Zoll unterhalb des Nabels an der vorderen Außenfläche des Körpers; schließlich Huiyin (Zusammenkunft des Yin), ein sensibler Punkt in der Mitte des Perineums (Damm) zwischen den Genitalien und dem After. Ich rate davon ab, sich längere Zeit auf den letzten Punkt zu konzentrieren, da dies zu sehr stimuliert und Energie-»Schübe« auslöst. Guanyuan und Qihai sind jedoch sehr wichtige Meditationspunkte. Jiao Guorui meint, daß durch Konzentration auf diese Punkte das Primär-Qi und die Konstitution verbessert werden können.

Verwirrenderweise wird Qihai, »Meer des Qi«, in einigen chinesischen Meditationstexten als esoterischer Name für das untere Dantian verwendet, und zwar für die Punkte, die zwei bis drei Zoll unter dem Nabel liegen (auf Höhe der Punkte Qihai oder Guanyuan), oder für den Punkt im Körperzentrum, der bei Jiao Guorui »mittleres Dantian« heißt. Wieder sehen wir, daß mit einem identischen Begriff unterschiedliche Dinge bezeichnet werden können, je nach Autor oder Zusammenhang. In der Akupunktur-Literatur wird die Bezeichnung Qihai jedoch ausschließlich für einen ganz bestimmten Akupunkturpunkt verwendet. In der Qigong-Literatur kann Qihai unter Umständen diesen Akupunkturpunkt bezeichnen, kann aber auch auf die untere Dantian-Region weisen (die bei einigen Autoren wiederum ein Akupunkturpunkt ist).

Ein technischer Hinweis zum Konzept »Dantian«

In Kapitel 3 habe ich auf den Zusammenhang zwischen den drei Dantians und Jing, Qi und Shen hingewiesen. Dies ist ein theoretisches Modell, das auf den von mir in diesem Buch vorgestellten Qigong-Stilen basiert. Viele Qigong-Experten stimmen mit meiner Einteilung des Körpers überein. Die Anhänger der traditionellen daoistischen Sekte *Tianshipai* (2. Jh. n. Chr.), »Sekte des Himmlischen Meisters«, entwerfen dagegen ein etwas anderes Bild des Körpers. Übereinstimmung herrscht darin, daß Jing im unteren Dantian gespeichert wird. Shen wird jedoch in das mittlere Dantian verlagert – und dies entspricht der Verknüpfung von Herz und Geist in der klassischen chinesischen Medizin. Im oberen Dantian sehen die Sektenanhänger den Qi-Speicher und das Depot für das Primär-Qi aus dem Universum. Das mittlere Dantian korrespondiert mit Erde, Herz und Shen, das untere Dantian mit Intuition, »Eingebung« und Wasser.

Obwohl diese unterschiedlichen Modelle nicht immer zueinanderpassen, sind sie in sich stimmig. Das bedeutet, Sie lesen nicht in einem Kapitel einer Abhandlung, die sich auf eine bestimmte Tradition stützt, Shen liege ausschließlich im oberen Dantian, um dann kurz darauf zu lesen, es liege im mittleren Dantian. Die verschiedenen Modelle stellen eben nicht die Ultima ratio dar, wie Sie der Tatsache entnehmen können, daß es so viele Arten gibt, den Körper einzuteilen und die Qi-Funktionsweise zu erklären. Dies ist vielleicht für den einen frustrierend, für den anderen ist es jedoch befreiend.

Anhang C
»Doppelblind« oder »Doppelmoral«?

»Wenn mein Kind trotz Penicillin keine höhere Punktzahl beim Schul-Eignungstest erreicht, ist es wohl ein wirkungsloses Medikament.« Was ist an dieser Aussage falsch? Es handelt sich – aus der Sicht von Shellenberger und Green – um einen kategoriellen Fehler. »Ein derartiger Fehler stellt sich ein, wenn die für eine bestimmte Grundaussage zulässige Betrachtungsweise fälschlicherweise auch auf eine andere übertragen wird.«[1] Das gleiche Problem liegt vor, wenn Wissenschaftler eines bestimmten Fachgebiets davon ausgehen, ihre Methoden seien auf Qigong übertragbar.

So gelten etwa die Standardregeln für Tier- und Medikamentenversuche nicht für die Qigong-Forschung. Bei Tierversuchen kann ein einfacher Reiz eine voraussehbare Reaktion erzeugen, vorausgesetzt die richtigen Bedingungen liegen vor und die erforderlichen Reizmengen werden gegeben. Menschen sind jedoch keine Ratten (die meisten von ihnen zumindest). Sie verbinden mit ihren Erfahrungen bestimmte Bedeutungen und Werte. Ihre Reaktionen auf Reize werden von einem Netzwerk von miteinander verbundenen und willkürlichen Variablen bestimmt, zu diesen zählen Überzeugungen, Ziele, Erinnerungen, Erwartungen, Aversionen, bewußte und unbewußte Motivationen, seelische Verfassung, Umwelt und die gesellschaftliche Unterstützung. All diese Faktoren machen es sehr schwierig, eine Reaktion auf die Qigong-Therapie exakt vorauszusagen oder ein Experiment unverändert zu wiederholen.

In der Medikamentenforschung bieten sich Tests mit der »Dreifachblind«-Methode an, um einen Placebo-Effekt auszuschließen. Weder der Proband noch der Laborant (die Person, die die Behandlung durchführt), noch der wissenschaftliche Auswerter sind informiert, welche Person die zu testende Arznei und wer die unwirksame Substanz einnimmt. Dies ist natürlich in der Qigong-Forschung ebenfalls nicht durchführbar. Qigong-Anhänger sind sich bewußt, eine besondere Heilmethode anzuwenden, eine in der chinesischen Kultur anerkannte Methode. Qigong-Lehrer, selbst wenn sie unter Laborbedingungen arbeiten, haben normalerweise eine ganz bestimmte Erwartungshaltung an ihre Schüler. Es gibt keine absoluten Unterscheidungskriterien, was spezifische Therapieauswirkungen sind und was nicht.

Kategorielle Fehler tauchen auch im Zusammenhang mit der Dosierung auf. Qigong kann man nicht wie Medikamente in vorgeschriebenen Dosen verordnen, und es eignet sich daher nur schwer für reproduzierbare Testprotokolle. Die chinesische Diagnostik arbeitet nicht mit statischen Zuständen, sondern mit veränderlichen und sich entwickelnden körperlichen, geistigen und seelischen Erscheinungsbildern des Patienten. Der Zustand verändert sich je nach Patient täglich ein wenig. Soll die Wirkung einer Qigong-Therapie genau ausgewertet werden, muß der Lehrer die Freiheit haben, seine Methoden abzuwandeln und auf den einzelnen Patienten zuzuschneiden.

Es kommt hinzu, daß Qigong nicht gezielt gegen nur eine spezifische Krankheit eingesetzt werden kann. Es hat stets umfassende Wirkungen auf die Gesundheit und das Bewußtsein des Menschen. Daher ist die Qigong-Forschung in mancherlei Hinsicht komplexer als gewöhnliche Medizinforschung, sie verlangt nach flexiblen, kreativen und intuitiven Methoden. Wenn wir diese Betrachtungsweise bei den Qigong-Forschungsmethoden nicht berücksichtigen, würden wir am Ende eine »Schein-Therapie auf eine Schein-Diagnose« anwenden – so Dr. Christina S. de la Torre, Präsidentin der American Academy of Medical Acupuncture.[2]

Natürlich gibt es auch Probleme, die bei der Durchführung von Tests mit der »Doppelblind«-Methode auftreten, und zwar bei Tests, die auf allopathischer und alternativer Medizinforschung basieren. Man geht davon aus, wenn weder Probanden noch Laboranten wüßten, wer die wissenschaftlich fundierte und wer die Schein-Therapie erhalte, könne man ohne Schwierigkeiten ein Ursache-Wirkung-Junktim zwischen einer speziellen Therapie und einem bestimmten Ergebnis erkennen. Das ist nur bedingt richtig. Es gibt hinreichende Beweise dafür, daß das Ergebnis eines Experiments von der Einstellung des federführenden Auswerters beeinflußt wird – davon, welches Maß an Pessimismus, Optimismus, Abneigung oder Hoffnung er oder sie in die Auswertung einfließen läßt. So verzeichnet möglicherweise ein Auswerter dauernd positive Ergebnisse und ein anderer negative, selbst wenn beide das Ergebnis der gleichen Therapie auswerten!

Die Forderung, Qigong hätte in »Doppelblind«-Experimenten seine hohe Effizienz (einige Kritiker fordern rund 100 Prozent) unter Beweis zu stellen, lenkt von der Tatsache ab, daß hier mit zweierlei Maß gemessen wird. Viele allopathische Behandlungsmethoden werden dieser Radikalforderung ebenfalls nicht gerecht. Das Office of Technology Assessment des amerikanischen Kongresses bestätigte 1978, daß 80-90 Prozent der ärztlich verordneten Therapien wissenschaftlich nicht abgesichert sind![3] Der Herausgeber des *British Medical Journal* kam 1991 zu einem ähnlichen Ergebnis und schrieb:»... nur rund 15 Prozent der Therapien sind durch fundierte wissenschaftliche Erkenntnisse abgesichert. ... Zurückzuführen ist dies teilweise darauf, daß nur ein Prozent der Beiträge in medizinischen Fachzeitschriften wissenschaftlich fundiert ist, und zum Teil darauf, daß viele Therapien überhaupt noch nicht auf ihre Wirksamkeit untersucht wurden.«[4]

Ich mache mich nicht dafür stark, auf alle lebensrettenden Medikamente und andere Behandlungsmethoden zu verzichten

– die Zaubermittel der modernen Medizin. Unangebracht erscheint mir lediglich blindes Vertrauen sowohl in allopathische Medizin als auch in alternative Therapiemöglichkeiten. Man geht allgemein davon aus, daß es sich bei 33 Prozent aller Heilerfolge, die auf allopathische Medizin zurückgeführt werden, um Placebo-Effekte handelt. Glauben Patient und Arzt jedoch an die Effektivität einer Therapie, liegt dieser Wert wahrscheinlich eher bei 70 Prozent. Bei einem Test mit 6931 Patienten, die medizinisch unwirksam therapiert wurden, war bei 40 Prozent ein hervorragendes Ergebnis festzustellen, bei 30 Prozent ein gutes und bei 30 Prozent ein schlechtes Ergebnis.[5]

Eine besonders schockierende Demonstration, was eine unwirksame medizinische Behandlung vermag, gaben Wissenschaftler in den 50er Jahren. An zufällig ausgewählten Probanden führten sie teilweise Brustoperationen durch, teilweise gaben sie diese Eingriffe nur vor. (Gott sei Dank fänden derlei Experimente heute niemals Gnade vor einem Ethikausschuß.) Damals sah der chirurgische Eingriff zur Linderung von Angina-pectoris-Schmerzen das Unterbinden bestimmter Brustarterien vor (Ligatur der inneren Brustwandarterie). Bei den nur vorgetäuschten Eingriffen wurde ein Schnitt in die Brust gemacht, und anschließend wurde die Naht wieder geschlossen. Die nur vermeintlich operierten Patienten bestätigten eine vergleichbare Schmerzlinderung wie die tatsächlich operierten. Sowohl die Patienten, deren Gefäße nicht unterbunden worden waren (die Placebo-Therapie-Patienten) als auch die tatsächlich operierten benötigten weniger Medikamente und zeigten größere Fitneß bei Körperübungen. Dieser verbesserte Zustand hielt für mindestens sechs Wochen an. In einem der Tests konnten die nicht operierten Patienten ihren verbesserten Gesundheitszustand über den Beobachtungszeitraum von sechs bis acht Monaten halten.[6]

Placebo-Effekte sind ein häufiges Phänomen in der Allopathie. Dies ist nicht erstaunlich. Dr. Herbert Benson stellte fest, daß »60 bis 90 Prozent der Patienten wegen streßbedingter Beschwerden zum Arzt gehen, und diese können nur schwer mit Medikamenten oder durch chirurgische Eingriffe behandelt werden.«[7] Häufig wird die Krankheit nicht durch die medizinische Therapie geheilt, sondern durch andere Dinge, Zuwendung etwa, Hoffnung, das Gefühl, nicht allein gelassen zu sein, oder das Vertrauen in die Kenntnisse des Arztes oder der Glaube an eine wunderwirkende Medizin-Technologie. Wenn einer Ihrer Ärzte daher mit dem Finger auf Qigong oder andere alternative Therapien zeigt und behauptet: »Das sind nur Placebos«, beobachten Sie genau, wohin seine drei anderen Finger deuten.

Dr. Carol Schneider und Dr. med. Wayne Jonas weisen darauf hin, daß wir uns zunächst über die Definition von Erfolg im klaren sein müssen, bevor wir die Effektivität einer Behandlung bewerten.[8] Sie unterteilen Therapieergebnisse in vier Kategorien: Heilung, Versorgung, Stärkung, Einsicht. Ich betrachte diese vier Heilungsaspekte, sofern man Heilung als ein umfassendes Geschehen auffaßt, als Elemente eines Prozesses, der zur Heilung führen kann oder auch nicht. Manchmal kann Heilung auch die Verbesserung der Lebensqualität oder die Vorbereitung auf einen bewußteren oder würdigeren Tod bedeuten.

Heilung: Allopathie und Qigong können Symptome heilen oder lindern, beide Methoden haben ihre Stärken und Schwächen. Die Heilerfolge der Allopathie zeigen sich oft schneller und deutlicher.

Versorgung: Die Krankenpflege in den verschiedensten Zweigen der östlichen und westlichen Medizin hat sich zu einer hohen Kunst und Wissenschaft der Patientenversorgung entwickelt; hier gibt es im Bereich von Qigong wenig Vergleichbares. Ich kann Ihnen daher nur raten, sich mit der Krankenpflegeforschung vertraut zu machen. Informationen finden Sie in Zeitschriften wie dem *Journal of Holistic Nursing* (siehe Qigong-Bibliographie). Qigong hat jedoch unübertroffene Techniken der Selbstversorgung und des Selbstmanagements entwickelt. Lernen Sie, auch nur ein wenig Ihren Krankheitsverlauf zu steuern, kann dies Ihr Selbstvertrauen stärken und zu einem besseren Behandlungsergebnis führen. Nach einer klassisch verlaufenen Konsultation bei einem westlichen Schulmediziner haben die meisten Patienten dagegen kaum eine Vorstellung davon, wie sie ihre eigene Gesundheit verbessern oder das Wiederauftauchen eines ernsten Gesundheitsproblems verhindern können.

Stärkung: Zur Stärkung gehört die Fähigkeit, mit Leiden, Krankheit und den psychologischen oder sozialen Problemen einer Krankheit besser fertig zu werden. Ein gestärkter Patient hat ein Gefühl der Zugehörigkeit (das Gegenteil von Entfremdung), eine Wert- und Zielvorstellung, einen Lebensplan und/oder -sinn. Psychotherapie und Qigong können dem Patienten bei diesem Stärkungsprozeß helfen.

Einsicht: Diese geht oft mit Stärkung einher oder ist die spirituelle Folge der Stärkung. Gemeint ist das Selbstverständnis und die Vergegenwärtigung der persönlichen Beziehung zum Göttlichen oder des persönlichen Standortes im Kosmos. Qigong übertrifft in diesem Bereich alle anderen Methoden.

Es liegt auf der Hand, daß die Qigong-Forschung qualitative und quantitative Faktoren zu berücksichtigen hat. Psychologische Tests, die etwas über Zufriedenheit, Stimmung und Wohlergehen des Patienten aussagen, könnten wichtige Bewertungsmaßstäbe sein.[9]

Obwohl es möglicherweise schwierig ist, für die Qigong-Forschung Testprotokolle mit zwei Unbekannten heranzuziehen, gibt es dennoch viele Aspekte wissenschaftlicher Forschungsmethodik, die sich auf Qigong übertragen ließen und deshalb übertragen werden sollten. Beherzigen sollte man dabei den Rat von Dr. Ed Gracely vom Medical College of Pennsylvania und der Hahnemann University School of Medicine: »Aus meiner Sicht impliziert die Forderung nach ›Reproduzierbarkeit‹, daß es möglich sein müßte, Tests mit einem ausreichend großen Probandenkreis und angemessener Methodik zu entwickeln, um relativ zuverlässige Ergebnisse zu erzielen, und dies, sobald feststeht, wie und in welchem Maß eine Therapie gegriffen hat.«[10]

In China wird jedoch zu wenig Nachdruck auf wissenschaftliche Arbeitsweise gelegt. Einige Forscher im Westen lehnen Qigong rundheraus ab, da es den vorgefaßten Meinungen über Funktionsweise (und Potential) des menschlichen Körpers widerspricht oder weil Qigong-Bewertungsmaßstäbe als unwissenschaftlich gelten. In China wiederum nimmt man allzu leicht die Ergebnisse der Qigong-Forschung für bare Münze. Nach Durchsicht zahlreicher Veröffentlichungen der Qigong-Wissenschaftskonferenzen in China sehe ich bei einigen – nicht allen – Beiträgen folgende Probleme:

a) Zu wenig Probanden, keine oder zu wenig Kontrollpersonen oder keine Nachprüfung nachprüfbarer Variablen, also keine Gruppierung der Testpersonen nach Geschlecht, Alter, Ausbildung, gesellschaftlicher Absicherung, psychischem Gesundheitszustand in Vergangenheit und Gegenwart und Qigong-Erfahrung. Ich las beispielsweise eine Studie über magnetische Signalaussendung als Folge des Qigong-Trainings: Der Test wurde mit drei Personen in der Kontrollgruppe und 17 Mitgliedern in der Qigong-Gruppe durchgeführt, die zwischen einem und zwanzig Jahren Qigong-Erfahrung mitbrachten. Ein solcher Probandenkreis läßt kaum aussagekräftige Schlußfolgerungen zu. Bei einem anderen Test konnten an Atembeschwerden leidende Patienten, die Qigong praktizierten, ihre Atemfrequenz von rund 19 auf 7 Atemzüge pro Minute senken. Dieses sagt wenig über Qigong an sich aus, da ähnliche Ergebnisse zu erzielen sind, wenn die Patienten gebeten werden, auf ihre Atemfrequenz zu achten. (Wenn Qigong ein Katalysator für diesen Effekt ist, kann dies jedoch als aussagekräftig gewertet werden.)

b) Zu wenig Versuche mit Qigong im Vergleich zu anderen Therapiemöglichkeiten. In China sind eine Reihe ausgezeichneter Forschungsprogramme durchgeführt worden, die bewiesen, daß Qigong im Zusammenwirken mit anderen Therapien bessere

Ergebnisse erbringt als diese Therapien allein. Wünschenswert wären für mich außerdem Untersuchungen, bei denen Qigong-Therapien allopathischen Behandlungsmethoden der Schulmedizin sowie anderen Formen alternativer Medizin gegenübergestellt werden, und zwar mit Hilfe von Kontrollpersonen.

Einen Vergleich von Qigong und Placebo-Therapie wie Zuckerpillen hat man bisher kaum angestellt. Interessant wäre die Behandlung eines Patienten mit einem Apparat, den der Therapeut dem Probanden als »Qigong-Gerät« vorstellt, das jedoch nur einen brummenden Motor hat. Aktive Placebos könnten ebenfalls getestet werden: Man könnte etwa harmlose Qigong-Techniken verschreiben, die eigentlich zur Therapie anderer Krankheitsbilder gedacht sind, und deren Wirksamkeit mit der eigentlich angezeigten Qigong-Methode vergleichen.

c) Wie läßt sich Kompetenz ermessen? Noch gibt es keinen zuverlässigen Weg, wie man das Können eines Lehrers für Inneres Qigong oder eines Äußeren Qi-Heilers erkennt. In China gelten Popularität, Medienbekanntheit und Zugehörigkeit zu einer bekannten Tradition als Garanten für Kompetenz. Objektive Bewertungsmaßstäbe würden manchmal – so fürchte ich – zu einem ganz anderen Ergebnis führen. In den USA und in Europa steckt Qigong noch in den Kinderschuhen, so daß Neulinge aus Unkenntnis vielleicht meinen, sie beherrschten bereits alles, auch wenn sie noch ganz am Anfang stehen. Wie stark der Effekt einer unwirksamen Therapie sein kann, beweist die Tatsache, daß auch Anfänger häufig in der klinischen Praxis Erfolg haben.

Es müßten Kompetenzmaßstäbe geschaffen und allgemein zugrunde gelegt werden. Zumindest sollten Lehrer eine vorgeschriebene minimale Ausbildungszeit absolviert haben (vier Jahre aus meiner Sicht), die grundlegenden Qigong-Techniken oder -Methoden beherrschen (vielleicht von einem Prüfungsausschuß bestätigt), einen Beweis ihrer Kenntnisse in klinischer Praxis oder als Lehrer erbringen und in der Fachliteratur bewandert sein. Physiologische Kennziffern der Qigong-Kompetenz könnten Qigong-EEG, Entspannungszustand, periphere Hauttemperatur, Leitungsvermögen der Akupunkturpunkte und Atemfrequenz sein.

d) Festgefügte Interessen. Experimente werden oft von Gruppen durchgeführt, die ein emotionales und finanzielles Interesse an positiven Ergebnissen haben. Ein Beispiel: Anhänger einer speziellen Qigong-Schule testen die Effektivität ihrer Technik bei der Krebsbekämpfung. Derartige Gruppen sind bekannt dafür, daß sie anekdotische Fallbeispiele als wissenschaftliche Tatsachen verkaufen, stets allein ihre Erfolge herausstreichen und ihre Mißerfolge verschweigen. Dies ist in den USA und Europa ein ebenso großes Problem wie in China.

e) Unbestätigte Diagnose und Heilung. Aus vielen Studien geht nicht hervor, ob das Problem medizinisch diagnostiziert oder bewertet wurde. Nach welchen Kriterien wird eine Krankheit als »geheilt« betrachtet? Bestätigen Röntgenaufnahmen oder Bluttests eine Heilung? Oder gilt sie als geheilt, wenn der Patient sagt, er fühle sich besser? Handelte es sich um eine zeitlich begrenzte Krankheit, das heißt, hätte die Zeit sie ohnehin geheilt? Bei einigen Behauptungen wünschte ich, sie wären wahr, doch ich halte sie leider für falsch. Li Hongqi und Huang Jianzhong berichteten etwa über die therapeutischen Wirkungen des Yuanji-Qigong: »Glaukom: 120 Fälle, 62 Prozent geheilt; verschiedene Krebsformen: 52 Prozent zum Stillstand gebracht, 36 Prozent geheilt; Paralyse (vollständige Nervenlähmung): 80 Prozent geheilt; geriatrische Leiden: 80 Prozent Heilung.«[11] In einer nicht nachvollziehbaren Studie wird behauptet: Alle Mitglieder einer paraplegisch gelähmten Gruppe von Schweinen hätten nach 89 Tagen unter Äußerer Qi-Heilung laufen können, während kein Schwein der Kontrollgruppe hätte stehen können.[12] Einer meiner Professoren wurde nicht müde, uns zu ermahnen: »Glauben Sie das nicht!« – beachten Sie, hier steht ein Ausrufe- und kein Fragezeichen. Es gibt leider zu viele, die behaupten: »Ich kann Krebs heilen. Wenn ich Sie nicht heilen kann, was kann Sie noch heilen?« Dies kam von einem angeblichen Qigong-Meister, nicht von Gott. Derartige Äußerungen nähren falsche Hoffnungen, Enttäuschung und Verzweiflung.

f) Vage oder veraltete diagnostische Bezeichnungen. Wenn es sich um Krebs handelt, um welche Art von Krebs? Wenn Qigong bei »Arthritis« empfohlen wird, für welche Art, Osteoarthritis oder rheumatische Arthritis? Die eine ist eine Abnutzungserscheinung, die andere eine Immunschwäche. Wenn für beide Formen die gleiche Qigong-Therapie verordnet wird, sind Diagnose, Therapie und angebliche Heilung mit Vorsicht zu genießen. Wenn zwanzig Paralyse-Patienten »geheilt« wurden, um welche Form der Paralyse handelte es sich? Was war der Auslöser? War die Wirbelsäule angegriffen? An welcher Stelle? In Berichten über Qigong-Therapien bei psychischen Leiden ist es noch schwieriger, das tatsächliche Krankheitsbild des Patienten zu bestimmen. Ein Großteil der Forschung beschäftigt sich mit der Therapie von *Shenjing shuiruo,* was wir gewöhnlich mit »Nervenschwäche« oder Neurasthenie übersetzen, ein schwammiger, unspezifischer Terminus für die verschiedensten Arten von Geisteskrankheiten, darunter auch Psychose und Schizophrenie. Wenn westliche diagnostische Bezeichnungen verwendet werden, sollten sie genau und differenziert sein.

g) Verschwommene Versuchsbeschreibungen. Welche Qigong-Technik beispielsweise trainierten die Probanden und wie häufig?

Leider vermögen bereits wenige »unwissenschaftliche Untersuchungen« die Glaubwürdigkeit einer ganzen Disziplin zu untergraben. Professionelle Kritiker und Skeptiker sind allzu schnell bereit, Qigong zu verwerfen, und richten ihr Augenmerk auf alles, was ihr Vorurteil stützt. Ich gehöre zwar nicht zu denen, die eine Konspiration zwischen der medizinischen und pharmazeutischen Industrie unterstellen mit dem Ziel, Forschungsergebnisse der komplementären Medizin zu unterdrücken oder zu diskreditieren, doch glaube auch ich, daß einige stärker an ihrem persönlichen Gewinn interessiert sind als an Gesundheitsvorsorge. Selbstheilung ist nur für den Patienten selbst einträglich. Der Herdeninstinkt ist auch in akademischen Kreisen lebendig und weit verbreitet: Universitätsprofessoren artikulieren manchmal ungern eine andere als die Mehrheitsmeinung, um ihre Reputation nicht zu gefährden.

Aus all diesen Gründen ist es wichtig, daß die Qigong-Forschung gefördert wird und hervorragende Arbeit leistet.

Anhang D
Heileffekte des Inneren Qigong:
Empirisches Beweismaterial

Kardiovaskuläres System: Niedrigere Herzfrequenz in Ruhestellung; normaleres EKG; größere Leistungsfähigkeit des Herzens; stabilisierter Blutdruck; weniger LDL (»schlechtes Cholesterin«), mehr HDL (»gutes Cholesterin«).

Kreislauf: Verbesserte Mikrozirkulation und periphere Zirkulation; verhindert Gefäßkrämpfe: sehr hilfreich bei Raynaudscher Krankheit (Störung der Blutversorgung in Händen und Füßen), Angina pectoris, Migräne.

Verdauung: Massiert innere Organe, verbessert die Peristaltik und den Appetit, weniger pathogene Keime im Kot (gesündere Mikroflora). Positive Wirkung auf Geschwüre und Verstopfung.

Gehirn: Langsame Gehirnwellen mit großer Amplitude, bessere Blutversorgung des Gehirns, weniger Gehirnschläge, hilfreich bei Lähmungen und Anfallsleiden.

Geistige Gesundheit: Abnahme: Streßempfänglichkeit, Typ A, Angstzustände, Zwangsneurosen, Depression. Stärkung: Gedächtnis, Konzentration, zwischenmenschliche Sensibilität.

Atmungssystem: Niedrigere Atemfrequenz, verbesserter Gasaustausch, bedeutender positiver Einfluß auf Asthma und Bronchitis.

Immunsystem: Mehr aktive Immunzellen, bessere Immunreaktionen gegen Antigene, wirkungsvoller Antikrebs-Effekt.

Bewegungsapparat: Verbessert Kraft, Beweglichkeit, Knochendichte, Koordination, nützlich bei Arthritis und Osteoporose.

Lebenserwartung: Verbessert: Blutdruck, Vitalkapazität, Cholesterin- und Hormonspiegel, Nierenfunktion, Hirnleistung, Sehkraft und Gehör, Hautelastizität, Knochendichte, Immunfunktion. Steigert die Körperkraft und Libido. Deaktiviert schädliche freie Radikale.

Anhang E
Glossar gebräuchlicher Qigong-Termini

Abwehr- oder Wehr-Qi 衛氣 (*weiqi*) Auch Verteidigungs-Qi genannt. Das energetische Immunsystem, der Aspekt des Qi, der von außen kommende Krankheitserreger daran hindert, in den Körper einzudringen und eine Krankheit zu verursachen.

Aktives Qigong Siehe Übungen-in-Bewegung.

Akupunktur 針刺 (*zhenci*) Das bekannteste Therapieverfahren der chinesischen Medizin. Theorie und Praxis der Technik, mit dünnen Nadeln über »Akupunkturpunkte« auf der Haut in den Körper einzudringen, um Krankheiten vorzubeugen und zu therapieren. Oftmals auch 針灸 (*zhenjiu*), »Akupunktur und Moxibustion« genannt, da Akupunkteure manchmal durch Wärme – Abbrennen von Moxa (Beifuß) auf den Akupunkturpunkten – den therapeutischen Effekt verstärken. Moxa wird auf verschiedenste Weise angewendet, etwa durch Befestigung von Moxa an der Akupunkturnadel oder Erzeugung von Wärme mit einer sogenannten Moxa-Zigarre direkt am Akupunkturpunkt.

Alchimie 煉丹 (*liandan*) Wörtlich: »Herstellen des Elixiers [des langen Lebens und der Gesundheit]«. Die chinesische Alchimie kennt zwei Arten, die *Innere Alchimie* 內丹 (*neidan*, auch Inneres Elixier genannt), bei der das Elixier durch Praktizieren von Qigong und Meditation im Körper hergestellt wird, und *Äußere Alchimie* 外丹 (*waidan*, auch Äußeres Elixier genannt), bei der auf pflanzlicher und/oder mineralischer Basis hergestellte Pillen geschluckt werden. Im alten China praktizierte man üblicherweise beide Arten gleichzeitig.

Äußere Qi-Heilung 外氣治療 (*wai qizhiliao*) In alten Texten »Qi verbreiten« 布氣 (*buqi*) genannt. Gemeint ist die Qigong-Therapie für einen anderen, nicht Qigong-Selbstheilung. Das Qi wird im allgemeinen über die Hände vom Meister auf den Patienten übertragen. Es gibt die Therapie mit direktem oder indirektem Kontakt, sie kann während der Akupunktur- oder Massage-Behandlung durchgeführt werden.

Baihui 百會 Wörtlich: »Zusammenkunft aller Leitbahnen«. Akupunkturpunkt 20 auf dem »Lenkergefäß«. Der Punkt liegt auf der Mitte des Schädeldachs, die Verbindungslinie zwischen den höchsten Punkten der Ohrmuscheln verläuft durch diesen Punkt. Qi wird durch einige innere Meditationsübungen und beim Einsaugen von Qi aus der Natur zu diesem Punkt gelenkt.

Buddhismus 佛教 (*fojiao*) Die Lehre und spirituellen Übungen, die auf Buddha, den »Erleuchteten«, zurückgehen, einen indischen Lehrer aus dem 6. Jahrhundert v. Chr., und die Weiterentwicklung seiner Lehren. Im Mittelpunkt der Lehre stehen Meditation und die Erkenntnis, daß Leiden durch »Lebensgier« hervorgerufen wird. Der Buddhismus besitzt eine große Anhängerschaft in China, Japan, Südostasien, Tibet und in den Vereinigten Staaten. Die Chan-Schule (禪) des Buddhismus, Zen in Japan, wurde 520 n. Chr. durch den indischen Mönch Bodhidharma in China heimisch, später gelangte diese Lehre auch nach Japan. Der Chan-Buddhismus wurde stark vom Daoismus beeinflußt, daoistische Philosophie und Gedanken sind im Chan mit buddhistischer Meditationspraxis verwoben.

Chinesische Medizin 中醫 (*zhongyi*) Sie beinhaltet verschiedene Therapieverfahren: Akupunktur, Moxibustion, Verabreichung pflanzlicher Arzneien, Diätetik, Massagen und als Bewegungstherapie Qigong (u.a.). Ich verwende diesen Begriff, wenn ich mich auf die chinesische Medizin vor und seit Bestehen des chinesischen Kommunismus beziehe. Der Begriff »Traditionelle Chinesische Medizin« (TCM) bezieht sich auf die in der Volksrepublik China standardisierte Form chinesischer Medizin. Viele in Übersee lebende Ärzte und in der chinesischen Medizinforschung Tätige sind der Meinung, die TCM habe viel von ihrem älteren, präkommunistischen Reichtum eingebüßt, da häufig westliche Diagnostik angewandt, größerer Wert auf die Symptom-Therapie und nicht auf den Ganzkörper-Therapieansatz gelegt werde, außerdem sei die Zahl der angewandten Therapieverfahren geringer geworden.

Dantian 丹田 »Elixier-Feld« oder »Zinnober-Feld« (japanisch: *tanden* oder *hara*). Das Zentrum des Körpers, der Atmung und der Energie, ungefähr drei Zoll (eigentlich: PZ – Proportionalzoll, als normierte subjektive Maßeinheit) unter dem Nabel, wo für den Qigong-Adepten der Keim der Gesundheit, des langen Lebens und der Weisheit angesiedelt ist. Gegebenenfalls auch eines von drei Dantian, unteres Dantian im Unterbauch, mittleres Dantian in der Brust und oberes Dantian zwischen den Augenbrauen.

Dao 道 Der Weg, der zur Harmonie mit dem Selbst, anderen Menschen und der Natur führt, der geistige Weg, dem Logos der alten Griechen vergleichbar.

Daodejing 道德經 »Der Klassiker (*jing*) von Weg (*dao*) und Wirkkraft (Tugend, *de*)«. Der Klassiker des philosophischen Daoismus, der traditionell Laozi zugeschrieben wird, der im 6. Jahrhundert v. Chr. gelebt haben soll.

Daoismus Ein vielschichtiger Begriff, der sowohl für den philosophischen Daoismus 道家 (*daojia*) als auch für den religiösen Daoismus 道教 (*daojiao*) und für die Verschmelzung dieser beiden Daoismus-Stränge verwendet wird. Die im späten 5. und 4. Jahrhundert v. Chr. entstandene Philosophenschule basiert auf den Gedanken der Einfachheit, Natürlichkeit und Harmonie zwischen Körper und Geist. Der religiöse Daoismus bildete sich im 2. Jahrhundert n. Chr. aus, und mit ihm entstanden verschiedene Sekten, Klöster und komplexe Rituale. Der Daoismus hatte einen enormen Einfluß auf die Entwicklung der chinesischen Küche, Kunst und Medizin mit der Qigong-Bewegungstherapie.

Daoistischer Heiliger 仙 (*xian*) Manchmal auch als daoistischer »Unsterblicher« übersetzt. Etymologisch mit dem Wort für Tanz und Schamane verwandt.

Daoistischer Kanon 道藏 (*daozang*) Ein Schriftenkorpus von rund 1120 daoistischen Texten und Kommentaren, darunter liturgische, historische, lyrische, rituelle, meditative, philosophische und Qigong-Texte, ein Querschnitt des Schrifttums vieler Schulen des philosophischen und religiösen Daoismus. Das daoistische Schrifttum ist nicht auf diesen Kanon beschränkt; dieser ist jedoch maßgebend für die Erforschung des Daoismus. Die meisten Anhänger des Daoismus haben sehr wenig aus dem Kanon gelesen, in ihrer Praxis vertrauen sie mehr auf mündliche Überlieferung oder auf nicht im Korpus enthaltene Werke.

Daoyin 導引 Der gebräuchlichste traditionelle Terminus für Qigong. Wörtlich: Leiten und Führen (auch Leiten und Dehnen) des Qi.

Deqi 得氣 »Das Erreichen des Qi«. Das intuitive oder energetische Gefühl des Heilers oder Patienten, mit Qi in Kontakt gekommen zu sein, um es zu modulieren.

Der Innere Klassiker des Gelben Kaisers 黃帝內經 (huangdi neijing). Ein Klassiker der chinesischen Medizin, die ältesten Teile sind möglicherweise im 2. Jahrhundert v. Chr. zusammengestellt worden.

»Dienergefäß« 任脈 (renmai)   Die wichtigste Yin-Leitbahn, die an der Körpervorderseite vom Punkt Huiyin auf dem Damm bis zur Zungenspitze verläuft. Renmai reguliert die Menstruation und nährt das Ungeborene.

Donggong   Siehe Übungen-in-Bewegung.

Drei Erwärmer 三焦 (sanjiao). Eine Körperfunktion, der keine spezielle Körpersubstanz zugeordnet ist. Reguliert den Wasser- und Energiehaushalt in drei Körperbereichen – der Obere Erwärmer den im Kopf- und Brustbereich, außerdem in Herz und Lungen; der Mittlere Erwärmer den Bereich zwischen Solarplexus und Nabel, außerdem Bauch und Milz; der Untere Erwärmer den im Unterbauch, einschließlich Nieren und Leber (da ein Teil der Leitbahn Leber in der Leiste verläuft).

Drei Schätze 三寶 (sanbao)   Die drei wichtigsten Lebensenergien: Jing (Essenz, sexuelle Energie, Vitalität), Qi (Energie) und Shen (Geist, spirituelle Energie, Belebender Geist).

Embryonal-Atmung 胎息 (taixi)   Auch als »vorgeburtliche Atmungsmethode« übersetzt. Manchmal wird sie auch biqi, »Atem anhalten«, genannt, da die Atmung so entspannt, langsam, mühelos und ruhig ist, daß sie wie angehalten erscheint. Man glaubt, die eigene Atmung habe sich mit dem Primär-Atem des Universums vereint.

Fünf Elemente 五行 (wuxing)   Auch übersetzt mit Fünf Aktionsphasen, Fünf Wandlungsphasen, Fünf energetische Konstellationen, Fünf Zyklen. Voraussetzung für Gesundheit ist, daß die fünf interagierenden Energien sich in Balance befinden. Diese sind Holz, Feuer, Erde, Metall und Wasser. Die chinesischen Schriftzeichen implizieren Bewegung, daher ist »Fünf Aktions- oder Wandlungsphasen« eine treffendere Bezeichnung als »Fünf Elemente«. Dem Schöpfungskreislauf entsprechend erzeugt Holz Feuer; Feuer läßt Erde (Asche) entstehen; Erde bringt Metall hervor; geschmolzenes Metall sorgt für Wasser; und Wasser läßt Bäume (das Holz) wachsen. Dem Zerstörungskreislauf entsprechend zerstört Holz die Erde; Erde vernichtet (absorbiert) Wasser; Wasser löscht Feuer; Feuer läßt Metall schmelzen; Metall vernichtet (fällt) Bäume.

Gelber Kaiser 黃帝 (*huangdi*). Mythischer Herrscher Chinas, er soll um 2697 – 2597 v. Chr. gewirkt haben.

Hartes Qigong 硬功 (*yinggong*) Dynamische und schwungvolle Methoden des Körpertrainings oder Demonstration derartiger Techniken. Dazu zählen »Rippenstoßen«, »Eisenhemd« und »Eisenhand«. Diese Qigong-Form wird häufig von Anhängern der Kampfkünste praktiziert.

In-die-Ruhe-Treten 入靜 (*rujing*) Meditation-in-Ruhe. In der frühen daoistischen Literatur auch *zuowang* 坐忘 (sitzen und vergessen) genannt, verwandt mit der buddhistischen Praxis, die in China *zuochan* 坐禪 , Sitzendes Chan, heißt und in Japan *zazen*, Sitzendes Zen.

Jing 精 Sexuelle Energie, Essenz, Keim, Samenflüssigkeit, ein Yin-Aspekt von Qi.

Kampfkünste Die gebräuchlichen chinesischen Termini lauten *Wushu* 武術 oder *Gongfu* 功夫 (Wade-Giles: *kung-fu*), der zweite Begriff wird auch für »harte Arbeit« oder für Disziplinen verwendet, die Training und Übung erfordern. In China gibt es zwei Hauptrichtungen von Kampfkünsten: Innere Kampfkünste oder Innere Kriegskünste 內家拳 (neijiaquan), zu denen gewöhnlich auch Qigong gerechnet wird und die aus Gesundheitsgründen und/oder zur Selbstverteidigung praktiziert werden. Die bekanntesten Techniken sind: Taijiquan 太極拳, Baguazhang 八卦掌, Xingyiquan 形意拳. Bei den Äußeren Kriegskünsten 外家拳 (waijiaquan) wird größerer Wert auf Übungen gelegt, die Stärke und Kraft fördern, Qigong kommt dabei erst im fortgeschrittenen Trainingsstadium hinzu. Es gibt unzählige Richtungen der Äußeren Kampfkünste: »Tiger-Kranich«, »Adler«, »Affen-Faustkampf«, »Gottesanbeterin«, »Chaquan«, »Tantui«. Einige Anhänger bezeichnen diese Kampfkünste als »Shaolin-Boxen«. In China glaubt man vielfach an die Legende, die Geburtsstätte der chinesischen Kampfkünste sei das buddhistische Shaolin-Kloster gewesen – dies ist jedoch nicht zu beweisen.

Kultivieren, Nähren 修養 (xiuyang). Die geistige Entwicklung und Ausbildung des Charakters.

Laogong 勞宮 Die Mitte des Handtellers. Wörtlich: »Palast der Arbeit«. Ein wichtiger Akupunkturpunkt, über den Qi erfühlt oder ausgesendet wird; seine Stimulierung hilft, das Yang zu regulieren, die Feuer-Energie im Körper. Laogong ist Punkt 8 auf der Leitbahn des Funktionskreises Herzbeutel (früher auf der Leitbahn Herz) und liegt im Mittelpunkt des Handtellers. Man findet ihn durch Beugen des vierten Fingers in die Hand.

Laozi 老子 Wörtlich: Das »alte (lao) Kind (zi)« oder »Meister (zi) Lao«. Ursprünglich Hofbibliothekar während der Zhou-Dynastie, soll Laozi angeblich später einen der bedeutendsten Klassiker der Weltliteratur, das *Daodejing* (siehe dort) verfaßt haben. Er gilt als Vater der daoistischen Philosophie.

»Lenkergefäß« 督脈 (dumai)   Die Yang-»Autobahn« des Qi. Koordiniert alle Yang-Leitbahnen im Körper. Beginnend an der Spitze des Steißbeins läuft sie an der Wirbelsäule nach oben und verbindet die Nieren mit dem Gehirn. Vom Scheitel steigt sie hinunter auf die Stirn und endet am oberen Gaumen.

Leitbahnen 經絡 (jingluo), auch Meridiane 經脈 (jingmai)   Das Netzwerk der Kanäle, durch die Qi strömt und zirkuliert.

Meditation-im-Stehen   Siehe Stehende Meditation.

Meridiane   Siehe Leitbahnen.

Mingmen 命門   Punkt 4 auf dem Lenkergefäß, ungefähr dem Nabel gegenüber und unterhalb des zweiten Lendenwirbels liegend. Das Fokussieren des Mingmen regt den Qi-Fluß im gesamten Körper an und verbessert die Nierenfunktionen.

Nahrungs- oder Getreide-Qi 穀氣 (guqi)   Das aus Nahrungsmitteln und Ernährung gewonnene Qi.

Natürliche Atmung 自然呼吸 (ziranhuxi) oder 順呼吸 (shunhuxi)   Die bevorzugte Atemtechnik des Qigong. Während des Einatmens dehnt sich der Bauch, während des Ausatmens zieht sich der gedehnte Bauch wieder zusammen.

Neidan   Siehe Alchimie.

Neigong 內功   Wörtlich: »Innere Arbeit«. Obwohl einige Lehrer in diesem Terminus eine geheime Qigong- und Kampfkunst-Kategorie sehen, ist dieser doch nichts weiter als ein anderes Wort für Qigong. Als Klassiker der Qigong-Technik gilt beispielsweise das *Neigong tushuo*, »Illustrierte Beschreibung des Neigong« von Wang Zuyuan.

Primär-Qi 元氣 (*yuanqi*)　Das »Primär-Qi« oder »Ursprüngliche Qi« gilt als Basis der angeborenen und aktiv veränderbaren Konstitution, die der Mensch von seinen Vorfahren erbt. Das Primär-Qi ist außerdem die kreative Kraft des Dao, die Kraft, die für die Existenz des Kosmos sorgt.

Qi 氣　Lebensenergie, Vitalenergie, Atem des Lebens, Stärke, Körperkraft, Atem.

Qi-Empfindung 氣感 (*qigan*)　Auch Qi-Gefühl. Die subjektiv verspürten Anzeichen, daß Qi aktiviert ist. Man spürt Wärme, Verwurzelung, Vibration und Ausdehnung.

Qigong 氣功　Kunst und Wissenschaft der Regulierung innerer Energie zur Gesundheitsverbesserung, geistigen Ausgeglichenheit und Stärkung des Körpers, um ihn für die Ausübung der Kampfkünste oder andere Sportarten fit zu machen. Andere Bezeichnungen sind Daoyin (Leiten und Führen, siehe dort), Xingqi (Qi aktivieren), Tugu naxin (Altes ausstoßen, Neues aufnehmen), Neigong (siehe dort) und Yangsheng (Leben nähren).

Qigong-Meditation　Siehe Übungen-in-Ruhe.

Qigong-Meister 老師 (*laoshi*) oder 師父 (*shifu*). Der erste Begriff kann auch Professor oder Lehrer bedeuten. Shifu wird auch als höfliche Anrede für einen Qigong-Meister, Meister der Kampfkünste, Mönch oder eine Nonne verwendet. Er wird auch für jede beliebige Person gebraucht, die sich spezielle Kenntnisse angeeignet hat (ausgenommen Studenten oder Lehrlinge). So kann beispielsweise ein Busfahrer mit »Shifu« angesprochen werden.

Qigong-Psychose 走火入魔 (*zouhuo rumo*)　Verwirrter oder gestörter Geisteszustand, hervorgerufen durch exzessive oder langanhaltende falsche Übungspraxis.

Qingdan 清淡 Schlichte, leichte, delikat gewürzte Qigong-Kost.

Qise 氣色 Qi-Erscheinungsbild. In der chinesischen Medizin wird mit Qise der energetische Status beschrieben, den ein Qigong-Meister bei einem Patienten feststellt.

Schamane oder Schamanin 巫 (*wu*). Ein Berufener, der ekstatische Praktiken des Schamanismus ausübt, der ältesten Religion der Menschheit. Schamanismus ist eine der Wurzeln des Qigong und des Daoismus. Der Schamane versetzt sich in einen außergewöhnlichen Bewußtseinszustand, um in Kontakt mit transzendenten Mächten zu treten. Zu den Aufgaben des Schamanen gehören im allgemeinen Krankenheilung, Wahrsagerei oder Durchführung von Ritualen. Im alten China wurden Schamanen, die sich auf die Anrufung höherer Mächte verstanden, Gebetheiler oder Geistbeschwörer 祝 (*ju*) genannt.

Shen 神 Spirituelle Energie, Belebender Geist, Psyche, Yang-Aspekt des Qi. Wird manchmal als »Seele« wiedergegeben, obwohl in vielen Texten die spezielleren Termini Hun 魂, Yang-Seele (Geistseele), und Po 魄, Yin-Seele (Körperseele), verwendet werden. Die alten Chinesen glaubten, jeder Mensch besitze drei Hun und sieben Po, die während des Lebens herumwanderten und beim Tode endgültig aus dem Körper schieden. In alter Zeit wurde dasselbe Schriftzeichen auch für »Geist-Medium«, »dehnen« oder »Dehner« verwendet, und es bezog sich auf Menschen, die yogaähnliche Haltungen einnahmen, um einen Ahnengeist anzulocken. Das Zeichen sollte nicht mit seinem Homonym verwechselt werden, das die Nieren, die Nebennieren sowie den Harn- und Geschlechtsapparat bezeichnet.

Sprudelnde Quelle 涌泉 (*yongquan*) Auch »überfließende Quelle«. Punkt 1 auf der Leitbahn Niere, ein wichtiger Punkt für

Glossar gebräuchlicher Qigong-Termini 587

die Selbstmassage und Meditation. Der Punkt liegt auf der Fußsohle und markiert das erste Drittel der Strecke zwischen dem Ansatz des zweiten Zehs und der Ferse. Wenn dieser Punkt stimuliert wird, beruhigt dies den Geist und regt den Qi-Fluß im gesamten Körper an.

Stehende Meditation, Meditation-im-Stehen 站樁 (*zhanzhuang*) Wörtlich: »Stehen wie ein Pfahl« oder »Stehen wie ein Pfosten«. Gemeint ist Qi kultivieren, während man reglos wie ein Pfahl im Boden steht. Die wichtigste Qigong-Disziplin und die Grundlage des Körperhaltungstrainings in den chinesischen Kampfkünsten.

Taiji 太極 Der philosophische Gedanke von der Einheit des Yin und Yang. Yin ist eigentlich die Schattenseite eines Berges, Yang die Sonnenseite. Am Gipfelpunkt Taiji vereinen sich beide. Gemeint ist der Zustand körperlicher und geistiger Harmonie. In alten chinesischen Texten hat Taiji auch die Bedeutung »Polarstern«.

Taijiquan 太極拳 (in der früher üblichen Wade-Giles-Umschrift chinesischer Zeichen: t'ai-chi ch'uan). Das »Taiji-Boxen« ist eine Übungsfolge von 108 fließenden, eleganten Bewegungen und die verbreitetste Qigong-Technik für den ganzen Körper und die Innere Kampfkunst. Sie dient der Gesundheit, der Meditation und der Selbstverteidigung. Die bedeutendsten Taijiquan-Schulen folgen der Chen-, Yang- und Wu-Familientradition. Taijiquan wird oftmals mißverständlich als »Höchste Äußerste Boxkampftechnik« oder »Chinesisches Schattenboxen« übersetzt. Obwohl Taijiquan der Kultivierung des Qi dient, taucht die Silbe »qi« selbst – entgegen häufiger Annahme – nicht in der Bezeichnung Taijiquan auf. Diese Verwirrung rührt möglicherweise aus einer Verwechslung der Silben ch'i (Pinyin: qi) und chi (Pinyin: ji), die beim Wade-Giles-System leicht möglich ist.

Übungen-in-Bewegung 動功 (*donggong*) Auch Aktives Qigong genannt. Qigong-Techniken, die Bewegung beinhalten, im Gegensatz zum meditativen oder passiven Qigong, d.h. den Übungen-in-Ruhe.

Übungen-in-Ruhe 靜功 (*jinggong*) Meditatives Qigong, üblicherweise in nur einer Stellung praktiziert.

Umgekehrte Bauchatmung 逆呼吸 (*nihuxi*) Die umgekehrte Atemtechnik im Vergleich zur normalen Atemtechnik des Qigong, bei der der Bauch während des Einatmens schrumpft und während des Ausatmens expandiert. Obwohl diese Technik bei einigen Kampfkünsten und Atemkontrollübungen angewandt wird, kann sie einen Hyperspannungszustand erzeugen und Ängste auslösen, es ist deshalb gefährlich, wenn sie ohne Aufsicht praktiziert wird.

Vorstellungskraft 意 (*yi*) Wollen, Willenskraft, auch Imagination. Der Aspekt des Gehirns, der das Qi steuert.

Waidan Siehe Alchimie.

Yang 陽 Das aktive, kreative, sonnenseitige und maskuline Prinzip in der chinesischen Philosophie, ursprünglich die Sonnenseite eines Berges. Im Qiqong verbindet sich mit Yang für gewöhnlich Wärme, Aktivität (Gegensatz: Ruhe), ausgreifende Bewegungen oder der Fuß, auf dem das ganze oder der größte Teil des Körpergewichts ruht.

Yang-Organe 腑 (*fu*). Die Hohlorgane, die Nahrung oder Flüssigkeiten transportieren, darunter die Blase, die Gallenblase, der Dünndarm, der Magen, der Dickdarm. Auch die Drei Erwärmer gelten als Fu, obwohl sie kein Organ sind.

Yin 陰 Das passive, rezeptive, schattenseitige und feminine Prinzip der chinesischen Philosophie, eigentlich die Schattenseite eines Berges, Ruhe oder Kälte. Die passiven, einschließenden Teile des Körpers und die Teile, die das Körpergewicht nicht tragen.

Yin-Organe oder Eingeweide 臟 (*zang*). Etymologisch mit »speichern, bewahren« verwandt. Die »festen« Organe, die das Qi speichern: Nieren, Leber, Herz, Milz und Lungen. Auch das Pericardium, das Gewebe über dem Herzen, wird manchmal als Yin-Organ bezeichnet, unabhängig vom Herzen selber.

Yiquan 意拳 Imaginations-Boxen, auch Dachengquan (»Großes-Erfolgs-Boxen«) genannt. Die Qigong-Technik der Meditation-im-Stehen und der Kampfkunst, die von Wang Xiangzhai (1888–1963) begründet wurde.

Zhuangzi 莊子 Ein im 3. Jahrhundert v. Chr. lebender Daoist und zugleich Titel des Werkes, das ihm zugeschrieben wird. Traditionell wird Zhuangzi als der philosophische Nachfolger Laozis (siehe dort) angesehen. Sein Werk enthält eine Fülle geistreicher, weiser und paradoxer Passagen. Der bedeutende Sinologe Arthur Waley hielt den *Zhuangzi* für eines der tiefgründigsten und unterhaltsamsten Bücher der gesamten Weltliteratur. Die erste vollständige Übersetzung erscheint 1998 im W. Krüger Verlag.

Anmerkungen

Kapitel 1

1 Julian Gesser, *Piloting Through Chaos: Wise Leadership, Effective Negotiation for the 21st Century,* Sausalito, CA: Five Rings Press 1995, S. 8.
2 Das heißt niedrigere Kosten für Patienten und deren Ärzte. Wenn Ihr Arzt/Ihre Ärztin nicht flexibel ist und Qigong ablehnt, machen Sie ihn/sie mit dem folgenden »Qigong-Nutzen-Mantra« bekannt: »Es gibt keine Nebenwirkungen. Keine Nebenwirkungen ...«
3 Mündliche Information auf dem Shenendoah Healing Exploration Meeting, 5. November 1993.
4 Eine weitere verständliche Bezeichnung wäre komplementäre und alternative Medizin. Für diese Bezeichnung entschied sich auch das National Institute of Health's Office of Alternative Medicine (OAM). Dr. Wayne Jonas, Direktor des OAM, definierte im April 1995 diesen Begriff folgendermaßen: »Als komplementäre und alternative Medizin lassen sich gemäß gesellschaftlicher Konvention die Therapien beschreiben, die nicht unter das vorherrschende System des Umgangs mit Gesundheit und Krankheit fallen.«
5 Kenneth R. Pelletier, *Mind as Healer, Mind as Slayer,* New York: Dell Publishing Co. 1977, S. 3.

Kapitel 2

1 *Jingming zongjiaolu* (»Bericht über die Anleitung zur Reinheit und Klarheit«).
2 Catherine Despeux, *La Moelle du Phénix Rouge: santé & longue vie dans la Chine du XVI siècle* (»Das Mark des roten Phönix: Gesundheit und Langlebigkeit im China des 16. Jahrhunderts«), Paris: Guy Tredaniel 1988, S. 10.
3 Catherine Despeux, »Gymnastics: The Ancient Tradition« in: Livia Kohn (Hrsg.), *Taoist Meditation and Longevity Techniques,* Ann Arbor: University of Michigan Press 1989, S. 238.
4 Übersetzungen von Richard Wilhelm: *Liä Dsi* [Liezi] – *Das Wahre Buch vom Quellenden Urgrund; Tschung Hü Dschen Ging* [Zhongxu zhenjing] – *Die Lehren der Philosophen Liä Yü-Kou und Yang Sschu,* Jena: Diederichs 1921, S. 53.

Anmerkungen 591

5 Ilsa Veith (Übers.), *The Yellow Emperor's Classic of Internal Medicine*, Berkeley, CA: University of California Press 1972, S. 98.
6 Joseph Needham, *Science and Civilization in China*, Bd. 2, Cambridge: Cambridge University Press 1975, S. 33.
7 Patricia N. H. Long, *Tao-yin: Art of Healing and Art of Longevity – A Study of the Tao-yin-t'u found in Han Tomb Three at Ma-wang-tui*, Manuskript 1983, S. 16. Meine Interpretation des *Daoyintu* wurde sehr stark von diesem aufschlußreichen Manuskript beeinflußt.
8 Interpretation von Wei Boyangs Werk in: Joseph Needham, *Science and Civilization in China*, Bd. 5, Teil 3, Cambridge: Cambridge University Press 1976, S. 50-75. Übersetzung des *Cantong Qi*: Richard Bertschinger, *Cantong Qi. Das Dao der Unsterblichkeit*. Frankfurt a. M.: Wolfgang Krüger 1997.
9 Metall, Wasser, Holz, Feuer und Erde. Die Theorie der Fünf Elemente wurde zuerst vom Philosophen Zou Yan um 350 v. Chr. entwickelt.
10 Von Wei und anderen Alchimisten »Goldenes Elixier« (*jindan*) genannt. Gold läuft auch im heißesten Feuer nicht an, noch verliert es seinen Glanz. Es wurde so zum natürlichen Symbol für Erleuchtung und Langlebigkeit.
11 Kenneth Ch'en, *Buddhism in China*, Princeton, NJ: Princeton University Press 1964, S. 336.
12 Holmes Welch, *The Practice of Chinese Buddhism 1900-1950*, Cambridge, MA: Harvard University Press 1967, S. 385.
13 Ebda., S. 386.
14 Auch mein eigener Lehrer, Dr. Henry K. S. Wong.
15 Garma C. C. Chang, *Teachings of Tibetan Yoga*, Secaucus, NJ: The Citadel Press 1963, S. 59.
16 Mündliche Information des Senge Ngawa-Meisters L. Shila bei seinem Besuch in Boulder, CO, 1982.
17 In China gibt es ebenfalls die Mizongyi-(Labyrinth-Stil-)Kampfkunst, sie hat einen Bezug zum Mizong-Qigong, aber keinerlei Verbindungen mit Tibet. Dieser Stil wurde durch das berühmte Mitglied der Boxer-Bewegung, Huo Yuanjia (1862-1909), bekannt. Einige Anhänger dieser Technik verwechseln vielleicht das tibetische Qigong mit Huos Kunst. Wenn ein System tibetische Mantras und buddhistische Vorstellungen beinhaltet, dürfte über die Zugehörigkeit kein Zweifel bestehen.
18 Nach Aussage meines Lehrers Dr. Wong war es Tradition, alle Techniken eines Stils nur an einen einzigen Schüler weiterzugeben. Natürlich fielen so viele Familientraditionen auseinander oder gingen dadurch ganz verloren. Einige Meister suchten sich einen wirtschaftlichen Vorteil oder Überlegenheit in ihrer Kampfkunst durch den absurden Grundsatz zu verschaffen, der lautete: »Lehre deinen besten Schüler 40 Prozent deines eigenen Wissens.«
19 Die Rebellion richtete sich anfangs gegen den luxuriösen Lebensstil und das despotische Herrschaftssystem der Manchus (Qing-Dynastie). Die Qing-Bürokraten glaubten, ihre einzige Überlebenschance bestehe darin, die Boxer gegen einen gemeinsamen Feind, die ausländischen Mächte, zu gewinnen. Der Schlachtruf *Fanqing fuming* (Qing stürzen, die [frühere] Ming-Dynastie re-

staurieren) wurde umgemünzt in *Fuqing mieyang* (Qing unterstützen, die Fremden vernichten).
20 Joseph W. Esherik, *The Origins of the Boxer Uprising*, Berkeley, CA: University of California Press 1987.
21 Tron McConnell und Zha Leping, »Parapsychology in the People's Republic of China: 1979-1989«, in: *The Journal of the American Society for Psychical Research*, Jahrg. 85, Nr. 2, (April 1991), S. 125. Ich verdanke meine Informationen über Qians Rolle bei der Verbreitung von Qigong in China der aufschlußreichen Analyse des Autors.
22 Qian Xuesen, »On the Science of Qigong«, in: *Martial Arts of China Magazine*, Jahrg. 1, Nr. 3, 1990, S. 123.
23 Yi Yao, »Somatic science, the wave of the future?«, in: *Liao Wang* (Wochenblatt Perspektiven), Nr. 48 und 49, 1987, zitiert bei McConnell und Zha, a.a.O.
24 Ebda.
25 »Nature as Last Resort – An Interview with Doctor Pang Heming«, in: *Heaven Earth*, Jahrg. 1, Nr. 3, Januar 1992, S. 10.
26 *Internal Arts Magazine* (eingestellt) und *Qi – The Journal of Traditional Eastern Health and Fitness*. Andere beliebte Informationsquellen über Qigong sind daoistische Zeitschriften und zahlreiche Zeitschriften, die sich mit dem Thema Kampfkünste befassen.
27 Shaykh Hakim Moinuddin Chishti, *The Book of Sufi Healing*, Rochester, VT: Inner Traditions 1991, S. 123.
28 Ebda., S. 124.
29 G. S. Kirk und J. E. Raven, *Die vorsokratischen Philosophen*, Stuttgart: Metzler 1994
30 Ebda., S. 160.
31 Philip Wheelwright (Hrsg.), *The Presocratics*, Indianapolis: The Odyssey Press 1966, S. 268.
32 Ebda., S. 262.
33 Von einigen Anthropologen abwertend »Buschmänner« genannt.
34 Richard Katz, *Boiling Energy*, Cambridge, MA: Harvard University Press 1982, S. 42.
35 Ebda.
36 Ebda., S. 56.
37 Robert Lawlor, *Am Anfang war der Traum*, München: Droemer Knaur 1993, S. 372.
38 James Kale McNeley, *Holy Wind in Navajo Philosophy*, Tucson, AZ: University of Arizona Press 1982.
39 Ebda., S. 48.
40 James R. Walker, *Lakota Belief and Ritual*, Lincoln, NE: University of Nebraska Press 1980, S. 83.
41 Ebda., S. 83-84.
42 Joseph Needham, *Science and Civilization in China*, Bd. 5, Teil 5, Cambridge: Cambridge University Press 1983, S. 286.
43 Ebda., S. 286.

Anmerkungen 593

44 Ebda., S. 284.
45 Zhang He, *Kanturue yujia* (Yoga-Studien mit Illustrationen), Hongkong: Wuzhou Publishing Co. 1979.
46 Die ersten Olympischen Spiele fanden 776 v. Chr. statt. Ab 394 n. Chr. verbot die Kirche ihre Austragung. Erst 1896 fanden sie mit den ersten Spielen der Neuzeit ihre Fortsetzung.
47 P. M. Cibot, »Notice du Cong-fou [Kongfu] des Bonzen Tao-see [Daoshi, daoistisches Priestertum]«, übersetzt von Joseph Needham, in: *Science and Civilization in China*, Bd. 5, Teil 5, Cambridge: Cambridge University Press 1983, S. 173.
48 Mesmer kannte auch viele große Künstler seiner Zeit. Mozart machte ihn als Figur in seiner Oper »Così fan tutte« unsterblich.
49 N. Dally, *Cinésiologie, ou Science du Movement dans ses Rapports avec l'Education, l'Hygiène et la Thérapie – Etudes Historiques, Théoriques et Pratiques*, Paris: Librairie Centrale des Sciences 1857.

Kapitel 3

1 Auf der Etymologie einzelner Wörter basierende Interpretationen sollten stets durch den normalen Wortgebrauch untermauert werden. Einige Westler gingen fälschlicherweise davon aus, daß man in chinesische Wörter – wie in die Rorschach-Tintenkleckse – alles mögliche hineininterpretieren könne. Dies führte nicht selten zu abstrusen Übersetzungen chinesischer Termini.
2 Zhao Bichen (Übers. Catherine Despeux), *Traité d'Alchimie et de Physiologie Taoïste*, Paris: Les Deux Océans 1979, S. 55 (eigene Übersetzung des Autors).

Kapitel 4

1 Ich danke dem renommierten Biofeedback-Forscher Dr. Elmer Green, daß er mich auf dieses Konzept aufmerksam gemacht hat.
2 1990 wurde die International Society for the Study of Subtle Energy and Energy Medicine (ISSSEEM) als professionelle Organisation ins Leben gerufen. Sie unterstützt Untersuchungen und publiziert Ergebnisse im Bereich medizinischer Energiewissenschaften und fungiert als Netzwerk für Klinikärzte und Wissenschaftler. In der ersten Ausgabe des *ISSSEEM Newsletter* (Jahrg. 1, Nr. 1, Frühjahr 1990) stand der Artikel »In Search of the Elusive Chi [Qi]: Studies in Energy Medicine Future Directions«. Die zweite Ausgabe (Jahrg. 1, Nr. 2, Herbst 1990) war ausschließlich der Qigong-Theorie gewidmet. Qigong steht immer auf der Tagesordnung der alljährlichen internationalen ISSSEEM-Konferenzen.
3 Dr. med. Robert O. Becker und Gary Selden, *Der Funke des Lebens. Heilkraft und Gefahren der Elektrizität*, München: Piper 1994.
4 Die Existenz derartiger Felder wurde vor über 50 Jahren nachgewiesen. Dr.

Harold Saxton Burr, Professor für Neuroanatomie an der Yale University School of Medicine, prägte seinerzeit den Terminus L-Field (Life-Field, Lebensfeld) für die Art und Weise, wie das bioelektrische Körperfeld je nach Gesundheitszustand und Geistesverfassung eines Menschen fluktuiert. Das Feld ist schwächer bei einem angsterfüllten oder kranken Menschen. Ein glücklicher Mensch, dem es gutgeht, hat ein stärkeres Feld. Hier eröffnet sich eine bemerkenswerte Parallele zum Qigong-Konzept Waiqi, Äußeres Qi.

5 Dieser Mechanismus der Direktübertragung von Informationen über Relaisstationen im Nervensystem ergänzt den besser bekannten Mechanismus elektromagnetischer Übertragung, bei der elektrische Impulse durch die Nervenzellen weitergegeben werden und dann über chemische Transmitter (Überträger) von einer Nervenumschaltstelle zur anderen springen (Synapse). Auf diese Weise befiehlt Ihr Gehirn Ihren Fingern, die Seiten dieses Buchs umzublättern, und anschließend wird die taktile Information der Aufgabenerfüllung an Ihr Gehirn zurückübertragen. Die Sinne funktionieren mit Hilfe elektromagnetischer Botschaften, und diese kontrollieren auch die Motorik unseres Körpers. Selbst so unsichtbare Vorgänge wie Denken, Fühlen und Träumen müssen durch Milliarden präziser und blitzschneller elektrochemischer Prozesse im gesamten Körper koordiniert werden.

Heilung jedoch wird durch einen anderen Mechanismus gesteuert. Beckers Untersuchungen erhellen den Zusammenhang zwischen Elektrizitätsfluß und Heilung. Dieses Modell könnte eine Erklärung dafür sein, wie Qigong und Akupunktur wirken. Möglicherweise fungieren die Akupunkturpunkte als eine Art Dynamo-Verstärker, die verhindern, daß schwache elektrische Signale (Qi) auf ihrem Weg durch die Leitbahnen ihre Ladung verlieren.

6 Song Kongzhi, Zhi Tingxian, Zhou Liangzhong und Yan Xiaoxia, »Dynamic Characteristics of Physiological Changes Under the Qigong State«, Vortragsmanuskript für die Zweite Weltkonferenz für den wissenschaftlichen Austausch zu Medizinischem Qigong in Peking 1993, S. 58-62.

7 George W. Meek, *Healers and the Healing Process*, Wheaton, IL: Theosophical Publishing House 1977, S. 154.

8 Kenneth M. Sancier, »The Effect of Qigong on Therapeutic Balancing Measured by Electroacupuncture According to Voll (EAV)«, Vortragsmanuskript für Zweite Weltkonferenz für den wissenschaftlichen Austausch zu Medizinischem Qigong in Peking 1993, S. 90-91.

9 Dr. Glen Rein und Rollin McCraty, »Modulation of DNA by Coherent Heart Frequencies«, Vortragsmanuskript für die Dritte Jahreskonferenz der Internationalen Gesellschaft für subtile Energien und Energiemedizin, Monterey, CA, Juni 1993, S. 58-62.

10 Dr. Elmer E. Green, Peter A. Parks, Paul M. Guyer, Dr. Steve L. Fahrion und Dr. Lolafaye Coyne, »Anomalous Electrostatic Phenomena in Exceptional Subjects«, in: *Subtle Energies*, Jahrg. 2, Nr. 3, 1991, S. 69-94, und »Gender Differences in a Magnetic Field«, *Subtle Energies*, Jahrg. 3, Nr. 2, 1992, S. 65-103.

11 A.T. Barker (Hrsg.), *The Mahatma Letters to A.P. Sinnett*, London: Rider and Co. 1948 (2. Aufl.), S. 455.

12 Ebda.
13 Im Testbericht wurde der Begriff »regulär« anstelle von »normal« gebraucht, damit mangelnde Sensibilität auf energetische Felder nicht als Normalzustand des Menschen betrachtet wird.
14 Mir wurde die Ehre zuteil, als eine der Personen aus dem Kreis der »in der Öffentlichkeit bekannten Heiler« ausgewählt zu werden, die während der wichtigen Phase des Kupferwand-Projekts getestet wurden.
15 Es würde den Rahmen dieses Buchs sprengen, den Einfluß von Magneten zu beschreiben. Wer daran interessiert ist, lese in den oben (Anm. 10) zitierten technischen Aufsätzen nach.
16 Dr. Green berichtete mir, daß mein Testprotokoll ziemlich ungewöhnlich war, da bei mir als einzigem Heiler starke Ladungen auf dem Kupfer-Boden entstanden. Dies stand im Einklang mit meiner Mitteilung an Dr. Green unmittelbar nach den Sitzungen: »Ich fühlte Energie von meinen Füßen aufsteigen.« (Interessanterweise wird in Qigong-Klassikern festgestellt, daß Qi »an den Füßen auftaucht, durch die Körpermitte kontrolliert wird und sich in den Händen manifestiert«. Das heißt, der Heilvorgang beginnt mit einem Abwärtsströmen der Kraft, die unmittelbar darauf nach oben zurückfließt, einen Impuls von der Dantian-Energiepumpe des Körpers erhält und dann in die Hände gelangt. Von dort kann Qi dann für Heilzwecke übertragen werden.) Mir war damals nicht klar, wie sehr meine Eindrücke mit meinen tatsächlichen Daten übereinstimmten. Ich sah zum ersten Mal ein Jahr nach Beendigung des Experiments verschiedene graphische Kurven und war, das muß ich zugeben, genauso erstaunt wie die Wissenschaftler. Ich hatte zwar nicht an der Heilkraft von Qi gezweifelt, aber an den Möglichkeiten der Wissenschaftler, diese Tatsache manifest zu machen.
17 Dr. William Tiller, »Towards Explaining the Anomalous Large Body Potential Surge on Healers«, Vortragsmanuskript für die Dritte Jahreskonferenz der Internationalen Gesellschaft für subtile Energien und Energiemedizin in Monterey, CA, im Juni 1993. Siehe auch: Elmer Green, Peter Parks und Stacy Anderson, »Towards Explaining Anomalously Large Body Voltage Surges on Exceptional Subjects«, in: *Journal of Scientific Exploration*, Jahrg. 9, Nr. 3, 1995, S. 331-50.
18 Yang Kongshun u.a., »Analgesic Effect of Emitted Qi on White Rats«, Vortragsmanuskript für die Erste Weltkonferenz für den wissenschaftlichen Austausch zu Medizinischem Qigong in Peking 1988, S. 45.
19 Dr. Norman Shealy und Caroline M. Myss, »DHEA and the Ring of Fire: A Theory of Energetic Restauration of Adrenal Reserves«, unveröffentlichtes Manuskript, 1995. Ich danke Dr. Shealy für seine freundliche Unterstützung bei der Beschaffung einer kommentierten Bibliographie über DHEA und die Übermittlung seiner vorläufigen Testergebnisse. In einem persönlichen Brief vom 5. Mai 1995 schrieb Dr. Shealy: »Ich glaube, daß DHEA die chemische Basissubstanz von Qi ist.«
20 Die immunstärkende und antikanzerogene Wirkung von DHEA scheint auf die Ausschaltung des Enzyms Glukose-6-Phosphatdehydrogenase zurückzuführen sein. Vgl. G. B. Gordon, L. M. Shantz und P. Talalay, »Modulation of

Growth, Differentiation and Carcinogenesis by Dehydroepiandrosterone«, in: George Webber (Hrsg.), *Advances in Enzyme Regulation*, Pergamon Press 1986, S. 355-83.
21 Bei Frauen 130 Nanogramm pro Dekaliter (10 Liter), bei Männern weniger als 180 Nanogramm pro Dekaliter.
22 Shealy und Myss, a.a.O., S. 8.
23 Männer und Frauen, die Transzendentale Meditation praktizieren, haben stark erhöhte DHEA-Spiegel, gleich hoch wie bei nichtpraktizierenden fünf bis zehn Jahre Jüngeren. Vgl. J. L. Glaser u. a., »Elevated Serum Dehydroepiandrosterone Sulfate Levels in Practitioners of the Transcendental Meditation (TM) and TM-Siddhi Program«, in: *Journal of Behavioral Medicine*, Jahrg. 15, Nr. 4, August 1992, S. 327-41.
24 Dr. Shealy untersuchte die Wirkung höherer DHEA-Spiegel durch Stimulierung bestimmter Akupunkturpunkte mit einem speziellen Gerät, das in der gleichen Gigahertz-Frequenz wie das Sonnenlicht elektromagnetische Strahlung von einer Milliarde Watt/cm^2 aussendet. Er erzielte damit sehr gute Ergebnisse bei Arthritis, Diabetes, Rückenschmerzen und anderen Gesundheitsproblemen.
25 Shealy und Myss, a.a.O., S. 7.
26 Dr. William Regelson und Dr. Mohammed Y. Kalimi, »DHEA (Dehydroepiandrosterone) – A Pleiotropic Steroid. How Can One Steroid Do So Much?«, in: William Regelson und Carol Colman (Hrsg.), *The Superhormone Promise*, New York: Simon & Schuster 1996, S. 302. Dieser Essay gibt einen exzellenten Überblick über den Stand der DHEA-Forschung.
27 Arthur M. Young, *The Foundations of Science: The Missing Parameter*, San Francisco: Robert Briggs Associates 1985, S. 9. Weitere Details zur Physik und Metaphysik des Lichts finden sich in Youngs Werk *The Reflexive Universe*, San Francisco: Robert Briggs 1976.
28 A. G. Curvich und L. D. Gurvich, *Die Mitogenetische Strahlung*, Jena: Fischer Verlag 1959.
29 Mae-Wan Ho, *The Rainbow and the Worm*, River Edge, NJ: World Scientific Publishing Co. 1993, S. 130.
30 F. A. Popp, K. H. Li und Q. Gu (Hrsg.), *Recent Advances in Biophoton Research and Its Applications*, River Edge, NJ: World Scientific Press 1992. Die Existenz eines morphogenetischen Feldes ist eine Hypothese des Biologen und ehemaligen Harvard University-Stipendiaten Dr. Rupert Sheldrake. Seine Hypothese lautet, daß Gestalt, Verhalten und Eigenschaften lebender Organismen (und sich entwickelnder physikalischer Systeme allgemein) das Ergebnis formgebender Felder sind. Diese Felder »bewirken bestimmte Standard-Einschränkungen energetisch möglicher Ergebnisse physikalischer Prozesse.« Vgl. Rupert Sheldrake, *A New Science of Life*, Los Angeles, CA: Jeremy P. Tarcher 1981, S. 13. Sie sind jenseits von Raum und Zeit aktiv und gleichen energetischen Blaupausen, die durch Gestalt und Verhalten früherer Vertreter derselben Art geschaffen worden sind.
31 F. Musumeci, A. Triglia und F. Grasso, »Experimental Evidence on Ultraweak Photon Emission from Normal und Tumour Human Tissues«, in: Popp, a.a.O., S. 322.

32 Barbara W. Chwirot, »Ultraweak Luminescence Studies of Microsporogenesis in Larch«, in: Popp, a.a.O., S. 260.
33 Popp, a.a.O., Vorwort, S. VI.
34 Äußere Qi-Heiler glauben, daß sie eine Veränderung der Biolumineszenz (Aura) im Anfangsstadium einer Krankheit erkennen können. Vielleicht machen sich derartige energetische Veränderungen auch bereits *vor* dem Ausbruch der Krankheit im Körper bemerkbar. Diese Meinung wird von Heilern der unterschiedlichsten Traditionen geteilt. Der bekannteste Heiler Zyperns, Spyros Sathi, meint, daß ein Heiler an der Aura erkennen kann, »wo ein Mangel an Vitalität besteht ... Daher ist es möglich, den Ausbruch eines körperlichen Leidens vorherzusagen und zu verhindern.« Vgl. Kyriacos C. Markides, *Der Magus von Strovolos. Die faszinierende Welt eines spirituellen Heilers*, München: Knaur Taschenbuch 1989, S. 180.
35 »Healing Energy & Consciousness: Into the Future or a Retreat to the Past?«, in: *Subtle Energies*, Jahrg. V, Nr. 1, 1994, S. 1-33.
36 Robert G. Jahn, »›Out of this Aboriginal Sensible Muchness‹: Consciousness, Information, and Human Health«, in: *The Journal of the American Society for Psychological Research*, Jahrg. 1989, Nr. 4, 1955, S. 310. Vgl. auch Jahn und B. J. Dunne, *Margins of Reality: The Role of Consciousness in the Physical World*, New York: Harcourt Brace Jovanovich 1987.

Kapitel 5

1 Ein exzellenter Überblick findet sich bei Michael Murphy, *The Future of the Body*, New York: Putnam Publishing Co. 1993, S. 419-31.
2 Vorsicht jedoch, einige dieser Forschungen sind ein Konglomerat. Einiges ist wertvoll, und ich stütze mich auf diese Informationen, um die von mir in diesem Buch vorgestellten Ansichten und Hypothesen zu untermauern. Andere Untersuchungen sind nach westlichen Maßstäben oberflächlich und dürftig. Vgl. Anhang C: »Forschung mit zwei Unbekannten oder zweierlei Maß?«
3 Qigong soll den Blutdruck regulieren, zu hohen Blutdruck senken, zu niedrigen Blutdruck erhöhen. Ich habe dies bei meinen eigenen Schülern festgestellt und auch ähnliche Berichte von anderen Qigong-Lehrern gehört. Jedoch habe ich bisher keine empirischen Beweise dafür gefunden, daß Qigong tatsächlich den Blutdruck erhöht.
4 Jiao Guorui, *Qigong Yangsheng – Gesundheitsfördernde Übungen der traditionellen chinesischen Medizin*, Uelzen: Medizinisch Literarische Verlagsgesellschaft mbH 1994 (4. Aufl.).
5 Wong Chongxing, Xu Dinghai, Qian Yuesheng und Shi Wen, »Effects of Qigong on Preventing Stroke and Alleviating the Multiple Cerebro-Cardiovascular Risk Factors – A Follow-up Report on 242 Hypertensive Cases for 30 Years«, Vortragsmanuskript für die Zweite Weltkonferenz für den wissenschaftlichen Austausch zu Medizinischem Qigong, Peking, September 1993, S. 123.

6 Xian Biaohuang, »Clinical Observation of 204 Patients with Hypertension Treated with Chinese Qigong«, Vortragsmanuskript für den Fünften Internationalen Kongreß für chinesische Medizin und den Ersten Internationalen Kongreß für Qigong, Berkeley, CA, Juni 1990, S. 101.
7 Hohe Cholesterin-Spiegel (HDL-Spiegel) sind bei Vegetariern meist nicht das Problem. Vgl. Dean Ornish, *Die Herz-Diät*, Stuttgart: Kreuz 1992.
8 »A Group Observation and Experimental Research on the Prevention and Treatment of Hypertension by Qigong«, Vortragsmanuskript für die Erste Weltkonferenz für den wissenschaftlichen Ausstausch zu Medizinischem Qigong, Peking, 1988, S. 113.
9 Qu Mianyu, »Taijiquan – A Medical Assessment«, in: *Martial Arts of China Magazine*, Jahrg. 1, Nr. 5, 1990, S. 203-204.
10 Zitiert bei: Edward Maisel, *Tai Chi For Health*, New York: Dell Publishing Co. 1963, S. 55.
11 Tong Sufang und Xe Peiqi, »Qigong for Increasing Learning Ability«, Vortragsmanuskript für den Fünften Internationalen Kongreß für chinesische Medizin und den Ersten Internationalen Kongreß für Qigong, Berkeley, CA, 1990, S. 124. 170 Viertkläßler, gleiche Anzahl von Mädchen und Jungen, wurden in vier Gruppen unterteilt. Zwei Gruppen praktizierten sechs Monate lang Qigong-Bauchatmung und zweiminütiges ruhiges Sitzen täglich vor Beginn des Unterrichts. Die Kontrollgruppen bekamen keinerlei Qigong-Unterweisungen. Bei Überprüfung der Schulaufgaben-Ergebnisse in den Fächern Chinesisch, Mathematik und Erdkunde stellte man fest, daß sich die Punktzahl der Qigong-Gruppen durchschnittlich um 11,9 Prozent verbessert hatte ($p < 0{,}01$), während die Leistungen in den Kontrollgruppen sich nicht entscheidend gesteigert hatten.
12 Vgl. Robert Fried und Joseph Grimaldi, *The Psychology and Physiology of Breathing: In Behavioral Medicine, Clinical Psychology, and Psychiatry*, New York: Plenum Press, 1993, S. 138-40, 178-80, 250-52, sowie Elmer und Alyce Green, *Beyond Biofeedback*, New York: Dell Publishing Co. 1977, S. 36-41.
13 Wang Binai, Chai Zhaoji, Sheng Xianxiang und Chai Xiaoming, »The Influence of Qigong State on the Volume of Human Peripheral Vascular Blood Flow«, Vortragsmanuskript für die Dritte nationale akademische Konferenz zur Qigong-Wissenschaft, Guangzhou, November 1990, S. 11-12.
14 Chai Zhaoji und Wang Binai, »Influence of Qigong State on Blood Perfusion Rate of Human Microcirculation«, ebda., S. 116.
15 Jiao Guorui, a.a.O., S. 32.
16 Ebda., S. 30-31.
17 Ebda., S. 25.
18 Ebda., S. 25.
19 Zitiert bei: Hu Bing, *A Brief Introduction to the Science of Breathing Exercise*, Hongkong: Hai Feng Publishing Co. 1982, S. 9f.
20 Yu Min, Huo Jiming, Wang Yuain, Zhang Guifang und Chi Zhenfu, »Experimental Research on Effect of Qigong on the Digestive Tract«, Vortragsmanuskript für die Zweite Weltkonferenz für den wissenschaftlichen Austausch zu Medizinischem Qigong, Peking 1993, S. 81.

21 Liu Anxi, Zhao Jing, Zhao Yong und Du Zhiqin, »Modified Effect of Emitted Qi on Close-Open Kinetic Process of Sodium Channels of Rat Cultured Neuron Cell«, ebda., S. 98.
22 »Freie Radikale« entstehen während normaler biochemischer Prozesse, wie etwa bei der Energieproduktion in allen Körperzellen und als schädliche Nebenprodukte der Immunzellen-Aktivität. Freie Radikale entstehen auch, wenn der Mensch mit äußeren Agenzien wie Luftverschmutzung, Sonnenlicht, Alkohol, Tabak, verschimmeltem Käse und geräucherten Speisen in Berührung kommt. Wer zu viele freie Radikale im Blut hat, altert schneller. Freie Radikale führen zu Falten und ineffizientem Abbau von inneren Gift- und Abfallstoffen, und sie verändern oder zerstören das genetische Programm des Körpers – die DNS. Eine klare und geistreiche Darstellung, welche Rolle freie Radikale für Gesundheit und Krankheit spielen, findet sich bei: Hari Sharma, *Freedom from Disease*, Toronto: Veda Publishing 1993.
23 Tang Yipeng, Sun Chenglin, Hong Qingtao und Liu Chunmei, »Protective Effect of the Emitted Qi on the Primary Culture of Neurocytes in Vitro Against Free Radical Damage«, Vortragsmanuskript für die Zweite Weltkonferenz für den wissenschaftlichen Austausch zu Medizinischem Qigong, Peking 1993, S. 100f.
24 Liu Yuanliang, He Shihai und Xie Shanling, »Clinical Observation of the Treatment of 158 Cases of Cerebral Arteriosclerosis by Qigong«, ebda., S. 125.
25 Xu Dinghai und Wang Chongxing, »Recuperative Function of Qigong on Hypertensive Target Impairment«, ebda., S. 124.
26 Elmer und Alyce Green, *Beyond Biofeedback*, Ft. Wayne: Knoll Publishing Co. 1977, S. 122.
27 Persönliche Information, 1990.
28 Pan Weixing u.a., »Changes in EEG Alpha Waves in Concentrative and Nonconcentrative Qigong States: A Power Spectrum and Topographic Mapping Study«, in: *Collected Works of Scientific Research on Qigong*, III, Peking: Beijing Science and Engineering University Press 1991, S. 266-82 (in Chinesisch).
29 Eine ähnliche Asymmetrie der beiden Gehirnhälften konnte bei Qigong-Theta-Rhythmen festgestellt werden. Vgl. Pan Weixing, Zhang Lufen und Xia Yong, »The Difference in Theta Waves Between Concentrative and Non-Concentrative Qigong States«, in: *Journal of Traditional Chinese Medicine*, Jahrg. 14, Nr. 3, 1994, S. 212-18. Wünschenswert wären weitere Untersuchungen über eine andere aufsehenerregende Asymmetrie, die man klinisch bei einigen Meditierenden beobachten konnte: linke Gehirnhälfte Alpha-Wellen und rechte Gehirnhälfte Theta-Wellen. In einem persönlichen Gespräch machte mich der inzwischen verstorbene Ed Wilson auf das Vorherrschen dieses Zustands im EEG verschiedener Heiler aufmerksam, mit denen er in den 80er Jahren Tests durchgeführt hatte.
30 Yang Sihuan, Yang Qinfei, Shi Jiming und Cao Yi, »The Influence of Qigong Training on Coherence of EEG During One Year Period«, Vortragsmanuskript für die Zweite Weltkonferenz für den wissenschaftlichen Austausch zu Medizinischem Qigong, Peking 1993, S. 72.

31 Wir dürfen nicht vergessen, daß die Qigong-Gruppen normalen und untrainierten Kontrollgruppen gegenübergestellt wurden. Empirische Untersuchungen lassen vermuten, daß wahrscheinlich auch Yogis, Zen-Anhänger oder Heiler anderer Traditionen, vergliche man sie mit Qigong-Meistern, ähnlich kohärente Gehirnwellen produzieren würden.
32 Wang Jisheng, »Role of Qigong on Mental Health«, Vortragsmanuskript für die Zweite Weltkonferenz für den wissenschaftlichen Austausch zu Medizinischem Qigong, Peking 1993, S. 93.
33 Shigemi Hayashi, »Qigong and Mental Health: The Positive Effects of the State of Rujing [In-die-Ruhe-Eintreten]«, Vortragsmanuskript für die Vierte Internationale Konferenz zu Qigong, Vancouver, B.C., Kanada, 1995, S. 26-27.
34 Jiao Guorui, a.a.O., S. 31.
35 Huang Hua, Shen Bin und Shang Kezhong, »Further Exploration of the Mechanism of Qigong in Treating Bronchial Asthma and Chronic Bronchitis with the Aid of Several New Testing Methods«, Vortragsmanuskript für die Erste Weltkonferenz für den wissenschaftlichen Austausch zu Medizinischen Qigong, Peking 1988, S. 93-95. Die speziellen Qigong-Meditationstechniken waren Fangsonggong, »Die Kunst der Entspannung«, in Kapitel 8 dieses Buchs behandelt, und Xiaozhoutian, »Kleiner Himmelskreislauf«, bei dem Qi durch bestimmte Leitbahnen gelenkt wird, im Abschnitt »Reinigung der Meridiane« in Kapitel 11 behandelt.
36 Sun Yinxing u.a., »The Role of Qigong and Taijiquan in Respiratory Rehabilitation«, ebda., S. 101.
37 Li Ziran, Liu Fangying und Zhou Renyang, »An Observation on the Results of Drug and Qigong Therapy for Chronic Respiratory Diseases«, ebda., S. 109-12.
38 Hua Huang, »An Approach to the Treatment of Bronchial Asthma by Qigong«, Vortragsmanuskript für das Erste Internationale Seminar zu Qigong, Shanghai 1986, S. 92-93.
39 Wang Shouhang, Wang Benrong, Shao Mengyang und Li Zhenqing, »Clinical Study of the Routine Treatment of Cancer Coordinated by Qigong«, Vortragsmanuskript für die Zweite Weltkonferenz für den wissenschaftlichen Austausch zu Medizinischem Qigong, Peking 1993, S. 129.
40 *Tempera mutantur* ...: Jüngste Untersuchungen zeigen, daß Ärzte nicht nur Patienten zu Praktizierenden alternativer Medizin überweisen, sondern immer häufiger auch selbst Alternativ-Methoden lernen.
41 Sun Quizhi und Zhao Li, »A Clinical Observation of Qigong as a Therapeutic Aid for Advanced Cancer Patients«, Vortragsmanuskript für die Erste Weltkonferenz für den wissenschaftliche Austausch zu Medizinischem Qigong, Peking 1988, S. 97-98.
42 Jiao Guorui, a.a.O., S. 41-42.
43 R. A. Greenwald und W. W. Moy, in: *Arthritis Rheumatism*, Nr. 22, 1979, S. 251-59.
44 Dies., a.a.O., Nr. 23, 1980, S. 455-63.
45 Xu Hefen, Xue Huining, Bian Meiguang, Zhang Chengming und Zhou Shuying, »Clinical Study of Anti-Aging Effect of Qigong«, Vortragsmanuskript für

die Zweite Weltkonferenz für den wissenschaftlichen Austausch zu Medizinischem Qigong, Peking 1993, S. 137.
46 *E Mei neigong* und *Liubu yangshenggong* (Gesundheitsfördernde Qigong-Übungen in sechs Schritten).
47 Ye Ming, Zhang Ruihua, Wu Xiaohong, Wang Yao und Shen Jiaqi, »Relationship Among Erythrocyte Superoxide Dismutase (RBC-SOD) Activity, Plasma Sexual Hormones (T, E2), Aging and Qigong Exercise«, Vortragsmanuskript für das Dtitte Internationale Symposium zu Qigong, Shanghai 1990, S. 32.
48 Wang Chongxing, Xu Dinghai, Qian Yusheng und Kuang Ankun, »Research on Anti-Aging Effects of Qigong«, Vortragsmanuskript für die Erste Weltkonferenz für den wissenschaftlichen Austausch zu Medizinischem Qigong, Peking 1988, S. 85.
49 Jing Yuzhong, Liu Xiude, Wang Zhenmin, Wang Qinglan und Yao Airong, »Observation on Effects of 31 Cases of Diabetes Treated by *Huichunggong* [›Rückkehr-zum-Frühling-Langlebigkeits-Qigong-Technik‹]«, Manuskript für die Sitzungsberichte der Zweiten Weltkonferenz für den wissenschaftlichen Austausch zu Medizinischem Qigong, Peking 1993, S. 135.

Kapitel 6

1 Dr. Franz Halberg, ein Chronobiologie-Forscher, verabreichte einer Gruppe von Mäusen acht Tage lang eine potentiell tödliche Strahlendosis. Die Hälfte der Tiere wurde tagsüber bestrahlt, die andere Hälfte in der Nacht. Nach acht Tagen lebten die tagsüber bestrahlten Tiere noch, die in der Nacht bestrahlten waren tot. Als er das Knochenmark der Tiere beider Gruppen untersuchte, stellte er fest, daß die tagsüber bestrahlten gesündere Immunzellen besaßen. Vgl. Franz Halberg, »Implication of Biological Rhythms for Clinical Practice«, in: *Neuroendocrinology*, Sunderland, MA: Sinauer Associates, Inc. 1980.
Diese Immunsystem-Zyklen wurden auch bei menschlichen Versuchspersonen beobachtet. Im englischen Nottingham Hospital injizierte man 200 Krankenschwestern und Medizinstudenten ein schwaches Antigen und untersuchte sie in den folgenden zwei Tagen alle drei Stunden. Die Forscher stellten fest, daß das Immunsystem am stärksten um 7 Uhr morgens war und am schwächsten um 13 Uhr. Über diese Versuchsreihe berichten Steven Locke und Douglas Colligan in ihrem Buch *The Healer Within*, New York: Penguin Books 1987, S. 43.
2 Harriet Beinfield und Efrem Korngold, *Between Heaven and Earth*, New York: Ballantine Books 1991, S. 95.
3 In der chinesischen Medizin bezeichnet der Terminus »Drei Erwärmer« eine Körperfunktion und nicht eine Körpersubstanz, ähnlich unserer Verwendung des Wortes »Blutkreislauf« statt »Herz«. Der Begriff bezeichnet den Wärme- und Energieausgleich in drei Körperbereichen: oberer Erwärmer, zuständig für den Kopf bis zur Brust, mittlerer Erwärmer für die Region rund um den Solarplexus und unterer Erwärmer für den Unterbauch.

602 Anmerkungen

4 Wie bei allen schweren Erkrankungen sollte dieses Training als Ergänzungstherapie betrachtet werden, in Abstimmung mit Ihrem Arzt.
5 Persönliches Gespräch, Juli 1993.
6 In alten etymologischen Wörterbüchern heißt es: »*Taiji ye beiji ye*«, »Taiji heißt Polarstern [auch Nordstern]«.

Kapitel 7

1 Ruthy Alon, *Mindful Spontaneity*, New York: Avery Publishing Group 1990, S. 215.
2 Ida P. Rolf, *Rolfing. Strukturelle Integration. Wandel und Gleichgwicht der Körperstruktur*, München: Hugendubel 1997, S. 70.
3 Ich finde es seltsam, daß viele Frauen Blusen mit Schulterpolstern tragen. Jedem mit Körpersprache Vertrautem signalisiert dies körperliche Schmerzen und seelischen Kummer.
4 Ein einfaches Experiment unterstreicht dies: Nehmen Sie eine Orange in die Hand und freuen sich an ihrer Oberflächenstruktur. Heben Sie nun Ihre Schultern und spüren, wie sich das Feingefühl Ihrer Hände verändert.
5 *The Columbia University College of Physicians and Surgeons Complete Home Medical Guide* , New York: Crown Publishers 1985, S. 550. Alle Darstellungen der menschlichen Anatomie betonen, wie wichtig und natürlich die Krümmungen für unsere Wirbelsäule sind. Vgl. dazu auch Mabel Elsworth Todd, *The Thinking Body*, New York: Dance Horizons, Inc. 1977 (5. Aufl.), S. 91-97.
6 Die Kontroverse hängt teilweise mit der Interpretation eines Satzes im Taijiquan-Klassiker *Elucidation of the Thirteen Movements* zusammen: »Man soll keinen Körperteil einfallen oder hervortreten lassen.« Dies wird manchmal übersetzt: »Keine Vertiefungen oder Ausbuchtungen zulassen.« Folgt man dem Qigong-Lehrer Jan Diepersloot, ist »die wichtigste auszugleichende Vertiefung das Kreuz, während Bauch und Gesäß abzuflachen sind. Dies ist die natürliche, das heißt für den Körperbau optimale Haltung im Vergleich zur normalen, dem Körperbau nicht entsprechenden Haltung.« Vgl. Jan Diepersloot, *Warriors of Stillness: Meditative Traditions in the Chinese Martial Arts*, Bd. 1, Walnut Creek, CA: Center for Healing & the Arts 1955, S. 8f.
Vielleicht ist diese Haltung »optimal« für den speziellen Qigong-Stil, den Herr Diepersloot lehrt. Er ist sicherlich nicht »normal« oder gesund bei unseren alltäglichen Verrichtungen. Für mich heißt die Aussage »keine Vertiefungen oder Ausbuchtungen«, daß der Körper in der Qigong-Haltung möglichst horizontal sein, sich elegant bewegen und keine übertriebenen Krümmungen haben soll. In den Kampfkünsten bildet jeder unnatürlich konkave oder konvexe Punkt am Körper eine willkommene Angriffsfläche.
7 Oftmals zusammen mit Yuandang verwendet, »die Gabelung rund machen«, das heißt den gesamten Lenden- und Genitalbereich entspannen. Das Gegenteil von Yuandang wäre Stehen mit einwärts zeigenden Zehen und nach innen

durchgedrückten Knien. Das quetscht die Gabelung und drückt sie zusammen. Yuandang wird für Taijiquan empfohlen, aber nicht für alle Qigong-Stile.
8 Selbst solche Selbstverständlichkeiten werden nicht von allen Qigong-Anhängern geteilt. Ein bekannter Qigong-Lehrer in Peking empfiehlt seinen Schülern, die Qigong-Meditation-im-Stehen (vgl. Kapitel 10) zeitlich so zu legen, daß sie dabei ein ein- oder zweistündiges Fernsehprogramm verfolgen können. Dies ist absurd. Ich empfehle diese Methode nur als vorübergehende Maßnahme für Fernsehsüchtige.
9 Adam Hsu, »Matching Kung Fu's DNA«, in: *Qigong Kung Fu*, Winter 1996, S. 21. Hsu, Direktor der Traditional Wushu Association, soll angeblich der beste englischschreibende Autor über die chinesischen Kampfkünste sein. Seine Artikel erscheinen regelmäßig in populären amerikanischen und taiwanesischen Zeitschriften über die Kampfkünste. Informationen über Hsus Arbeit und Publikationen finden sich in der von ihm herausgegebenen Zeitschrift *Celebrated Mountains Journal*, P. O. Box 1075, Cupertino, CA 95015-1075.
10 Ich hatte früher einmal die Ehre, einen pensionierten General des Geheimdienstes der US-Streitkräfte Qigong-Unterricht zu erteilen. Er bestätigte meine Meinung, als er sagte: »Wenn ich ein Panzerbataillon führe, traue ich keinem Soldaten mit gebeugten Knien. Er macht mit Sicherheit, was er will.«

Kapitel 8

1 Dies kann eine Operation, medikamentöse Behandlung oder andere medizinische Maßnahmen erfordern. In einigen Fällen kann Ausweichen oder Nichtbeachten eine wichtige Maßnahme sein, um mit extremen körperlichen und emotionalen Schmerzen fertig zu werden.
2 Moshe Feldenkrais, *Das starke Selbst*, Frankfurt/M.: Suhrkamp 1991.
3 Meister T. T. Liang, *T'ai Chi Ch'uan for Health and Self-Defense*, Paul Gallagher (Hrsg.), New York: Vintage Books 1977, S. 61.
4 Johannes H. Schultz, *Das Autogene Training*, Stuttgart: Georg Thieme Verlag 1953.
5 Feldenkrais, a.a.O., S. 184.

Kapitel 9

1 Hu Bing, *Qigong kexue qianshi* (»Kurze Einführung in die Wissenschaft der Atemübungen«), chinesisch und englisch, Hongkong: Hai Feng Publishing Co. 1982, S. 17 (eigene Übersetzung des Autors).
2 Hyperventilation heißt wörtlich »zu stark atmen«, zu starke Atmung, die für den Stoffwechsel des Körpers nicht erforderlich ist. Das Hyperventilations-

syndrom wurde erstmals beschrieben bei W. J. Kerr u.a., »Some Physical Phenomena Associated with Anxiety States and Their Relation to Hyperventilation«, in: *Annals of Internal Medicine* Nr. 11, 1937, S. 961-92. Bei Robert Fried, *The Breath Connection*, New York: Plenum Press 1990, findet sich die beste Erklärung der Hyperventilation und eine aufschlußreiche Darstellung der Atemwissenschaft. Vgl. auch sein zusammen mit Joseph Grimaldi herausgegebenes Buch *The Psychology and Physiology of Breathing in Behavioral Medicine, Clinical Psychology, and Psychiatry*, New York: Plenum Press 1993.
3 Fried und Grimaldi, a.a.O., S. 44.
4 J. C. Missri und S. Alexander, »Hyperventilation Syndrome: A Brief Review«, in: *Journal of the American Medical Association*, Nr. 240, 1978, S. 2093-96.
5 Fried und Grimaldi, a.a.O., S. 69.
6 W. Penfield und H. Jasper, *Epilepsy and the Functional Anatomy of the Brain*, Boston: Little, Brown 1954, S. 495.
7 Leider sind diese Tatsachen zu wenig bekannt. Die Autoren des Beitrags »Medical Qigong« in Bd. 8 der *English-Chinese Encyclopedia of Practical Traditional Chinese Medicine*, Peking: Higher Education Press 1990, scheinen sich des Zusammenhangs von umgekehrter Atmung und Hyperventilation nicht bewußt zu sein und behaupten, Bauchatmung und umgekehrte Atmung seien gleichermaßen gesundheitsfördernd. Ein bekannter Qigong-Autor, Dr. Yang Jwing-Ming, scheint von derselben Voraussetzung auszugehen, wenn er sagt: »Da Sie Ihren Bauch bewegen, haben Sie die gleichen gesundheitlichen Vorteile [von der umgekehrten Bauchatmung] wie bei der normalen Bauchatmung.« (Yang Jwing-Ming, *The Root of Chinese Chi Kung*, Jamaika Plain, MA: Yang's Martial Arts Association 1994, S. 117). Empirische Beweise und praktische Erfahrungen führen jedoch zu ganz anderen Schlußfolgerungen.
Dr. Yang bemerkt u.a., daß die umgekehrte Bauchatmung häufig »daoistisches Atmen« genannt wird. Ich glaube, daß Daoisten sowohl die natürliche als auch die umgekehrte Atmung praktizieren. Es läßt sich nicht mehr feststellen, welche Methode zu verschiedenen Zeiten der chinesischen Geschichte bei den Daoisten populärer war. Fest steht, daß als Ziel daoistischer Meditation immer ein Höchstmaß spiritueller und körperlicher Natürlichkeit anvisiert wurde, ob dies *taixi*, »Embryonal-Atmung«, genannt wurde, *lianshen huanxu*, »den Geist transformieren, zur Leere zurückkehren«, oder *neng yinger*, »wie ein Kind sein« (vgl. *Daodejing*, Kapitel 10).
8 Spannungen im Bauch können ein Symptom für psychische Probleme sein. Erniedrigte, sexuell mißbrauchte oder in anderer Weise entmündigte Menschen können mit gedämpfter Sensibilität [Verstopfung?] des Unterbauchs reagieren.
9 Moshe Feldenkrais, *Bewußtheit durch Bewegung*, Frankfurt/M.: Suhrkamp 1996.
10 Eine der besten ist: B. K. S. Iyengar, *Licht auf Pranayama*, München: O.W. Barth [2]1992.

Anmerkungen 605

11 Vgl. die Übersetzung von Shi Fu Hwang und Cheey Crow, *Tranquil Sitting*, St. Paul, MN, Dragon Door Publications 1995.
12 Charles Luk (Übers.), *Taoist Yoga*, New York: Samuel Weiser, Inc. 1973, S. 96.

Kapitel 10

1 Felicitas D. Goodman, *Wo die Geister auf den Winden reiten*, Freiburg: Bauer 1993. Für genauere Instruktionen, um diese Stellungen zu üben, siehe das Buch von Belinda Gore, einer Schülerin Dr. Goodmans, *Ekstatische Körperhaltungen*, Essen: Synthesis 1996.
2 Goodman, a.a.O., S. 20.
3 Goodman, a.a.O., S. 106.
4 Anders als bei den Qigong-Übungen begleitet Dr. Goodman ihre Experimente mit rhythmischem Rasseln. Forschungsergebnisse legen nahe, daß Schlagzeugmusik die Gehirnwellen verstärkt und Auswirkungen von Körperstellungen auf psychische Zustände begünstigt oder auslöst.
5 Goodman, a.a.O., S. 60.
6 Nähere Ausführungen dazu in meinem demnächst erscheinenden Buch über die Heilkunst der amerikanischen Ureinwohner.
7 Bei einem guten Feldenkrais-Lehrer, Josef Dellagrotte.
8 Siehe Shaykh Hakim Moinuddin Chishti, *The Book of Sufi Healing*, Rochester, VT: Inner Traditions 1991, S. 91-109.
9 Bei einer Armee riesiger Tonfiguren aus dem dritten Jahrhundert v. Chr., die das Grab des Qin-Kaisers in der Nähe der Stadt Xian, Provinz Shanxi, bewachen.
10 Jiang Zhenming, *Timeless History: The Rock Art of China*. Peking: New World Press 1991, S. 63.
11 Ebda., S. 109.
12 Ebda., S. 14.
13 Wang hatte nicht einmal eine besondere Bezeichnung für diesen Stil. Es wäre schwierig, seine besondere Schule zu klassifizieren, da sie Meditation-im-Stehen und andere Qigong-Übungen, Kampfkunst-Training und Aspekte spiritueller Erleuchtung miteinander verband. Wang selbst war nicht bereit, seine Lehre mit einer bestimmten Schule zu identifizieren, nicht einmal mit den Traditionen seiner eigenen Lehrer. Er lehrte kein *pai* (Zweig oder Sekte), sondern »ein Prinzip, das im Alltag angewendet werden kann«. Diese Unvoreingenommenheit ermöglichte es Schülern der verschiedensten Schulen, bei ihm zu üben. Denn sich mit einem Stil »ohne Namen, ohne Tradition« auseinanderzusetzen wirkte beruhigend auf Menschen, die befürchteten, durch bestimmte Übungen Traditionen ihrer Clans oder Familien bzw. anderer Qigong- und Kampfkunstschulen zu verraten.
1937 recherchierte ein Pekinger Zeitungsredakteur über Wangs Unterricht und berichtete: »Wang hat mit großem Erfolg *(da cheng)* das Wesentliche der ver-

schiedenen chinesischen Kampfkünste zusammengefaßt.« Deshalb benannte er Wangs Kunst *dachengquan*, »Großes Erfolgsboxen«. Doch Wang konnte einen so hochtrabenden Titel nicht akzeptieren. Er entschloß sich, seinen Stil *yiquan*, »Absichtsvolles Boxen«, zu nennen, womit er das Primat der Aufmerksamkeit und des Wollens betonte. »Wenn Sie Ihr Bewußtsein richtig einsetzen, setzen Sie wirkliche Kraft ein. Bewußtsein *ist* Kraft.« Diese Kraft hängt keineswegs von der äußeren Erscheinung oder starken Muskeln ab. »Heutzutage lassen Kampfkünstler ihre Muskeln spielen und glauben, das sei ein Beweis für ihre sportliche Qualifikation. Sie machen sich nicht klar, daß eine abnormale Entwicklung der Muskeln ganz sinnlos ist und eher ein gesundheitliches Hindernis darstellt.«

Wie konnte Wang eine so ungewöhnliche Kunst entwickeln, die häufig im Widerspruch zur Theorie und Praxis seiner Tage stand? Wang war ein kränkliches Kind gewesen und litt oft an schweren Asthmaanfällen. Im Alter von acht Jahren begann er unter Anleitung des Xingyiquan-Großmeisters Kuo Yunshen zu trainieren, anfangs seiner Gesundheit wegen, später, um die kämpferischen Aspekte dieser Kunst zu entwickeln. Xingyiquan ist eine der Inneren Kampfkünste, die, wie Taiji, als Qigong und/oder Selbstverteidigung praktiziert werden kann. (Xingyiquan bedeutet »Form-Absichts-Boxen«, womit ein Gleichgewicht zwischen Körper und Geist oder zwischen Form und Formlosigkeit gemeint ist. Da Wang etwas gegen die Art hatte, wie viele Kampfkünstler allein auf die Form eingeschworen waren und den Geist vernachlässigten, ließ er das Wort Xing, Form, weg und nannte seine Kunst Yiquan.)

1907 begann Wang durch ganz China zu reisen, um sich die Spezialitäten anderer Lehrer anzusehen und seine Kunst zu verfeinern. Um 1913 wurde er zum Dekan der Pekinger Kampfkunst-Akademie, die mit dem chinesischen Heerwesen assoziiert war, ernannt. Das gab ihm die Möglichkeit, die großen Kampfkunst- und Qigong-Lehrer Pekings kennenzulernen, von denen viele unter seiner Anleitung lehrten.

1918 bereiste Wang die Provinzen Henan, Hunan und Hubei. Eines der bedeutsamsten Ereignisse in jenen Jahren war ein einmonatiger Aufenthalt im berühmten Shaolin-Kloster auf dem Song-Berg, Provinz Henan. Wang schloß dort enge Freundschaft mit einem Mönch namens Heng Lin, der ihm eine andere Version des Xingyi-Boxens und Qigong beibrachte. In der Folge begab sich Wang nach Fujian im Süden, dann nach Norden nach Tianjin bei Peking, wo er mit seiner öffentlichen Lehrtätigkeit begann.

Innerhalb weniger Jahre errang er sich einen großen Ruf als bedeutende Persönlichkeit und hervorragender Kampfkünstler. Seine Schüler trugen erste oder weitere Preise bei Turnieren mit vollem Körperkontakt davon. Er lehrte Meditation-im-Stehen und Kampfkunstübungen im Park. Durch Meditation-im-Stehen konnten Schüler ihren Gesundheitszustand verbessern, Schwächen und Krankheiten loswerden (wie Wang selbst sein Asthma losgeworden war) und die für die Kampfkünste erforderliche Selbstbewußtheit, Verankerung im Grund und integrierte Kraft entwickeln. Natürlich mußten Schüler, die ihre Kampfkunstqualitäten vervollkommnen wollten, ihr Qigong auch beim Hochgeschwindigkeitssparring anwenden. Doch gab es dabei keine »Formen« oder »Katas«, keine choreographierten Abläufe, die sich der Schüler einprägen mußte. Wangs Erfolge sorgten für Aufsehen in Kampfkunstkreisen, in denen man nicht verstehen konnte, welcher Zusammenhang zwischen Qigong-Meditation-im-Stehen und Selbstverteidigung bestehen sollte.

Einmal wurde eine große Kampfkunstschau in Peking veranstaltet, zu der alle damaligen Größen geladen waren. Wang saß unter den Zuschauern und beobachtete. Als sich nach der Schau das Publikum verlaufen hatte, sprach er noch mit einigen Freunden. Da erkannten die anderen Turnierteilnehmer den großen Yiquan-Meister und baten ihn um eine private Demonstration. Wang wehrte ab, aber als sie weiter drängten und nicht nachließen, kletterte er auf die Bühne. Er nahm eine statische Stellung ein und stand und stand und stand ... Jetzt waren die Teilnehmer vollends verwirrt, doch Wang erklärte: »Sie, verehrte Meister, sind einfach wunderbar! Was für komplizierte Bewegungen Sie sich merken können! Aber ich habe nur diese eine, einfache Übung.«

Wang lehnte jeden Wettbewerb ab und versuchte niemals, seinen Stil als besser oder orthodoxer als andere zu verkaufen. Anders als die meisten Lehrer seiner Tage nahm er auch niemals formell Schüler an. Wenn ein Schüler ihn bedrängte, ihm eine geheime »Initiation« zu geben, lachte er nur: »Glaubst du, ein solches Training ist ein Neujahrsgeschenk, das ich dir so einfach in die Tasche stecken könnte? Mache die Übungen richtig, dann brauchst du keine besondere Zeremonie!« (Diese Anekdote wurde mir von Wangs direktem Schüler – einem der wenigen, die noch leben – Tang Rukun berichtet. Sein *Yiquan Qianshi* [»Die Essenz des Yiquan«], Hongkong: Tiandi tushu Co., Ltd. 1986, ist und bleibt das beste Werk über dieses Thema.) Wang trat dafür ein, das traditionelle Meister-Schüler-Verhältnis aufzulösen. Er hatte das Gefühl, dieses System raube den Schülern jeden Mut, ihrem Lehrer Fragen zu stellen. Die Autorität des Lehrers werde dadurch wichtiger als die Suche nach der Wahrheit, meinte er.

14 Die Wang Xiangzhai-Zitate stammen aus seinem *Xiquanshu yao* (Führer zum Kampfkunsttraining). Der vollständige Text findet sich in Yao Zongshun: *Yiquan*, Hongkong: Tiandi tushu Co., Ltd. 1986, S. 151-172.

15 Diese Methode des Sehens heißt *pingshi*, »Flaches Sehen«. Die Augen sind entspannt, mit weicher, weiter (peripherer) Brennweite, und wollen nichts im Besonderen sehen. Wenn wir bestimmte Gegenstände fixieren, haben wir die Tendenz, auch an sie zu denken. Wir konzentrieren uns auf das eine und schließen das andere aus. Das »Flache Sehen« fördert im Gegensatz dazu die Intuition. Interessanterweise ist Pingshi fast ein Synonym für *neishi*, »Innerer Blick«, wobei die Augen offenstehen und sehen, sich aber der inneren Körperempfindungen bewußt bleiben. Neishi kombiniert Sicht mit Einsicht.

Pingshi könnte man auch »paläolithisches Sehen« nennen, da es die Art zu sehen ist, die die Jäger in alten Zeiten brauchten. (Ich bin Richard Dart, einem Kenner der Überlebenstechniken der Stammesgesellschaften, dankbar, mich auf diesen wichtigen Aspekt des Sehens hingewiesen zu haben.) Mit Pingshi wird es möglich, einen weiten Bereich und die Bewegungen der Tiere darin zu überblicken, oder Eltern können sich auf eine Aufgabe konzentrieren und doch auf in der Nähe spielende Kinder achten. Kampfkünstler stellen ihre Augen auf »weiche« Brennweite ein, um gut erkennen zu können, ob der Gegner mit irgendeinem Körperteil zum Angriff übergehen will. Starrt der Kampfkünstler zum Beispiel nur auf die Fäuste des Gegners, so ist es sehr wahrscheinlich, daß er einen Schlag mit den Füßen abbekommt.

Pingshi fördert auch die Gemütsruhe. Bei emotionaler Anspannung werden die Augen entweder glasig – und sehen die Außenwelt nicht mehr –, oder sie verengen sich, ein Zeichen für Konzentration auf nur einen Gegenstand und Unausgeglichenheit. Nach Richard Dart (mündliche Mitteilung) ist es »mit ›flachem Blick‹ unmöglich, extreme Gefühle wie Haß, Wut, Eifersucht oder leidenschaftliche Liebe beizubehalten«. Nicht daß mit leidenschaftlicher Liebe etwas nicht stimmte, aber in diesem Zustand ist es schwierig, Qigong zu praktizieren!

16 Wenn Meditation-im-Stehen als Teil eines Kampfkunsttrainings durchgeführt wird, ist es wichtig, sich vorzustellen, daß der Körper in jedem Moment verteidigungs- oder angriffsbereit ist, wie ein Tiger, der zum Sprung auf die Beute ansetzt.

17 Kenichi Sawai, *The Essence of Kung-fu Taiki-Ken.* Tokyo: Japan Publications 1976, S. 14.

18 Den Schülern des Yiquan-Meisters Jiang Yunzhong verdanke ich den ersten Hinweis auf die Möglichkeit, »Tests« bei der Meditation-im-Stehen durchzuführen.

Kapitel 11

1 Lancelot Law Whyte, *The Next Development in Man*, New York: Henry Holt & Co. 1948, S. 1.

2 Siehe Jeanne Achterberg, Barbara Dossey und Lesli Kolkmeier, *Rituale der Heilung*, München: Goldmann 1996, S. 46.

3 Ich möchte den Leser auf drei hervorragende Werke über dieses Thema hinweisen: Jeanne Achterberg, *Gedanken heilen*, Reinbek: Rowohlt 1990. Jeanne Achterberg, Barbara Dossey und Leslie Kolkmeier, a.a.O., und Gerald Epstein, *Healing Visualizations*, NY: Bantam Books 1989.

4 Liu Guizhen, *Shiyen Qigong Liaofa*, Hongkong: Hongkong Tai Ping Press 1961. Für weitere englischsprachige Beschreibungen siehe Stephen Brown und Marasu Takahashi, *Qigong for Health*, NY: Japan Publications 1986.

5 Besonders Stephen T. Chang, *The Complete System of Self-Healing Internal Exercises*, San Francisco: Dao Publishing 1986.

6 Die Sechs-Qi-Methode erlernte ich 1978 bei einem Kollegen, dem daoistischen Adepten S.H. Guan. Auf Dr. Ma Litangs Werk wurde ich erst einige Jahre später von der Taijiquan-Meisterin Patricia Leung, seiner ersten Schülerin im Westen, aufmerksam gemacht. Die Heil-Laute beschrieb ich schon sehr früh in ei-

Anmerkungen 609

nem Zeitungsartikel, »Exercises for Youth und Vitality« (Übungen für Jugend und Vitalität), *East West Journal*, Januar 1982.

Auch Qigong-Meister Mantak Chia beschrieb diese Technik in seinem *Daoist Ways to Transform Stress into Vitality*, Huntington, NY: Healing Dao Books 1985.

7 »Exercises for Youth und Vitality«, *East West Journal*, Januar 1982.

8 Zu Einzelheiten über diese Methode der Stammesgesellschaften siehe mein demnächst erscheinendes Buch über die Heilkunst der amerikanischen Ureinwohner, Huntington, NY: Healing Dao Books.

9 Sarah Rossbach und Lin Yun, *Living Color*, NY: Kodansha America, Inc. 1994, S. 140. Hier handelt es sich um ein außergewöhnliches Werk über die chinesische Farben-Theorie in bezug auf Heilung von Umwelt, Wohnung und Körper.

10 Diesen humorvollen Ausdruck finden Sie im diagnostischen Handbuch der Amerikanischen Psychiatrischen Vereinigung. Er wurde von Freunden des Autors im Red Cedar Circle, einer spirituellen Gruppe der amerikanischen Ureinwohner, geprägt.

11 Einige hervorragende Meditationen dieses Typus finden sich in Huang Runtian, *Treasured Qigong of Traditional Medical School*, Hongkong: Hai Feng Publishing Co. 1994, S. 53f.

12 Siehe Wang Peisheng und Chen Guanhua, *Relax and Calming Qigong*, Hongkong, Peace Book Co. und Peking: New World Press 1986. Eine genauere Übersetzung des chinesischen Titels auf dem Umschlag dieses Buches *Shi Yongyigong* wäre »Praxis des Willenstrainings (bei Qigong)«.

13 Auf der Intensivstation für Herzkranke gilt nach einem Herzschlag die Regel: »Je größer die Sterbensunwilligkeit, desto kleiner die Sterblichkeit.« Larry Dossey, *Meaning and Medicine*, NY: Bantam Books 1991, S. 220. Siehe auch Thomas P. Hackett u.a., »The Coronary Care Unit: An Appraisal of Its Psychological Hazards«, *New England Journal of Medicine*, Nr. 279, 1968, S. 1365.

Kapitel 12

1 Wang Huaiqi, *Baduanjin tujie*, Hongkong: Jinhua Publishing Co. o.J.

2 Ein damit nicht verwandtes System, der sogenannte »Goldene Klassiker der Knochenmarkreinigung« (*Xisui Zhinjing*), wird den Daoisten zugeschrieben und wurde erstmals von dem verstorbenen Qigong-Meister Ma Litang veröffentlicht. Dieser Stil enthält unter anderem Selbstmassage von Akupunkturpunkten und verschiedene Lockerungsübungen, doch sind sie mit den Knochenmarkreinigungstechniken, die ich beschreibe, nicht vergleichbar.

3 Siehe Joseph Needham, *Science and Civilization in China*, Band 5, Cambridge University Press 1983, S. 166.

4 Die Gesamtheit dieser Übungen besteht aus zwölf Techniken. Bei ihren Namen habe ich mir einige poetische Freiheit herausgenommen. Die ursprünglichen Namen der ersten vier Übungen sind: 1. *Weituo*-Haltung (was »Weisheit« bedeutet). Weituo ist die chinesische Umschreibung für das Sanskritwort *veda*. Es

kann sich auch auf einen Gott beziehen, der einen buddhistischen Tempel beschützt. Mit demselben Namen werden die Stellungen zwei und vier bezeichnet. 2. *Weituo*-Stellung. 3. Sterne pflücken, Schöpflöffel verändern. 4. *Weituo*-Stellung.
5 Übersetzt ins Englische von Yang Shouzhong, *Master Hua's Classic of the Central Viscera*, Boulder, CO: Blue Poppy Press 1993. Für weitere Informationen über Hua Tuo siehe auch Dr. Bob Flaws' vorzügliches Vorwort.
6 *History of the Later Han Dynasty* (Hou hanshu). Zusammengestellt im fünften Jahrhundert, enthält es Biographien von Heilern, Alchimisten, Magiern und Einsiedlern. Siehe Kenneth J. DeWoskin (Übers.), *Doctors, Diviners and Magicians of Ancient China: Biographies of Fang-shi*, New York: Columbia University Press 1983.
7 Ich muß allerdings zugeben, daß Madame Guos Besserung eher für einen Placeboeffekt als für Qigong spricht. Ihr Spiel der Fünf Tiere wirkte wie ein recht armseliger Tanz – Hände und Körper machten mehr zufällige Bewegungen und imitierten die Tiere stereotyp. Prinzipien des Qigong kamen dabei kaum zum Vorschein. Wer die Berichte über Madame Guos Therapie und ihren großen Einfluß liest, kann tatsächlich schockiert sein, wenn er es mit dem vergleicht, was sie wirklich tat. Vielleicht war sie so erfolgreich, weil sie felsenfest an Qigong glaubte. Die Idealisierung ihrer Spiele der Fünf Tiere in China könnte eher ein Indiz für die allgemeine Unwissenheit über dieses Thema sein.
8 Hu Yaozhen, *Wuqinxi*, Hongkong: Xinwen Shudian o.J.
9 Jiao Guorui, *Qigong Essentials for Health Promotion*, Peking: China Reconstructs Press 1988, S. 190-236.
10 Paul B. Gallagher, *Drawing Silk*, Guilford, VT: Deer Mountain Daoist Academy 1987, S. 4-9.
11 Ein Ausdruck Twylah Nitschs, eines Ältesten der Seneca.
12 Sie können diese Übung auch durchführen, indem Sie ein dreißig Zentimeter langes Lineal zwischen den Händen halten. Das Lineal besteht aus leichtem, porösem Holz, etwa von der Weide, und ist an beiden Enden abgerundet, so daß es bequem in den Händen liegt. Dieses physische Lineal begünstigt den Fluß von Qi.
13 Auch als Chen Bo bekannt. *Xiyi* bedeutet »jenseits von Klang und Licht« oder »unergründlich«. Es ist ein Chen Bo verliehener Ehrentitel, und zwar von seinem Freund Zhao Gangyen, dem ersten Kaiser der Song-Dynastie. Unter den Chen zugeschriebenen Künsten befindet sich auch eine Methode, Qi beim Übergang von einer Jahreszeit zur anderen zu harmonisieren, ferner ein Traum-Qigong, das zu gesundem Schlaf und klaren Träumen verhilft, und eine sanfte Kampfkunst, ähnlich Taiji, bekannt als *Liuhe bafa* (Sechs-Harmonien-Acht-Methoden).
14 Chen Hongzhen (Hrsg.), *Xiantian qigong taiji* (Primordial Qigong: Taiji Ruler), Taibei, Taiwan: Hualian Publishing 1966, S. 7.
15 Wahrscheinlich der berühmteste Stil des harten Qigong ist eine Variante des »Muskel/Bänder-Veränderungs-Klassikers« (*Yijinjing*), dessen Geschichte der

Anmerkungen   611

»Knochenmarkreinigung« ähnelt. Es gibt eine weiche und eine harte Spielart des Yijinjing. Die harte Spielart ist ein Training zum Aufbau immer größerer Spannung. Man nimmt bestimmte Stellungen ein, während man verschiedene Körperteile in Koordination mit dem Atem immer mehr anspannt.
Unter den Qigong-Methoden im Bereich der Kampfkünste befinden sich auch »Eisenhemd«, »Gold-Glocken-Decke« und »Rippenstoßen«. Es handelt sich dabei um Atem- und Konzentrationsmethoden, bei denen der Übende zugleich seinen Körper an bestimmten Zonen mit Gegenständen wie Bambusstöcken, steingefüllten Beuteln oder Fäusten schlägt bzw. einen Trainingspartner dazu auffordert. Eine andere berühmte Methode ist die »Eiserne Hand«, bei der die Hände Ziegelsteine oder andere Gegenstände zerschlagen oder in heißen Sand bzw. erhitzte Eisenspäne gesteckt werden, wonach sie mit Einreibemittel und Qi-Tonics abgerieben werden müssen. All diese Methoden sind, falls nicht richtig oder ohne Anleitung durchgeführt, extrem gefährlich. Sie werden hier deshalb nicht weiter beschrieben.
Leider wird in China und im Ausland Qigong häufig mit sensationellen Demonstrationen vermeintlicher Fähigkeiten harter Qigong-Meister verwechselt, die zum Beispiel Metallstangen über dem Hals biegen, Eisblöcke mit dem Kopf zertrümmern, Kugeln im Mund auffangen oder Steine mit dem Zeigefinger zerbrechen. Manche dieser Demonstrationen sind echt, andere offensichtlich Betrug. Einer der berühmtesten Qigong-Meister Chinas demonstriert die in seiner Familie überlieferten Fähigkeiten, indem er Steine auf dem Kopf seines Sohnes mit dem Vorschlaghammer zerschlägt. Für mich ist das nicht Qigong, sondern Kindesmißhandlung!
16 Es gibt noch andere sehr schöne, doch seltene Innere Kampfkünste, die Ähnlichkeit mit Taijiquan besitzen, obwohl sie sich ihrer Geschichte und Herkunft nach davon unterscheiden. Dazu gehören *Taiyi Yulonggong* (Der Große Einheits-Schwimm-Drache), *Liuhe bafa* (Sechs-Harmonien-Acht-Methoden), *Wujiquan* (Unendlichkeits-Boxen) und *Wudangquan* (Wudang-Boxen).
17 Eine vorzügliche Übersetzung eines Xingyiquan Qigong-Klassikers ist jüngst auf englisch erschienen. Siehe Dan Miller und Tim Cartmell, *Xing Yi Nei Gong: Xing Yi Health Maintenance and Internal Strength Development*, Pacific Grove, CA: High View Publications 1994.
18 Stuart Alve Olson (Übers.), *The Intrinsic Energies of T'ai Chi Ch'uan*, St. Paul, MN: Dragon Door Publications 1994, S. 27.

Kapitel 13

1 Selbstmassage stellt auch heute noch einen sehr bedeutenden Zweig der traditionellen chinesischen Medizin dar. Doch ist sie allem Anschein nach in japanischen massage-therapeutischen Systemen noch populärer. Sie wird dort häufig entweder *self-shaitsu* oder *do-in* genannt, was die japanische Aussprache für das alte chinesische Qigong-Wort Daoyin ist. Japanische Eingeweide-

Selbstmassage ist eine besonders starke Methode der Qi-Reinigung und -Selbstheilung. Siehe Shizuto Masunaga und Wataru Ohashi, *Zen Shiatsu – Meridianübungen*, Waldeck: Siebenberg 1995.

Kapitel 14

1 Ein Peptid ist eine Kette aus Aminosäuren, der Grundbaustein des Lebens. Neuropeptid bedeutet »ein von einer Nervenzelle produziertes Peptid«. Es handelt sich um Zellen, die sich überall im Körper finden. Wir wissen heute, daß Neuropeptide auch aus der DNS anderer Zelltypen, etwa der Immunzellen, synthetisiert werden können. Man konnte bisher mehr als sechzig Neuropeptide identifizieren. Wahrscheinlich stehen sie mit entsprechenden Stimmungen und Emotionen im Zusammenhang.
2 Pert Candace, »The Wisdom of the Receptors«, in: *Advances*, Band 3, Nr. 3: Sommer 1986, S. 16.
3 Ebda., S. 13.
4 Hidemi Ishida, »Body and Mind: The Chinese Perspective« in Livia Kohn (Hrsg.), *Daoist Meditation and Longevity Techniques*, Ann Arbor, MI: University of Michigan Press 1989, S. 59.
5 Manchmal dienen solche körperlichen Probleme Gefühlen als positiver Hintergrund. Dr. med. Leon Hammer spricht von der »falschen Annahme der psychosomatischen Medizin«, »daß die Entstehung einer physischen Krankheit bei psychischem Streß immer Beweis für psychische Schwäche sei.« (Leon Hammer, *Dragon Rises, Red Bird Flies*, Northamptonshire, England: Thorsons Publishing Group 1990, S. 55) Er gibt ein überzeugendes Beispiel: »Ein Kind, das bei einem alkoholsüchtigen Vater lebt und in Reaktion darauf chronisches Kopfweh statt einer Psychose entwickelt, besitzt einen überaus kräftigen mental-emotionalen Apparat.« Dieses Kind hat wahrscheinlich einen zeitlich befristeten Weg entdeckt, mit seinen Problemen wirksam fertig zu werden.
6 Alexander Lowen, *Bioenergetik*, Reinbek: Rowohlt 1997, S. 197.
7 Zitiert bei Robert M. Sapolksy, »Lessons of the Serengeti: Why Some of Us Are More Susceptible to Stress«, in: *The Science*, New York Academy of Science, Mai/Juni 1988, S. 40.
8 Lydia Temoshok und Henry Dreher, *The Type C Connection*, NY: Penguin Books 1993.
9 A. Amkraut und George A. Solomon, »Stress and Murine Sarcoma Virus-Induced Tumors«, in: *Cancer Research*, Nr. 32, 1972, S. 1428-1433.
10 Kiiko Matsumoto und Stephen Birch, *Hara Diagnosis: Reflections on the Sea*, Brookline, MA: Paradigm Publications 1988, S. 33.
11 Im Chinesischen ist der Unterschied nicht ganz deutlich, da das Wort *bei* in manchen Texten als positives »Mitgefühl«, in anderen jedoch als – negatives (zum Beispiel in der Qigong-Literatur) – »übertriebenes Mitleid« verstanden wird.

Anmerkungen 613

12 Mark Seem und Joan Kaplan, *Bodymind Energetics: Toward a Dynamic Model of Health*, Rochester, VT: Healing Arts Press 1989, S. 72.
13 Siehe Zhang Enqin, *Health Preservation and Rehabilitation*, Shanghaier Institut für Traditionelle Chinesische Medizin 1990, S. 232-242. Der Text empfiehlt, chinesische Ärzte sollten mit Worten, Taten und Gegenständen auf emotionale Zustände hinwirken, die einer »morbiden Mentalität« entgegenarbeiten. Um zum Beispiel Zorn zu beschwichtigen, sollte der Arzt dem Patienten raten, diesen Zustand durch Verwendung »jammervoller und trauriger Ausdrücke« zu ändern. Meiner Meinung nach wird dadurch aber nur die eine Neurose durch die andere ausgetrieben!
14 Siehe die sehr erhellenden Ausführungen über Somatisierung bei Arthur Kleinman, *Patients and Healers in the Context of Culture*, Berkeley: University of California Press 1980, S. 138-145.
15 Interessanterweise wurde im Westen »Neurasthenie« als diagnostische Kategorie schon in den zwanziger Jahren abgeschafft. Der Begriff galt als zu vage und ungenau. Wahrscheinlich wurde er gerade um diese Zeit von chinesischen Intellektuellen aufgegriffen. Nach 1949 jedoch verschwand er für viele Jahre wieder von der Bildfläche, da man davon ausging, psychische Probleme entstünden durch den Kapitalismus. Heute ist *shenjing shuairuo* ein allgemein akzeptiertes Leiden.
16 David Eisenberg, *Encounters with Qi*, NY: W.W. Norton & Co. 1985, S. 172.
17 Das gleiche könnte von den Mystikern gesagt werden. Es gibt in China eine zunehmende Anzahl von Fällen, die transpersonale Psychologen im Westen als »spirituelle Phänomene« bezeichnen würden. Menschen, die mit dem Göttlichen in Berührung kommen, sei es als einer äußeren Kraft, sei es als einem tiefen, heiligen Aspekt des Selbst, ob spontan oder als Ergebnis von Qigong, Gebeten oder Ritualen, können sich sehr merkwürdig verhalten – nicht wegen der Erfahrung an sich, sondern weil sie ihr widerstreben. (Siehe Lee Sannella, »Kundalini: Classical and Clinical«, in: Stanislav Grof und Christina Grof (Hrsg.), Spirituelle Krisen, München: Kösel 1990.) Menschen mit solchen Erfahrungen fühlen sich infolge des Konfliktes zwischen ihren spirituellen Erlebnissen und den Werten der großen Majorität desorientiert und verwirrt. Die chinesische Gesellschaft wertet mystische Erfahrungen als »unproduktiv« ab. Leider gewährt man den wenigen Menschen, die in diesen psychischen Dimensionen Führer sein und Wege aufzeigen könnten, keinen Zugang zu Patienten der Psychiatrie.
18 Arthur Kleinman und Joan Kleinman, »Somatization: The Interconnections in Chinese Society among Culture, Depressive Experiences, and the Meanings of Pain«, in: Arthur Kleinman und Bryon Good (Hrsg.), *Culture and Depression*, Berkeley: University of California Press 1985, S. 440.
19 Kleinman, a.a.O., S. 447-448.
20 Von Kollegen erfahre ich, daß Virginia Satirs erfolgreiche Familientherapie in Südchina gelehrt und recht gut aufgenommen wird. Mehrere ihrer Werke sind ins Chinesische übersetzt worden.

Kapitel 15

1 Ich habe den Begriff »Heilende Gegenwart« seit den siebziger Jahren als Grundprinzip des Äußeren Qi-Heilens benützt. Erst vor kurzer Zeit habe ich zu meiner Freude entdeckt, daß der Ausdruck schon seit 1976 auch in Lehrbüchern für Krankenpflege verwendet wird. Er wird definiert als »Verfügbarkeit oder Aufgeschlossenheit in bestimmten Situationen, und zwar mit vollem persönlichem Einsatz: Selbsthingabe, die nur auf freiwilliger Basis möglich ist, sei es durch innere oder äußere Berufung«. J.G. Paterson und L.T. Zderad, *Humanistic Nursing*, NY: Wiley 1976, S. 122. Eine sehr sympathische, kluge Arbeit über Heilende Gegenwart stammt von Maggie J. McKivergin, M.S., R.N. und Jean M. Daubenmire, »The Healing Process of Presence«, in: *Journal of Holistic Nursing*, 12:1, März 1994, S. 65-81.
2 Wang Yin, *Qigong waiqi liaof* (Qigong External Qi Healing), Shanxi Science Education Press 1986.
3 Ebda., S. 69.
4 Hier bin ich anderer Ansicht als Joseph Needham, der die Pfeile als Akupunkturnadeln, vielleicht aus Stein oder Dornen hergestellt, interpretiert. Siehe Joseph Needham und Lu Gwei-Djen, *Celestial Lancets*, Cambridge University Press 1980, S. 78. Beweise aus dem Schamanismus aller Kulturen und der medizinischen Anthropologie legen nahe, daß diese Pfeile Geister-Kräfte bedeuten.
5 Auf diese Namen wurde ich durch ein unpubliziertes Manuskript von Zhou Zizong an der Universität von Wisconsin in Madison aufmerksam gemacht: *The Earliest History of Chinese Medicine and the Wu Shamanism*.
6 *Lunyü* (Die »Gespräche« des Konfuzius), XIII: 22.
7 Bi Yongsheng, übersetzt von Yu Wenping und John Black, *Chinese Qigong Outgoing-Qi Therapy*, Shandong: Shandong Science and Technology Press 1992, S. 5.
8 Um das Jahr 32-31 v. Chr. wurden Schamanen vom chinesischen Hof verbannt. Angehörige von »Schamanen-Familien« durften keine öffentlichen Ämter mehr bekleiden, und die Song-Dynastie verbot Schamanen, ihre »teuflischen Wege« (*yaodao*) zu gehen und »perverse Methoden« (*xieshu*) zu praktizieren. »Nach der Erhebung des Konfuzianismus zur Staatsdoktrin im ersten Jahrhundert v. Chr. blickten die herrschenden Klassen immer mehr auf die Schamanen herab und betrachteten sie bestenfalls als gesellschaftlich minderwertig, als Betrüger, die von der Leichtgläubigkeit der Massen lebten.« Arthur Waley, *The Nine Songs*, San Francisco: City Lights Books 1973, S. 11-12.
9 Daoisten fühlten sich von Natur aus von Heilmethoden angezogen, die auf Spiritualität und Einheit mit der Natur Wert legten. Beide, die alten chinesischen Schamanen und die Daoisten, glaubten an das Universum, das Dao, als die letzte Quelle aller Heilkraft. Für viele Daoisten *ist* das Universum nichts anderes als Heil-Energie. Das Dao ist Qi.
10 *Zhuyouke*, Wissenschaft vom Heilen durch Gebet, manchmal auch »exorzistisches Gebet« genannt, da die alten Chinesen glaubten, Gebet und Anrufung

Anmerkungen 615

könnten krankheitsverursachende Geister austreiben. Heute halten die meisten Chinesen das Gebet für etwas Unwissenschaftliches, obwohl sie Willenseinsatz und Äußeres Qi akzeptieren. Man darf darauf gespannt sein, was geschieht, wenn chinesische Wissenschaftler auf die durch die westliche Forschung dokumentierte Heilkraft des Gebets aufmerksam werden. Der »Rote Riese« würde wahrscheinlich schockiert auf den Rücken fallen, wenn Dr. Larry Dosseys *Heilende Worte* ins Chinesische übersetzt werden würden.

11 *Jinshu: Fangjizhuan.*
12 Ge Hong, *The Master Who Embraces Simplicity (Baopuzi)*, Kapitel 8, 320 n. Chr. Es handelt sich um ein wichtiges Handbuch der daoistischen Alchimie, Heilkunst und Sagenüberlieferung. Die Hauptkapitel sind übersetzt bei James Ware, *Alchemy, Medicine & Religion in the China of A.D. 320*, NY: Dover Publications, 1981.
13 Benor Daniel J., *Healing Research*, Band I-IV, Southfield, MI: Vision Pulications (im Druck).
14 Larry Dossey, *Heilende Worte. Die Kraft der Gebete und die Macht der Medizin*, Südergellersen: Bruno Martin Vertriebsservice 1995.
15 In den USA haben der Daoisten-Priester Share K. Lew und seine Schüler diese Methoden unterrichtet.
16 Zwischen 701 und 705 sorgte Kaiserin Wu für die Armen und Notleidenden und half bei der Errichtung buddhistischer Klosterhospitäler. 744 erließ Kaiser Xuanzong ein Dekret, daß Bettler der Hauptstadt sich in buddhistischen Hospitälern auf Staatskosten behandeln lassen könnten. 867 unterstützte Kaiser Yizong buddhistische Krankenhäuser finanziell und verpflichtete die Behörden, kompetente Mönche als Direktoren einzusetzen. Siehe Mark Tatz (Übers.), *Buddhism and Healing*, Lanham, MD: University Press of America 1985, S. 58-60.
17 Einer meiner Freunde erzählte mir ein modernes Beispiel. Im buddhistischen Kloster »Achtzehn-Lohans« vor Taibei auf Taiwan wurde er Zeuge einer Äußeren Qi-Heilung. Ein Meister heilte seinen Schüler mit einer schweren Kampfkunstverletzung durch Übertragung von Qi, während er ihm den Bauch massierte.
18 Jia Lin und Jia Jinding, »Effects of Emitted Qi on Healing of Experimental Fracture«, Manuskript für die Erste Weltkonferenz für den wissenschaftlichen Austausch zu Medizinischem Qigong, Peking 1988, S. 13-14. Chinesische Sportmedizin-Institute haben Tierexperimente durchgeführt, um die Wirkungen von EQH auf gebrochene Knochen und Gewebeverletzungen, etwa Muskelquetschungen, zu untersuchen.
19 Liu Defu, Shen Xiaoheng und Wang Changan, »Study of the Effect of External Qi on Natural Killer Cell Activity on Mice with Tumors«. Manuskript für das Dritte Internationale Symposium zu Qigong, Shanghai 1990, S. 73. Siehe auch Xu Hefen u.a., »Effects of Qutgoing Qi on Translated Tumor S180 of Rats«, ebda., S. 57.
20 Das in Kapitel zehn beschriebene Yiquan-Stehen ist eine hervorragende Vorbereitung für Qi-Übertragung. Es gibt auch von Äußeren Qi-Heilern prakti-

zierte Spezialformen des Stehens, zum Beispiel *shaolin neijing yizhichan* (»Buddhistische innere Stärke«, »Ein-Finger-Meditation«), eine Methode, die die Ausrichtung und Stimulierung verschiedener Akupunkturpunkte, ruhiges Stehen und Qi-Übertragung zwischen den Handflächen oder aus einzelnen Fingern miteinander kombiniert. Die Methode ist wahrscheinlich buddhistischen Ursprungs, da sie mit dem tibetisch-buddhistischen Mantra OM AH HUNG beginnt. Gegenwärtig wird das System in Nordamerika von einem hervorragenden Qigong-Meister und berühmten Kampfkünstler, Meister Liang Shouyu, unterrichtet. Äußere Qi-Übungsstellungen werden in Lin Houshengs *Qigong shiren jiankang* (Kraft aufbauen mit Qigong) beschrieben und illustriert. Canton, China: Guangdong Ke Ji Press 1981.

21 Persönliche Mitteilung meiner sehr verehrten Kollegin, Shiatsu-(japanische Akupressurmassage) und Qi-Meisterin Janet Murphy, Juli 1988.
22 Ambrose A. Worrall und Olga N. Worrall, *The Gift of Healing*, Columbus, OH: Ariel Press 1985, S. 114.
23 Ich danke Samuel Avital, dem Kabbalisten und Mystiker, für diesen wunderbaren Ausdruck, der viel besser ist als *channeling*.
24 Worrall, a.a.O., S. 165.
25 Kyriacos C. Markides, a.a.O. Ein wundervolles Buch. Kürzlich hatte ich die Ehre, Prof. Dr. Markides kennenzulernen, der ebenso großen Wert auf Persönlichkeitsentwicklung wie auf Wissenschaftlichkeit legt.
26 Lin Housheng, a.a.O., S. 130, Anm. 17.
27 Jeder Mensch lebt in einem körperlichen und sozialen Beziehungsfeld. Die gesundheitlichen Implikationen dieser Beziehungen können die Wirksamkeit jeder Therapie beeinflussen. Pflege in schöner Umgebung durch eine liebevolle Krankenschwester wird ganz andere Auswirkungen haben als dieselbe Pflege, durchgeführt von einem Griesgram in einer häßlichen Klinik. Auch werden bei einem Alleinstehenden mit viel größerer Wahrscheinlichkeit Nebeneffekte auftreten als bei einem von seiner Familie liebend umsorgten Patienten.
28 Ich wünschte, ein kreativer, mutiger Kollege würde experimentell untersuchen, wie eine Behandlung bei Patienten in einem sauberen Raum im Vergleich zu einer ähnlichen Gruppe in unsauberen Räumen anschlägt.
29 Ein sehr erfahrener Äußerer Qi-Heiler kann fast jede Art Massagetherapie durchführen, ohne daß äußerlich irgendein Unterschied zu bemerken wäre. Die Massage reicht nur in verschiedene Tiefen hinab – zu Haut, Muskeln oder Knochen.

Kapitel 16

1 Ein außergewöhnliches Video mit hochqualifizierten Yogaübungen und Atemkontrolltechniken ist *Yoga with Richard Freeman*, Boulder, CO: Delphi Productions. Auch Übungen zum Strecken und Üben der Meridiane sind eine vorzügliche Ergänzung zur Qigong-Praxis. Sie werden beschrieben in Shizuto Masunaga, *Zen Imagery Exercises*, NY: Japan Publications 1987.

Anmerkungen 617

2 Die in Kapitel elf gegebene Empfehlung von zehn bis fünfzehn Minuten gilt nur dann, wenn die Übung als einzelne Qigong-Technik durchgeführt oder ausschließlich mit Kranich, Schildkröte und Hirsch kombiniert wird. Zehn Minuten wären im Zusammenhang mit dem hier vorgestellen Programm schon zuviel.

Kapitel 17

1 Michael A. Province, Evan C. Hadley u.a., »The Effects of Exercise on Falls in Elderly Patients«, in: *JAMA*, 2. März 1995, S. 1341-1347. Siehe auch Shuk-Kuen Tse und Diana Bailey, »Tai Chi (Taiji) and Postural Control in the Well Elderly«, in: *The American Journal of Occupational Therapy*, April 1992, S. 295-300. Auch hier gab es »signifikante Unterschiede zwischen den Taiji- und den Nicht-Taiji-Gruppen (p < 05) bei den drei Gleichgewichtstests ...« Leider können, anders als bei der umfassenden, im *JAMA* veröffentlichten Studie, keine Schlüsse aus dieser Untersuchung gezogen werden, weil die Zahl der Versuchspersonen zu klein war und mehrere Variablen, wie die Anzahl der Übungsjahre der Versuchspersonen, ihre sportliche Betätigung, ihr Beruf und ihre Interessen, nicht berücksichtigt wurden.
2 Das könnte *alopecia areata* entsprechen, einer entzündlichen, reversiblen Form stellenweiser Glatzenbildung ohne eindeutige Ätiologie.
3 Der weitverbreitete gegensätzliche Standpunkt wird von Meister Zhao Jinxiang vertreten, dem Begründer des »Qigong des steigenden Kranichs«, eines der populärsten Stile in China mit angeblich zwanzig Millionen Praktizierenden. »Manche hören schnell wieder auf, wenn die erkrankten Körperzonen von Qi angegriffen werden – was unerträgliche Schmerzen verursachen kann. Deshalb ist ein unerschütterlicher Glaube an die Heilkraft Qigongs erforderlich.« Zhao Jinxiang, *Chinese Soaring Crane Qigong*, übersetzt von Chen Hui Xian u.a., Corvalis, OR: Qigong Association of America 1993, S. IV. Aber ich bin anderer Meinung als Meister Zhao. Trotzdem sind sein Buch und seine Schreibweise im allgemeinen hervorragend. Ich habe das Buch nur deshalb nicht in die Liste der empfohlenen Literatur aufgenommen, weil es sich dagegen ausspricht, den »Steigenden Kranich« ohne diplomierte Lehrer durchzuführen.
4 Ein Ausspruch des Rabbi Joseph Gelberman, Gründer des »Neuen Seminars«, eines interreligiösen Seminars in New York City.
5 *Diagnostic and Statistical Manual of Mental Disorders*, Washington, D.C.: The American Psychiatric Association 1994 (4. Aufl.), S. 847. Ich kann also die Urheberschaft für diese Definition nicht beanspruchen. Möglicherweise wurde der Ausdruck »Psychotische Qigong-Reaktion« unabhängig von mir von den Autoren der DSM IV geprägt.
6 Sehr klar dargestellt von Wallace Sampson und Barry L. Beyerstein in ihrem »Traditional Medicine and Pseudoscience in China: A Report of the Second CSICOP Delegation« (Teil 2), in: *Skeptical Inquirer*, 20:5, September 1996, S. 27-34.
7 Ebda., S. 29.

8 Höchstwahrscheinlich gibt es mehr psychotische Reaktionen auf psychiatrische Behandlungen als auf Qigong-Behandler. In den Vereinigten Staaten ist die Selbstmordrate bei Patienten der Psychiatrie ziemlich hoch.

Kapitel 18

1 Vielleicht war dies der Grund, daß in der traditionellen daoistischen Alchimie die Milz als Qi-Quelle angesehen wurde. Die Daoisten versuchten, ihre Energie im Körper mit folgender Formel zu beeinflussen: Herz-Qi = Shen (spirituelle Energie); Lungen-Qi = Jing (sexuelle Energie). Jing + Qi + Shen = Dan (Elixier der Unsterblichkeit).
2 Bob Flaws, *Arisal of the Clear*, Boulder, CO: Blue Poppy Press 1991, S. 10.
3 Ebda.
4 Im daoistischen Klassiker *Yangxing yanminglu* (»Aufzeichnungen über das Nähren der Natur und die Verlängerung des Lebens«) heißt es: »Gehst du mit einem vollen Magen zu Bett, verlierst du einen Tag deines Lebens.« Anstatt sich schlafen zu legen, geht man am besten nach dem Essen spazieren. Diese Erkenntnis spiegelt sich auch im chinesischen Sprichwort: »Gehe nach dem Essen spazieren, dann wirst du 99 Jahre alt!«
5 »Healthy People 2000: National Health Promotion and Disease Prevention Objectives«, Washington D.C.: Department of Health and Human Services, Public Health Service 1990.
6 D. M. Eddy, »Setting Priorities for Cancer Control Programs«, in: *Journal of the National Cancer Institute*, Nr. 76, 1986, S. 187-99.
7 *Alternative Medicine: Exploring Medical Horizons – A Report to the National Institutes of Health and Alternative Medical Systems and Practices in the United States*, NIH Publication Nr. 94-066, Washington D.C.: Dezember 1994, S. 210. Die Angaben stammen aus: Technical Report Series Nr. 979 der WHO, Genf 1990.
8 Christopher Bird und Peter Tompkins, *Die Geheimnisse der guten Erde*, München: Scherz 1989, S. XI.
9 Seetang ist sehr nährstoffreich und eine konzentrierte Nährstoffquelle, es enthält Kalzium, Jod, Eisen, Phosphor und Zink. Es besitzt außerdem entgiftende Eigenschaften und entzieht dem Körper Blei und andere chemische Giftstoffe. Wichtig ist die Verwendung verschiedener Arten, da jede (z.B. Rotalge, Nori, Kelp, Wakame, Hiziki) unterschiedliche Nährstoffe hat. Seetang kann man als Speise oder als Gewürz benutzen. Hiziki schmeckt delikat in Salaten, Kelp gemahlen oder Nori zerstampft schmecken herrlich auf Reis.
10 Vgl. Annemarie Colbin, *Food and Healing*, NY: Ballantine 1986, S. 148-60.
11 Die Wirkung dieser chemischen Stoffe wird fesselnd beschrieben in: Theo Colborn, Dianne Dumanoski und John Peterson Myers, *Our Stolen Future*, NY: Dutton 1966.
12 Jeffrey A. Fisher, *The Plague Makers*, NY: Simon & Schuster 1994, S. 90.

13 Obwohl Geflügel generell als warm gilt, ist es speziell für die Leber heiß. Daher ist der Verzehr von Hühnerfleisch kontraindiziert, wenn nach chinesischer Medizin-Diagnose Leber-Hitze vorliegt.
14 In diesem Punkt stimme ich nicht mit Henry Lu und anderen Autoren überein, die Rindfleisch als neutral und Lammfleisch lediglich als warm einstufen. Dieses deckt sich nicht mit meiner persönlichen und auch nicht mit meiner klinischen Erfahrung.
15 Vgl. S. Boyd Eaton, »Human, Lipids and Evolution«, in: *Lipids*, Jahrg. 27, Nr. 10, 1992, S. 817. Aus diesem Artikel beziehe ich auch meine Kenntnisse über den Fettgehalt gebratener Speisen.
16 Mary F. Taylor, *New Vegetarian Classics: Entrées*, Freedom, CA: The Crossing Press 1995, S. 26. Ich empfehle dieses Buch und ihr anderes Werk: *New Vegetarian Classics: Soups*. Beide Bücher sind eine geschickte Mischung aus gesundheitsbewußten Rezepten und genauen Anleitungen, die man für die Zubereitungstechniken und die Kochmethoden als Leitfaden benutzen kann.
17 Bob Flaws, *The Book of Jook*, Boulder, CO: Blue Poppy Press 1995.
18 Zhang Enqin (Hrsg.), *Health Preservation and Rehabilitation*, Shanghai: Institut für Traditionelle Chinesische Medizin 1990, S. 272.
19 Mit Qingdan-Kost kann unser Geist leichter Pingdan werden, »gelassen, ruhig und natürlich«. Qingdan-Ernährung und stark gewürzte Kost unterscheiden sich wie Wein und Tee voneinander. Tee beruhigt, schmeckt rein und doch angenehm. Alkoholische Getränke erregen, haben einen starken Geschmack, können jedoch nur vorübergehend ein Wohlgefühl erzeugen. Es gibt ein weises Sprichwort, das den Terminus Qingdan beschreibt, allerdings im Zusammenhang mit Freundschaft und nicht Kochkunst: »Die Freundschaft eines einfachen Menschen ist süß wie Honig. Die Freundschaft eines Edlen ist rein (*dan*) wie Wasser.« (*Xiaoren zhi jiao ru mi. Junzi zhi jiao dan ru shui.*)
20 Vgl. Michael Saso, *A Taoist Cookbook*, Rutland, VT: Tuttle 1994.
21 Liu Zhengcai, *The Mystery of Longevity*, Peking: Foreign Languages Press 1990, S. 60-68.
22 Roy Walford, *The 120 Year Diet*, New York: Simon & Schuster 1986.
23 Goodrick u.a., zitiert ebda., S. 376.
24 R. L. Walford, S. B. Harris und M. W. Gunion, »The Calorically Restricted, Low-Fat, Nutrient-Dense Diet in Biosphere 2 Significantly Lowers Blood Glucose, Total Leucocyte Count, Cholesterol, and Blood Pressure in Humans«, in: *Proceedings of the National Academy of Science USA 1992*, Nr. 89, S. 11533-11537.
25 Eine exzellente Zusammenfassung dieser Erkenntnisse findet sich in: »Diet and Nutrition in the Prevention and Treatment of Chronic Disease«, in: *Alternative Medicine: Expanding Medical Horizons*, Washington, D.C.: U.S. Government Printing Office 1994, S. 209-19.
26 Walford, a.a.O., S. 60.
27 Ebda., S. 61.
28 Auch Juegu, »Zufuhr von Wildreis abschneiden«, oder Xiuliang, »die Getreide[zufuhr] stoppen«.

29 *Da-yu Jing*, in: Henri Maspero, *Taoism and Chinese Religion*, Amherst: University of Massachusetts Press 1981, S. 333.
30 Die alte chinesische Sekte Himmlischer Meister (*tian shipai*) im 2. Jahrhundert n. Chr. wurde auch Fünf-Scheffel-Reis-Sekte (*wu donmi*) genannt.
31 Vielleicht ein Überbleibsel der paläolitischen Wurzeln des Daoismus.
32 Allergien und/oder die Unfähigkeit, Körner zu verdauen, greifen sowohl die körperliche als auch die geistige Gesundheit an und können mit Schizophrenie zusammenhängen. »Unerkannte Überempfindlichkeit gegen die tägliche Brotnahrung können sehr wohl Ursache für zwanghaftes und ritualistisches Verhalten, blockierte Sprachentwicklung und Stimmungs- und Verhaltensschwankungen sein.« Carl C. Pfeiffer, *Nutrition and Mental Illness*, Rochester, NY: Healing Arts Press 1987.
33 Ich erkläre im folgenden, warum ich nicht mit denen übereinstimme, die einen hohen Kohlenhydratanteil in der Nahrung empfehlen, etwa Nathan Pritikin (80 Prozent) und Dean Ornish (75 Prozent).
34 Folgt man Dr. med. S. Boyd Eaton von der Abteilung Radiologie der Emory University School of Medicine und der Abteilung Anthropologie an der Emory University, so lag der Prozentsatz der Makronährstoffe in der Nahrung der Menschen im späten Paläolithikum (wenn man von 35 Prozent Fleisch und 65 Prozent Gemüse ausgeht) im Durchschnitt bei 34 Prozent Protein, 45 Prozent Kohlenhydrate und 21 Prozent Fett. Vgl. S. Boyd Eaton und Melvin Konner, »Paleolithic Nutrition«, in: *The New England Journal of Medicine*, Nr. 312, 5, 1985, S. 288. Weitere Einzelheiten über den Nährwertgehalt in der Nahrung des prä-agrikulturellen und post-agrikulturellen Zeitalters finden sich in Eatons Veröffentlichung: »Humans, Lipids and Evolution«, in: *Lipids*, Jahrg. 27, 10, 1992, S. 814-20.
35 Eaton und Konner, a.a.O., S. 283. Christine Northrup, eine anerkannte Autorität für Frauengesundheit, fügt hinzu, daß Menschen mit Blutgruppe A (A1 und A2) besonders vorsichtig sein und nicht zuviel Körner essen sollten, da diese »relativ jung in der menschlichen Ernährung sind und zu Kohlenhydrat-Abhängigkeit, Gluten-Unverträglichkeit, Aufgedunsenheit, PMS und chronischer Hefegärung führen«. Vgl. *Health Wisdom for Women*, Jahrg. 2, Nr. 7, Juli 1996.
36 Vgl. Rachel F. Heller und Richard F. Heller, *The Carbohydrate Addict's Diet*, New York: Penguin 1993.
37 Den Daoisten war unbekannt, daß es unterschiedliche Arten Kohlenhydrate gibt. Wissenschaftler stellten fest, daß die eigentlichen Übeltäter, diejenigen sind, die schneller in den Blutkreislauf gelangen (hoher Glykämie-Index) und schnell zu erhöhtem Blutzucker führen sowie eine stärkere Insulin-Produktion anregen. Dazu gehören Reis (weißer und brauner), Nudeln, Brot (mit ganzen Körnern), Kartoffeln, Karotten und Hirse. Günstigere Kohlenhydrate, die langsamer ins Blut gelangen (niedriger Glykämie-Index) und eine weniger starke Insulin-Produktion auslösen, sind: Gerste, Weizenmehl, Roggen, Linsen, Sojabohnen, Kidney-Bohnen und Äpfel. Dies heißt aber nicht, daß Sie ganz auf Reis verzichten müssen. Eine ausreichende Menge an Faserstoffen

Anmerkungen 621

(nichtverdauliche Kohlenhydrate) und Fett verlangsamen das Eindringen der Kohlenhydrate in den Blutkreislauf. Wenn Sie Brot verzehren, sollten Sie dazu ein wenig Tomatensauce und Mozarella essen, aber nur eine Scheibe Brot!

38 Barry Sears und Bill Lawren, *The Zone*, New York: Harper Collins 1995. Sears hat der Makroernährungs-Forschung ein wichtiges Kapitel hinzugefügt. Er beschreibt eine wichtige Hormonart, das Eicosanoid, das wichtige Funktionen wie Blutdruck, Entzündungen, Immunreaktion und Schmerzübertragung kontrolliert. Es gibt Eicosanoide, die die Gesundheit fördern und die krank machen. Die gesundheitsfördernden verhindern Herzkrankheiten, Krebs, Diabetes und alle Schmerzformen. Krankmachende dagegen fördern all diese Gesundheitsprobleme. Sears stellte fest, daß ein Nährwertverhältnis von 30 Prozent Protein, 40 Prozent Kohlenhydrate und 30 Prozent Fett die Produktion gesundheitsfördernder Eicosanoide unterstützt. Zuviel Kohlenhydrate mit dem daraus resultierenden hohen Insulinspiegel steigern die Aktivität von Delta-5-Desaturase, eines Enzyms, das die Produktion schädlicher Eicosanoide anheizt. Ihr Körper produziert diese auch, wenn Sie ungesunde Fette, vor allem fettes rotes Fleisch, Innereien und Eigelb verzehren. Die gesündesten Fette sind einbasige, ungesättigte Fette, die im Canolaöl, Olivenöl, in Avocados, Mandeln, Erdnüssen und im Erdnußöl und in Tahini (Sesambutter) enthalten sind.

39 Liu Jilin (Hrsg.), *Chinese Dietary Therapy*, NY: Churchill Livingstone 1995, S. 103.

40 Flaws, a.a.O., S. 62.

41 W. J. Blot, J.-Y. Li, P. R. Taylor u.a., »Nutritional Intervention Trials in Linxian, China: Supplementation with Specific Vitamin/Mineral Combinations, Cancer Incidence, and Disease-Specific Mortality in the General Polpulation«, in: *Journal of the National Cancer Institute*, Jahrg. 85, 1993, S. 1483-92.

42 D. C. Cook, »Subsistance Base and Health in Prehistoric Illinois Valley: Evidence from Human Skeleton«, in: *Medical Anthropology*, Jahrg. 3, 1979, S. 109-24; C. S. Larsen, »Skeletal and Dental Adaptions to the Shift to Agriculture on the Georgia Coast«, in: *Current Anthropology*, Jahrg. 22, 1981, S. 422-23; C. M. Cassidy, »Nutrition and Health in Agriculturalists and Hunter-Gatherers: A Case Study of Two Prehistoric Populations«, in: R.F. Jerome und G. H. Pelto (Hrsg.), *Nutritional Anthropology: Contemporary Approaches to Diet and Culture*, Pleasantville, NY: Redgrave 1980, S. 117-45.

43 Sie waren rund 15 cm größer als ihre post-agrikulturellen Nachfahren. Eaton und Konner unterstreichen, daß »wir heute ungefähr so groß sind wie die - biologisch betrachtet - ersten modernen Menschen«. Vgl. Eaton und Konner, a.a.O., S. 284. Vgl. auch P. R. Nickens, »Stature Reduction as an Adaptive Response to Food Production in Mesoamerica«, in: S. Polgar (Hrsg.), *Population, Ecology and Social Evolution*, Den Haag: Mouton 1975, S. 167-90.

44 Vgl. Eaton und Konner, a.a.O.

45 Linus Pauling, *How to Live Longer and Feel Better*, NY: W. H. Freeman & Co. 1986.

46 Ebenso wird gesagt, daß Fischaugen heilsam für die menschlichen Augen seien; Entenfüße sollen Qi in die Füße des Menschen leiten. Es scheint mir, daß hier

manchmal übertrieben wird, wenn es beispielsweise heißt, eine Kräutertinktur gemixt mit den Genitalien von Geckos steigere die sexuelle Potenz.
47 Persönliches Gespräch, 21. August 1995. Einzelheiten über Wesen, Ökologie und Geschichte des Wassers finden sich in der aufschlußreichen Schrift von Tom Heidlebaugh, *One with the Watershed: A Story-Based Curriculum for Primary Environmental Education*, 1994. Diese Schrift ist über die Northwest Indian Fisheries Commission, Olympia, WA, erhältlich.
48 *Biyanlu* (Niederschrift von der Smaragdenen Felswand), Beispiel 50. Die Niederschrift, ein Klassiker des Zen-Buddhismus, enthält eine Sammlung von 100 Anekdoten, die während der Song-Dynastie zusammengestellt wurden. Vgl. *Bi Yän-lu. Meister Yuan-wus Niederschrift von der Smaragdenen Felswand*, 3 Bde, München: Hanser 1973, 3. Aufl.

Kapitel 19

1 Engländer, Deutsche und Franzosen leiten ihr Wort »tea«, »Tee« bzw. »thé« von der Aussprache des Wortes Tee in der chinesischen Provinz Fujian ab. Für andere Länder ist die Aussprache des Wortes in den kantonesischen oder hochchinesischen Dialekten maßgebend, wo Tee »cha« ausgesprochen wird.
2 Ma Shou-chun, *Chinese Nutrition Reference Material*, Seattle, WA: Northwest Institute of Acupuncture and Oriental Medicine 1995, unveröffentlichtes Manuskript.
3 W. Young, »Tea and Arteriosclerosis«, in: *Nature*, Nr. 216, 1967, S. 1015-16.
4 Jean Carper, *Food - Your Miracle Medicine*, New York: Harper Collins 1994, S. 78.
5 Kit Chow und Ione Kramer, *All the Tea in China*, San Francisco, CA: China Books and Periodicals 1990, S. 105.
6 Ebda.
7 Carper, a.a.O., S. 78.
8 Ebda.
9 M. Hertog, »Dietary Antioxidant Flavonoids and Risk of Coronary Heart Disease: the Zutphen Elderly Study«, in: *The Lancet*, Nr. 342, 1993, S. 1007-11.
10 Y. T. Gao, J. K. McLaughlin, W.J. Blot u.a., »Reduced Risk of Esophageal Cancer Associated with Green Tea Consumption«, in: *Journal of the National Cancer Institute*, Nr. 86, 1994, S. 855-58.
11 *The Seattle Tea Times*, Jahrg. 1, Nr. 2, 1991, Publication of Teahouse Kuanyin.
12 Carper, a.a.O., S. 213.
13 Tsuneo Koda u.a., »Detection and Chemical Identification of Natural Bio-Antimutagens: A Case of the Green Tea Factor«, in: *Mutation Research*, Amsterdam, 15. Februar, 1985.
14 Mauro Serafini, »Red Wine, Tea and Antioxidants«, in: *The Lancet*, Nr. 344, 1994, S. 626.

15 Information von Kida Taichi. Vgl. »Science of Tea - Part III«, in: *Chanoyu Quarterly*, Winter 1970, S. 61-66, und Kit Chow, a.a.O., S. 90.
16 »Coffee and Health«, in: *Consumer Reports*, Oktober 1994, S. 650-51.
17 Kida Taiichi, »Science of Tea, Part I«, in: *Chanoyu Quarterly*, Sommer 1970, S. 53.
18 Leider weist China nicht offiziell aus, welche Tees aus biologischem Anbau stammen. Vgl. David Lee Hoffmann, »The Hunt for Jade Spring«: »Am nächsten kommen dem kommerziellen biologischen Anbau die sogenannten *Sanwu*, »die drei Neins«, das heißt 1. kein chemischer Dünger, 2. keine chemischen Schädlingsbekämpfungsmittel, 3. keine Luftverschmutzung.« In: *Tea: A Magazine*, Nr. 4, September 1995, S. 22.
19 David Lee Hoffmann, »Leaf & Water«, Broschüre, Lagunitas, CA: Silk Road Teas (Hrsg.) o.J.
20 Soshitsu Sen XV., *Tea Life, Tea Mind*, New York: Weatherhill 1979.

Kapitel 20

1 *Sunüjing* (»Klassiker der Reinen Jungfrau«), ein Text aus der Han-Dynastie. Su heißt auch »ungebleichte Seide«, daher die Wiedergabe des Namens mit »Seidene Jungfrau«.
2 Zitat aus dem *Yangxing yanminglu*, einem Klassiker aus dem 11. Jahrhundert, verfaßt vom daoistischen Alchimisten Tao Hongjing. Übersetzt in: Joseph Needham, *Science and Civilization in China*, Bd. 5, Teil 5, a.a.O., S. 190.
3 Das Judentum ist die andere Weltreligion: Deshalb gibt es keine jüdischen Klöster oder ein dem Zölibat verpflichtetes Priestertum. Unverheiratete Rabbis werden im Gegenteil mit Argwohn betrachtet. Man könnte einwenden, daß im indischen Tantra ebenfalls Techniken der sexuellen Vereinigung beschrieben werden. Das ist richtig, aber man sollte folgendes bedenken: In Indien wurden sexuelle Yoga-Techniken als Abstieg angesehen; Shiva ordnete sie dem gegenwärtigen bösen Kali-Weltalter zu, dem letzten Zeitalter des Zerfalls vor dem Weltuntergang. Sexuelle Yoga-Techniken werden nicht als heilige und heilsame Handlungen an sich betrachtet, sondern sie gelten vielmehr als Symbol des Zusammenwirkens kosmischer Kräfte, repräsentiert durch Gott und Göttin. Interessant ist auch, daß die Technik des Coitus reservatus in der chinesischen Literatur viel früher als in Indien beschrieben wird, das heißt lange bevor sie zum ersten Mal in der indischen Literatur auftaucht. In den Reiseberichten der buddhistischen Pilger Fa Xian (317 n. Chr.) und Xuan Zhuang (612 n. Chr.) werden keinerlei indische Sexualtechniken erwähnt, während in China seit dem 2. Jahrhundert n. Chr. Sexualriten praktiziert wurden.
4 Zitat aus Kapitel 6 des *Yangxing yanminglu* (»Bericht über das Nähren der Natur und die Verlängerung des Lebens«), übersetzt von Douglas Wile in: *Art of the Bedchamber: The Chinese Sexual Yoga Classics Including Women's Solo Meditation Texts*, Albany, NY: State University of New York Press 1992,

S. 121-22. Professor Wile ist einer der wenigen Wissenschaftler, die sich neben chinesischer Sprache und Literatur auch stark für Taijiquan und Qigong interessieren. Sein Buch ist eine Fundgrube und sehr empfehlenswert.

5 Dieses Wechselspiel einer gut inszenierten Orgie ist im erhaltenen daoistischen Text *Huangshu* (»Gelbes Buch«) nachzulesen. Ich werde niemals die witzige Bemerkung eines meiner Professoren in daoistischer Geschichte vergessen, nachdem wir das »Gelbe Buch« gelesen hatten: »Wenn Sie sich mit dem Gedanken an eine Seminarübung tragen, kommen Sie bitte in meine Sprechstunde.« (Das Wortspiel »orifice hours« mit den fast gleich ausgesprochenen Worten »*orifice*« = »Körperöffnungen und »*office* hours« = »Sprechstunde« ist nicht ins Deutsche übertragbar. [A.d.R.])

6 Edward H. Schafer hat in seinem Buch *The Divine Woman: Dragon Ladies and Rain Maidens in T'ang Literature*, Berkeley, CA: University of California Press 1973, einen gelehrten und gleichzeitig schöngeistigen Bericht über die »Göttliche Frau« in der chinesischen Literatur vorgelegt. Eine meisterhafte Studie über Daoismus, weibliche Alchimie- und Qigong-Techniken findet sich bei Catherine Despeux, *Immortelle de la Chine Ancienne: Taoïsme et alchimie féminine*, Puiseaux: Editions Pardès 1990. Catherine Despeux mahnt, man solle sich nicht darüber hinwegtäuschen, daß der daoistische Feminismus durchaus zwielichtige Züge trägt: Die Existenz einer Philosophie des Weiblichen heißt nicht, daß die Frau auch eine herausgehobene Stellung in der Gesellschaft hatte: »Es ist im Gegenteil festzustellen, daß die Erhöhung des Weiblichen häufig in den Zeiten besonders ausgeprägt ist, in denen eine gesellschaftliche Unterdrückung der Frauen festzustellen ist« (S. 12).

7 Seit dem 4. Jahrhundert war in einigen daoistischen Sekten die Ehe erlaubt, während für andere das Zölibat Vorschrift war. Daoistische Priester hießen *daoshi*, »Anhänger des Weges«, ein Terminus, der ursprünglich für buddhistische Mönche geprägt wurde, die dem Zölibat verpflichtet waren. Viele Daoisten wurden damals zu Verfechtern des »reinen Yang«, das heißt, sie traten dafür ein, den Körper von irdischen, verfaulten und bösen Elementen zu befreien, die sie als »Yin« bezeichneten, und sie strebten nun nicht mehr nach einer Yin-Yang-Balance. Ich vermute, viele Daoisten trugen auf diese Weise nicht weniger als die Konfuzianer zur Vormacht des Patriarchats in der chinesischen Gesellschaft bei.

8 Li Yuning, »Historical Roots of Changes in Women's Status in Modern China«, in: Li Yuning (Hrsg.), *Chinese Women Through Chinese Eyes*, Armonk, NY: M. E. Sharpe 1992, S. 117.

9 In den letzten Jahren haben Unterdrückung und Frustration wohl zum dramatischen Anstieg der Prostitution in der Volksrepublik China beigetragen.

10 Streß unterdrückt die Produktion von Testosteron beim Mann, bei der Frau werden sowohl Östrogen- als auch Progesteron-Produktion blockiert, so daß viele Bereiche des Fortpflanzungssystems inaktiviert sind. Streß kann auch die Gesundheit des Fötus beeinträchtigen, da Streß die Blut-Zirkulation verschlechtert.

11 Robert M. Sapolsky, *Warum Zebras keine Migräne kriegen*, München: Piper 1996, S. 124.

Anmerkungen 625

12 *Shun zi si, ni zi xian.*
13 In der chinesischen Medizin heißt es: »Ein Tropfen Jing bildet zehn Tropfen Blut.« Wenn der Jing-Spiegel fällt, kann die Zahl der roten Blutkörperchen dramatisch absinken.
14 Persönliches Gespräch, April 1996.
15 Carl C. Pfeiffer, *Mental and Elemental Nutrients*, New Canaan, CT: Keats Publishing 1975, S. 449.
16 Dieser Frage müßte nachgegangen werden! Vielleicht erhöht die Hirsch-Übung den Spermaspiegel, indem die Assimilation bestimmter Spurenelemente gefördert wird, von der die Spermaproduktion abhängt – insbesondere Mangan und Zink.
17 Es gibt unbestätigte Berichte, daß die Ovulation und Menstruation bei Frauen in der Menopause wieder einsetzt, wenn sie die Hirsch-Übung trainieren.
18 Vgl. beispielsweise: Stephen T. Chang, *The Tao of Sexology*, San Francisco, CA: Tao Publishing 1986, S. 109.
19 Sapolsky, a.a.O., S. 119.
20 Persönliches Gespräch mit Dr. Bob Flaws am 10. November 1995.
21 Ebda. Dr. Flaws' Erläuterung führt zu einer weiteren Frage: Wie lebten die Frauen, die das »Drachen-Abschneiden« praktizierten? Wer waren sie? Hu Yaozhen, ein bekannter Qigong-Experte und -Lehrer, glaubt, daß diese Technik für buddhistische Nonnen entwickelt wurde (vgl. Yan Hai [Hrsg.], *Qigong jingxuan*, »Ausgewählte Texte über Qigong«, zitiert bei Wile, a.a.O., S. 55). Eine der bekanntesten daoistischen Befürworterinnen dieser Technik war die im 12. Jahrhundert lebende Daoistin Sun Buer. Sie begann jedoch mit dieser Technik im Alter von 51 Jahren, nachdem sie bereits drei Kinder hatte. Vgl. Thomas Cleary (Hrsg.), *Das Tao der weisen Frauen*. München: O.W. Barth 1993.
22 Zugegeben, die Häufigkeit der Menstruation bei Frauen in unseren modernen Gesellschaften ist vielleicht unnatürlich und verstärkt das Problem der Familienplanung für die Frau. In traditionellen und heutigen Jäger- und Sammlergesellschaften wurden und werden die Babies an der Brust getragen und können alle 15 Minuten eine Minute oder zwei Minuten trinken. Auf diese Weise bleibt der Prolaktin-Spiegel der Frau hoch und fungiert während der nächsten drei Jahre als natürliches empfängnisverhütendes Mittel. Im darauffolgenden Jahr, wenn das Erstgeborene vier Jahre ist, wird das nächste Kind geboren. Im Laufe ihres Lebens hat die Frau rund 20 Menstruationszyklen, verglichen mit rund 500 der Frau in unseren westlichen Industriegesellschaften. Vgl. Sapolsky, a.a.O., S. 116-22.
23 Mantak Chia und seine Frau Maneewan empfehlen in ihrem Buch *Healing Love Through the Tao: Cultivating Female Sexual Energy*, Huntington, NY: Healing Tao Books 1986, eine interessante vaginastärkende Übung. Sie beschreiben eine Methode, bei der eine kleine Obsidian-Kugel (glasiges Gestein) in die Vagina eingeführt wird. Die Kugel wird hin- und hergedrückt. Die Chias beschreiben auch eine Variante, bei der ein Gewicht an der Kugel befestigt wird. Das erscheint mir etwas übertrieben. Ich bin auch nicht davon überzeugt, daß dies eine sichere Methode ist. Mich überzeugen auch Übungen nicht, bei

denen der Mann ein an seinem Penis befestigtes Gewicht heben und hin- und herschwingen soll.

Als ich vor vielen Jahren zum ersten Mal einen guten Qigong-Lehrer für mich suchte, sprach ich mit einem Chinesen, der behauptete, um mich von seiner Autorität und der Güte seiner Technik zu überzeugen: »Wenn Sie bei mir in die Schule gehen, werden Sie in der Lage sein, mit Ihrem erigierten Penis 50 Pfund zu heben.« (Ich habe ihn nicht um eine Demonstration gebeten.) Ich verstehe die Faszination nicht, die vom Gewichtheben mit dem Geschlechtsorgan ausgeht. Ich wäre sehr viel mehr beindruckt gewesen, wenn der Meister behauptet hätte: »Sie werden mit fünfzig in der Lage sein, eine Erektion drei Stunden lang zu halten.«

24 Robert Ornstein und David Sobel, *Healthy Pleasures*, Redding, MA: Addison-Wesley 1995.
25 Ebda., S. 74.
26 Vgl. Wile, a.a.O., S. 119.
27 Einige Feministinnen glauben zu Unrecht, die sexuelle Distanz von Mann und Frau während der Menstruation sei eine von Männern geschaffene, die Frau erniedrigende Sitte. In der amerikanischen Indianerkultur initiierten interessanterweise die Frauen den Brauch, während des »Mondzyklus« Geschlechtsverkehr zu meiden. Männer, die sich nicht an diese Regel halten, werden wegen ihrer Respektlosigkeit streng bestraft. (Persönliche Information, die mir 1984 der respektierte spirituelle Lehrer Grace Spotted Eagle aus dem Stamm der Lakota-Sioux gab.) Dieses Thema werde ich detaillierter in meinem geplanten Buch über die Heilmethoden amerikanischer Ureinwohner behandeln.
28 Wile, a.a.O., S. 142-43.
29 Ebda., S. 141.
30 *Qianjin yaofang* (Wertvolle Rezepte), aus dem lange Abschnitte bei Wile, a.a.O., S. 114-19, übersetzt sind.
31 Mantak Chia und Michael Winn, *Taoist Secrets of Love: Cultivating Male Sexual Energy*, New York: Aurora Press 1984.
32 Wile, a.a.O., S. 44.
33 Sexualvampire in Vergangenheit und Gegenwart praktizieren das sogenannte *Zuodao*, »linkshändiges Dao«. Sie »nehmen das Yin, um das Yang zu nähren«, *Caiyin buyang*, oder sie »nehmen das Yang, um das Yin zu nähren«, *Caiyang buyin*. Sex wird als Kampf betrachtet, bei dem ein Partner danach strebt oder beide Partner danach streben, den anderen zu benutzen. Die richtige Einstellung ist, Yin geben, um das Yang zu nähren; Yang geben, um das Yin zu nähren.

Kapitel 21

1 Es gibt jedoch die zu verachtende Kaste der Experten, der Alles-Könner, unter Lehrern. Bei Durchsicht der erhältlichen Qigong-Literatur stellte ich fest, daß deren Werke, bis auf wenige Ausnahmen, keine Fußnoten und bibliographi-

schen Quellen enthalten. Dies läßt mich zur erschreckenden Schlußfolgerung gelangen, daß diese Bücher von einer alleswissenden Autorität verfaßt wurden – von Gott leibhaftig.

Ich versuche nicht, poetische oder schöngeistige Literatur herabzuwürdigen, in der Fußnoten und Bibliographien fehl am Platze sind. In Werken jedoch, die dem Leser den Reichtum einer alten Medizintradition vermitteln wollen, die seit Tausenden von Jahren Schrifttum hervorgebracht hat, sind Fußnoten unerläßlich. Sie untermauern die Glaubwürdigkeit des Autors und sind für die weitere Forschung hilfreich.

Leider lassen sich einige Studenten von der angeblichen Autorität ihrer Lehrer einlullen und zögern nicht, ihnen nachzueifern oder bedingungslos zu folgen, selbst wenn ihr gesunder Menschenverstand ihnen sagt, daß sie sich in einer Sackgasse befinden. So produzieren die »großen Experten« weitere »große Experten«. Ich kenne einige ziemlich hanebüchene Beispiele dieses Phänomens: Beispielsweise eine Klasse, die während der Meditation-im-Stehen unkontrolliert zittert, weil auch ihr Lehrer zittert. Nur: in seinem Fall handelt es sich um Nebenwirkungen von Medikamenten, die er wegen eines neurologischen Problems einnimmt. Der Lehrer klärte seine Studenten niemals darüber auf, da er fürchtete, er verliere sein Gesicht, wenn sein gesundheitliches Problem bekannt würde. Ein anderes Beispiel ist ein Lehrer, der seine Schüler lehrt, niemals vor den Qigong-Übungen Wasser zu lassen. »Ihr Körper wird das Wasser resorbieren, und auf diese Weise haben Sie nicht den ganzen Tag Durst.« Ich weiß nicht, wie sich dieser Rat auf den Durst auswirkte; mir ist jedoch bekannt, daß er sich negativ auf die Nieren auswirkte, denn einige bekamen Nierenentzündung.

2 *Kongjing,* »leere Kraft«, heißt die Übung, Gegenstände und Personen ohne Kontakt anzustoßen. Dies ist in der Tat eine wertvolle und nützliche Übung für die Qi-Sensibilität. Der Student erspürt entweder das Qi seines Lehrers oder eines Klassenkameraden. Bei einer offensiven Bewegung des Lehrers macht der Schüler absichtlich mit und bewegt sich mit dessen Energiefeld. Wenn er geübt ist, kann er das Energiefeld aus größerer Entfernung erspüren. Schließlich ist der »Empfänger« eingestimmt, so daß er allein auf die Absicht des »Senders« reagiert. Magie für die Außenstehenden. Der Meister scheint den oder die Studenten ohne Berührung anzustoßen. Der Meister kann eventuell den Studenten auch nur ansehen, und dieser prallt daraufhin wie von einer unsichtbaren Kraft getroffen zurück. Gibt es das in der Realität? Das hängt davon ab, was Sie unter Realität verstehen. Er stößt sie tatsächlich an. Ein sehr sensibler Voltmeter könnte wahrscheinlich Veränderungen im Kraftfeld des Meisters, des Studenten und im zwischen ihnen liegenden Feld registrieren. Doch diese bewirken nur dann eine sichtbare Körperbewegung, wenn der Student darauf eingestellt ist. Wollte der Meister eine untrainierte Person oder einen Stuhl bewegen, so wird nichts passieren, fürchte ich. Leider wird diese Übung häufig zur Demonstration übernatürlicher Qigong-Kräfte vorgeführt. Die Zuschauer sind sich dabei jedoch nicht der unsichtbaren »Übereinstimmung« zwischen Lehrer und Schüler bewußt. Das ist meiner Meinung nach unredlich. Die Leichtgläubigen halten Qi-

gong daraufhin für geheimnisvoll und übernatürlich, und die Skeptiker verlieren das Interesse an Qigong, weil sie fälschlicherweise davon ausgehen, alles sei Schwindel. – Ich hatte die Freude, meine Meinung bei Jan Diepersloot, *Warriors of Stillness*, Walnut Creek, CA: Center for Healing & the Arts 1995, S. 208-14, bestätigt zu finden. Diepersloots »interagierende Bewußtseinsfelder« (S. 209) sind eine sehr gute Illustration dafür, was wirklich bei der Kongjing-Technik passiert.
3 Persönliches Gespräch, 1979.

Anhang C

1 Robert Shellenberger und Judith Alyce Green, *From the Ghost in the Box to Successful Biofeedback Training*, Greeley, CO: Health Psychology Publications 1986, S. 7.
2 Eine Übersicht über die Probleme im Zusammenhang mit den Methoden der chinesischen Medizinforschung gibt Christina de la Torre, »The Choice of Control Groups in Invasive Clinical Trials Such as Acupuncture«, in: *Frontier Perspectives*, Jahrg. 3, Nr. 2, Herbst 1993.
3 »Assessing the Efficacy and Safety of Medical Technologies«, Congressional Office of Technology Assessment 1978, S. 7.
4 Richard Smith, »Where is the wisdom ...?«, in: *British Medical Journal*, Nr. 303, 1991, S. 798-99.
5 Alan H. Roberts u.a., »The Power of Nonspecific Effects in Healing: Implications for Psychosocial and Biological Treatments«, in: *Clinical Psychology Review*, Nr. 13, 1993, S. 1-17.
6 Herbert Benson und David P. McCallie, Jr., »Angina Pectoris and the Placebo Effect«, in: *The New England Journal of Medicine*, July 21, 1979, S. 1424-29.
7 Herbert Benson, »Commentary: Placebo Effect and Remembered Wellness«, in: *Mind/Body Medicine*, Jahrg. 1, Nr. 1, März 1995, S. 44.
8 Carol J. Schneider und Wayne B. Jonas, »Are Alternative Treatments Effective? Issues and Methods Involved in Measuring Effectiveness of Alternative Treatments«, in: *Subtle Energies*, Jahrg. 5, Nr. 1, 1994, S. 69-92.
9 Vgl. Kevin Corcoran und Joel Fischer, *Measures for Clinical Practice: A Sourcebook*, 2. Bde., New York: Macmillan 1994.
10 Ed Gracely, Brief an den Herausgeber von: *Alternative Therapies in Health and Medicine*, Jahrg. 1, Nr. 5, November 1995, S. 16.
11 Li Hongqi und Huang Jianzhong, »Glaucoma ...« , Vortragsmanuskript für die Vierte Jahreskonferenz der Internationalen Gesellschaft für die Erforschung von subtilen Energien und Energiemedizin, Boulder, CO, 1991, S. 53.
12 Wan Sujian, He Yuzhu, Hao Shuping, Liu Yuding, Yu Chuan, »Repeated Experiments Using Emitted Qi in Treatment of Spinal Cord Injury«, Vortragsmanuskript für die Zweite Weltkonferenz für den wissenschaftlcihen Austausch zu Medizinischem Qigong, Peking 1993, S. 97-98.

Ausgewählte Bibliographie

Chinesische Medizin

Beinfield, Harriet/Efrem Korngold: *Between Heaven and Earth. A Guide to Chinese Medicine.* New York: Ballantine Books 1991.

Flaws, Bob/Anna Lin: *The Dao of Increasing Longevity and Conserving One's Life. A Handbook of Traditional Chinese Geriatrics and Chinese Herbal Patent Medicines.* Boulder, Colorado: Blue Poppy Press 1991.

Flaws, Bob: *Der wirkungsvolle Akupunkturpunkt. Punktauswahlstrategien gemäß traditionellen chinesischen Prinzipien.* Kötzting/Bayerischer Wald: Verlag für Traditionelle Chinesische Medizin Wühr 1993.

Flaws, Bob: *Schwester Mond. Diagnose und Behandlung von Menstruationsstörungen mit traditioneller chinesischer Medizin.* Kötzting/Bayerischer Wald: Verlag für Traditionelle Chinesische Medizin Wühr 1994.

Flaws, Bob: *Wie man eine chinesische Arzneimittelrezeptur erstellt. Eine rationelle, schrittweise und methodische Anweisung.* Kötzting/Bayerischer Wald: Verlag für Ganzheitliche Medizin Wühr 1996.

Hammer, Leon: *Dragon Rises, Red Bird Flies: Psychology and Chinese Medicine.* Barrytown, New York: Station Hill Press 1990.

Kaptchuk, Ted J.: *Das große Buch der chinesischen Medizin. Die Medizin von Yin und Yang in Theorie und Praxis.* München: Heyne 1994.

Larre, Claude/Elisabeth Rochat de la Vallée: *Rooted in Spirit. The Heart of Chinese Medicine.* Barrytown, New York: Station Hill Press 1995.

Leung, Albert Y.: *Chinesische Heilkräuter.* München: Diederichs 1995.

Porkert, Manfred: *Die chinesische Medizin.* Düsseldorf: Econ 1982.

Seem, Mark/Joan Kaplan: *Geistkörper-Heilung. Das Handbuch zum Verständnis energetischer Heilverfahren traditioneller und alternativer Medizin.* München: Heyne 1994.

Unschuld, Paul: *Chinesische Medizin.* München: Beck 1997.

Veith, Ilza: *Medizin in Tibet.* Leverkusen: Bayer – Pharmakologische Abteilung 1965.

Veith, Ilza: *The Yellow Emperor's Classic of Internal Medicine.* Berkeley: University of California Press 1966.

Wiseman, Nigel/Andrew Ellis/Paul Zmiewski: *Fundamental of Chinese Medicine.* Brookline, Massachusetts: Paradigm Publications 1985.

Wu Jing-Nuan, *Ling Shu or The Spiritual Pivot.* Honolulu: University of Hawaii Press 1993.
Zhang Enquin (Hrsg.): *Health Preservation and Rehabilitation.* Shanghai: Institut für Traditionelle Chinesische Medizin 1990.

Daoismus: Philosophie, Religion und Kultur

Blofeld, John: *Das Geheime und das Erhabene. Mysterien und Magie des Taoismus.* München: Goldmann 1985.
Blofeld, John: *Der Taoismus und die Suche nach Unsterblichkeit.* Köln: Diederichs 1986.
Chan, Wing-Tsit: *The Way of Lao Tzu.* New York: The Bobbs Merrill Co. 1963.
Chan, Wing-Tsit: *A Source Book in Chinese Philosophy.* Princeton, New Jersey: Princeton University Press 1963.
Chang, Chung-yuan: *Tao, Zen und schöpferische Kraft.* München: Diederichs 1995.
Cleary, Thomas (Hrsg.): *Das Tao der weisen Frauen. Der weibliche Weg der inneren Entwicklung.* Bern, München: Barth 1993.
Fung Yu-Lan: *The Spirit of Chinese Philosophy.* Boston: Beacon Press 1962.
Goullart, Peter: *The Monastery of Jade Mountain.* London: The Travel Book Club 1961.
Graham, A.C: *Chuang Tzu. The Inner Chapters.* Boston: George Allan & Unwin 1981.
Kaltenmark, Max: *Lao Tzu und Taoismus,* Frankfurt/M.: Insel 1996
Kohn, Livia (Hrsg.): *The Taoist Experience. An Anthology.* Albany: State University of New York Press 1993.
Lin Yutang: *The Importance of Living.* New York: John Day 1937.
Needham, Joseph: *Science and Civilization in China.* Bd. 2. Cambridge: Cambridge University Press 1975. Die einbändige *Shorter Science and Civilization in China* erschien als: *Wissenschaft und Zivilisation in China.* Frankfurt am Main: Suhrkamp 1988.
Paper, Jordan: *The Spirits are Drunk. Comparative Approaches to Chinese Religion.* Albany: State University of New York Press 1995.
Porter, Bill: *Die Berge hüten das Geheimnis. Begegnungen mit chinesischen Eremiten.* Solothurn: Walter 1994.
Schipper, Kristofer: *The Taoist Body.* Berkeley: University of California Press 1993.
Waley, Arthur: *The Way and Its Power. A Study of the Tao Te Ching and Its Place in Chinese Thought.* London: George Allen & Unwin Ltd. 1968.
Watts, Alan. *Der Lauf des Wassers. Eine Einführung in den Taoismus,* Frankfurt/M.: Suhrkamp 1982.
Watson, Burton: *Chuang Tzu. Basic Writings.* New York: Columbia University Press 1964.
Welch, Holmes: *Taoism. The Parting of the Way.* Boston: Beacon Press 1966.

Ausgewählte Bibliographie 631

Ernährungslehre: Ost und West

Anderson, E. N.: *The Food of China*. New Haven: Yale University Press 1988.
Carper, Jean: *Wundermedizin Nahrung. Wie Sie durch richtige Ernährung über 100 Krankheiten und Beschwerden verhindern und sie heilen können. In mehr als 1000 wissenschaftlichen Studien erforscht und erprobt*. Düsseldorf: Econ 1996.
Colbin, Annemarie: *Food and Healing*. New York: Ballantine 1986.
Flaws, Bob: *Arisal of the Clear. A Simple Guide to Healthy Eating According to Traditional Chinese Medicine*. Boulder, Colorado: Blue Poppy Press 1991.
Flaws, Bob: *The Book of Jook. Chinese Medical Porridges, a Healthy Alternative to the Typical Western Breakfast*. Boulder, Colorado: Blue Poppy Press 1995.
Flaws, Bob/Honora Wolfe: *Das Yin und Yang der Ernährung. Das Handbuch der chinesischen Ernährungslehre, die moderne Umsetzung ihrer Grundlagen, Methoden und Rezepte. Mit einem Verzeichnis der energetischen Werte von über 150 Lebensmitteln*. Bern, München: Barth 1992.
Lin, Hsiang Ju/Tsuifeng Lin: *Chinese Gastronomy*. New York: Hastings House 1969.
Liu Jilin (Hrsg.): *Chinese Dietary Therapy*. New York: Churchill Livingstone 1995.
Lu, Henry C.: *Chinese System of Food Cures: Prevention and Remedies*. New York: Sterling Publishing 1986.
Lu, Henry C.: *Chinese Foods for Longevity*. New York: Sterling Publishing 1990.
Pauling, Linus: *Das Vitamin-Programm. Topfit bis ins hohe Alter*. München: Goldmann 1992 (auch erschienen als: *Linus Pauling's Vitamin-Programm. Plädoyer für ein gesundes Leben*. München: Bertelsmann 1990).
Pitchford, Paul: *Healing with Whole Foods. Oriental Traditions and Modern Nutrition*. Berkeley: North Atlantic Books 1993.
Pfeiffer, Carl C.: *Mental and Elemental Nutritients. A Physician's Guide to Nutrition and Health Care*. New Canaan, Connecticut: Keats Publishing 1975.
Pfeiffer, Carl C.: *Nährstoff-Therapie bei Geisteskranken. The Golden Pamphlet*. Heidelberg: Haug 1986.
Saso, Michael: *A Taoist Cookbook. With Meditations Taken from the Laozi Daode Jing*. Rutland, Vermont: Tuttle 1994.
Sears, Barry: *The Zone. A Dietary Road Map*. New York: HarperCollins 1995.
Walford, Roy: *The 120-Year-Diet. How to Double Your Vital Years*. New York: Simon & Schuster 1986.
Williams, Dr. Roger J.: *Nutrition against Disease*. New York: Bantam Books 1981.

Ganzheitliche Medizin

Achterberg, Jeanne: *Die heilende Kraft der Imagination: Heilung durch Gedankenkraft. Grundlagen und Methoden einer neuen Medizin*. Bern, München: Scherz 1987.

Achterberg, Jeanne/Barbara Dossey/Leslie Kolkmeier: *Rituale der Heilung. Die Macht von Phantasiebildern im Gesundungsprozeß.* München: Goldmann 1996.

Alon, Ruthy: *Besser leben ohne Rückenschmerzen. Bewegen im Einklang mit der Natur.* Paderborn: Junfermann 1992.

Alternative Medicine. Expanding Medical Horizons. Washington: NIH Publication No. 94-066, 1992.

Barasch, Marc Ian: *Ich suchte meine Seele und wurde gesund. Heilung als Reise nach innen.* Bern, München: Scherz 1996.

Becker, Robert O./Gary Seldon: *The Body Electric. Electromagnetism and the Foundation of Life.* New York: William Morrow & Co. Inc 1985.

Benor, Daniel: *Healing Research.* Band 1 & 2. Deddington, Oxfordshire: Helix Editions 1992.

Bird, Christopher/Peter Tompkins: *Die Geheimnisse der guten Erde. Neue und wiederentdeckte Methoden, mit denen wir verhindern können, daß der Mutterboden noch weiter zerstört wird. Hoffnungsvolle Auswege aus der ökologischen Krise.* Bern, München: Scherz 1989.

Borysenko, Joan: *Gesundheit ist lernbar. Hilfe zur Selbsthilfe.* München: Droemer Knaur 1991.

Brooks, Charles: *Erleben durch die Sinne. Sensory Awareness.* München: DTV 1991.

Chopra, Deepak: *Die Körperzeit. Mit Ayurveda jung bleiben, ein Leben lang.* München: Droemer Knaur 1996.

Chopra, Deepak: *Die unendliche Kraft in uns.* München: Heyne 1997.

Colborn, Theo/Dianne Dumanaski/John Peterson Myers: *Die bedrohte Zukunft. Gefährden wir unsere Fruchtbarkeit und Überlebensfähigkeit?* München: Droemer Knaur 1996.

Cousins, Norman: *Der Arzt in uns selbst. Wie Sie Ihre Selbstheilung aktivieren können.* Reinbek bei Hamburg: Rowohlt 1996.

Dossey, Larry: *Wahre Gesundheit finden. Krankheit und Schmerz aus ganzheitlicher Sicht.* München: Droemer Knaur 1991.

Dossey, Larry: *Heilende Worte. Die Kraft der Gebete und die Macht der Medizin.* Südergellersen: Bruno Martin Vertriebsservice 1995.

Epstein, Gerald: *Gesund durch die Kraft der Vorstellung. Ein Übungsbuch.* München: Kösel 1992.

Feldenkrais, Moshe: *Das starke Selbst. Anleitung zur Spontaneität.* Frankfurt am Main: Insel 1989.

Feldenkrais, Moshe: *Bewußtheit durch Bewegung. Der aufrechte Gang.* Frankfurt am Main: Suhrkamp 1986.

Fisher, Jeffrey: *Krankmacher Antibiotika. Warum die Seuchen wiederkommen.* München: DTV 1995.

Frank, Jerome/ Julia B. Frank: *Die Heiler. Über psychotherapeutische Wirkungsweisen vom Schamanismus bis zu den modernen Therapien.* München: DTV 1985.

Fried, Robert/Joseph Grimaldi: *The Psychology and Physiology of Breathing. In behavioral Medicine, clinical Psychology, and Psychiatry.* New York: Plenum Press 1993.

Fried, Robert: *The Breath Connection. How to reduce psychosomatic and stress-related Disorders with easy-to-do breathing Exercises.* New York: Plenum Press 1990.

Goleman, Daniel/Joel Gurin (Hrsg.): *Mind Body Medicine.* Yonkers, New York: Consumer Report Books 1993.

Green, Elmer/Alyce Green: *Beyond Biofeedback.* New York: Dell Publishing Co. 1978.

Grof, Stanislav/Christina Grof: *Spirituelle Krisen. Chancen der Selbstfindung.* München: Kösel 1987.

Keleman, Stanley: *Leibhaftes Leben. Wie wir uns über den Körper wahrnehmen und gestalten können.* München: Kösel 1982.

Kabat-Zinn, Jon: *Heilsame Umwege. Meditative Achtsamkeit und Gesundung.* München: Piper 1995.

Krieger, Dolores: *Accepting your Power to heal. The personal Practice of Therapeutic Touch.* Santa Fe: Bear & Co. 1993.

Liberman, Jacob: *Die heilende Kraft des Lichts. Der Einfluß des Lichts auf Psyche und Körper.* München: Piper 1996.

Locke, Steven/Douglas Colligan: *The Healer within. The new Medicine of Mind and Body.* New York: Penguin Books 1986.

Lowen, Alexander: *Bio-Energetik. Therapie der Seele durch Arbeit mit dem Körper.* Bern, München: Scherz 1986.

Macrae, Janet: *Therapeutic Touch. Kontaktheilung, die heilende Berührung.* Grafing: Aquamarin-Verlag 1989.

Mann, John A.: *Geheimnisse des langen Lebens. Wie man den Alterungsprozeß aufhält und umkehrt und ein gesundes Leben und langes Leben lebt.* Landsberg/Lech: Moderne Verlags-Gesellschaft 1984.

Meek, George W. (Hrsg.): *Healers and the Healing Process.* Wheaton, Illinois: Theosophical Publishing House 1977.

Murphy, Michael: *Der Quanten-Mensch. Ein Blick in die Entfaltung des menschlichen Potentials im 21. Jahrhundert.* Wessobrunn: Integral 1996.

Northrup, Christiane: *Frauen-Körper, Frauen-Weisheit.* München: Zabert Sandmann 1994.

Ornish, Dean: *Dr. Dean Ornish's Program for Reversing Heart Disease.* New York: Ballantine Books 1990.

Ornstein, Robert/David Sobel: *The Healing Brain. Breakthrough Discoveries About How the Brain Keeps Us Healthy.* New York: Simon & Schuster 1988.

Pelletier, Kenneth R.: *Mind as Healer, Mind as Slayer.* New York: Dell Publishing Co. 1977.

Pelletier, Kenneth R.: *Sound Mind, Sound Body. A New Model for Lifelong Health.* New York: Simon & Schuster 1994.

Rolf, Ida P.: *Rolfing. Strukturelle Integration. Wandel und Gleichgewicht der Körperstruktur.* München: Hugendubel (Irisiana) 1997.

Sapolsky, Robert M.: *Warum Zebras keine Migräne kriegen. Wie Streß den Menschen krank macht.* München: Piper 1996.

Shealy, C. Normann: *Miracles Do Happen. A Physician's Experience with Alternative Medicine.* Rockport, Massachusetts: Element Books 1995.
Shealy, C. Normann/Caroline M. Myss: *Auch Du kannst Dich heilen. Emotionale, psychische und geistige Faktoren, die die Gesundheit und Heilung fördern.* Chieming: Laredo 1994.
Tart, Charles T.: *Die innere Kunst der Achtsamkeit. Ein Praxisbuch für das Leben im gegenwärtigen Moment.* Freiamt: Arbor 1996.
Timmons, Beverly H./Ronald Levy: *Behavioral and Psychological Approaches to Breathing Disorders.* New York: Plenum Press 1994.
Todd, Mabel Elsworth: *The Thinking Body. A Study of Balancing Forces of Dynamic Man.* New York: Dance Horizons Inc. 1977.
Walford, Roy L.: *Leben über Hundert.* München: Piper 1996.
Weil, Andrew: *Heilung und Selbstheilung. Über konventionelle und alternative Medizin.* Weinheim: Beltz 1988.
Weil, Andrew: *Spontanheilung: die Heilung kommt von innen.* München: Bertelsmann 1995.
Whitehead, Alfred North: *Wissenschaft und moderne Welt.* Frankfurt am Main: Suhrkamp 1984.

Qigong-Übungspraxis: Heilung und Meditation

Bi Yongsheng/Yu Wengping: *Chinese Qigong Outgoing-Qi Therapy.* Jinan, Volksrepublik China: Shandong Science and Technology Press 1992.
Bi Yongsheng/Yu Wengping (Hrsg.): *Medical Qigong.* Bd. 8 von: *The English-Chinese Encyclopedia of Practical Traditional Chinese Medicine.* Peking: Higher Education Press 1990.
Brown, Stephen/Masaru Takahashi: *Qigong for Health: Chinese Traditional Exercises for Cure and Prevention.* Tokyo: Japan Publications 1986.
Chan, Luke: *101 Miracles of Natural Healing.* Cincinatti, Ohio: Benefactor Press 1996.
Chang, Dr. Stephen T.: *Das Handbuch ganzheitlicher Selbstheilung. Handgriffe des medizinischen Tao-Systems.* Genf, München: Ariston 1994.
Chia, Mantak: *Tao Yoga. Praktisches Lehrbuch zur Erhöhung der heilenden Urkraft Qi.* Interlaken: Ansata 1987.
Chia, Mantak: *Tao Yoga eines Tai Chi. Tai Chi Chi Kung: der Weg zum spirituellen Kern des Tai Chi.* Interlaken: Ansata 1987.
Cleary, Thomas: *The Secret of the Golden Flower.* San Francisco: HarperCollins 1991.
Diepersloot, Jan: *Warriors of Stillness. Meditative Traditions in the Chinese Martial Arts.* Band 1. Walnut Creek, California: Center for Healing & the Arts 1995.
Dong, Paul/Aristide H. Esser: *Chi gong. The Ancient Chinese Way to Health.* New York: Paragon House 1990.

Dong, Paul/Thomas Raffill. *Empty Force. The Ultimate Martial Art.* Rockport, Massachusetts: Element Books 1996.
Eisenberg, David: *Chinesische Medizin: Begegnungen mit Qi. Ein Erfahrungsbericht.* München: Droemer Knaur 1990.
Flaws, Bob: *Imperial Secrets of Health and Longevity.* Boulder, Colorado: Blue Poppy Press 1994.
Gallagher, Paul B.: *Drawing Silk. A Training Manual for Tai Chi.* Guildford, Vermont: Deer Mountain Taoist Academy 1988.
Hong Liu/Paul Perry: *Qigong-Wunder. Unterweisungen in der Kunst des heilenden Qigong durch einen chinesischen Meister.* München: Delphi bei Droemer Knaur 1997.
Hu Bing: *A Brief Introduction to the Science of Breathing Exercise.* Hong Kong: Hai Feng Publishing Co. 1982.
Hu Zhaoyun (Hrsg.): *Chinese Qigong.* Shanghai: Publishing House of Shanghai College of Traditional Chinese Medicine 1988.
Huard, Dr. Pierre/Ming Wong: *Oriental Methods of Mental and Physical Fitness. The Complete Book of Meditation, Kinesitherapy & Martial Arts in China, India & Japan.* New York: Funk & Wagnalls 1977.
Huai-chin Nam: *Tao & Longevity. Mind-Body Transformation.* York Beach, Maine: Samuel Weiser Inc. 1984.
Hwang, Shi Fu/Cheney Crow als Übersetzer von Yin shih Tzus *Tranquil Sitting.* St. Paul: Dragon Door Publications 1994.
Jiao, Guoran: *Qigong Yangsheng. Gesundheitsfördernde Übungen der traditionellen chinesischen Medizin.* Uelzen: Med.-Literarische Verlags-Gesellschaft 1988.
Jiao Guorui: *Qigong Esssentials for Health Promotion.* Peking: China Reconstructs Press 1988.
Kohn Livia (Hrsg.): *Taoist Meditation and Longevity Techniques.* Ann Arbor: University of Michigan Press 1989.
Lam Kam Chuen: *Energie und Lebenskraft durch Chi-Gong.* München: Mosaik 1993.
Lin Housheng/Luo Peiyu: *300 Questions on Qigong Exercises.* Guangzhou: Guangdong Science and Technology Press 1994.
Lin Yun/Sarah Rossbach: *Farbe und Raumgestaltung.* München: Droemer Knaur 1996.
Liu, Qingshang: *Qi-Gong. Der chinesische Weg für ein gesundes, langes Leben.* München: Hugendubel (Irisiana) 1996.
Liu Zhengcai. *The Mystery of Longevity.* Peking: Foreign Language Press 1990.
Maspero, Henri: *Taoism and Chinese Religion.* Amherst: University of Massachusetts Press 1981.
Masunuga, Shizuto/Stephen Brown: *Zen Imagery Exercises. Meridian Exercises for Wholesome Living.* New York: Japan Publications 1987.
Needham, Joseph: *Science and Civilization in China.* Bd. 5. Cambridge: Cambridge University Press 1983.
Peterson, Liselotte/Zhu Longyu: *Qi-Gong. Das Übungssystem der chinesischen Medizin zur Gesundung und Gesunderhaltung. Einführung in die Qigong-Therapie, Kranich-Übung, Pfahl-Stand.* Heidelberg: Haug 1989.

Pongratz, Joachim: *Qi-Gong im Alltag. Leichte altchinesische Übungen für Gesundheit und Vitalität.* München: Droemer Knaur 1994.
Robinet, Isabelle: *Taoist Meditation. The Mao-shan Tradition of Great Purity.* Übersetzt von Julian F. Pas/Norman J. Girardot. Albany: State University of New York Press 1993.
Saso, Michael: *The Golden Pavilion. Taoist Ways to Peace, Healing and Long Life.* Rutland, Vermont: Tuttle 1995.
Schwarze, Micheline: *Qigong: Gesund durch sanfte Bewegung. Lebenskraft stärken, Gelassenheit üben, Harmonie für Körper, Geist und Seele finden, Beschwerden lindern, Wohlbefinden steigern; einfache Übungen, genaue Anleitungen.* München: Gräfe und Unzer 1995.
Shih, T. K.: *The Swimming Dragon. A Chinese Way to Fitness, Beautiful Skin, Weight Loss & High Energy.* Barrytown, New York: Station Hill Press 1989.
Tohei, Koichi: *Book of Ki. Coordinating Mind and Body in Daily Life.* New York: Japan Publications 1976.
Tung, Timothy: *Wushu: das chinesische Gesundheitsprogramm für Gesundheit und Wohlbefinden.* München: BLV 1987.
Wang, Simon/Julis L. Liu: *Qi Gong for Health & Longevity. The Ancient Chinese Art of Relaxation/Meditation/Physical Fitness.* Tustin, California: The East Health Development Group 1994.

Qigong-Übungspraxis: Innere Kampfkünste

Chen, William C. C.: *Body Mechanics of Tai Chi Chuan.* New York: William C. C. Chen 1985.
Cheng Man Ch'ing: *Cheng Tzu's Thirteen Treatises on T'ai Chi Ch'uan.* Übersetzt von Benjamin Pang Jeng Lo/Martin Inn. Berkeley: North Atlantic Books 1985.
Delza, Sophia: *T'ai-Chi Ch'uan: Body and Mind in Harmony. The Integration of Meaning and Method.* Albany: State University of New York Press 1985.
Jou, Tsung Hwa: *The Tao of Tai-Chi Chuan.* Rutland, Vermont: Tuttle 1980.
Liang, T. T.: *T'ai Chi Ch'uan for Health and Self-Defense. Philosophy and Practice.* Herausgegeben von Paul B. Gallagher. New York: Vintage Books 1977.
Liang Shou-yu/Dr. Yang Jwing Ming: *Chinese Internal Martial Art: Hsing Yi Chuan. Theory and Applications.* Jamaica Plain, Massachusetts: Yang's Martial Arts Association 1994.
Liang Shou-yu/Dr. Yang Jwing Ming/Wu Wen-Ching: *Chinese Internal Martial Art: Baguazhang (Emei Baguazhang). Theory and Applications.* Jamaica Plain, Massachusetts: Yang's Martial Arts Association 1993.
Liang Shou-yu/Wu Wen-Ching: *A Guide to Taijiquan: 24 and 48 Postures with Applications.* Jamaica Plain, Massachusetts: Yang's Martial Arts Association 1993.
Liao, Waysun: *Die Essenz des T'ai Chi. Vitalität und Wohlbefinden durch Ch'i-Aktivierung.* München: Droemer Knaur 1996.
McNeil, James W.: *Hsing-I.* Burbank, California: Unique Publications 1990.

Miller, Dan/Tim Cartmell: *Xing Yi Nei Gong: Xing Yi Health Maintenance and Internal Strength Development.* Pacific Grove, California: High View Publications 1993.

Olson, Stuart Alve: *The Intrinsic energies of T'ai Chi Ch'uan.* Chen Kung Series, Bd. 2. St. Paul: Dragon Door Publications 1995.

Pang, T. Y.: *On Tai Chi Chuan.* Bellingham, Washington: Azalea Press 1987.

Park Bok Nam/Dan Miller: *The Fundamentals of Pa Kua Chang: the Method of Lu Shui-T'ien as Taught by Park Bok Nam.* Pacific Grove, California: High View Publications 1993.

Smith, Robert W.: *Chinese Boxing. Masters and Methods.* New York: Kodansha International 1974.

Stevens, John: *Abundant Peace. The Biography of Morihei Ueshiba, Founder of Aikido.* Boston: Shambala Publications 1987.

Suzuki, D. T.: *Zen und die Kultur Japans. Der Geist des Zen in Dichtung und Malerei, Theater, Tee-Weg, Garten- und Baukunst, Philosophie und den Kampfkünsten Japans.* Bern, München: Barth 1994.

Wile, Douglas: *T'ai-chi Touchstones. Yang Family Secret Transmissions.* Brooklyn, New York: Sweet Ch'i Press 1983.

Qigong-Übungspraxis: Sexualität

Chang, Jolan: *Das Tao der liebenden Paare. Unterweisungen in altchinesischer Liebeskunst.* Stuttgart, München: Deutscher Bücherbund 1990.

Chang, Dr. Stephen T.: *Das Tao der Sexualität. Von der tiefen Weisheit des Liebens.* München: Goldmann 1995.

Chia, Mantak/Maneewan Chia: *Healing Love Through the Tao. Cultivating Female Sexual Energy.* Huntington, New York: Healing Tao Books 1986.

Chia, Mantak/Michael Winn: *Tao Yoga der Liebe. Der geheime Weg zur unvergänglichen Liebeskraft.* Interlaken: Ansata 1987.

Van Gulik, R. H.: *Sexual Life in Ancient China.* Leiden: E. J. Brill 1974.

Watts, Alan: *Nature, Man and Woman.* New York: Vintage Books 1970.

Wile, Douglas: *Art of the Bedchamber. The Chinese Sexual Yoga Classics Including Women's Solo Meditation Texts.* Albany: State University of New York Press, 1992.

Qigong-Humor

Adams, Patch/Maureen Mylander: *Gesundheit! Bringing Good Health to You, the Medical System, and Society Through Physician Service, Complementary Therapies, Humor, and Joy.* Rochester, Vermont: Healing Arts Press 1993.

Barry, Dave: *Dave Barry Turns 40.* New York: Ballantine Books 1990.

Barry, Dave: *Stay Fit & Healthy Until You're Dead.* Emmaus, Pennsylvania: Rodale Press 1985.

Hyers, Conrad: *Zen and the Comic Spirit*. Philadelphia: The Westminster Press 1973.
Klein, Allan: *The Healing Power of Humor*. Los Angeles: Jeremy P. Tarcher 1989.
Wooten, Patty: *Compassionate Laughter: Jest for Your Health*. Salt Lake City: Commune-A-Key-Publishing, 1996.

Tee

Blofeld, John: *Das Tao des Teetrinkens. Von der chinesischen Kunst, den Tee zu bereiten und zu genießen*. Bern, München: Scherz 1988.
Chow, Kit/Ione Kramer: *All the Tea in China*. San Francisco: China Books and Periodicals 1990.
Lu Yu: *The Classic of Tea*. Boston: Little, Brown and Company 1974.
Okakura, Kakuzo: *Das Buch vom Tee*. Frankfurt am Main: Insel 1979.
Okakura, Kakuzo: *Die Tee-Zeremonie. Ritual der Stille und Schönheit*. Freiburg: Herder 1997.
Sen, Soshitsu: *Ein Leben auf dem Teeweg*. Zürich: Theseus 1991.

Andere Heiltraditionen

Beck, Peggy V. /Anna L. Walters: *The Sacred. Ways of Knowledge, Sources of Life*. Tsaile (Navajo Nation), Arizona: Navajo Community College 1977.
Chishti, Shaykh Hakim Moinuddin: *The Book of Sufi Healing*. Rochester, Vermont: Inner Traditions 1991.
Goodman, Felicitas: *Wo die Geister auf Winden reiten. Traumreisen und ekstatische Erlebnisse*. Freiburg: Bauer 1989.
Iyengar, B. K. S.: *Licht auf Pranayama. Die Atemschule des Yoga*. Bern, München: Scherz 1984.
Iyengar, B. K. S.: *Der Urquell des Yoga. Die Yoga-Sutras von Patanjali, erschlossen für den Menschen von heute*. Bern, München: Barth 1995.
Katz, Richard: *Boiling Energy. Community Healing Among the Kalahari Kung*. Cambridge: Harvard University Press 1982.
Kleinman, Arthur: *Patients and Healers in the Context of Culture. An Exploration of the Borderland Between Anthropology, Medicine, and Psychiatry*. Berkeley: University of California Press 1980.
Krippner, Stanley/Patrick Welch: *Spiritual Dimensions of Healing From Native Shamanism to Contemporary Health Care*. New York: Irvington Publishers 1992.
Lad, Vasant: *Das Ayurveda-Heilbuch. Eine praktische Anleitung zur Selbst-Diagnose, Therapie und Heilung mit dem ayurvedischen System*. Aitrang: Windpferd 1991.
Lawlor, Robert: *Am Anfang war der Traum. Die Kulturgeschichte der Aborigenes*. München: Droemer Knaur 1993.

Long, Max Freedom: *Mana or Vital Force (Selections from Huna Research Collections)*. Cape Girardeau, Missouri: Huna Research 1981.
Markides, Kyriacos C.: *Der Magus von Strovokos. Die faszinierende Welt eines spirituellen Heilers*. München: Droemer Knaur 1988.
Pukui, Mary Kawena/E. E. Haertig/Catherine A. Lee: *Nana I Ke Kumu (Look to the Source)*. Bd. 2. Honolulu: Queen Lili'uokalani Children's Center 1979.
Svoboda, Robert E.: *Ayurveda. Life, Health and Longevity*. New York: Penguin Books 1992.
Worrall, Ambrose A./Olga N. Worrall: *The Gift of Healing. A Personal Story of Spiritual Therapy*. Columbus, Ohio: Ariel Press 1985.

Zeitschriften

Zeitschrift für traditionelle chinesische Medizin. Chinesische Arzneimitteltherapie, Akupunktur und Moxibustion, Tuina-Massage, Qigong, chinesische Diätetik, Theorie der traditionellen chinesischen Medizin. Kötzting/Bayerischer Wald: Verlag für Ganzheitliche Medizin Wühr 1992ff.

Advances: The Journal of Mind-Body Health. Kalamazoo, Minnesota. The John E. Fetzer Institute (Tel.: 001 800 8752997).
Alternative & Complementary Therapies. Larchmont, New York: Mary Ann Liebert Inc. (Tel.: 001 914 8343100).
Alternative Therapies in Health and Medicine. Aliso Viejo, California: Inno Vision Communications (Tel.: 001 800 345 8112).
The Journal of Alternative and Complementary Medicine. Research on Paradigm, Practice and Policy. Larchmont, New York: Mary Ann Liebert Inc. (Tel.: 001 914 8343100).
Journal of Asian Martial Arts. Erie, Pennsylvania: Via Media Publishing (Tel.: 001 800 4559517).
Journal of Holistic Nursing. Thousand Oaks, California: Sage Publications Inc. (Tel.: 001 805 4990721).
Natural Health. Brookline Village, Massachusetts: Natural Health Limited Partnership (Tel.: 001 800 5268440).
New Age Journal. Watertown, Massachusetts: New Age Publishing (Tel.: 001 800 7551178).
Noetic Sciences Review. Sausalito, California: The Institute of Noetic Sciences (Tel.: 001 415 3315650).
Qi: The Journal of Traditional Eastern Health and Fitness. Anaheim Hills, California: Insight Graphics (Tel.: 001 800 7872600).
Subtle Energies. Golden, Colorado: The International Society for the Study of Subtle Energy and Energy Medicine (Tel.: 001 303 2782228).
T'ai Chi Magazine. Los Angeles: Wayfar Publications (Tel.: 001 213 6657773).
Yoga Journal. Berkeley, California: California Yoga Teachers Association (Tel.: 001 800 33481529).

Adressen

Veranstaltungen zur chinesischen Medizin bietet die

Internationale Gesellschaft für Chinesische Medizin e. V.
(Societas Medicinae Sinensis)
Franz-Joseph-Str. 38
80801 München
www.tcm.edu

Die Bezugsmöglichkeiten von chinesischen Medikamenten kann man über eine Liste der Firma

Bachhuber China-Medica
Import und Vertrieb chinesischer Heilkräuter GmbH
Andreas Bachhuber
Perron Str. 5
83684 Tegernsee
www.china-medica.de

erfahren.